TUBERKULOSE IM KINDESALTER

VON

PROF. DR. O. GÖRGÉNYI-GÖTTCHE

PRIMARIUS DES STAATLICHEN KINDERSANATORIUMS
IN BUDAPEST

MIT 274 EINZELBILDERN IN 146 TEXTABBILDUNGEN

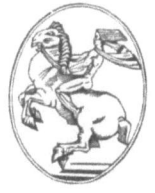

WIEN
SPRINGER-VERLAG
1951

ISBN-13:978-3-7091-7788-4   e-ISBN-13:978-3-7091-7787-7
DOI: 10.1007/978-3-7091-7787-7

ALLE RECHTE, INSBESONDERE DAS DER ÜBERSETZUNG
IN FREMDE SPRACHEN, VORBEHALTEN.
COPYRIGHT 1951 BY SPRINGER-VERLAG IN VIENNA.
SOFTCOVER REPRINT OF THE HARDCOVER 1ST EDITION 1951

Vorwort.

Es ist eine unleugbare Tatsache, daß die medizinische Wissenschaft sich immer mehr spezialisiert. Ob dies richtig ist oder nicht, soll dahingestellt bleiben, die Tatsache bleibt aber bestehen. Die Pädiatrie hat vielleicht noch am hartnäckigsten ihre Einheit zu bewahren versucht und wollte immer das Kind als eine pathologische Einheit betrachten. Wie lange dieses Bestreben der Pädiatrie erhalten bleiben wird, wissen wir nicht; die Umrisse der Spezialisierung auch innerhalb der Kinderheilkunde sind aber schon da, so auch auf dem Gebiete der Tuberkulose des Kindesalters. Wer sich als Kinderarzt mit der Tuberkulose der Kinder eingehender beschäftigen will, der muß bald anerkennen, daß er ohne ausgiebige röntgenologische und phthisiologische Ausbildung sehr schwer weiterkommen wird. Eben diese Grenzgebiete verlangen eine gewisse Spezialisierung auch innerhalb der Kinderheilkunde. Jene Röntgenologen und Lungenfachärzte hingegen, die sich mit der Tuberkulose der Kinder beschäftigen wollen, müssen sich in die verschiedenen Eigenschaften des Kindesalters so vertiefen, daß sie dadurch die Tuberkulose des Kindesalters besser verstehen sollen.

Das Ziel dieses Buches ist, die verschiedenen Ansprüche so auszugleichen, daß innerhalb der Kinderheilkunde auch die Fortschritte der Grenzgebiete bei der Tuberkulose des Kindesalters berücksichtigt werden sollen.

Budapest, am 25. November 1950.

O. GÖRGÉNYI-GÖTTCHE

Inhaltsverzeichnis.

Seite

I. Historischer Überblick 1

II. Wie werden die Kinder mit Tuberkulose infiziert? 6
Die Eintrittspforten. Die Tröpfcheninfektion. Der hustende Phthisiker als Hauptinfektionsquelle. Die Rolle der Zahl der eindringenden Tuberkelbacillen. Die offentuberkulösen und die bacillenausscheidenden Kinder. Die bovine Infektion. Die Kontaktinfektion. Die intrauterine Tuberkulose.

III. Tuberkulindiagnostik 17
Das Alttuberkulin von R. KOCH. Das standardisierte Tuberkulin. Der P. P. D. von SEIBERT. Die Überempfindlichkeit. Die verschiedenen Tuberkulinproben. Welche Tuberkulinproben sollen verwendet werden? Wann sind die Tuberkulinproben bei den mit Tuberkulose infizierten Kindern negativ?

IV. Die Verbreitung der tuberkulösen Infektion im Kindesalter 33
Die Ergebnisse der pathologisch-anatomischen Untersuchungen. Die Ergebnisse der Tuberkulinproben. Regeln zur Bestimmung der tuberkulösen Durchseuchung der Kinder. Rückgang der tuberkulösen Durchseuchung im Kindesalter.

V. Aktivitätsproben 39
Die Komplementproben und Agglutinationsproben. Das Blutbild. Die Senkungsgeschwindigkeit der roten Blutkörperchen. Die Bewertung der S. R. bei tuberkulösen Prozessen.

VI. Die Röntgendiagnostik 41
Allgemeine Bemerkungen. Die Röntgendurchleuchtung im Kindesalter. Die Ausführung der Röntgenaufnahmen im Kindesalter. Die Frontalaufnahmen. Das „Kippaufnahmeverfahren" von SWATSCHEK. Das Schichtbildverfahren. Der „Göttche-Sattel" zur Röntgenuntersuchung der Säuglinge und Kleinkinder. Technische Einzelheiten.

VII. Die Bronchoskopie 50
Die diagnostische und therapeutische Bedeutung der Bronchoskopie bei den Lungenerkrankungen des Kindesalters. Technische Einzelheiten.

VIII. Die Einteilung der Tuberkulose 53
Die Einteilung von TURBAN und GERHARD. Die Stadieneinteilung RANKES. Die Periode des Erstinfektes und die Periode des Reinfektes nach ASCHOFF. Die Tuberkulose vom kindlichen Typus und die Tuberkulose vom Erwachsenentypus nach RICH.

IX. Die Tuberkulose des kindlichen Typus 57
Pathologische Anatomie 57
Allgemeine Bemerkungen. Faktoren, welche die tuberkulöse Infektion der Kinder beeinflussen. Die ersten tuberkulösen Veränderungen. Die pathologische Anatomie des Primärkomplexes. Die Lokalisation der Primärherde in den Lungen. Die pathologische Anatomie des heilenden Primärkomplexes. Die pathologische Anatomie des zerfallenen Primärkomplexes. Die Primärkaverne. Die Primärphthise. Pathologische Anatomie der Tuberkulose der endothorakalen Lymphknoten. Der Bronchialeinbruch als pathophysiologischer Prozeß. Die pathologische Anatomie der „Epituberkulose".

Inhaltsverzeichnis

	Seite
X. Die Manifestation der ersten tuberkulösen Ansteckung	76

Die „präallergische Periode". Die Klinik der ersten Ansteckung. Das Initialfieber. Die allgemeinen Symptome. Die Hauterscheinungen. Das Erythema nodosum.

XI. Das normale Röntgenbild der Lunge bei Kindern 90

Anatomische Vorbemerkungen. Die Lungensegmente. Die normale Anatomie der endothorakalen Lymphknoten. Die Röntgendarstellbarkeit der einzelnen Lymphknotengruppen. Die Bedeutung der Frontalbilder. Die Bedeutung der Tomographie. Einige Besonderheiten des kindlichen Thorax.

XII. Klinik mit Röntgendiagnostik der Lungenveränderungen bei der kindlichen Lungentuberkulose 104

Der Primärherd 104

Das Röntgenerscheinen des Primärherdes. Differentialdiagnose zwischen Primärherd und Reinfektionsherd. Das Stadium der Bipolarität nach REDEKER. Röntgendiagnostik des heilenden Primärkomplexes. Der verkalkte Primärkomplex. Die Frage der Aufflackerungen. Klinik und Röntgendiagnostik des zerfallenden Primärherdes, der Primärkaverne und der Primärphthise.

XIII. Die Tuberkulose der endothorakalen Lymphknoten 124

A. Die direkten Veränderungen der endothorakalen Lymphknoten. . 127
    1. Die tumoröse Form 127
    2. Die vermehrte Hiluszeichnung 136
    3. Okkulte Tuberkulose 138

B. Die indirekten Veränderungen bei der Tuberkulose der endothorakalen Lymphknoten 141
    1. Die zirkumskripten pleuralen Veränderungen 141
    2. Der Bronchialeinbruch 149
    3. Die Form und Lageveränderungen der Trachea und der Bronchien sowie ihre Stenosen 171
    4. Epituberkulose 176
    5. Die Zwerchfellähmung 199

XIV. Die Pleuritis tuberculosa 200

Allgemeine Bemerkungen. Der „Fahrplan" der tuberkulösen Erstansteckung. Wie entsteht eine Pleuritis exsudativa tuberkulosa? Klinik und Röntgendiagnostik. Therapie. Die Pericarditis tuberkulosa. Klinik, Röntgendiagnostik und Therapie.

XV. Hämatogen entstandene tuberkulöse Veränderungen 208

Wie gelangen die Tuberkelbacillen in den Blutkreislauf? Wann entstehen die hämatogenen Streuungen? Die SIMONschen Spitzenherde.

XVI. Die Miliartuberkulose 210

Die Ursache der Miliartuberkulose. Die akute, subakute und chronische Miliartuberkulose. Klinik und Röntgendiagnostik. Die Streptomycinbehandlung der Miliartuberkulose.

XVII. Die tuberkulöse Gehirnhautentzündung 217

Pathologische Anatomie. Ist die Meningitis tuberkulosa nur eine Teilerscheinung der Miliartuberkulose? Wie entsteht die Meningitis tuberkulosa? Die klinischen Symptome. Die kardinalen Faktoren, welche die klinischen Symptome verursachen. Die Liquoruntersuchung bei der Meningitis tuberkulosa. Die Streptomycinbehandlung. Die Meningitis tuberkulosa chronica, ein neues Krankheitsbild.

XVIII. Die Tuberkulose der Knochen und Gelenke 226

Allgemeine Bemerkungen. Klinik und Röntgendiagnostik. Die verschiedenen Lokalisationen der Knochen- und Gelenktuberkulose.

XIX. Die Tuberkulose der Haut 230

Die primären Hauterscheinungen. Die hämatogenen Streuungen in der Haut. Die Miliartuberkulose der Haut. Tuberculosis papulonecrotica. Tuberculosis follicularis. Tuberculosis colliquativa cutis. Tuberculosis luposa. Die Häufigkeit der tuberkulösen Hautveränderungen im Kindesalter.

XX. Tuberkulose der Lymphknoten 234
Die Normalanatomie der Halslymphknoten. Die Tuberkulose der Halslymphknoten im Lichte der Lübecker Erfahrungen. Die Tuberkulose des Mittelohres. Die Tuberkulose der axillaren, cubitalen und inguinalen Lymphknoten. Das „MARFANsche Gesetz". Therapie. Die Wichtigkeit der gleichzeitigen Primärinfektionen mehrerer Organe im Lichte der Lübecker Erfahrungen.

XXI. Die Tuberkulose der Abdominalorgane 242
Das Lübecker Unglück. Primäre tuberkulöse Infektion der Speiseröhre, des Magens und des Dünndarmes. Die Tuberkulose der abdominalen Lymphknoten. Die Tuberkulose des Bauchfells: die Peritonitis exsudativa, adhäsiva und ulcerosa. Die Tuberkulose der Milz, Leber und Nieren. Die Tuberkulose der Genitalorgane.

XXII. Die Kerato-Conjunctivitis phlyctaenulosa und die „Skrophulose" . . . 251
Pathologische Anatomie der Phlyktänen. In welcher Phase der Tuberkulose entstehen die Phlyktänen? Die Frage der Recidiven. Therapie. Der Begriff der „Skrophulose". Ist die Skrophulose ein selbständiges Krankheitsbild?

XXIII. Die Lungentuberkulose vom Erwachsenentypus im Kindesalter 257
Die endogene und exogene Reinfektion. Die Lokalisation der Reinfektionsherde. Die Initialherde von MALMROS und HEDWALL. Die infraklavikulären Herde von ASSMANN und REDEKER. Die Frühkaverne. Die apikokaudale Lungenphthise. Therapie: die Kollapstherapie, die endothorakale Kaustik, andere chirurgische Eingriffe, die Streptomycinbehandlung.

XXIV. Nicht tuberkulöse Lungenkrankheiten im Kindesalter 266
Die mehrherdigen und einherdigen Pneumonien. Der Keuchhusten. Die flüchtigen eosinophylen Lungeninfiltrate. Das Asthma bronchiale. Die Lungenveränderungen bei Lues congenita. Der Spontanpneumothorax. Der Lungenabszeß. Das Lungengangrän. Zystische Hohlräume. Die Pseudokavernen. Die Bronchiektasien. Die intrathorakalen Geschwülste: der vergrößerte Thymus. Gutartige Geschwülste. Die Lymphogranulomatose. Die Sarkoidose. Das Lymphosarkom. Tumormetastasen in den Lungen der Kinder. Lungenveränderungen bei Retikulo-Endotheliosen. Die Mykosen: Aktinomykose, Blastomykose, Streptotrichose, Torulose, Aspergillose, Sporotrichose, Coccidioidomykose und Histoplasmose. Toxomykosen in Ungarn.

XXV. Die Prophylaxe der Tuberkulose im Kindesalter 295
Die Expositionsprophylaxe. Die intradomiziläre Infektion. Die tuberkulöse Prophylaxe der Schulkinder. Die Rolle der individuellen Prophylaxe in der Schule. Die Dispositionsprophylaxe. Die spezifische Prophylaxe der Tuberkulose. Die B.-C.-G.-Frage.

XXVI. Die Behandlung der Tuberkulose im Kindesalter 306
Die nicht spezifische Allgemeinbehandlung der Lungentuberkulose vom kindlichen Typus. Die Bettruhe. Die Liegekuren. Die Rolle der klimatischen Faktoren. Die charakteristischen Eigenschaften des Höhenklimas. Die Indikationen und Kontraindikationen des Höhenklimas. Die klimatischen Verhältnisse in Ungarn. Die Sonnenbehandlung. Die Quarzlampenbestrahlung. Die Ernährung. Die nicht spezifischen Medikamente. Die spezifische Behandlung der Tuberkulose. Die Diaminodiphenylsulfone (Promin, Diazon, Promizol). Die Streptomycinbehandlung der einzelnen Formen der Tuberkulose im Kindesalter. Die Applikationsformen des Streptomycins. Die toxischen Erscheinungen. Die Streptomycingewöhnung und Resistenz der Tuberkelbacillen. Die Pas-Therapie. Die Tb. I-Therapie. Die Kollapstherapie bei der primären Lungentuberkulose. Die Anstaltsbehandlung. Die Indikationen der Anstaltsbehandlung.

Literaturverzeichnis. 330

Namen- und Sachverzeichnis. 333

Berichtigungen.

S. 97, Zeile 25 von oben lies: die *Lgl.* statt die *3. Lgl.*
S. 119, in der Abbildungsunterschrift Fall Nr. 13 lies: basalen Segmente statt axillaren-basalen Segmente.
S. 121, Zeile 6 von oben, S. 163, Zeile 17 von unten, S. 185, Zeile 11 von oben und Zeile 20 von oben lies: Subsegment statt Segment.
S. 179, Zeile 4 von oben lies: selbständig statt selbstverständlich.
S. 180, Zeile 12 von unten lies: linken pectoralen Segmentes statt linken axillaren Subsegmentes.
S. 181, in der Abbildungsunterschrift Fall Nr. 57 lies: pectoralen Segmentes statt axillaren Subsegmentes.
S. 194, in der Abbildungsunterschrift Fall Nr. 68 lies: hintere apicale Segment statt axillare Subsegment.
S. 195, Zeile 15 von oben lies: *hintere apicale Segment* statt *axillare Segment.*
S. 195, Zeile 18 von oben lies: *apical-pectorale Ast* statt *apikal-axillare Ast.*

I. Historischer Überblick.

Die Kindertuberkulose als spezielle Wissenschaft gehört zu den neuesten Errungenschaften der Medizin. Erst wenn wir über die Entwicklung der Kindertuberkulose als Wissenschaft einen historischen Überblick geben wollen, sehen wir, wie kurz die ganze Vergangenheit dieses jungen medizinischen Wissenschaftszweiges ist. Jene Ärztegeneration, welche ihre Studien zur Zeit der Jahrhundertwende begann, hatte von den später zu besprechenden Errungenschaften noch gar nichts gehört, teils weil die damaligen Entdeckungen meistens noch nicht in entsprechender Weise gewürdigt wurden, teils weil dieselben überhaupt erst späteren Datums waren. Die jüngere Generation hatte zwar von diesen Errungenschaften schon viel mehr gehört, sie mußte aber noch immer vieles nachholen und wird dies auch noch weiterhin tun müssen, da die Dinge in vielen Fragen noch immer im Gange sind. Aber dank der Pioniere der Tuberkuloseforschung des Kindesalter, ist schon ein Gebäude entstanden, welches zwar noch nicht ganz fertiggestellt ist, aber schon feste Mauern zu haben scheint.

Wenn wir über die Entwicklung der Tuberkulose im Kindesalter einen kurzen historischen Überblick geben wollen, können wir uns nicht auf die historische Entwicklung des ganzen Tuberkuloseproblems einlassen. Wir müssen uns auf die Kindertuberkulose beschränken und können Entdeckungen allgemeiner Bedeutung nur insofern erwähnen, als dieselben auf die Frage der Kindertuberkulose von Bedeutung waren.

Der erste bedeutende Schritt in der Entwicklung der Kindertuberkulose ist mit dem Namen des berühmten französischen Kinderarztes PARROT verknüpft. Nach PARROT entsteht an der Stelle des Körpers, wo die Tuberkelbacillen eingedrungen sind, ein Herd, an welchem sich Veränderungen der benachbarten Lymphknoten anschließen. Die Untersuchungen PARROTS waren im Jahre 1876 veröffentlicht worden, also zu einer Zeit, wo die Tuberkelbacillen noch nicht entdeckt waren. Die Untersuchungen von PARROT gründeten sich aber auf sorgfältige pathologisch-anatomische Untersuchungen und sind auch heute unangetastet. Die Feststellungen von PARROT werden seit dieser Zeit als *„Parrotsches Gesetz"* erwähnt.

Die Tuberkuloseforschung erhielt natürlich durch die Entdeckung des *Krankheitserregers* eine entscheidende Wendung. Diese verdanken wir ROBERT KOCH, der am 24. März 1882 im Bibliothekszimmer des Berliner Hygienischen Universitäts-Institutes seinen weltberühmten Vortrag „Über die Tuberkulose" hielt, in welchem er über seine epochalen Entdeckungen berichtete.

Ebenfalls ROBERT KOCH verdanken wir die Entdeckung, des in der Diagnostik der Kindertuberkulose so unentbehrlichen *Tuberkulins* im Jahre 1891. Es ist bekannt, daß ROBERT KOCH mit dem Tuberkulin eigentlich ein Heilmittel gegen die Tuberkulose in die Hände der Ärzte geben wollte. Anfangs wurde das Tuberkulin tatsächlich nur therapeutisch verwendet, erst später wurde seine diagnostische Bedeutung, zuerst noch von ROBERT KOCH selbst, später von anderen

Forschern entdeckt. Heute gehört der Glauben an die therapeutische Wirkung des Tuberkulins der Vergangenheit an, sein diagnostischer Wert aber ist auf der ganzen Welt hochgeschätzt.

Am 23. Januar 1896 berichtete WILHELM KONRAD RÖNTGEN über seine Untersuchungen mit ,,X-Strahlen" in Würzburg. Es ist bekannt, wie die Zuhörerschaft durch diesen Bericht begeistert wurde und als RÖNTGEN die Hand des 78 Jahre alten Vorsitzenden KÖLLIKER mit den ,,X-Strahlen" photographierte, verstand der alte KÖLLIKER sofort die große Bedeutung dieser Entdeckung und die von RÖNTGEN so benannten ,,X-Strahlen" wurden auf KÖLLIKERS Antrag sofort ,,*Röntgenstrahlen*" benannt. Außer diesen grundlegenden Entdeckungen allgemeiner Natur gibt es noch viele kleinere Fortschritte, welche ebenfalls erwähnenswert erscheinen.

Das erste Röntgenlaboratorium für Kinder wurde im Jahre 1897 in Graz von ESCHERICH eingerichtet. ESCHERICH berichtete über seine Erfahrungen mit Röntgenstrahlen in der Diagnostik der verschiedenen Kinderkrankheiten schon im Jahre 1898.

In demselben Jahre sonderte der große Bakteriologe der USA THEOBALD SMITH den *bovinen Typ der Tuberkelbacillen*, von den anderen Typen ab.

Die *anatomische Lage der endothorakalen Lymphknoten* wurde zuerst von SUKIENNIKOW, einem Schüler von VIRCHOW, im Jahre 1903 beschrieben. Die späteren Untersuchungen haben zwar an den Angaben von SUKIENNIKOW hie und da etwas verbessert, das Wesen blieb aber dasselbe, wie es SUKIENNIKOW damals beschrieb.

Das Jahr 1903 war auch aus anderen Gründen wichtig: in diesem Jahre hielt BEHRING in Kassel seinen berühmten Vortrag, welcher später als ,,*Kasseler These*" bekannt wurde. In diesem Vortrage behauptete BEHRING, daß die Tuberkulose der Erwachsenen lediglich das Endstadium der schon in der Kindheit erworbenen Tuberkulose sei. BEHRING, ein Schüler von ROBERT KOCH, äußerte in seinem Vortrage eine ganz andere Auffassung, als sein Meister. ROBERT KOCH war nämlich überzeugt, daß die Tuberkuloseinfektion durch Einatmung von infiziertem Staub erfolge, er wollte den bovinen Typ der Tuberkelbacillen überhaupt nicht anerkennen. BEHRING behauptete dagegen in seiner ,,Kasseler These", daß die Tuberkulose eigentlich im Kindesalter beginnt und die Kinder auf intestinalem Wege durch die Milch tuberkulöser Kühe infiziert werden. Diese Behauptung erwies sich später wohl als irrig, die ,,Kasseler These" war aber für uns Kinderärzte deshalb sehr wichtig, weil BEHRING dadurch die Aufmerksamkeit auf die Kindertuberkulose lenkte und den Zusammenhang der Kindertuberkulose mit der Tuberkulose der Erwachsenen betonte.

Mit der *Röntgendiagnostik der endothorakalen Lymphknoten* beschäftigte sich zuerst ALBAN KÖHLER, der bekannte Röntgenologe, der in seiner Arbeit aus dem Jahre 1906 den Weg für jene Arbeiten freilegte, welche sich mit dieser schweren Frage befassen.

Auf die Entwicklung der Diagnostik der Tuberkulose des Kindesalters war die Entdeckung der *Tuberkulinprobe* von CLEMENS VON PIRQUET im Jahre 1907 von ausschlaggebender Bedeutung. Das 16 Jahre vorher von ROBERT KOCH entdeckte Tuberkulin erhielt durch die Entdeckung des jungen Assistenten der Wiener Kinderklinik seinen großen diagnostischen Wert. Was die Entdeckung von PIRQUET für uns Kinderärzte bedeutet, das verstehen wir vielleicht heute noch besser als die damaligen Ärzte, obwohl die Entdeckung PIRQUETS sich blitzschnell über die ganze Welt verbreitete. Die Tuberkulinprobe ist heute in der Diagnostik der Tuberkulose unser größtes diagnostisches Hilfsmittel, dessen Bedeutung mit der Verminderung der Zahl tuberkulinpositiver Kinder noch immer zunimmt, sie wird bald auch für die Diagnostik der Tuberkulose Erwachsener unentbehrlich sein.

Zu dieser großen Leistung PIRQUETS war damals in Wien die beste Umgebung gegeben. PIRQUET selbst war ein Schüler des damals hochgeschätzten Leiters der Wiener Kinderklinik, ESCHERICH, der einer der besten Kinderärzte der damaligen Zeiten war. Zu den ESCHERICH-*Schülern* gehörten unter anderen M. VON PFAUNDLER, E. MORO, C. VON PIRQUET, FR. HAMBURGER, B. SCHICK, welche damals alle an der Erforschung der Fragen der Kindertuberkulose regen Anteil nahmen. Damals sezierten in Wien ALBRECHT und GHON, während HOLZKNECHT die Röntgenabteilung leitete.

Im Jahre 1908 erschien die Arbeit von FLÜGGE über *„Tröpfcheninfektion"*. Die Lehre von der Tröpfcheninfektion wurde von FLÜGGE und seiner Schule durch sorgfältige Experimente ausgearbeitet. Dieselbe war deshalb von grundlegender Bedeutung, da dadurch erwiesen wurde, daß die gefährlichste Infektionsquelle der hustende Phthisiker ist, der mit seinem Husten die Tuberkelbacillen um sich herum verstreut, welche dann in die Lungen der Umgebung des Phthisikers gelangen. Die Lehre von der Tröpfcheninfektion steht auch heute noch vollkommen fest, da ihre Richtigkeit durch praktische Erfahrungen immer wieder bestätigt wird.

Im Jahre 1912 erschien die Arbeit von A. GHON über *„den primären Lungenherd bei der Tuberkulose der Kinder"*. GHON, der zuerst in Wien, später in Prag sezierte, widmete fast sein ganzes Leben diesem Thema. Seine Feststellungen gelten auch heute noch als die verläßlichsten und seine Angaben werden in allen Büchern der Welt auch heute noch als Quellen benutzt.

Während des ersten Weltkrieges erschienen die Arbeiten von KARL ERNST RANKE über die *Stadieneinteilung der Tuberkulose*. Diese Arbeiten wurden im Jahre 1917 unter dem folgenden Titel zusammengefaßt: *„Primäre, sekundäre und tertiäre Lungentuberkulose des Menschen"*. Die Arbeiten von RANKE waren damals für die Entwicklung des Tuberkuloseproblems tatsächlich bahnbrechend, da RANKE in den Wirrwarr, welcher auf diesem Gebiete herrschte, eine gewisse Ordnung brachte und es versuchte, deren Grundlinien niederzulegen. Wenn auch seine damaligen Feststellungen heute in einigen Punkten als überholt erscheinen, ist es unzweifelhaft, daß die Stadieneinteilung RANKES auf die Tuberkuloseforschung der ganzen Welt fruchtbringend wirkte. RANKE hat außerdem den Begriff des „Primärkomplexes" geschaffen, er hat die Bedeutung des „Hiluskatarrhes" betont, er hat die „Perifokalen Entzündungen" beschrieben, welche um die tuberkulösen Herde entstehen.

Im Jahre 1918 berichtete FAHRAEUS über seine Untersuchungen *über die Senkungsgeschwindigkeit der roten Blutkörperchen*. Heute ist es allgemein bekannt, welche diagnostische Hilfe diese Methode uns bei den verschiedensten Krankheiten, so auch bei der Beurteilung der Aktivität der tuberkulösen Prozesse bedeutet, so daß die Bestimmung der Senkungsgeschwindigkeit der roten Blutkörperchen auch für uns Kinderärzte bei vielen Krankheitsformen, so auch bei den verschiedenen Krankheitsformen der kindlichen Tuberkulose unerläßlich ist.

Im Jahre 1919 erwähnte KLEINSCHMIDT, daß er öfters ausgedehnte Lungenschatten in den Lungen der Kinder beobachten konnte, welche später spurlos verschwanden. Im Jahre 1920 erschien aus derselben Klinik, wo KLEINSCHMIDT arbeitete, aus der berühmten Kinderklinik CZERNYS in Berlin, eine Arbeit von ELIASBERG und NEULAND über *„Epituberkulotische Infiltrationen"*, worunter die oben erwähnten, ausgedehnten, aber regressionsfähigen Röntgenschatten zu verstehen sind.

Die Beobachtungen hatten überall großen Widerhall gefunden, was sehr verständlich war, da man bisher diese ausgedehnten Röntgenschatten als sehr gefährliche Lungenveränderungen betrachtet hatte und nun zeigten die Beobachtungen von KLEINSCHMIDT sowie von ELIASBERG und NEULAND, daß diese Röntgenschatten gar nicht so gefährlich sind, da sie sich meistens vollkommen zurückbilden und die Kinder sich vollkommen erholen können.

Das Interesse für diese „*Infiltrate*" überschritt bald alle Maße und es entstanden die verschiedensten verwirrenden Theorien, als SIMON und REDEKER im Jahre 1925 in ihrem Buche („Praktisches Lehrbuch der Kindertuberkulose") in dieser Frage Ordnung schaffen wollten. SIMON und REDEKER benannten jene „Infiltrate", welche um den Primärherd entstanden sind „Primärinfiltrierungen", jene dagegen, welche sich um die endothorakalen Lymphknoten entwickelten, „Sekundärinfiltrierungen". Die Feststellungen von SIMON und REDEKER fußten auf sehr scharfen klinischen und röntgenologischen Beobachtungen, wenn sie auch das „Rätsel" dieser „Infiltrierungen" nicht lösen konnten, haben sie doch viele ausgezeichnete Beobachtungen geliefert: sie haben die Chronologie dieser „Infiltrierungen" bestimmt, haben das „Stadium der Bipolarität" beschrieben, den Begriff des „Indurationsfeldes" geschaffen. SIMON hat außerdem die von ihm so genannten „Spitzenherde" beschrieben usw. Näheres werden wir in den entsprechenden Kapiteln finden.

Noch im Jahre 1924 stellte ASSMANN und zwei Jahre später, unabhängig von ihm, REDEKER fest, daß auch die Lungentuberkulose Erwachsener sehr oft mit kleinen, oft mit kreisförmigen „Infiltraten" beginnt, welche später von SIMON als „*Frühinfiltrate*" bezeichnet wurden. Diese, sich meistens infraklavikulär lokalisierenden Röntgenschatten zeigten eine auffallende Labilität, einige verschwanden nach 2 bis 4 Monaten vollkommen, andere zerfielen später und so entstanden die „Frühkavernen", welche oft einen sehr bösartigen Verlauf nahmen. Dadurch erhielten alle drei Stadien RANKES ihre „Infiltrate", da das „Frühinfiltrat" zum tertiären Stadium gerechnet wurde. Nach diesen Beobachtungen äußerte REDEKER seine Ansicht, nach welcher die tuberkulöse Entwicklung nicht kontinuierlich verläuft, sondern gewöhnlich in *Schüben*, die durch mehr oder minder lange und ausgesprochene Intervallzeiten getrennt sind.

Im Jahre 1927 beschrieb der bekannte schwedische Kinderarzt ARWID WALLGREN *eine Schulendemie von Erythema nodosum* und stellte fest, daß sich hier eine Masseninfektion ereignete, welche durch ein 12jähriges Mädchen verursacht wurde, welches an offener Tuberkulose litt und seine 34 Schulgenossen mit Tuberkulose infizierte. Durch diese massenhafte Infektion entstanden 12 Fälle von Erythema nodosum. Mit dieser weltberühmten Beobachtung von WALLGREN war die bisher so rätselhafte Natur der Erythema-nodosum-Endemien definitiv klargelegt.

In demselben Jahre erschienen auch die Arbeiten von ARMAND-DELILLE aus Paris über die *Ansteckungsfähigkeit tuberkulöser Kinder*. Bisher glaubten wir, daß die meisten Lungenprozesse im Kindesalter „geschlossen" sind, das heißt, die Kinder keine Tuberkelbacillen ausscheiden. ARMAND-DELILLE zeigte aber mit der Methode der *Magenspülung*, daß im Magenspülwasser bei den meisten tuberkulösen Lungenprozessen (sogar bei der Tuberkulose der endothorakalen Lymphknoten) Tuberkelbacillen zu finden sind. Diese Untersuchungen haben überall großes Interesse erweckt und wenn auch die späteren Untersuchungen zeigten, daß diese Ergebnisse nicht von großer praktischer Bedeutung sind, waren dieselben für die wissenschaftliche Forschung von großem Wert.

Im Jahre 1930 erschien das *zusammenfassende Handbuch der Kindertuberkulose* von ENGEL und PIRQUET. In diesem Buche, welches ein Jahr nach dem tragischen Tode PIRQUETS erschien, beschrieben größtenteils die Pioniere der Kindertuberkulose selbst ihre Erfahrungen. Das wird diesem Buche immer ein gewisses historisches Interesse geben.

Im Jahre 1935 wurden die technischen Vorbereitungen für die *Schichtaufnahmen* durch GROSSMANN beendet. Der GROSSMANNsche „*Tomograph*" und ähnliche Apparate ermöglichen die röntgenologische Schichtuntersuchung des menschlichen Körpers. Durch dieses Verfahren wurden nicht nur in der Diagnostik der Lungenerkrankungen der Erwachsenen, sondern auch des Kindesalters große Fortschritte ermöglicht. Unsere bisherigen Kenntnisse bekamen durch das Schichtverfahren teils eine ganz andere Beleuchtung, teils wurde in manchen Gebieten unsere Röntgendiagnostik sehr verfeinert, so z. B. die Diagnostik der Lungenkavernen, der Lungengeschwülste, der Bronchostenosen, der Atelektasien, der Bronchiektasien usw.

In demselben Jahr erschien ein zusammenfassendes Referat aus dem Deutschen Reichsgesundheitsamt mit dem Titel: „*Über die Säuglingstuberkulose in Lübeck*". In diesem Werke beschrieben SCHÜRMANN, KLEINSCHMIDT, LUDWIG LANGE und ihre Mitarbeiter das große Material, welches von dem Massenunglück in Lübeck gesammelt werden konnte. Die sorgfältigen Beobachtungen sowie die exakten Beschreibungen desselben haben überall großen Eindruck gemacht und waren für die Wissenschaft sehr fruchtbringend. In den später erschienenen Werken, welche sich mit der Tuberkulose, besonders aber mit der Kindertuberkulose beschäftigen, finden wir überall Zitate der Lübecker Angaben, so daß das Studium der Kindertuberkulose heute ohne dieses Buch unvorstellbar ist.

Im Jahre 1936 erschien die Arbeit des bekannten Berliner Pathologen R. RÖSSLE „*Über Epituberkulose*". In dieser berühmten Arbeit hat RÖSSLE die wahre Natur der „Infiltrationen" klar dargelegt, indem er feststellte, daß diese „Infiltrate" oder „Infiltrierungen" nichts anderes als gewöhnliche Atelektasien sind, welche teils durch Druck der benachbarten, tuberkulösen endothorakalen Lymphknoten, teils durch Einbruch derselben in die Bronchien entstehen. RÖSSLE betonte ferner, daß auch die „Frühinfiltrate" nichts anderes sind als kleine Atelektasien. Wir müssen heute aus einer Entfernung von mehr als 10 Jahren feststellen, daß diese Arbeit von RÖSSLE in der Frage der „Infiltrationen" einen Wendepunkt bedeutete, da er ihre wahre Natur als erster klar darlegte.

Über die allerletzte Zeit können wir noch keinen „historischen" Überblick geben, das bedeutet aber nicht so viel, daß in manchen Gebieten der Kindertuberkulose in dieser Zeit keine nennenswerten Fortschritte erzielt worden sind; die Zeit ist aber für ein definitives Urteil noch zu kurz. Eine Arbeit möchten wir noch hervorheben, nämlich die Arbeit von A. RICH „*Über die Pathogenese der Tuberkulose*", welche im Jahre 1944 erschien. In dieser Arbeit unterzog der bekannte Pathologe der John-Hopkins-Universität in Baltimore fast alle Tierexperimente über die Pathogenese der Tuberkulose einer scharfen Kritik, so daß das Buch schon deswegen von großer Bedeutung ist. Außerdem wird aber in dem Buche über sehr interessante neue Untersuchungen berichtet, welche einige Kapitel der Kindertuberkulosenfrage scharf beleuchten (Epituberkulose, Tuberkulose der Hirnhäute, der serösen Häute usw.).

Bei der Beendigung unseres historischen Überblickes sind wir glücklicherweise schon in der Lage auch über die *spezifische Behandlung der Tuberkulose* berichten zu können. Im Januar 1944 berichteten SCHATZ, BUGIE und WAKSMAN aus der Agricultural Experiment Station der Rutgers-Universität in New Jersey, daß sie ein „Antibioticum" herstellten, welches sie „*Streptomycin*" benannten. Das Streptomycin ist das Stoffwechselprodukt des Pilzes Streptomyces griseus, der zur Gruppe der Aktinomyceten gehört. WAKSMAN und seine Mitarbeiter stellten fest, daß das Streptomycin gegen gewisse Bakterien, so auch gegen die *Tuberkel-*

bacillen wirksam ist. Bald darauf stellten FELDMAN und HINSHAW in Rochester an der Mayo-Klinik durch exakte Meerschweinchenversuche fest, daß das Streptomycin in der Behandlung der artefiziellen Tuberkulose der Meerschweinchen sich als sehr wirksam erwies. Nach den Ergebnissen der Tierexperimente wurde die Streptomycinbehandlung auch in die Therapie der menschlichen Tuberkulose eingeführt. Es zeigte sich, daß das Streptomycin sich *bei vielen Formen der menschlichen Tuberkulose ebenfalls als sehr wirksam erwies*. Die ersten Mitteilungen von HINSHAW und seinen Mitarbeitern erweckten auf der ganzen Welt ein außerordentliches Interesse. Für uns Kinderärzte waren die ersten Berichte schon deswegen so erregend, denn sie erwiesen, daß die gefährlichsten Komplikationen der kindlichen Tuberkulose, die *Meningitis tuberkulosa* und die *Miliartuberkulose, durch Streptomycin geheilt werden können*. Es ist zwar sicher, daß die späteren Erfahrungen der ersten Begeisterung nicht vollkommen entsprachen, es können aber auch heute 15 bis 20% jener Kinder, welche an diesen furchtbaren Krankheiten erkrankten, als geheilt betrachtet werden. Auch bei *anderen Formen* der Tuberkulose erwies sich das Streptomycin als sehr wirksam, worüber wir in unserem therapeutischen Teil noch ausführlich berichten werden. So war der Weg für die Chemotherapie der Tuberkulose geöffnet. Bald verbreitete sich auch ein weiteres Antibioticum, die von J. LEHMANN, dem Leiter des Zentrallaboratoriums des Sahlgrens-Spitals in Göteborg (Schweden), im Jahre 1943 entdeckte *Paraaminosalicylsäure (Pas)*. Die Pas wurde zuerst durch die Zusammenarbeit der schwedischen Fachärzte ausprobiert und erst nach den Erfahrungen der schwedischen Ärzte wurde sie auf der ganzen Welt in die Chemotherapie der Tuberkulose eingeführt. Die Pas spielt heute in der Chemotherapie der Tuberkulose *eine sehr bedeutende Rolle*, wie wir es noch in den entsprechenden Kapiteln sehen werden, und zwar *sowohl allein wie mit Streptomycin kombiniert*. Das dritte Chemotherapeuticum ist das von G. DOMAGK, dem weltbekannten Entdecker der Sulfonamidtherapie, im Jahre 1946 synthetisierte *Thiosemicarbacid-Derivat*, welches unter dem Namen „Tb. I/698" durch die *Bayer-Werke* in Leverkusen hergestellt wurde. Wir sehen also, daß die Chemotherapie der Tuberkulose in den letzten Jahren einen so großen Fortschritt erreichte, daß wir überzeugt sind, daß die Richtung der Forschung auf dem Gebiete der Tuberkulose in den jetzt kommenden Jahren größtenteils die Chemotherapie sein wird, *welche die bisherige Therapie der Tuberkulose schon fast vollkommen umänderte und noch weitere Erfolge erhoffen läßt*.

II. Wie werden die Kinder mit Tuberkulose infiziert?

Wenn wir über Tuberkuloseinfektion im Kindesalter sprechen, interessiert uns besonders die *erste Ansteckung*. Nicht nur, weil die Primärinfektion die häufigste Form der tuberkulösen Ansteckung des Kindesalters ist, sondern auch weil die erste Ansteckung am besten studiert werden kann. Zwischen dem, mit Tuberkulose infiziertem und nicht infiziertem Organismus gibt es nämlich grundlegende Unterschiede sowohl biologischer, als auch anatomischer Natur. Der infizierte Organismus reagiert auf die Tuberkulinproben positiv, daneben finden wir in ihm das charakteristische pathologisch-anatomische Zeichen der stattgehabten Primärinfektion: den Primärkomplex. Das Studium der Wiederansteckung (Reinfektion) ist schon viel schwerer. Darum dauert der Streit auch heute noch, ob diese Wiederansteckung innerlich (endogene Reinfektion) oder äußerlich (exogene Reinfektion) erfolgt.

Da die Primärinfektion mit sicheren anatomischen Veränderungen einhergeht, können wir die Infektionswege am besten so studieren, wenn wir den

Eintrittspforten nachgehen, das heißt, die an diesen Stellen bestehenden anatomischen Veränderungen suchen. Zu diesem Zwecke ist für uns die Zusammenstellung von GHON die geeignetste. Nicht nur weil das Beobachtungsmaterial GHONs uns geographisch am nächsten liegt, GHON hat nämlich in Wien und in Prag seziert, sondern auch, weil das Beobachtungsmaterial von GHON und seinen Mitarbeitern durch seine Größe und seine sorgfältige Technik eines der verläßlichsten ist. Nach GHON und KUDLICH zeigte der Primärherd bei 2114 sezierten Fällen folgende Verhältnisse:

Lungen	95,93 %	Darm	1,14 %
Mandeln	0,09 %	Augen	0,05 %
Haut	0,14 %	Nase	0,09 %
Parotis	0,05 %	Mittelohr	0,09 %

Aus dieser Zusammenstellung geht deutlich hervor, *daß die Eintrittspforten in der überwiegenden Mehrzahl der Fälle die Lungen waren, sie machten rund 96 % aus.* Die anderen Organe spielten eine verschwindend kleinere Rolle.

Die Tuberkelbacillen gelangen auf drei Wegen in den Körper:
1. Durch Einatmung in die Lungen (*Inhalationstuberkulose*).
2. Durch Verschlucken in den Gastro-Intestinaltrakt (*Fütterungstuberkulose*).
3. Durch Eindringen in irgendwelche oberflächliche Organe (Haut, Augen usw., *Kontakttuberkulose*).

Aus der Zusammenstellung von GHON und KUDLICH erfuhren wir, daß die Eintrittspforten in der überwiegenden Mehrzahl der Fälle die Lungen waren, darum spielt die *Einatmungstuberkulose* bei der tuberkulösen Infektion die größte Rolle.

Wie atmen die Kinder die Tuberkelbacillen ein?

Diese Frage ist praktisch sehr wichtig. Wenn wir wissen, wie sich das Kind infiziert, können wir es auch gegen die Infektion schützen.

Als *Robert Koch* die Tuberkelbacillen entdeckte, glaubte er, daß dieselben mit dem Auswurf offentuberkulöser Phthisiker entleert werden, welche sich mit dem Staub vermischen und in die Lungen eingeatmet werden. Dann kam eine Periode, wo man gesucht hat, wo überall diese Tuberkelbacillen zu finden sind. Es stellte sich heraus, *daß sie fast überall vorkommen.* Es konnten nämlich auf den Straßen, im Fußboden der Schulen, Omnibusse oder sogar Privatwohnungen Tuberkelbacillen nachgewiesen werden. Man fand sogar unter den Fingernägeln der am Fußboden kriechenden Kinder Tuberkelbacillen. Der erste logische Gedanke war *das Verhindern des Herumspuckens*. Es erschienen überall die Tafeln mit den Aufschriften: „Spucken verboten!", „Nicht spucken!" usw. Man glaubte, mit diesen Tafeln die Verbreitung der Tuberkulose zu verhindern. Der zweite Kampf richtete sich gegen den Staub. Die Fußböden in den Schulen, in Fabriken wurden mit Öl gestrichen und man hat alles versucht, die Straßen und die öffentlichen Räumlichkeiten staubfrei zu machen, was aus allgemeinen hygienischen Gründen sehr wichtig war, nur war es gegen die tuberkulöse Infektion ungenügend.

Den richtigen Weg haben die Untersuchungen von FLÜGGE und seinen Mitarbeitern gezeigt. FLÜGGEs Verdienst war es, daß er die Aufmerksamkeit auf die Hauptquelle der Infektion, auf den offentuberkulösen Phthisiker lenkte. FLÜGGE stellte fest, *daß die Lungentuberkulose durch Tröpfcheninfektion entsteht.* Das Wesen der Tröpfcheninfektion besteht darin, daß der Phthisiker durch Husten, Nießen, sogar durch Sprechen, Tuberkelbacillen enthaltende Tröpfchen kegelartig ausstreut und wenn sich in seiner Nähe, etwa binnen 1 bis 2 Meter (was „Unterhaltungsdistanz" genannt wurde), Personen befinden, können dieselben die bacillenenthaltenden Tröpfchen einatmen, wodurch die Tuberkelbacillen in die Lungenalveolen der betreffenden Personen gelangen und dort tuberkulöse Veränderungen verursachen.

Man hat „Mundtröpfchen" und „Hustentröpfchen" unterschieden. Die „Hustentröpfchen" sind natürlich viel gefährlicher und die Infektion erfolgt fast ausschließlich durch die „Hustentröpfchen". *Die Infektionsquelle ist also der hustende Phthisiker. Er ist der Mittelpunkt, gegen welchen alle prophylaktischen Maßnahmen gerichtet werden müssen.* Leider ist diese Infektionsquelle nicht an einen Platz gebunden (höchstens, wenn der Phthisiker schon so krank ist, daß er sein Bett nicht verlassen kann), andernfalls bewegt er sich im alltäglichen Leben, geht sogar seiner Arbeit nach und zeigt keine verläßliche Zeichen, welche seine Gefährlichkeit verraten würde. Wenn die offentuberkulösen Phthisiker an ihren Körper irgendwelche auffallende Zeichen tragen würden, so wäre der Kampf gegen die Tuberkulose viel einfacher!

Die Feststellungen von FLÜGGE und seiner Schule wurden später öfters angegriffen, besonders von BRUNO LANGE, weil die Tierexperimente der Flüggeschen Schule nicht ganz einwandfrei waren. BRUNO LANGE glaubte nämlich, daß die Staubinfektion doch eine viel größere Rolle spielt, als es die Flüggesche Schule behauptete. BR. LANGE stellte fest, daß die terminalen Bronchiolen nur einen Durchmesser von 0,5 mm haben, so daß die Hustentröpfchen ihrer Größe wegen nicht eindringen können. Nach BR. LANGE können in die Lungenalveolen nur 1 bis 2 Tuberkelbacillen gelangen, deshalb glaubt er, daß die Zahl der Tuberkelbacillen bei der Spontaninfektion der Menschen vernachlässigt werden kann. Nach BR. LANGE erfolgt die ärogene Infektion so, daß die Tuberkelbacillen mit den Hustentröpfchen auf den Fußboden, auf die Kleider, auf die Möbel usw. fallen, dort verstauben sich sofort und kommen als Staubbestandteile in die Luft und werden eingeatmet. Wir erwähnen die Behauptungen von BRUNO LANGE darum so ausführlich, weil sie auf namhafte Kliniker (REDEKER, WALLGREN usw.) großen Eindruck machten. In der Hinsicht hatte BR. LANGE vollkommen recht, daß er die Möglichkeit einer „massiven Infektion" bestritt. Früher führte man nämlich die rapid fortschreitenden Formen der Lungentuberkulose auf „massive Infektionen" zurück, das heißt, auf ärogene Infektionen, welche durch sehr viel eingeatmete Tuberkelbacillen verursacht sein sollten. Auch in der Hinsicht hatte BR. LANGE recht, als er feststellte, daß zu einer Lungeninfektion sehr wenige Bacillen genügen.

Wir wollen die Möglichkeit einer Staubinfektion theoretisch nicht in Abrede stellen, aber *wer hat solch eine Staubinfektion bei Menschen exakt beobachtet?* Dagegen zeigen zahlreiche Beobachtungen von zahlreichen Autoren, besonders von HAMBURGER und WALLGREN und auch von *uns*, daß ein kurzes Zusammensein mit einem hustenden Phthisiker zu einer Lungeninfektion genügt. Sind jene Masseninfektionen, welche Erythema-nodosum-Endemien verursachten, durch Staubinfektionen entstanden? Wir haben auch an unserer Spitalsabteilung eine Erythema-nodosum-Endemie beobachtet, welche später noch ausführlich beschrieben wird, dort spielte aber die Staubinfektion sicher keine Rolle, *die Infektion erfolgte dagegen durch ein minutenlanges Zusammensein mit dem phthisischen Kinde.*

Auch die Tierexperimente zeigen, daß die Tiere mit Tuberkelbacillen enthaltenden Hustentröpfchen infiziert werden können. So konnte COBBET mit solchen Hustentröpfchen Meerschweinchen infizieren und die Tuberkelbacillen waren 15 Minuten nach einer „Spray-Infektion" in den Lungenalveolen der Tiere nachweisbar.

Wir glauben, daß die ärogene Infektion mit Tuberkelbacillen ebenso zu den Tröpfcheninfektionen gehört, wie z. B. die Infektion mit BORDET-GENGOU-Bacillen beim Keuchhusten. Es ist bekannt, daß CZERNY seine keuchhustenkranken Kinder mit anderen Kindern zusammen an der Abteilung liegen ließ, nur waren sie auf eine Distanz von 2 m isoliert und die anderen Kinder bekamen den Keuchhusten nicht. Warum müssen die Keuchhustenbacillen nicht zuerst verstäubt werden, um eine Infektion hervorzurufen?

Die Hauptgefahr bei der Inhalationstuberkulose bietet also der hustende Phthisiker und wer in seine Nähe kommt, der ist einer ärogenen tuberkulösen Infektion ausgesetzt.

Was *die Zahl der Bacillen* anbelangt, ist das Studium derselben bei der Spontaninfektion des Menschen unmöglich. Tierexperimente haben dagegen eindeutig gezeigt, daß die Zahl der Bacillen, sowohl auf den Charakter der Läsionen als auch auf die Progression der Infektion auch bei der Tuberkulose von ausschlaggebender Bedeutung ist, obwohl dies nicht allein von der Zahl der Bacillen abhängt, da hier auch mehrere andere Faktoren eine Rolle spielen, so z. B. die angeborene und die erworbene Resistenz usw.

Nach der heute am meisten verbreiteten Meinung gelangen bei der menschlichen Spontaninfektion nur 1 bis 2 Tuberkelbacillen in die Lungenalveolen, so daß hier eine „*Infectio minima*" besteht, darum kann die Zahl der Tuberkelbacillen nach BRUNO LANGE vernachlässigt werden. Wir werden es noch später sehen, daß, je weniger Tuberkelbacillen in den Körper hineingelangen, derselbe desto später gegen die Proteine der Tuberkelbacillen überempfindlich wird, je mehr Bacillen bei der Infektion eine Rolle spielen, desto schneller sich dieser Überempfindlichkeitszustand entwickelt. Dies wurde seit den Tierexperimenten von HAMBURGER immer wieder bestätigt, so daß dies als ein Gesetz betrachtet werden kann. Nun erreicht der Körper bei der Spontaninfektion der Menschen diesen Zustand *binnen 19 bis 56 Tagen* (WALLGREN). Es fragt sich nun, ob diese verhältnismäßig geringe Zeitspanne soviel bedeutet, daß die Zahl der Bacillen keine Rolle spielt, das heißt, immer sehr klein ist, oder ist diese Zeitspanne doch nicht so klein, daß der verschieden großen Zahl der Bacillen dabei nicht eine Bedeutung zukommen würde.

ZIESCHE hat nämlich schon im Jahre 1907 nachgewiesen, daß ein Hustentröpfchen mit einem Durchmesser von $\frac{1}{4}$ mm 300 Tuberkelbacillen enthalten kann. Solche Hustentröpfchen gelangen auch in die terminalen Bronchiolen leicht hinein. Die Zahl der Bacillen kann also von 1 bis 300 schwanken. Diese Zahl ist aber schon so groß, daß dadurch der Charakter der Infektion, wenigstens nach den Erfahrungen der Tierexperimente, beeinflußt werden kann (RICH). Auch DEBRÉ glaubt, daß die Schwankungsbreite der „präallergischen Zeit", also die 19 bis 56 Tage, nicht so gering ist, daß daraus auf den Verlauf der Infektion keine Schlüsse gezogen werden könnten. Diese Frage muß also noch eingehender studiert werden.

Unter hustenden Phthisikern versteht man natürlich *Erwachsene*. Danach taucht unwillkürlich die Frage auf, *ob die tuberkulösen Kinder nicht ansteckungsfähig sind?*

Es gibt selbstverständlich auch Kinder, die ansteckungsfähig sind, ihre Zahl ist aber *bedeutend geringer* als die Zahl der ansteckungsfähigen Erwachsenen. Im Kindesalter finden wir besonders zwei Formen der Lungentuberkulose, welche sehr ansteckungsfähig sind:

1. *Die Primärphthise*, welche aus dem schnellen kaseösen Zerfall des Primärherdes entsteht und das Resultat einer bronchogenen Streuung ist. Diese kommt besonders im Säuglingsalter vor. Diese Säuglinge sind natürlich so schwach, daß sie in ihrem Bette kaum aufsitzen können, wodurch ihnen nicht viel Möglich-

keit gegeben ist, andere Kinder zu infizieren. Wenn aber gesunde Kinder in die Nähe solcher Säuglinge gelegt werden, können dieselben selbstverständlich infiziert werden. Solche Fälle hat BRATUSCH-MARRAIN beschrieben.

Die Primärphthise entsteht auch durch Einbruch der verkästen Lymphknoten in die Bronchien. Diese Fälle sind nicht mehr so gefährlich, weil die eingebrochenen käsigen Massen meistens viel weniger Bacillen enthalten als die zerfallenen Primärherde.

2. Bei älteren Kindern, besonders in den *Pubertätsjahren*, kann schon eine *Lungentuberkulose vom Erwachsenentypus* entstehen, wo sich schnell infraklavikuläre Kavernen entwickeln können. *Diese Kinder sind ebenso gefährlich wie die Erwachsenen und müssen auch so betrachtet werden.*

Vor 30 Jahren glaubten wir noch, daß neben den oben erwähnten Krankheitsformen im Kindesalter keine anderen Lungenprozesse vorkommen, wo Bacillen ausgeschieden werden. Diese Auffassung hat sich aber seither geändert.

Schon im Jahre 1924 berichtete DUKEN über drei tuberkulinpositive Kinder, bei welchen die Röntgenuntersuchung keine pathologischen Prozesse in den Lungen zeigte, dennoch enthielt ihr Auswurf Tuberkelbacillen. DUKENS Beobachtung wurde dann von BOSSERT und WIESE bestätigt. Damals standen wir diesen Beobachtungen ziemlich ratlos gegenüber, als die Frage durch die Untersuchungen von ARMAND-DELILLE gelöst wurde.

Bevor wir die Untersuchungen von ARMAND-DELILLE besprechen, müssen wir es erwähnen, daß *die Sputumuntersuchung im Kindesalter sehr schwer, meist sogar unmöglich ist, da die Kinder ihren Auswurf verschlucken.* Deswegen wurden zum Nachweis der Tuberkelbacillen im Kindesalter meistens die folgenden zwei Methoden verwendet:

1. Die Untersuchung des *Fäzes*, wohin die Tuberkelbacillen mit dem verschluckten Auswurf gelangen.

2. Die Untersuchung des *Kehlkopfabstriches*, welche darin bestand, daß beim Husten die im Kehlkopf erscheinende Sekretion mit einem Wattebausch ausgestrichen und mikroskopisch untersucht wurde.

Beide Methoden sind seit den Untersuchungen von ARMAND-DELILLE vollkommen verlassen. ARMAND-DELILLE frischte das Verfahren von MEUNIER auf. Derselbe beschrieb sein Verfahren im Jahre 1898, es wurde aber seither vollkommen vergessen. Das Verfahren von MEUNIER bestand darin, daß er in den Morgenstunden den nüchternen Magen der Kinder mit 50 bis 100 ccm Wasser auswusch und im Spülwasser nach Tuberkelbacillen suchte. MEUNIER betrachtete den Kindermagen als eine *Spuckschale*, worin die Kinder ihren während der Nacht entleerten Auswurf sammeln. Da in der Nacht der Magen vollkommen leer ist, finden wir bei nüchternem Magen im Spülwasser nichts anderes als den während der Nacht entleerten Auswurf. ARMAND-DELILLE überprüfte das Verfahren von MEUNIER und stellte fest, daß es für die Sputumuntersuchung der Kinder sehr geeignet ist und alle anderen Methoden bei weitem übertrifft. ARMAND-DELILLE hatte vollkommen recht, die Zeit seit 1927, in welchem Jahre er seine Untersuchungen veröffentlichte, hat ihn vollkommen gerechtfertigt, da heute auf der ganzen Welt die Magenspülung zur Sputumuntersuchung der Kinder die Methode der Wahl geworden ist. Dieses Verfahren wird von uns auch bei *anderen* Lungenerkrankungen (Pneumonie, Bronchiektasien usw.) zur Sputumuntersuchung ständig verwendet.

Der Gang der Untersuchung ist folgender: In den Morgenstunden wird ein weicher Gummischlauch in den nüchternen Magen eingeführt und der Magen mit 50 bis 100 ccm lauwarmer physiologischer Kochsalzlösung, oder auch mit gewöhnlichem lauwarmem Leitungswasser ausgespült. Wir gießen das Spülwasser in Erlenmeyer-Kolben ein, welche uns bei der Visite präsentiert werden. Wir halten es nämlich für notwendig, das Spülwasser auch *makroskopisch* zu untersuchen, da man auch daraus viel ersehen kann (Eiter, Schleim, käsige Bröckchen usw.). Dann wird das Spülwasser zentrifugiert und teils *Ausstrichpräparate* gemacht, teils *Züchtungsversuche* angelegt. Das Verfahren ist natürlich viel exakter, wenn gleichzeitig auch *Meerschweinchenversuche* angestellt werden können. Darauf mußten wir in den letzten Jahren leider verzichten. Auf die Ergebnisse der Züchtungsversuche, wie auch auf die Ergebnisse der Meerschweinchenversuche, muß man leider wochenlang warten. Nach der Magenspülung steht uns momentan nur das Ausstrichpräparat zur Verfügung, welches aber, abgesehen von den später zu besprechenden Fällen, meist negativ ausfällt.

Die Untersuchungen von ARMAND-DELILLE haben gezeigt, daß man auch bei solchen Formen der Lungentuberkulose im Kindesalter mit dem Spülwasserverfahren Tuberkelbacillen finden konnte, bei welchen man es früher nicht erwartet hätte. Diese Feststellungen wurden auf der ganzen Welt bestätigt, besonders durch die Arbeiten von POULSEN, WALLGREN, OPITZ, LEWIN usw. Wir haben in den Jahren 1932 bis 1934 mit E. GROH ebenfalls systematische bakteriologische Untersuchungen eingeführt und konnten die Ergebnisse obiger Autoren vollkommen bestätigen. Seither gehört *die systematische Untersuchung des Magenspülwassers tuberkulöser Kinder zur ständigen Arbeit unserer Abteilung.* Seit einigen Jahren können wir aber wegen Mangels an Rohmaterial das Züchtungsverfahren, ganz abgesehen vom Meerschweinchenversuch, nur selten benützen. Wir hoffen aber, daß nach Normalisierung der Verhältnisse das Verfahren wieder so oft verwendet wird wie früher.

Auch die Spülwasseruntersuchungen haben gezeigt, daß die Tuberkelbacillen meistens in Fällen von *Primärphthise* und bei der *Phthise älterer Kinder* gefunden werden konnten. In diesen Fällen waren sie meistens auch in den *Ausstrichpräparaten* vorhanden, so daß diese Fälle im wahren Sinne des Wortes als „offene" zu betrachten sind.

Je ausgedehnter die Lungenprozesse waren, desto *öfters konnten* Tuberkelbacillen gezüchtet werden. Dies ersehen wir am besten aus der Zusammenstellung von WALLGREN und PHILIPSON:

Positive Bacillenbefunde waren vorhanden:

    bei negativem Röntgenbefund   in 10 bis 22 %
    bei wenig ausgesprochenen Röntgenveränderungen in 44 bis 50 %
    bei ausgesprochenen Röntgenveränderungen   in 73 bis 85 %

Besonders oft konnten Tuberkelbacillen in Fällen von *„Epituberkulose" gezüchtet werden*. Wir werden noch sehen, daß die „Epituberkulose" teils durch Atelektasien, teils durch retrograd aspirierte kaseöse Pneumonien verursacht wird, welche bei dem Durchbruch der verkästen endothorakalen Lymphknoten entstehen. So wird es verständlich, daß in Fällen von „Epituberkulose" Tuberkelbacillen *mindestens in 80 % gefunden wurden* (OPITZ, LEWIN).

WALLGREN wies weiterhin nach, daß in Fällen von Erythema nodosum, also bei der ersten klinischen Manifestation der Primärtuberkulose, sich in 50 % der Fälle im Magenspülwasser Tuberkelbacillen fanden. LIGNER, ein Schüler von WALLGREN, hat sogar festgestellt, daß die Ausscheidung der Bacillen *früher beginnt als die Überempfindlichkeit eingetreten ist.* Diese Feststellungen haben die Aufmerksamkeit auf die Bedeutung der *frischen Infektion* gelenkt und es zeigte sich tatsächlich, *daß, je frischer die Infektion ist, desto eher auch Tuberkelbacillen aus dem Magenspülwasser gezüchtet werden können.* Die Bacillenausscheidung dauert nach der Primärinfektion *3 bis 6 Monate lang*, sie kann aber auch *länger* dauern, besonders wenn die Lungenveränderungen noch nicht geheilt sind. Je *jünger* die Kinder sind, um so *frischer* und meistens auch *ausgedehnter sind die Lungenprozesse*, so ist es verständlich, daß POULSEN, WALLGREN, OPITZ und LEWIN bei tuberkulinpositiven *Säuglingen in 78,6%, bei Kleinkindern in 67,9%* Tuberkelbacillen im Magenspülwasser gefunden haben.

Der Nachweis der Tuberkelbacillen ist schon aus praktischen Gründen wichtig, da durch den Bacillennachweis teils die tuberkulöse Natur des fraglichen Lungenprozesses erwiesen ist, teils die Aktivität desselben sichergestellt wird.

Woher gelangen die Tuberkelbacillen in das Magenspülwasser? Es können nur zwei Möglichkeiten bestehen:

1. Aus dem Primärherde,
2. aus den eingebrochenen Lymphknoten.

Zweifellos bestehen *beide* Möglichkeiten. Da die Bacillen schon bei ganz frischen Prozessen nachweisbar sind, können sie in diesen Fällen nur aus *dem Primärherd stammen*, da in einem so frischen Stadium der Infektion ein Bronchialeinbruch sehr selten vorkommt. Diese Primärherde können so klein sein, daß sie am Röntgenbilde unsichtbar sind und doch können sie Bacillen ausscheiden. Dies sind die früher so rätselhaften Bacillenfunde mit negativem Röntgenbefund. Der Primärherd kann daher als eine *ganz kleine Kaverne* betrachtet werden, aus welcher Tuberkelbacillen in die Luftwege gelangen. Daß bei *Bronchialeinbruch* Bacillen in die Luftwege gelangen, ist selbstverständlich. Diese Einbrüche können mit sehr geringfügigen klinischen und röntgenologischen Symptomen einhergehen und doch können sie in der Bacillenausscheidung eine bedeutende Rolle spielen.

In *epidemiologischer Hinsicht unterscheiden wir zwei Gruppen* von bacillenentleerenden Kindern:

1. *Offentuberkulöse Kinder*, wo der Bacillennachweis im Magenspülwasser schon in einfachen Strichpräparaten gelingt.

2. *Bacillenausscheidende Kinder*, wo der Nachweis der Bacillen aus dem Magenspülwasser nur durch Züchtung oder Tierversuch gelingt.

Zwischen diesen beiden Gruppen bestehen natürlich nur *quantitative* Unterschiede. Trotz dieser groben Einteilung besitzen wir darin doch ein Hilfsmittel für unsere prophylaktische Maßnahmen. Die offentuberkulösen Kinder sind nämlich für andere Kinder *sehr gefährlich*, deswegen müssen sie von den übrigen Kindern *separiert in entsprechenden Abteilungen untergebracht werden*, wo nur *offentuberkulöse Kinder liegen*. Die *Schule* dürfen sie natürlich *nicht besuchen* und auch *zu Hause müssen sie von den anderen Kindern womöglich getrennt werden*.

Die bacillenausscheidenden Kinder sind wohl nicht so ansteckend, wie man es anfangs vermutete, doch darf man sich der Tatsache nicht verschließen, daß diese Kinder *doch Bacillen ausscheiden*. In unserer Abteilung werden die bacillenausscheidenden Kinder in Krankenzimmern untergebracht, welche nur tuberkulinpositive Kinder beherbergen. *Wir trennen die tuberkulinpositiven von den tuberkulinnegativen womöglich immer*. Wir haben schon erwähnt, daß es leicht vorkommen kann, daß tuberkulinpositive, aber röntgennegative Kinder Bacillen ausscheiden. In den Spitalsabteilungen liegen meistens kranke, in ihrer Resistenz geschädigte Kinder, für welche es nicht gleichgültig ist, ob sie in diesem Zustande mit Tuberkulose infiziert werden oder nicht. Wir sind uns dessen klar, daß die Gefahr sehr klein ist, aber warum soll man nicht vorsichtig sein, wenn dies möglich ist und wenn dazu meistens geringfügige organisatorische Maßnahmen genügen? Es ist interessant, daß PIRQUET an seiner Klinik in Wien die tuberkulinpositiven Kinder, der Überlegung folgend, daß man es nie wissen kann, wann und wie diese tuberkulinpositiven Kinder ansteckungsfähig sein können, dieselben immer separierte. Er wollte dadurch auch die Möglichkeit einer Infektion verhindern. Diesen logischen Gedankengang folgte PIRQUET in einer Zeit, wo von Spülwasseruntersuchungen noch keine Rede war. Auch FANCONI separiert in Zürich seit 1931 die tuberkulinpositiven Kinder von den negativen. *Wir glauben, daß diese Separierung in Zukunft in allen Kinderabteilungen eingeführt werden wird.*

Auch *zu Hause* sollen die bacillenausscheidenden Kinder mindestens in den ersten 3 bis 6 Monaten von den tuberkulinnegativen Geschwistern, besonders wenn diese Säuglinge sind, ferngehalten werden. In die *Schule* gehen die frisch infizierten Kinder ohnedies nicht, später aber, wenn der allgemeine Zustand des Kindes es erlaubt und die Lungen keine ausgedehnten Veränderungen zeigen, besonders keine „Epituberkulose", können die Kinder die Schule besuchen.

Über den zweiten Infektionsweg, über die *Fütterungstuberkulose*, ist schon viel diskutiert worden, besonders was seine Häufigkeit anbelangt. Es tauchen immer neue Ideen auf, welche zeitweise großes Aufsehen erwecken können, besonders wenn sie von prominenteren Persönlichkeiten stammen, wie z. B. von CALMETTE, später von BESSAU, aber bald legt sich der Sturm und es stellt sich meistens heraus, daß die Frage der Fütterungstuberkulose im großen und ganzen schon gelöst ist.

Es ist selbstverständlich, daß auch *humane Tuberkelbacillen verschluckt werden können*, wodurch eine Tuberkulose des Intestinaltraktes entstehen kann. Dieselbe kommt aber nicht so leicht zustande, da zur Infektion des Gastro-Intestinaltraktes wegen der großen Abwehrfähigkeit desselben mehrere Millionen Bacillen nötig sind. Nach WALLGREN werden in Schweden 30 bis 50 % der Fälle von primärer Dünndarmtuberkulose durch humane Tuberkelbacillen verursacht. *Die größte Rolle spielt aber bei der Tuberkulose des Intestinaltraktes die mit bovinen Tuberkelbacillen infizierte Kuhmilch.* Die bovinen Tuberkelbacillen gelangen durch den hämatogen infizierten *Euter* in die Milch. Die Veränderungen des Euters müssen dabei nicht eben auffallende sein, sie können so klein sein, daß sie makroskopisch leicht übersehen werden.

Es ist bekannt, daß ROBERT KOCH im Jahre 1901 auf der Londoner Tagung der Tuberkuloseärzte die Pathogenität der bovinen Tuberkelbacillen für den Menschen nicht anerkennen wollte. Seit dieser Zeit ist es aber sichergestellt worden, daß *alle Krankheitsformen der Tuberkulose beim Menschen durch bovine Tuberkelbacillen verursacht werden können.* Es liegt aber in der Natur des Infektionsweges, daß gewisse Krankheitsformen, welche durch intestinale Infektion entstehen, durch die bovinen Tuberkelbacillen verursacht werden können, so wird besonders die Tuberkulose *der Halslymphknoten, der Gedärme, der retroperitonealen Lymphknoten, die Peritonitis tuberculosa* meist durch bovine Tuberkelbacillen verursacht. Es können bei der bovinen Infektion aber auch *hämatogene Metastasen* entstehen, so können auch die Lungen, die Meningen durch hämatogene Streuungen angegriffen werden. *Die Infektion mit bovinen Tuberkelbacillen ist also ebenso gefährlich, als die Infektion mit humanen Bacillen.*

Die bovine Infektion kommt hauptsächlich *im Kindesalter* vor, da die Kinder die eigentlichen Milchtrinker sind, am häufigsten erkranken natürlich *Säuglinge.* Die bovine Infektion ist besonders dort verbreitet, wo die Rinder infiziert sind und wo die Bevölkerung die Milch in rohem Zustande trinkt. Darum findet man auch in den Städten immer weniger bovine Infektionen als am Lande, da in den Städten die Milch meistens pasteurisiert wird. In *Frankreich* sind z. B. bovine Infektionen verhältnismäßig selten, da dort die Bevölkerung die Milch gegen Säuerung gleich aufkocht. Am häufigsten kommen bovine Infektionen in *Schottland, England* und *Dänemark* vor, da dort die Bevölkerung gewohnt ist, die Milch in rohem Zustande zu genießen und die Behörden sich bisher geweigert haben, z. B. in England, die Bevölkerung zur Pasteurisierung der Milch zu verpflichten, um die schlechte Sitte des rohen Milchtrinkens zu verhindern. *England kostet diese schlechte Sitte jährlich 2000 Kinderleben!* Nach GRIFFITH ist in 35 % der Tuberkulosefälle in Schottland die Infektion bovinen Ursprunges, in England in 20 %. PRICE und PARK wiesen nach, daß in den Gegenden von *Kanada* und der *USA*, wo man die Milch in rohem Zustande genaß, bovine Infektionen in 14 bis 38 % vorkamen, in jenen Gegenden dagegen, wo nur gekochte Milch getrunken wurde, konnten keine bovinen Infektionen gefunden werden. STAHL beschrieb eine interessante kleine Endemie von boviner Infektion. In einem kleinen schwedischen Dorfe erkrankten 25 bisher gesunde schwedische Kinder binnen einigen Wochen an verschiedenen Formen der Tuberkulose. Bei der Untersuchung stellte es sich heraus, daß alle 25 Kinder die Milch derselben Kuh tranken, welche an schwerer Eutertuberkulose litt.

In *Deutschland* werden die bovinen Infektionen auf 5 bis 10 % geschätzt, in *Österreich* soll dagegen die bovine Infektion nur 1 bis 2 % ausmachen (HAMBURGER, CHIARI, BEITZKE, 1940).

Besondere Aufmerksamkeit wurde der bakteriologischen Untersuchung der Zerebrospinalflüssigkeit in Fällen von *Meningitis tuberkulosa* gewidmet, da dieses Krankheitsbild bekanntlich die häufigste Todesursache der kindlichen Tuberkuloseinfektion ist. Es ist selbstverständlich, daß es die Forscher interessierte, in welchem Prozentsatz der Meningitis-tuberkulosa-Fälle bovine Bacillen die Krankheitserreger waren. In *England* fanden GRIFFITH und BLACKLOCK in 30 bis 50 % der Basilarisfälle bovine-Tuberkelbacillen, in *Dänemark* waren die Verhältnisse noch schlechter, indem man dort in einigen Gegenden bis 70 % bovine Bacillen fand. In *Deutschland* kommen nach BRUNO LANGE in 10 % der Basilarisfälle bovine Bacillen vor (1940). Nach WALLGREN machen die bovinen Bacillen nur 2 % der Basilarisfälle in *Göteburg* aus.

Was die Situation in *Ungarn* anbelangt, wurden diesbezüglich nur wenig Untersuchungen vorgenommen. F. SZENDEY und T. GUGI untersuchten das Sektionsmaterial des St.-Ladislaus-Infektionsspitals in Budapest, wo die Kranken meistens nicht an Tuberkulose starben, und stellten fest, daß die Eintrittspforten aus 100 Fällen in 97 % die Lungen waren. Aus diesen Zahlen ist ersichtlich, daß auch in Ungarn die bovine Infektion wahrscheinlich nur in 1 bis 3 % vorkommt. D. SZÜLE fand unter 201 Lungenkranken in 2 Fällen, unter 39 Fällen von Halslymphknotentuberkulose in 4 Fällen bovine Infektion. VÁSÁRHELYI untersuchte die Zerebrospinalflüssigkeit von 48 Kindern mit Meningitis tuberkulosa und fand in 12,3 % bovine Infektion.

Wie sollen wir uns gegen die bovine Infektion wehren?

Wenn die Milch in *gekochtem Zustande* verwendet wird, ist schon sehr viel getan, es darf aber nicht übersehen werden, daß gewisse Milchprodukte (Obers, Sahne, Butter, Topfen) in rohem Zustande verwendet werden, wodurch die Möglichkeit der Infektion erhalten bleibt. *Es bleibt nichts anderes übrig, es darf zu menschlichem Gebrauch nur die Milch tuberkulinnegativer Kühe verwendet werden.* Die mit Tuberkelbacillen infizierten Kühe geben nämlich eine positive Tuberkulinprobe, wodurch exakt nachgewiesen werden kann, welche Kuh infiziert ist und welche nicht.

In *Kanada* und in der *USA* wurden die Rinder tuberkulinisiert, die positiven wurden geschlachtet, wofür der Staat den Eigentümern Entschädigung leistete. Während die Zahl der tuberkulinpositiven Rinder in der *USA* im Jahre 1918 noch 4,9 % ausmachte, ist sie im Jahre 1941 auf 0,3 % gesunken, so daß in der *USA die bovine Tuberkulose praktisch ausgerottet ist.* Das war eine Leistung, welche nur bewundert werden kann. Soweit sind die europäischen Länder bei weitem noch nicht. In *Deutschland* sind z. B. die Rinder bis 30 % infiziert (MÜSSENMEIER 1940) und nach KLIMMER waren im Jahre 1938 rund 23 % aller geschlachteten Rinder tuberkulosekrank. In *Ungarn* war der Rinderbestand im Jahre 1938 in 30 % mit Tuberkulose infiziert. Die in *Budapest* im Jahre 1938 geschlachteten Rinder zeigten in 21,28 % tuberkulöse Veränderungen.

So viele Rinder können nicht einfach geschlachtet werden, dazu hatten die europäischen Staaten nie genug Geld, deswegen hat OSTERTAG empfohlen, daß mindestens die „offenen Rinder", das heißt, besonders die Kühe mit Eutertuberkulose, geschlachtet werden sollten. In *Ungarn* war es auch staatlich verordnet, die „offenen Rinder" anzumelden, welche dann auf Staatskosten geschlachtet werden sollten. Es wurden aber im Jahre 1940 nur 47 „offene" Rinder gemeldet, obwohl ihre Zahl, nach den Schätzungen von BORY, 18000 sein sollte. Viel erfolgreicher ist das *Bangsche System*. Nach BANG sollen die Rinder einer Tuberkulinuntersuchung unterworfen werden, die „offenen" Rinder sollen geschlachtet und die tuberkulinpositiven von den negativen separiert gehalten werden. Die Kälber tuberkulöser Kühe sind gleich nach der Geburt abzusondern und mit der Milch gesunder, das heißt, tuberkulinnegativer Kühe zu ernähren. Durch diese Maßnahmen kann der Rinderbestand langsam tuberkulosefrei gemacht werden, wie es auch in *Ungarn* in einigen Gebieten tatsächlich geschah. Jetzt, nach dem zweiten Weltkrieg, war für *Ungarn* die Möglichkeit gegeben, alle tuberkulinpositiven Rinder loszuwerden, da die Zahl der Rinder im Jahre 1945 enorm klein war, dies wurde aber leider, trotz Hinweisungen, versäumt (ERDŐS).

Zu *Kontaktinfektionen* kommt es, wenn die Tuberkelbacillen mit der Haut, den Schleimhäuten usw. in unmittelbaren Kontakt kommen und durch die lädierten Stellen in den Körper gelangen. Dann sind die Eintrittspforten die Haut, die Augen usw. Der Primärherd entwickelt sich natürlich an der Stelle der Eintrittspforte, die benachbarten Lymphknoten schwellen an und werden tuberkulös verändert. Kontaktinfektionen kommen *sehr selten vor*, was am besten dadurch erwiesen ist, daß die beobachteten Fälle gleich als *Raritäten* veröffentlicht werden. So können interessante Infektionen entstehen. Es entstand z. B. eine Tuberkulose der Ohrmuschel dadurch, daß sie durchstochen wurde und ein Phthisiker das Blut aufgesaugt hatte. Ein Knabe fiel auf eine Spuckschale, welche mit dem Auswurf Offentuberkulöser voll war. Er verletzte seine Gesäßgegend, wo eine primäre Hauttuberkulose entstand. Wie schon erwähnt, ist es bekannt, daß besonders nach *Cirkumcisionen* öfters primäre Genitaltuberkulosen entstanden. HOLT konnte aus der Literatur 41 solcher Fälle sammeln.

Auch die Kontaktinfektionen *sind nicht immer gutartig*. Abgesehen davon, daß es öfters vorkommt, daß nach Kontaktinfektion Erythema nodosum beobachtet werden konnte, entstehen auch hämatogene Störungen und selbst tuberkulöse Gehirnhautentzündungen wurden beobachtet.

Hier erwähnen wir noch die Frage der „*Schmutz- und Schmierinfektion*". Dieser Begriff wurde von zwei hervorragenden Kinderärzten, von ESCHERICH und FEER, geprägt. Obige Autoren glaubten, daß, indem Kinder mit ihren Händen in allen Schmutz herumgreifen, dieselben leicht mit Tuberkelbacillen infiziert werden können, und wenn die Kinder nun ihre infizierten Hände in den Mund nehmen, können sie sich tuberkulös infizieren. Wir haben schon früher erwähnt, daß unter den schmutzigen Fingernägeln der Kinder Tuberkelbacillen gefunden wurden. Zur Zeit der Jahrhundertwende waren viele Ärzte überzeugt, daß die „Schmutz- und Schmierinfektion" bei der Verbreitung der Kindertuberkulose eine große Rolle spielt, heute wissen wir es aber, daß sie dabei *keine Rolle spielt*. Wenn auch einige Tuberkelbacillen auf diese Weise in den Magen-Darm-Kanal gelangen, werden dieselben dort spurlos vernichtet. Wir haben es schon oben erwähnt, daß zur Infektion des Magen-Darm-Traktes Millionen von Tuberkelbacillen nötig sind. Dies bedeutet natürlich nicht, daß die Kinder mit Vorliebe im Schmutz spielen und womöglich ihre schmutzigen Hände in den Mund stecken sollen, aber die „reinen Hände" gehören schon mehr zur allgemeinen hygienischen Kultur.

Es ist weiterhin sehr unwahrscheinlich, daß schlecht gewaschene *Eßzeuge* und *Teller* bei der Verbreitung der tuberkulösen Infektion eine Rolle spielen sollten, trotzdem in Laienkreisen auf das Tellerwaschen ein größeres Gewicht gelegt wird, als auf das Fernhalten der Phthisiker von den Kindern.

Was die Rolle der „*infizierten Wohnungen*" anbelangt, glauben wir, daß HAMBURGER vollkommen recht hat, wenn er betont, daß diese infizierten Wohnungen (das heißt, Wohnungen, wo Phthisiker lebten) *ungefährlich sind und auch ihre Desinfizierung eigentlich unnötig ist.* Wenn es nicht so wäre, dann wären unseres Erachtens nach alle Hotelzimmer Infektionsquellen, da es wenige Hotelzimmer gibt, wo sich Phthisiker nicht schon kürzer oder länger aufhielten. *Nicht die verlassenen Zimmer, Möbel, Bettwäsche, Kleider, Eßzeuge, Teller usw. sind gefährlich, sondern der hustende Phthisiker selbst.*

Öfters taucht die Frage auf, ob Tuberkelbacillen in die *Muttermilch* gelangen können oder nicht? Hier können wir keine Analogie zur Eutertuberkulose der Kühe ziehen, da die Eutertuberkulose der Kühe in der Verbreitung der Bovintuberkulose eine große Rolle spielt, dagegen wurde es bisher noch nie erwiesen, daß humane Tuberkelbacillen aus der Brust der Mütter in die Muttermilch gelangt wären. *Die humanen Tuberkelbacillen gelangen also*, wenigstens nach unseren bisherigen Erfahrungen, *nicht in die Muttermilch*. Die Säuglinge werden nicht durch die infizierte Muttermilch, sondern durch die hustende Mutter infiziert, darum müssen sie sofort nach der Geburt von der Mutter entfernt werden.

Neben der Inhalations-, Fütterungs- und Kontakttuberkulose gibt es noch eine andere Form der tuberkulösen Ansteckung, *die intrauterine Tuberkulose*, welche auch „*angeborene Tuberkulose*" genannt wird. Sie kommt aber *sehr selten* vor, so daß REDEKER vollkommen recht hat, wenn er betont, daß diese Form der Infektion nur von *kasuistischem Interesse* sei. SIEGEL konnte z. B. aus der Literatur bis 1934 nur 38 verläßliche Fälle sammeln. BEITZKE berichtete im Jahre 1935 über 63 Fälle von intrauteriner Infektion. Beide Zahlen zeigen, daß die intrauterine Infektion eine *große Rarität* ist. WALLGREN erwähnt, daß er bisher nur einen einzigen Fall beobachtet hat. Wir selbst konnten bisher keinen einzigen verläßlichen Fall beobachten. Die große Rarität der intrauterinen Tuberkulose wird besonders durch die Arbeiten von DEBRÉ bewiesen. Es wurden in Frankreich in den Jahren 1920 bis 1935 sofort nach der Geburt 1369 Neugeborene von ihren Müttern entfernt. Nach vierjähriger Beobachtung waren von den 1369 Neugeborenen bloß 12 tuberkulinpositiv. All diese tuberkulinpositiven Fälle wurden aber sicher extrauterin infiziert, da die Tuberkulinproben bei allen 12 Fällen erst recht spät positiv wurden. RICH erwähnt, daß er einige Fälle mit Placentartuberkulose sezierte, trotzdem waren die Säuglinge nicht mit Tuberkulose infiziert.

Bei der intrauterinen Tuberkulose findet die Infektion entweder *vor oder während der Geburt* statt. Wenn die Infektion *vor* der Geburt entsteht, so gelangen die Tuberkelbacillen aus den käsigen Herden der Placenta in den *fötalen Blutkreislauf*. Die Infektionsquelle ist nämlich bei der intrauterinen Tuberkulose *immer die tuberkulös veränderte Placenta*. Die Placenta wird bei der schwer phthisischen Mutter hämatogen angegriffen und dort entwickeln sich die käsigen

Herde, welche dann in den fötalen Kreislauf einbrechen, wodurch eine *primäre hämatogene Infektion* entsteht. In diesen Fällen soll der Primärherd *in der Leber sein* und die benachbarten Lymphknoten sollen sich pathologisch verändern. Rich und Büchner machen aber darauf aufmerksam, daß *auch die Lungen primär infiziert werden können*. Die Tuberkelbacillen gelangen nämlich durch die Vena umbilicalis in den Ductus venosus Arrantii, welcher sehr breit ist. Von dort führt der Weg zur Vena cava inferior und von dort durch das Herz in die Lungen. Dadurch kann der Leberweg umgangen werden.

Während der Geburt entsteht dann eine tuberkulöse Infektion, wenn die käsigen Herde der Placenta *platzen* und ihr käsiger Inhalt in die *Amnialflüssigkeit* gelangt. Die mit Tuberkelbacillen infizierte Amnialflüssigkeit kann durch den Fötus während der Geburt entweder *geschluckt oder aspiriert werden*. In diesen Fällen entsteht der Primärherd entweder *im Magen-Darm-Kanal* oder in den *Lungen*.

Jene Kinder, welche *vor der Geburt* mit Tuberkulose infiziert sind, *leben nicht lange*. Erstens sind sie sehr schwach entwickelt, zweitens kommen sie meist totgeboren auf die Welt (meistens als Frühgeborene), drittens, wenn sie auch lebend auf die Welt kommen, sterben sie in den ersten Lebensmonaten. Jene Kinder, welche erst *während der Geburt* infiziert werden, kommen natürlich lebend auf die Welt, anfangs verratet nichts, daß sie infiziert sind, aber bald entwickeln sich die Symptome einer schweren Krankheit, deren Ursache *nicht so leicht zu bestimmen ist*, da die Tuberkulinprobe in diesen Fällen meist negativ ausfällt. Bestenfalls ist es die Röntgenuntersuchung, welche die Lungenveränderungen verrät. Solche Kinder sterben *meist 4 bis 6 Monate* nach der Geburt.

Es ist nicht leicht festzustellen, ob eine Infektion postnataler oder konnataler Herkunft ist. Einige Autoren wollen nur solche Fälle als intrauterine Infektionen anerkennen, bei welchen der Primärherd in der Leber gefunden wird. Daß auch andere Fälle von intrauteriner Tuberkulose vorkommen, haben wir schon ausführlich beschrieben. Wir haben gesehen, daß eine hämatogene Infektion der Lungen noch vor der Geburt entstehen kann. Bei der Geburt können sowohl die Lungen wie auch der Magen-Darm-Kanal infiziert werden, die Primärherde können also dort entstehen. Nur die gründliche Untersuchung von *Mutter, Placenta und Kind* kann die Verhältnisse klären.

Wir haben vielleicht das Thema, wie Kinder mit Tuberkulose infiziert werden können, etwas ausführlicher behandelt, wir sehen es aber im alltäglichen Leben, daß auf diesem Gebiete *nicht nur unter den Laien, sondern auch unter den Ärzten viel Verwirrung und Ratlosigkeit herrscht. Unbedeutende Dinge werden überwertet*, was noch nicht schädlich wäre, der größte Schaden liegt aber darin, *daß die Wichtigkeit der gefährlichsten Infektionsquelle, des hustenden Phthisikers inzwischen vergessen wird. Wenn es keine hustende Phthisiker geben wird, dann wird es auch keine tuberkulösen Kinder geben, weil niemand da sein wird, der sie infiziert.*

III. Tuberkulindiagnostik.

Das von Robert Koch im Jahre 1891 hergestellte Tuberkulin wird „*Alttuberkulin*" (A. T.) genannt, da Koch später noch ein „*Neutuberkulin*" herstellte, welches aber nicht in allgemeinen Gebrauch gelangte. Das Alttuberkulin wird folgendermaßen hergestellt: Die auf 4- bis 5%iger Glycerinpeptonbouillon gewachsenen, 6 bis 8 Wochen alten Tuberkelbacillenkulturen werden mitsamt der Kulturflüssigkeit (um auch die in letzterer enthaltenen wirksamen Stoffe zu verwerten) im Wasserbade auf ein Zehntel Volumen eingedampft und dann zur Entfernung der abgetöteten Tuberkelbacillen durch Ton und Kieselgurfilter filtriert. Das so gewonnene Tuberkulin enthält 40 bis 50% Glycerin und ist dadurch konserviert (KOLLE-WASSERMANN).

Es gibt natürlich viele *Modifikationen* des Tuberkulins, mit diesen Modifikationen beschäftigen wir uns aber deshalb nicht, da *heutzutage in Europa überall das Kochsche Alttuberkulin verwendet wird.* Das in verschiedenen Fabriken hergestellte Tuberkulin zeigte aber früher in seiner Wirkung große Schwankungen, so daß die *Standardisierung* desselben unvermeidlich wurde. Dies geschah auf Antrag des hygienischen Ausschusses des gewesenen Völkerbundes im Jahre 1935 durch das *staatliche serologische Institut in Kopenhagen*, welches unter der Leitung MADSENS stand. Die an verschiedenen Orten hergestellten Tuberkuline werden von nun an alle mit dem „Standardtuberkulin" verglichen. So wird in Ungarn das von der Firma *„Phylaxia"* hergestellte Alttuberkulin verwendet, welches mit dem standardisierten Tuberkulin stets verglichen wird und vollkommen verläßlich ist.

In den USA wird neuerdings in ständig zunehmendem Maße der *P. P. D.* („Purified protein derivate") verwendet, welches nach dem Verfahren von SEIBERT seit 1935 hergestellt wird, und auch im Handel käuflich ist (*Parke Davis and Comp.*). Die Wirkung dieses Präparates ist 200mal stärker als die des Alttuberkulins. Dieses „*gereinigte*" Tuberkulin hat den Vorteil, daß es von solchen, dem Tuberkulin anhaftenden Bestandteilen befreit ist, welche eine nicht spezifische Überempfindlichkeitsreaktion hervorrufen können, und welche die Beurteilung der Reaktion sehr stören. Bei P. P. D. wachsen die Tuberkelbacillen auf einem *proteinfreien, synthetischen* Nährboden und die Tuberkuloproteine sind so präpariert, daß sie ihre *nichtspezifische, anaphylaktische Fähigkeit verloren haben.* Nach den Berichten der Autoren der USA kommen bei P. P. D. tatsächlich fast keine unspezifischen Reaktionen vor. Es wäre sehr wünschenswert, wenn man auch in Europa mit solchen „gereinigten" Präparaten arbeiten könnte.

MORO glaubte, daß die Wirkung des Tuberkulins verläßlicher würde, wenn zur Herstellung desselben nicht nur humane, sondern auch bovine Tuberkelbacillen verwendet würden. Nach diesem Prinzip entstand das *„Diagnostische Tuberkulin".* Die späteren Untersuchungen zeigten aber, daß es ganz gleichgültig ist, ob man aus reinen humanen Stämmen hergestelltes, oder mit bovinen Stämmen gemischtes Tuberkulin verwendet, da die Kinder auch bei bovinen Infektionen auf das, aus rein humanen Stämmen hergestellte Tuberkulin ebenso positiv reagieren, wie auf gemischtes. Die Mischung der beiden Bacillenstämme erwies sich also als überflüssig, so verschwand langsam das „diagnostische Tuberkulin" aus dem Gebrauch.

Das Tuberkulin ist für den mit Tuberkulose nicht infizierten Organismus vollkommen indifferent, für den mit Tuberkulose infizierten dagegen ist es ein starkes Gift. Die Giftwirkung des Tuberkulins hängt neben der Form der Applikation von der Menge des verwendeten Tuberkulins und von dem Überempfindlichkeitszustande des Organismus ab. *Die Wirkung zeigt sich in drei Formen:*

1. *Lokale Wirkung.* An der Applikationsstelle entsteht in der Haut nach 24 bis 72 Stunden eine Entzündung, bei stärkerer Reaktion sogar eine Nekrose.

2. *Allgemeine Wirkung.* Temperaturerhöhung, bei schwerer Reaktion hohes Fieber, starkes Krankheitsgefühl, Abgeschlagenheit, Appetitlosigkeit.

3. *Herdreaktion.* Die im Körper befindlichen tuberkulösen Herde flammen auf, wodurch diese Prozesse aktiviert werden können. Diese Herdreaktionen sind die gefährlichsten.

Die Tatsache, daß das Tuberkulin für den infizierten Organismus nicht indifferent ist, wurde schon von ROBERT KOCH festgestellt. Er verwendete das Tuberkulin meistens bei Erwachsenen in Form von subkutaner Einspritzung, wobei er besonders seine allgemeine Wirkung in Form der Temperaturerhöhungen beobachtete. Schon ROBERT KOCH hielt diese Wirkung für streng spezifisch. Er war der erste, der die Verwendung des Tuberkulins für diagnostische Zwecke empfahl, obwohl er das Tuberkulin, wie schon erwähnt, ursprünglich für therapeutische Zwecke herstellte. Er stellte nämlich fest, daß bei solchen Patienten, wo nach subkutaner Einverleibung des Tuberkulins Temperaturerhöhungen entstehen, im Organismus tuberkulöse Herde sein müssen. Diese Behauptung ROBERT KOCHS war vollkommen richtig, es traten aber neben der allgemeinen Reaktion auch Herdreaktionen auf, welche sehr schädigend wirkten, so daß die diagnostische Verwendung des Tuberkulins seiner Gefährlichkeit wegen bald aufhörte, bis PIRQUET im Jahre 1907 die *Kutanprobe* entdeckte. Die Kutanprobe hatte den riesigen Vorteil, daß bei ihrer Verwendung *nur eine Lokalreaktion entstand*, dagegen blieben die allgemeinen und die Herdreaktionen vollkommen aus. Mit diesem einfachen und deswegen genialen Verfahren gab PIRQUET eine diagnostische Methode in unsere Hände, welche *leicht ausführbar ist, leicht bewertet werden kann und dabei vollkommen ungefährlich ist.*

Die Tuberkulinproben sind dann positiv, wenn der betreffende Organismus entweder mit Tuberkelbacillen infiziert ist, oder mit geschwächten Tuberkelbacillen (z. B. mit B.C.G.-Stämmen) geimpft wurde. Diese Reaktion des Organismus wurde von PIRQUET als eine „*allergische*", und zwar als eine „*spezifisch allergische Reaktion*" bezeichnet. PIRQUET fand nämlich beim Studium der *Serumkrankheit*, daß ein mit artfremden Eiweißkörpern parenteral behandelter Organismus auf die erneute parenterale Zufuhr derselben artfremden Eiweißkörper anders reagiert als der intakte Organismus. Dieser veränderte Zustand wurde von PIRQUET mit dem Ausdruck „*Allergie*" bezeichnet und die bei mit Tuberkelbacillen infizierten Organismen auf Tuberkulin entstandene Reaktion als „*spezifische Allergie*". Diese Definition PIRQUETS war sehr glücklich und der Ausdruck „Allergie" wurde seither allgemein verwendet. Später wurde aber die originale Bedeutung des Ausdruckes durch verschiedene Autoren stark *verdreht*. Daran war auch PIRQUET selbst schuld, da er später über die „*Allergie des Lebensalters*" schrieb und mit dem Ausdruck „Allergie" hier solche körperliche Veränderungen bezeichnete, welche mit dem Alter entstehen und den Organismus für bösartige Geschwülste vorbereiten. In diesem Sinn hat natürlich das Wort „Allergie" seine originale Bedeutung vollkommen verloren. Was man außerdem mit den Ausdrücken „Hyperergie", „Hypoergie", „Anergie", „Parallergie" usw. trieb, war alles nur nicht glücklich. So schrieb z. B. KALLÓS im Jahre 1935: „Diese Form der Anergie bedeutet den höchsten Grad der Hyperergie..."

In der neueren Literatur wird dieser solcherart verdorbene Ausdruck immer seltener verwendet und wir glauben, daß RICH recht hat, wenn er empfiehlt, diesen Ausdruck, da er schon so oft mißbraucht wurde, aus dem wissenschaftlichen Wörterbuch zu streichen. („As for the term "allergy" that word has become so debauched by indiscriminate usage, that it would be fortunate, indeed, if it could be dropped completely from the vocabulary of science.")

Wenn artfremdes Protein in den Körper parenteral einverleibt wird, entsteht in den Geweben eine Veränderung, deren Mechanismus wir nicht kennen, wir wissen aber, daß nach erneutem Einverleiben dieses Proteins, im Organismus Erscheinungen entstehen, welche als „*Überempfindlichkeitsreaktionen gegen artfremde Eiweißkörper*" bezeichnet werden. Es sind verschiedene solche Reaktionen bekannt: Anaphylaktischer Schock, Arthus Phänomen, Urtikaria, Astma bronchiale, Heufiber, Ekzem, Serumkrankheit usw. und Überempfindlichkeit vom „Tuberkulintypus". Wir können auf die Besprechung dieser verschiedenen Krankheitsbilder hier nicht eingehen, außerdem sind dieselben ja allgemein bekannt. Wir betonen nur, daß diese scheinbar verschiedenen Krankheitsbilder alle etwas gemeinsames an sich haben: es entwickeln sich bei diesen Krankheiten, besser gesagt Überempfindlichkeitszuständen *spezifische Antikörper*, welche mit den verschiedenen, parenteral einverleibten Eiweißkörpern, welche als *Antigene* wirken, eine Reaktion geben. Die Überempfindlichkeitszustände können in zwei Gruppen eingeteilt werden:

1. *Anaphylaktische Gruppe*, wohin die früher erwähnten Krankheitsbilder (Anaphylaktischer Schock, Arthus Phänomen, Urtikaria, Asthma bronchiale, Heufieber, Ekzem, Serumkrankheit usw.) gehören.

2. *Tuberkulingruppe*, wohin die durch Tuberkelbacillen und Tuberkulin sowie durch andere bakterielle Antigene (Pneumococcus, Meningococcus usw.) ausgelösten Überempfindlichkeitsreaktionen gehören.

Die zwei Gruppen unterscheiden sich in folgenden Punkten:

a) Während bei der anaphylaktischen Gruppe die Reaktion im überempfindlichen Organismus *sofort* nach Einverleibung der artfremden Proteine entsteht, bekommen wir in dem, mit Tuberkelbacillen infizierten Organismus nach Einverleibung des Tuberkulins *erst später* eine Reaktion, indem sowohl die lokale wie auch die allgemeine und die Herdreaktion ihren Höhepunkt erst nach 24 bis 72 Stunden erreicht.

b) Die Überempfindlichkeit bei der Tuberkulingruppe kann mit dem Serum überempfindlicher Individuen auf normale Menschen *nicht übertragen werden*, somit ist die, bei der anaphylaktischen Gruppe allgemein bekannte Prausnitz-Küstnersche Probe bei der Tuberkulingruppe stets negativ. Die Überempfindlichkeit gegen Tuberkulin ist auch *nicht vererbbar* (wie einige Krankheitsbilder bei der anaphylaktischen Gruppe). Die positive Tuberkulinprobe eines Säuglings bedeutet also immer die tuberkulöse Infektion des Säuglings selbst.

c) Während bei der anaphylaktischen Gruppe alle lösbaren Proteine eine Überempfindlichkeit hervorrufen können, ist zur Entwicklung der Überempfindlichkeit bei der Tuberkulingruppe *ein vorheriger Kontakt* mit lebenden oder abgetöteten Bacillen (Menigococcus, Pneumococcus, Tuberkelbacillen usw.) unerläßlich. Die löslichen Proteine der Bacillen verursachen in dem nicht infizierten Organismus nur eine anaphylaktische Überempfindlichkeit, aber nie eine Überempfindlichkeit vom Tuberkulintypus.

Tierexperimente zeigen, daß, wenn den Versuchstieren Tuberkelbacillen einverleibt werden, sich diese dort eine Zeitlang vollkommen unbemerkt vermehren. Dies dauert solange, bis der Organismus der Versuchstiere gegen die einverleibten Tuberkelbacillen nicht überempfindlich geworden ist. In diesem Moment verändert sich der Zustand der Versuchstiere. Sie bekommen Fieber, werden lust- und appetitlos und geben eine positive Tuberkulinprobe: *Die Überempfindlichkeit ist eingetreten*. Mit der Entwicklung der Überempfindlichkeit parallel entsteht auch eine gewisse *Resistenz (erworbene Resistenz)*, wodurch das hemmungslose Wachstum der Tuberkelbacillen gehindert wird und viele Tuberkelbacillen vernichtet werden. Den Mechanismus der Entwicklung der Überempfindlichkeit kennen wir noch nicht, wir wissen es z. B. noch nicht, ob zur Entwicklung der Überempfindlichkeit lebende, virulente Tuberkelbacillen genügen, oder ob dieselben erst zugrunde gehen müssen und nur die aus ihren Leichen freigewordenen Tuberkuloproteine als Antigene wirken.

Ein überempfindlich gewordener Organismus reagiert auf erneute Verabreichung der Tuberkelbacillen ganz anders als der intakte Organismus (Kochscher „Fundamentalversuch"). Schon ein Bruchteil der früher verwendeten Tuberkelbacillen genügt zum Hervorrufen schwerer lokaler, allgemeiner und Herdreaktionen. Wenn wir die verschiedenen chemischen Bestandteile der Tuberkelbacillen einer

Analyse unterziehen, zeigt es sich, *daß eine Überempfindlichkeitsreaktion nur mit den Proteinen der Tuberkelbacillen hervorgerufen werden kann*. Falls wir dem überempfindlichen Organismus statt Tuberkelbacillen nur ihre Proteine einverleiben, bekommen wir dieselben Überempfindlichkeitsreaktionen wie bei der Einverleibung der Tuberkelbacillen selbst. *Das Tuberkulin ist also eigentlich nichts anderes als eine Flüssigkeit, welche diese Tuberkuloproteine enthält.* So wird seine früher geschilderte Wirkung auf den überempfindlichen Organismus verständlich. Da das Tuberkulin auch den Nährboden, auf welchem die Tuberkelbacillen gezüchtet waren (Glycerinpeptonbouillon) in eingedampften Zustande enthält, so sind im Tuberkulin neben den spezifisch wirkenden Tuberkuloproteinen noch andere nicht spezifische Proteine vorhanden, welche auch anaphylaktisch wirken können. Die Befreiung des Tuberkulins von diesen anaphylaktischen Proteinen war das Ziel SEIBERTS bei der Herstellung des „gereinigten" Tuberkulins (P.P.D.). Wir haben es schon früher erwähnt, daß die Überempfindlichkeitsreaktionen bei der anaphylaktischen Gruppe sofort nach Einverleibung der verschiedenen Antigene entstehen, wir haben aber auch weiterhin erwähnt, daß bei der Tuberkulingruppe die spezifische Reaktion erst nach 24 bis 72 Stunden erscheint. *Diese Tatsache ermöglicht uns die beiden Reaktionsformen gewissermaßen klinisch voneinander zu trennen.* Die im Tuberkulin vorhandenen unspezifischen, anaphylaktischen Proteine lösen nämlich sofort nach der Applikation eine Reaktion aus, welche nach 24 bis 72 Stunden meist verschwindet, dagegen erreicht die spezifische Reaktion ihren Höhepunkt erst nach 24 bis 72 Stunden und bleibt tagelang erhalten. *Deswegen kann eine Tuberkulinprobe nie früher als nach 48 bis 72 Stunden bewertet werden.*

Am verbreitetsten sind die folgenden Tuberkulinproben:

1. *Die Perkutanprobe nach* MORO. Die Haut wird mit Äther über dem Sternum gereinigt, dann werden zirka 2 mm einer Tuberkulinsalbe, welche aus der Tube eines Salbencylinders ausgepreßt wird, eine Minute lang kräftig in die Haut über dem Sternum in zirka fünfmarkstückgroßer Ausdehnung einzureiben. Damit ist die Probe beendet. Die eingeriebene Stelle soll 24 Stunden lang nicht gewaschen werden.

Die erste Tuberkulinsalbe wurde im Beginn von MORO so hergestellt, daß er das Alttuberkulin mit gleicher Menge *Lanolin* mischte. Später wurde von MORO die „*diagnostische Tuberkulinsalbe*" eingeführt, wo humane Tuberkelbacillen mit bovinen gemischt waren. Das „*Perkutantuberkulin*" von HAMBURGER, welches in zwei Formen hergestellt wird (mite und forte), wird auch gerne verwendet, es wird meistens das „forte" benutzt. Auch das von LÖWENSTEIN hergestellte „*Dermotubin*" war eine Zeitlang besonders in Ungarn sehr beliebt. Das „*Ektebin*", welches auch von MORO hergestellt wurde, sollte eigentlich therapeutischen Zwecken dienen, verursachte jedoch unerwünschte Hautreaktionen, weswegen es aus dem Gebrauch kam. Auch im *Staatlichen Serologischen Institut* in Kopenhagen wird eine Tuberkulinsalbe mit *standardisiertem Tuberkulin* hergestellt.

Beim positiven Ausfall der Perkutanprobe erscheint an der eingeriebenen Stelle nach 48 Stunden oder noch später *ein aus kleinen roten, lichenartigen Knötchen zusammengesetztes Exanthem*. Die Probe darf nur mindestens nach 48 Stunden abgelesen werden, es ist aber ratsam die eingeriebene Stelle auch später zu besichtigen. Ein definitives Urteil über den Ausfall der Perkutanprobe kann — nach WALLGREN — erst nach einer Woche abgegeben werden.

Die *Ausführung* der Perkutanprobe ist unter allen Tuberkulinproben *die einfachste, dabei ist sie vollkommen schmerzlos und ungefährlich*. Die Kinder lassen sich ruhig einreiben, sie fürchten sich nicht, da sie kein „Instrument" sehen.

Die Probe hat noch den Vorteil, daß sie wegen ihrer Ungefährlichkeit auch durch *Krankenschwestern* ausgeführt werden kann. So ist es verständlich, daß die Perkutanprobe sehr beliebt ist und in weiten Kreisen verwendet wird.

Bei der Beurteilung der Probe muß man aber sehr *vorsichtig* sein, denn es können auch *nichtspezifische Hautreaktionen vorkommen*, welche die Beurteilung sehr stören. SIMON erwähnt, daß bei Kindern, welche in seine Heilstätte mit „positivem Moro" geschickt wurden, öfters alle in der Heilstätte vorgenommenen Tuberkulinproben negativ ausfielen. Das Vorkommen dieser unspezifischen Hautreaktionen wurde auch von GYÖRE betont.

Die unspezifischen Hautreaktionen entstehen natürlich gleich nach der Einreibung und verschwinden meist, aber nicht immer nach 24 bis 48 Stunden. Die spezifische Reaktion entsteht erst nach 48 Stunden und bleibt 7 bis 14 Tage erhalten. Es kann Tage geben, wo man es nicht entscheiden kann, ob es sich um spezifische oder um unspezifische Reaktionen handelt. Darum ist das vorsichtige Verfahren WALLGRENs sehr richtig: ein definitives Urteil erst nach einer Woche abzugeben. Dieses lange Warten ist aber sehr unbequem, da man auf den Ausfall der Probe *zu lange* warten muß.

Eine negative Perkutanprobe schließt aber die Möglichkeit einer tuberkulösen Infektion nicht aus, denn es kommt in 30 bis 50% der Fälle vor, daß bei negativer Perkutanprobe die stärkeren Tuberkulinproben noch positiv ausfallen. Deswegen können wir uns mit einer einzigen Perkutanprobe nicht begnügen, sondern müssen, falls dieselbe negativ ausfällt, auch stärkere Tuberkulinproben verwenden, wenn wir die Möglichkeit einer tuberkulösen Infektion sicher ausschließen wollen.

2. *Die Kutanprobe von* PIRQUET. Man träufelt an zwei Stellen, meist an der Volarfläche eines vorher mit Äther gereinigten Vorderarmes in einer Distanz von 10 cm je ein Tröpfchen Alttuberkulin auf und skarifiziert die Haut zunächst in der Mitte zwischen den beiden Tropfen als Kontrollstelle mittels eines besonderen Bohrers oder eines Furunkelmesserchens (SIMON) und dann durch die beiden Tuberkulintropfen hindurch. Der Arm soll 10 Minuten lang unberührt, ruhig gehalten werden, bis das Tuberkulin eingetrocknet ist. Ist die Reaktion positiv, dann finden wir nach 48 Stunden eine scharfrandige, rote Hautentzündung, von einem Durchmesser von mindestens 10 × 10 mm. Die Reaktion kann aber auch viel stärker sein. Man begegnet Reaktionen, welche fünfmarkstückgroß sind, mit einer Blasenbildung in der Mitte. Es kommen auch kleinere Nekrosen vor. Auch die benachbarten Lymphgefäße können in Entzündung geraten. All diese Veränderungen verschwinden aber nach einigen Tagen, ohne irgend welche Komplikationen.

Die Probe soll am *frühesten nach 48 Stunden abgelesen werden*. Schon PIRQUET stellte aber fest, daß die Probe in manchen Fällen erst nach 3 bis 4 Tagen positiv wird. Diese Erscheinung wurde von ihm „*torpide Reaktion*" bezeichnet. Man glaubte lange, daß diese torpide Reaktion eine Seltenheit ist und meistens bei abgemagerten, ausgetrockneten Kindern vorkommt. BR. LANGE und MUTSCHLER haben aber im Jahre 1942 gezeigt, daß diese torpide Reaktion viel öfters vorkommt, als wir es bisher glaubten, indem sie in 16 bis 18% der Fälle nachweisbar ist. Deswegen soll der Ausfall der Kutanprobe eigentlich nur nach 4 bis 5 Tagen bewertet werden.

Nach PIRQUETs Vorschrift soll die Kutanprobe bei negativem Ausfall *nach 6 bis 7 Tagen wiederholt werden*. Er stellte nämlich fest, daß die zweite Probe häufiger positiv ausfällt als die erste. Die Ursache dieser Erscheinung besteht darin, daß der Organismus durch die kleinen Tuberkulindosen gegen Tuberkulin empfindlicher wird oder wie LÖWENSTEIN sich ausdrückte, „*sensibilisiert wird*". Diese Sensibilisierung kommt bei allen Tuberkulinproben vor.

Was die Brauchbarkeit der Kutanprobe anbelangt, ist dieselbe leicht durchführbar, die Kinder sind aber dabei nicht mehr so ruhig wie bei der Perkutanprobe, da sie ein „Instrument" sehen, so daß die Probe bei kleinen Kindern öfters nur mit Gewalt oder nach langem Zureden ausführbar ist. Im allgemeinen ist aber ihre Ausführung so leicht, daß sie auch durch die *Krankenschwestern* ausgeführt werden kann. Die Bewertung der Kutanprobe ist viel einfacher als die Bewertung der Perkutanprobe, da die Hautentzündung dabei sehr ausgeprägt ist.

Schon PIRQUET *selbst hat aber festgestellt, daß eine einfache negative Kutanprobe die Möglichkeit einer tuberkulösen Infektion nicht ausschließt.* Die späteren Untersuchungen haben gezeigt, daß bei Verwendung der Kutanprobe mit einer *Fehlerquelle von 30 bis 50%* zu rechnen ist. Wiederholen wir die Kutanprobe nach 6 bis 7 Tagen, dann steigt die Zahl der positiven Fälle mit 8 bis 15%, es verbleibt aber noch immer eine Fehlerquelle von 22 bis 35%. *Wir müssen also auch bei der Kutanprobe weitergehen und stärkere Tuberkulinproben verwenden, wenn wir die Möglichkeit einer tuberkulösen Infektion sicher ausschließen wollen.*

3. *Die Intrakutanprobe nach* MENDEL-MANTOUX. Das Wesen der Probe besteht darin, daß verdünntes Tuberkulin in einer Menge von 0,1 ccm zwischen die Hautschichten gespritzt wird. Es muß dabei an der Einspritzungsstelle eine kleine *Quaddel* entstehen, welche mit ihrer blassen Farbe von der Haut leicht unterschieden werden kann. Die Quaddel verschwindet sehr bald. *Ist bei der Einspritzung keine Quaddel entstanden, so war die Probe schlecht ausgeführt,* entweder wurde das Tuberkulin nicht intrakutan, sondern subkutan verabreicht, oder gelangte die Tuberkulinlösung nicht in die Hautschichten, sondern ins Freie. Es kommt nämlich manchmal vor, daß die Nadel nicht vollkommen in die Hautschichten eingestochen ist, so daß ein Teil der Tuberkulinlösung ins Freie gespritzt wird. Ist nach Einspritzen der Tuberkulinlösung keine Quaddel sichtbar, so muß die Probe *wiederholt werden.*

Bei der Intrakutanprobe entsteht an der Einspritzungsstelle eine Hautentzündung, welche ihren Höhepunkt nach 48 bis 72 Stunden erreicht. Früher hatte man die Probe nach 48 Stunden abgelesen, *heute lesen wir sie nach dem Vorschlage von* MADSEN *erst nach 72 Stunden ab.*

Eine positive Reaktion muß ein sicht- und fühlbares Infiltrat von wenigstens 10 × 10 mm Größe ergeben, das mehrere Tage bestehen bleibt. Das Infiltrat geht später in eine bräunliche Pigmentierung über und zeigt am Ende eine kleine Schuppung. *Die Spuren der positiven Intrakutanprobe sind also noch nach Wochen sichtbar.* Dieselbe ist sehr empfindlich, deswegen verursachen die im Tuberkulin vorhandenen anaphylaktischen Eiweißkörper sehr oft eine störende, nichtspezifische Hautentzündung, die aber meistens nach 24 bis 48 Stunden verschwindet. In je höherer Konzentration das Tuberkulin verwendet wird, um so wahrscheinlicher müssen wir mit einer nichtspezifischen Reaktion rechnen.

Die Ausführung und Bewertung der Probe muß mit größter Sorgfalt geschehen. Wir sahen viele Fälle wo die Probe nicht genügend exakt ausgeführt wurde; noch öfter kommt es aber vor, daß die Probe wohl richtig ausgeführt, *aber schlecht bewertet wird.* Verhältnismäßig selten wird die spezifische Reaktion für nicht spezifisch gehalten, viel öfters hingegen wird die nicht spezifische für spezifisch gehalten. In zweifelhaften Fällen muß die Probe in derselben Stärke nach einer Woche wiederholt werden.

Bei Ausführung der Intrakutanprobe muß das Tuberkulin *frisch verdünnt werden.* Zur Verdünnung kann destilliertes Wasser, JENSENsche Pufferlösung, physiologische Kochsalzlösung oder gekochtes Wasser verwendet werden. Wir verdünnen das Tuberkulin in Budapest mit gewöhnlichem Leitungswasser, auf dem Lande mit gekochtem Wasser. Die Verdünnung geschieht folgendermaßen:

1/10 ccm Alttuberkulin wird in die Rekordspritze aufgesogen, dann wird die Verdünnungsflüssigkeit bis 1 ccm aufgefüllt und die Mischung in der Spritze verschüttelt. Hernach wird von der Lösung soviel abgelassen, bis die Spritze wieder nur 1/10 ccm Flüssigkeit enthält. Diese Prozedur kann solange wiederholt werden, bis die nötige Verdünnung erreicht wird. Neben Rekordspritzen können auch „Tuberkulinspritzen" verwendet werden, welche direkt für Intrakutanproben hergestellt sind. Es werden meistens folgende Tuberkulinverdünnungen verwendet:

1 ccm unverdünntes Alttuberkulin entspricht	1000 mg
0,1 ccm unverdünntes Alttuberkulin entspricht	100 mg
Einmalige Verdünnung des 0,1 ccm Alttuberkulins (1 : 10)	entspricht 10 mg
Zweimalige Verdünnung des 0,1 ccm Alttuberkulins (1 : 100)	entspricht 1 mg
Dreimalige Verdünnung des 0,1 ccm Alttuberkulins (1 : 1000)	entspricht 0,1 mg
Viermalige Verdünnung des 0,1 ccm Alttuberkulins (1 : 10000)	entspricht 0,01 mg

Früher hat man nicht die Menge des eingespritzten Alttuberkulins (z. B. 0,01 A. T.), sondern die Verdünnung (z. B. 1 : 10000) angegeben. Diese störende Gewohnheit ist schon verlassen, heutzutage wird *nur die Menge des einverleibten Tuberkulins angegeben.*

An welcher Hautstelle die Probe ausgeführt werden soll, ist *Geschmackssache*. Am häufigsten wird die Grenze zwischen dem mittleren und proximalen Drittel der Volarfläche des Vorderarmes gewählt.

Torpide Reaktionen kommen auch bei der Intrakutanprobe vor, dieselben sind aber viel seltener als bei der Kutanprobe.

Es ist unbestrittene Tatsache, daß die Intrakutanprobe alle anderen Tuberkulinproben an Exaktheit und Verläßlichkeit bei weitem übertrifft und wenn die perkutanen oder kutanen Proben negativ ausfallen, müssen noch Intrakutanproben verwendet werden, um die tuberkulöse Infektion sicher ausschließen zu können. Neuerlich wird sehr oft, besonders in der USA, nur die Intrakutanprobe in verschiedenen Verdünnungen verwendet. *Wir verwenden seit 15 Jahren auch nur die Intrakutanprobe in verschiedenen Verdünnungen, so daß bei uns die perkutanen und kutanen Proben nur didaktischen Zwecken dienen.*

Die Intrakutanprobe hat den großen Vorteil, daß wir es selbst bestimmen können, *welche Tuberkulinmenge wir verwenden wollen,* deswegen können wir die Tuberkulinmenge der Tuberkulinempfindlichkeit der einzelnen Individuen anpassen. Bei der perkutanen und Kutanprobe wissen wir eigentlich nie, welche Tuberkulinmenge wir einverleiben, dort hängt es hauptsächlich von der Technik ab, wieviel Tuberkulin (besonders bei der Kutanprobe) eingeführt wird. Bei der Intrakutanprobe kann dagegen die nötige Tuberkulinmenge exakt dosiert werden.

Die Ausführung der Probe ist für die Kinder nicht sehr angenehm, besonders die Einspritzung der Tuberkulinlösung. Dies geschieht aber so schnell, daß die Kinder dieses kleine Trauma leicht ertragen. *Die Intrakutanprobe muß jedoch stets durch den Arzt selbst ausgeführt werden.* Ob dies ein Vorteil oder ein Nachteil ist, muß dahingestellt werden. *Wir halten es vorteilhafter, wenn eine so wichtige Probe, welche sehr oft von entscheidender Bedeutung ist, von dem Arzt selbst ausgeführt wird.*

4. Die Subkutanprobe von HAMBURGER. Die Probe wurde von ESCHERICH „Stichprobe" genannt. Das Wesen derselben besteht darin, daß verschiedene Tuberkulinverdünnungen sukbutan eingespritzt werden. Diese Probe ist heutzutage nur noch von historischem Interesse, da sie nicht exakter ist als die

Intrakutanprobe und dabei sehr oft unerwünschte allgemeine und Herdreaktionen auftreten, welche eine gewisse Gefahr bedeuten. So ist es verständlich, daß die Probe seit längerer Zeit überhaupt nicht verwendet wird.

5. *Epikutanproben.* Es wurde noch von FEER empfohlen, die Haut mit Schmirgelpapier abzureiben, und auf diese Stelle ein mit Tuberkulin befeuchtetes Wattestückchen aufzukleben. Später wurde dieses Verfahren von HIRO und VOLLMER erneut empfohlen. Praktisch spielen natürlich diese Epikutanproben gar keine Rolle, sie sind eher *Kuriositäten*, um zu zeigen, daß man auch mit diesem Verfahren positive Resultate bekommen kann. Was die Exaktheit der Proben anbelangt, können wir uns leicht vorstellen, wie exakt eine Probe sein kann, wenn die Kinder das Heftpflaster in jedem Moment aufheben können.

Und nun kommen wir zu dem praktisch sehr wichtigen Punkte, *wann und welche Tuberkulinproben verwendet werden sollen*?

In der zweiten Auflage des Lehrbuches der Kinderheilkunde von BAMBERGER-WISTKOTT lesen wir zum Gebrauch der Tuberkulinproben folgende Vorschrift von W. KELLER: ,,Man beginnt mit der Perkutanprobe. Fällt sie positiv aus, so erübrigt sich jede weitere Prüfung, und es wird bei richtiger Durchführung damit nie Schaden angerichtet. Fällt sie negativ aus, so wird man zweckmäßigerweise die gleiche Probe in frühestens 5 bis 6 Tagen nochmals wiederholen. Infolge der Sensibilisierungsfähigkeit des Tuberkulinempfindlichen kann nunmehr bei vorliegender Infektion die Reaktion positiv ausfallen. Ist sie wieder negativ, so läßt man sofort oder zwei Tage später die intrakutane Reaktion, am besten mit 0,01 bis 1,0 mg Alttuberkulin, folgen. Ist man über den Ausfall der Intrakutanreaktionen im Zweifel, so kann man nochmals eine Perkutanreaktion anwenden. Fällt diese nunmehr positiv aus, dann muß der Charakter der Reaktion eindeutig als spezifisch angesehen werden."

Wenn wir die Vorschrift KELLERS einhalten wollten, dann dauerte die Bestimmung der Tuberkulinprobe 27 bis 30 Tage. Wer kann so lange warten? Stellen wir uns vor, diese Vorschrift bei ambulanten Patienten einzuhalten, welche z. B. vom Lande gekommen sind und täglich sehr viel für den städtischen Aufenthalt zahlen müssen. Oder sollen alle Kinder auf Spitalsabteilungen aufgenommen werden, um zu bestimmen, ob sie tuberkulinpositiv sind? Wir glauben, daß solche Vorschriften nur für Bücher geschrieben sind, nicht fürs Leben. Wenn man ein Verfahren im praktischen Leben verwenden will, dann muß *man auch mit der Zeit rechnen* und bestrebt sein, das Verfahren so stark abzukürzen wie nur möglich.

SIMON gibt im Jahre 1942 folgende Methodik an: Er benutzt in der Sprechstunde die Perkutanprobe nach MORO, im Anstaltsbetriebe die Kutanprobe nach PIRQUET. Fallen diese Reaktionen negativ aus, so wird 1 mg A. T., und wenn auch diese Menge keine Reaktion ergibt, 10 mg A. T. intrakutan eingespritzt.

WALLGREN beschrieb seine Tuberkulindiagnostik im Jahre 1939 folgendermaßen: Zuerst kann sowohl die perkutane, die kutane wie auch die intrakutane Probe mit 0,01 mg A.T. verwendet werden. Wenn man länger warten kann, zieht WALLGREN die Perkutanprobe vor, da die Probe exakt erst nach einer Woche bewertet werden kann. Ist dazu nicht genügend Zeit, so verwendet er zuerst die Kutanprobe, welche nach 48 Stunden abgelesen werden kann oder die Intrakutanprobe mit 0,01 mg A. T., wo die Probe nach 72 Stunden eine definitive Auskunft gibt. Fallen die Proben negativ aus, so geht er auf eine Intrakutanprobe mit 0,1 mg A. T. über. Ist die Probe noch immer negativ, so wird eine Intrakutanprobe mit 1 mg A. T. verwendet. Wenn bei dieser Probe nach 72 Stunden eine Hautentzündung entsteht, welche kleiner ist als 10×10 mm, so wird dieselbe Menge A. T. nach einer Woche neuerdings intrakutan eingespritzt. Bei Säuglingen beginnt WALLGREN die Intrakutanprobe gleich mit 0,1 mg A. T. da Säuglinge gegen Tuberkulin weniger empfindlich sind als ältere Kinder. WALLGREN verwendet größere Dosen als 1 mg A. T. nur, wenn er überzeugt ist, daß die Probe negativ ausfallen wird, da er die Reaktionen, welche über 1 mg A. T. entstehen, für nicht spezifisch hält.

In der USA wird heutzutage fast ausschließlich *nur die Intrakutanprobe* verwendet. Nach RICH (1944) soll man zuerst mit 0,01 mg A. T. beginnen. Wenn aber ein Verdacht auf aktive Tuberkulose besteht, ist es empfehlenswert, mit 0,001 mg A. T. zu beginnen. Ist die Probe negativ, so soll immer eine 10mal stärkere Dosis verwendet werden (0,1 mg, 1,0 mg). Ist die Probe noch immer negativ, so sollen 5 mg und endlich 10 mg A. T. verwendet werden. Nach RICH kann ein Fall nur dann als tuberkulinnegativ betrachtet werden, wenn eine Intrakutanprobe mit 10 mg A. T. negativ ausfällt. Die *P. P. D.* wird in folgenden *zwei* Dosen intrakutan verwendet: zuerst 0,00002 mg, beim negativen Ausfall 0,005 mg.

Wir haben die Tuberkulindiagnostik verschiedener Autoren darum so ausführlich zitiert, damit sich ein jeder selbst ein Urteil bilden kann, welcher Methodik er folgen will. Bevor wir unsere eigene Methodik beschreiben, erwähnen wir noch, daß MADSEN und HOLM im Jahre 1935 mit dem standardisierten Alttuberkulin bei den verschiedenen Verdünnungen im folgenden Prozentsatz positive Resultate erhielten:

bei Verwendung von 0,01 mg A. T. intrakutan in 50 bis 80% der Fälle
bei Verwendung von 0,1 mg A. T. intrakutan in 89 bis 97% der Fälle
bei Verwendung von 1,0 mg A. T. intrakutan in   100% der Fälle

Diese Zahlen werden durch Massenuntersuchungen von 11000 gesunden, 7 bis 17 Jahre alten Individuen gewonnen, so daß sie auf kranke Kinder nicht vollkommen übertragbar sind, sie geben aber über den Ausfall der verschiedenen Intrakutanproben eine sehr gute Übersicht. So sehen wir, daß die infizierten Kinder bei der Intrakutanprobe mit 0,01 mg in 50 bis 80% positiv reagieren, bei 0,1 mg reagiert die überwiegende Mehrzahl positiv, so daß für 1,0 nur 3 bis 11% übrig bleibt.

Die *Tuberkulinempfindlichkeit zeigt große Schwankungen,* eines ist aber sicher, *die frischinfizierten Kinder sind die empfindlichsten.* Darum empfiehlt RICH in solchen Fällen zur Intrakutanprobe sehr kleine Tuberkulinmengen (0,001 mg) zu verwenden. Mit einer so kleinen Dosis anzufangen ist aber nur dann empfehlenswert, wenn wir schon klinisch überzeugt sind, daß das Kind tatsächlich frisch infiziert ist, sonst dauert die Ausführung der verschiedenen Tuberkulinproben zu lange.

Das Ideal der Tuberkulinproben ist, daß sie einfach, verläßlich und unschädlich sei und dabei schnell eine definitive Antwort gebe. Die schnelle Antwort ist im praktischen Leben sehr wichtig, deswegen muß auch die Zeit, welche zur Erreichung der definitiven Antwort nötig ist, immer stark berücksichtigt werden. Wir legen in unserer Tuberkulindiagnostik sehr großes Gewicht darauf, je schneller fertig zu werden. Deswegen beginnen wir mit einer Intrakutanprobe von 0,01 mg A. T., fällt diese negativ aus, so machen wir eine weitere Intrakutanprobe mit 1,0 mg A. T. Fällt auch diese Probe negativ aus, *so betrachten wir das Kind als „tuberkulinnegativ".* Ist der Ausfall der Probe zweifelhaft, so wiederholen wir dieselbe nach einer Woche in derselben Stärke. Wir haben seit 25 Jahren, seitdem wir uns mit Tuberkulindiagnostik beschäftigen, nie höhere Dosen verwendet, da wir mit WALLGREN vollkommen übereinstimmen, daß diese höheren Dosen als nicht spezifisch betrachtet werden müssen. Wir haben sehr oft Fälle gesehen, wo die Tuberkulinprobe erst nach 10 mg A. T. positiv wurde, diese Fälle wurden „natürlich" als tuberkulöse behandelt, obwohl hier von tuberkulöser Infektion keine Rede war, da die später oft wiederholten Tuberkulinproben mit 1,0 mg A. T. immer negativ ausfielen.

Als Anfangsdosis ist die Menge von 00,1 mg A. T. sehr entsprechend, da sie auch bei frisch infizierten Kindern unschädlich ist, und, wie die Untersuchungen von MADSEN und HOLM zeigten, in 50 bis 80 % der Fälle positiv ausfällt. Fällt diese Probe negativ aus, dann ist es vollkommen überflüssig und zeitraubend, wenn man nicht viel Zeit hat, eine Intrakutanprobe mit 0,1 mg einzuschalten, sondern man kann gleich auf 1,0-mg-Probe übergehen. Sehr empfindliche Kinder hätten schon ohnedies auf die frühere Probe positiv reagiert. *So kommt man mit zwei Proben aus und ist in sechs Tagen mit der Diagnose fertig.*

Manchmal sind aber auch diese 6 Tage zu lange. Es kommt gar nicht so selten vor, daß man auch 6 Tage lang nicht warten kann und mit *einer einzigen Probe* auskommen muß. In diesen Fällen hängt sehr viel von der klinischen Untersuchung ab. Besteht fast sicher eine frische tuberkulöse Infektion, so wird eine Probe mit 0,01 mg A. T. genügen, so z. B. in Fällen von Erythema nodosum, bei markiger Schwellung der endothorakalen Lymphknoten usw. Ist die Diagnose zweifelhaft, so ist es am besten, eine Probe mit 0,1 mg A. T. auszuführen. Diese Probe ist in 89 bis 97 % der Fälle positiv, so daß es sehr wahrscheinlich ist, mit dieser Probe eine tuberkulöse Erkrankung, wenn sie überhaupt positiv reagiert, erfassen zu können, dabei ist die Reaktion unschädlich. Wir wollen nicht sagen, daß man systematisch nur eine Probe anwenden soll, aber wer sich im praktischen Leben bewegt, wird sehr oft in eine Situation kommen, wo er sich mit einer Probe begnügen muß. *Für diesen Zweck ist die Intrakutanprobe mit 0,1 mg A. T. die geeignetste.*

Jetzt müssen noch einige weitere wichtige Fragen besprochen werden. Zuerst kann die Frage aufgeworfen werden, *ob eine positive Tuberkulinprobe immer eine tuberkulöse Infektion bedeutet?* Darauf können wir mit einem entschiedenen *Ja* antworten. Wir haben schon betont, daß die Tuberkulinprobe dann positiv ausfällt, wenn das betreffende Individuum entweder mit Tuberkulose infiziert ist oder mit geschwächten Tuberkelbacillen (B. C. G.) geimpft worden ist, wo also eine abgeschwächte künstliche Infektion vorliegt. Deswegen müssen alle mit B. C. G. vakzinierten Personen mit Merkblättern versehen werden, damit es jeder Arzt weiß, daß dieselben mit B. C. G. vakziniert waren. *Die tuberkulöse Infektion ist aber noch keine Krankheit.* Bekommen wir bei Säuglingen oder Kleinkindern eine positive Tuberkulinprobe, so wissen wir, daß die Infektion keine alte sein kann. Wird die Tuberkulinprobe bei einem Kinde positiv, bei welchem dieselbe Probe 2 bis 3 Monaten noch negativ war, so wissen wir, daß das Kind frisch infiziert ist. Mehr können wir aber aus der positiven Tuberkulinprobe nicht herauslesen.

Die zweite Frage lautet: *Bedeutet die negative Tuberkulinprobe soviel, daß das betreffende Individuum mit Tuberkulinbacillen überhaupt nicht infiziert ist?* In der überwiegenden Mehrzahl der Fälle ja, *es gibt aber wichtige Ausnahmen.* Diese Ausnahmen sind die folgenden:

1. Die Entwicklung der Überempfindlichkeit gegen Tuberkuloproteine braucht eine gewisse *Zeit.* Diese Zeit wurde von DEBRÉ im Jahre 1921 die *„präallergische Periode"* genannt. Nach einigen Autoren (SIMON) soll diese Periode davon abhängen, welche Tuberkulinproben verwendet wurden. Bei Verwendung der Kutanprobe soll die präallergische Periode 4 bis 10 Wochen lang, bei Verwendung

der Intrakutanprobe nur 3 bis 7 Wochen lang dauern. Nach WALLGREN kann die jetzt erwähnte langsame Entwicklung der Überempfindlichkeit nur in solchen Fällen beobachtet werden, bei welchen die Entwicklung der Überempfindlichkeit ohne irgendwelche Krankheitserscheinungen einhergeht, in jenen Fällen dagegen, wo auch Krankheitserscheinungen vorkommen, entwickelt sich die Überempfindlichkeit ganz plötzlich. WALLGREN beobachtete Fälle, bei welchen Intrakutanproben bis zu 3 mg A. T. negativ ausfielen, nach einigen Tagen jedoch, nach Manifestation der Überempfindlichkeit, dieselben Kinder schon auf eine Intrakutanprobe mit 0,000001 mg A. T. positiv reagierten. Die Tuberkulinempfindlichkeit ist, nach WALLGREN, besonders im Momente des Auftretens der Überempfindlichkeit, vielleicht die höchste unter allen Stadien der tuberkulösen Infektion. Wir stimmen in dieser Hinsicht mit WALLGREN vollkommen überein, *da auch nach unseren Beobachtungen die Überempfindlichkeit meistens nicht langsam, sondern im Gegenteil, beinahe explosionsartig auftritt,* man muß die Fälle nur gut beobachten. Wir glauben, die Behauptung, daß die Länge der präallergischen Periode von der Stärke der Tuberkulinproben abhängt, *einer Revision unterziehen zu müssen,* da es nach unserer Erfahrung gleichgültig ist, welche Tuberkulinprobe man im Momente der Entwicklung der Überempfindlichkeit verwendet, da dann fast alle Tuberkulinproben positiv ausfallen, weil der Organismus in dieser Zeit sehr tuberkulinempfindlich ist. Diese starke Empfindlichkeit braucht nicht mit klinischen Erscheinungen verknüpft sein (die Beurteilung der „klinischen Erscheinungen" ist ohnehin sehr relativ, wer auf dieselben eingestellt ist, wird sie viel öfters finden, als derjenige, der nicht daran denkt. Darüber werden wir aber später noch ausführlicher sprechen), man muß aber den Zeitpunkt richtig erfassen.

Wir haben gesehen, daß zur Entwicklung der Überempfindlichkeit eine gewisse Zeit nötig ist. Diese Zeitspanne ist eigentlich, wie wir noch sehen werden, *mit der klinischen Manifestation der Primärinfektion identisch, so daß die „präallergische Periode" mit der Inkubationszeit der primären tuberkulosen Infektion zusammenfällt.* Sie dauert nach den Untersuchungen von WALLGREN 19 bis 56 Tage. Es kann also in den ersten Wochen der tuberkulösen Ansteckung vorkommen, daß die Kinder schon infiziert sind, die Tuberkulinproben aber noch negativ ausfallen, da die Überempfindlichkeit noch nicht eingetreten ist. Die Kinder werden in dieser Zeit meist dann zum Arzt gebracht, wenn in der Familie eine Infektionsquelle entdeckt wird, und die Eltern wissen wollen, ob ihr Kind mit Tuberkulose infiziert ist oder nicht. In diesen Fällen führen wir zwar die Tuberkulinproben aus, da der Infektionstermin meist nicht auf Tage bestimmt werden kann, machen aber die Eltern dabei aufmerksam, daß in diesen Fällen die negative Tuberkulinprobe die Möglichkeit einer tuberkulösen Infektion noch nicht ausschließt. Zur endgültigen Antwort gelangen wir nur, wenn die Zeitspanne der präallergischen Periode abgelaufen ist und auch die nach deren Ablauf vorgenommenen Tuberkulinproben negativ ausfallen.

Hier soll erwähnt werden, daß während der präallergischen Periode, also während der Inkubationszeit der tuberkulösen Ansteckung die tuberkulöse Infektion nur *durch den Nachweis von Tuberkelbacillen im Magenspülwasser nachgewiesen werden kann,* auch dies ist nur im positiven Sinne beweisend. So gelang es LIGNER, einem Schüler von WALLGREN, wie schon erwähnt wurde, im Jahre 1930 während der Inkubationszeit im Magenspülwasser Tuberkelbacillen nachzuweisen.

2. Es ist bekannt, daß alle Überempfindlichkeitszustände durch entsprechende Behandlung mit Antigenen aufgehoben werden können. Diesen Prozeß nennen wir *„Desensibilisierung".* Es gibt zwei Formen der Desensibilisierung: Erstens

können in den überempfindlichen Organismus die als Antigene wirkenden Proteine in einer *sehr großen Dosis* („sublethale Dosis") *meistens intravenös* eingeführt werden. Dies verursacht eine sehr schwere allgemeine Reaktion. Nach der Genesung ist aber die Überempfindlichkeit stark gesunken. Dieses Verfahren ist aber sehr gefährlich, weil die intravenös eingeführte große Proteinmenge auch tödlich wirken kann. Deshalb kann diese Art der Desensibilisierung bei der Tuberkulinempfindlichkeit schon der Herdreaktion wegen natürlich nicht angewendet werden. Es können aber bei infizierten Rindern gewissenlose Eigentümer versuchen, ihre Tiere mit einer sehr großen Dosis Tuberkulin zu desensibilisieren, wenn dieselben z. B. erfahren, daß eine Kommission die Rinder mit Tuberkulin prüfen will oder wenn sie die Rinder verkaufen wollen und wissen, daß die Tiere dabei tuberkulinisiert werden. Nach dieser drastischen Methode fallen die Tuberkulinproben eine Zeitlang negativ aus.

Die zweite Form der Desensibilisierung besteht darin, daß man die allergenwirkenden Antigene *in steigenden Dosen* einführt, worauf die Überempfindlichkeit immer kleiner wird. Zuerst bleiben die Herd-, später die Allgemeinreaktionen aus und am Ende verschwindet auch die Hautempfindlichkeit. So konnte es z. B. BAUER mit langsam steigenden Tuberkulindosen erreichen, daß tuberkulinpositive Kinder 10 mg A. T. symptomlos ertrugen. Mit langsam steigenden Tuberkulindosen können also tuberkulinpositive Kinder tuberkulinnegativ gemacht werden. (HAMBURGER, RICH, BIRKHAUG usw.) Therapeutisch spielt diese Desensibilisierung vorläufig *keine Rolle*, da nach Auflassen der Injektionen die Überempfindlichkeit in einigen Tagen wiederkehrt.

3. Die Tuberkulinempfindlichkeit kann auch durch spezifische oder nicht spezifische Ursachen vermindert werden. Zuerst besprechen wir die *nicht spezifische Verminderung* der Überempfindlichkeit.

Es wurde von PREISICH behauptet, daß die Kutanprobe bei tuberkulinpositiven Kindern nach Ausbruch des Masern-Exanthems zwei Wochen lang negativ ist. Diese Behauptung PREISICHS wurde von PIRQUET selbst überprüft und als richtig befunden. So wurde die Lehre vom Negativwerden der Tuberkulinproben bei Masern überall anerkannt und quasi als Dogma betrachtet, obwohl gleich nach den Behauptungen von PREISICH und PIRQUET, GRÜNER, ein Schüler von HAMBURGER, feststellte, daß diese Behauptungen nicht exakt begründet waren, da es sich bei Masern nicht um ein Auslöschen der Tuberkulinempfindlichkeit, sondern *nur um eine Verminderung derselben handelt*. GRÜNER stellte nämlich fest, daß die von PREISICH und PIRQUET verwendeten Kutanproben während des Masern-Exanthems tatsächlich negativ werden, dagegen blieben die Subkutanproben nach HAMBURGER positiv. *Es handelt sich also bei Masern nur um eine nicht spezifische Verminderung der Tuberkulinempfindlichkeit*. Eine gewisse Verminderung der Tuberkulinempfindlichkeit kommt auch bei einigen anderen Infektionskrankheiten vor, so bei Pneumokokkeninfektionen, bei Typus abdominalis, bei Meningitis epidemica usw.

Es gibt weiterhin auch andere Zustände, wo die Tuberkulinempfindlichkeit vermindert ist, so z. B. bei *hungernden, kachektischen Säuglingen* und *Kleinkindern*, bei *Myxödem* und angeblich auch während der *Schwangerschaft*. In all diesen Fällen handelt es sich höchstwahrscheinlich um eine nicht spezifische Veränderung der allgemeinen Reaktionsfähigkeit, besonders der Kapillaren, die gewissermaßen ihre Fähigkeit verloren haben, auf gewisse Reize mit Entzündung zu reagieren. *In diesen Fällen ist nämlich auch die allgemeine Reaktionsfähigkeit der Haut vermindert* (PITCHER, PICKRELL, RICH).

4. Es ist allgemein bekannt, daß es *schwere tuberkulöse Prozesse* gibt, bei welchen die Tuberkulinproben negativ ausfallen. Es kann besonders bei Säug-

lingen unter 6 Monaten vorkommen, daß ein tuberkulöser Prozeß vom Anfang an bis zum tödlichen Ende ohne Entwicklung der Überempfindlichkeit verläuft. Säuglinge sind ohnehin gegen Tuberkulin nicht sehr empfindlich und wenn bei ihnen ein schwerer tuberkulöser Prozeß mit sofortigem Zerfall beginnt, so werden die Säuglinge von Anfang an *desensibilisiert*. Bei schnellem Zerfall des Primärherdes, bei frühem Einbruch der kaseösen Lymphknoten in die Bronchien, kommen so viele Tuberkuloproteine in den Blutkreislauf, daß sie als große desensibilisierende Dosen wirken (RICH). Derselbe Prozeß spielt sich bei anderen tuberkulösen Prozessen auch bei älteren Kindern ab, so im Endstadium einer schweren *Lungen-* oder *Bauchtuberkulose*, bei *Miliartuberkulose* und bei *Meningitis basilaris* usw. Früher, als man nur die weniger empfindlichen kutanen oder perkutanen Proben verwendete, wurde allgemein geglaubt, daß solche negative Reaktionen häufig vorkommen. Heute, seitdem die Intrakutanproben in entsprechender Stärke verwendet werden, sehen wir, daß die Zahl der negativen Fälle bei diesen sehr schweren tuberkulösen Prozessen nicht so groß ist. Es spielt aber sehr wahrscheinlich auch in diesen Fällen neben der spezifischen Desensibilisierung auch die Verminderung der allgemeinen Reaktionsfähigkeit eine große Rolle.

Nach Angaben von SIMON bekommt man in 15 %, nach LANDORF in 17 % der Fälle von Miliartuberkulose oder der Meningitis basilaris negative Reaktion. Wir erhielten bei unseren 175 ähnlichen Fällen nur in 3 Fällen negative Reaktion, was 1,7 % entspricht. Die Tuberkulinproben sind am Beginn der Miliartuberkulose oder der Meningitis basilaris meistens noch positiv, *so daß nach der heute allgemeinen Auffassung eine negative Reaktion gegen diese Krankheitsbilder spricht*.

5. Es wurden in der letzten Zeit Fälle veröffentlicht, bei welchen oft wiederholte und exakt ausgeführte Tuberkulinproben negativ ausgefallen sind, trotzdem die Kinder weder in der präallergischen Periode noch im Endstadium der Tuberkulose waren. So beschrieb ERLACHER im Jahre 1935 einen Fall von Coxitis tuberkulosa. Ähnliche Fälle wurden von PIATSCHEK, WIESE, DELP im Jahre 1937 beschrieben. OPITZ beschrieb im Jahre 1940 drei Fälle. Die veröffentlichten Fälle gehörten alle zur „*extrapulmonalen Tuberkulose*", da es sich entweder um Tuberkulose der Halslymphknoten oder um Knochen- oder Gelenkstuberkulose handelte. In einem Fall von OPITZ handelte es sich um eine multiple Hauttuberkulose. Die tuberkulöse Natur der Veränderungen wurde entweder durch histologische oder durch bakteriologische Untersuchungen festgestellt. Wir betonen es noch einmal, daß es sich bei diesen Fällen immer um extrapulmonale Tuberkulose handelte. Was die Ursache der Verminderung der Tuberkulinempfindlichkeit war, ist uns vorläufig ein Rätsel. Wir haben selbst einen Fall von Gonitis tuberkulosa beobachtet und wissen auch heute noch nicht, ob es sich tatsächlich um einen tuberkulösen Prozeß handelte oder nicht. Ein 3 Jahre alter Knabe litt klinisch an einer typischen Gonitis tuberkulosa. Auch die Röntgenbilder sprachen dafür. Die Tuberkulinproben wurden mit 1,0 mg A. T. fünfmal wiederholt, doch fielen dieselben immer negativ aus. Alle anderen Untersuchungen (Blutbild, Wassermann usw.) waren negativ. Der Knabe war ständig fieberfrei. Wir wollten die Untersuchungen noch ergänzen, der Chirurg jedoch, auf dessen Abteilung der Knabe lag, lehnte alle weiteren Untersuchungen energisch ab, da er überzeugt war, daß das Kind an einer typischen Gonitis tuberkulosa litt und behandelte dasselbe auch seiner Diagnose entsprechend mit Gipsverband usw. Wir haben das Kind seit Jahren aus den Augen verloren, nach dem Bericht des Vaters ist es ein gesunder Junge geworden, dessen Knie wohl etwas steif blieb, der aber dabei ein guter Fußballspieler wurde.

Die hier beschriebenen Fälle sind aber *so große Raritäten, daß sie den hohen Wert der Tuberkulinproben nicht beeinträchtigen können*. Die Lösung der Frage aber, warum diese Fälle negative Tuberkulinreaktion geben, wäre sehr interessant.

6. Als die Tuberkulinproben in die Diagnostik der Tuberkulose eingeführt wurden, war ein jeder überzeugt, daß *die einmal erworbene Tuberkulinempfindlichkeit das ganze Leben hindurch erhalten bleibt*. Damals sprachen auch alle Erfahrungen dafür. Es wurde festgestellt, daß die Kinder von ihrem 15. Lebensjahre an fast ausnahmslos positiv reagierten, es war selbstverständlich, daß auch alle Erwachsenen positiv reagierten. Später zeigte es sich aber, daß eine Tuberkulinprobe eigentlich nur solange positiv ausfallen muß, solange in dem Körper noch lebende Tuberkelbacillen sind, welche Antigenreize abgeben. Die Untersuchungen haben aber gezeigt, daß auch solche Individuen, welche schon vor Jahrzehnten ihre Primärinfektion durchmachten und welche schon seit langem verkalkte Primärkomplexe zeigten, auf Tuberkulinproben meist positiv reagierten. Diese Tatsache wurde so erklärt, daß diese, von ihrer Primärinfektion ausgeheilten Individuen im späteren Leben mit Tuberkelbacillen öfters in Berührung kamen, die Menge der Tuberkelbacillen aber so klein war, daß sie die erworbene Resistenz der Individuen nicht durchbrechen konnten, dagegen „stimulierten" sie die gesunkene Tuberkulinempfindlichkeit, *so daß dieselbe weiterhin erhalten blieb*.

In der letzten Zeit mehren sich die Beobachtungen, welche zeigen, daß Personen, Kinder und Erwachsene, welche früher mit einer leichten Primärtuberkulose infiziert waren, *später tuberkulinnegativ wurden*. Diese Beobachtungen wurden in zwei Richtungen ausgeführt. Erstens wurden jene Individuen untersucht, bei welchen sich in den Lungen *verkalkte Primärkomplexe* vorfanden, dabei zeigte es sich, daß ein Teil dieser Individuen auf Tuberkulinproben negativ reagierte. Es ist zwar sicher, daß Lungenverkalkungen auch bei anderen Lungenprozessen vorkommen, so besonders bei gewissen *Mykosen* der Lunge (Coccidioidomycosis. ARONSON und SAYLOR 1942, GASS, HARRISON und Mitarbeiter 1943. Histoplasmosis. CHRISTIE und PETERSON 1946). Diese Mykosen kommen aber, wenigstens nach den bisherigen Berichten, nur in gewissen Gegenden der USA vor. Sonst bedeuten *verkalkte Primärkomplexe fast immer eine geheilte Primärtuberkulose*. Die zweite Richtung, in welche die Untersuchungen ausgedehnt wurden, bestanden darin, daß man jene Kinder oder Erwachsene, welche einmal schon *tuberkulinpositiv* reagierten, nach gewisser Zeit neuerdings mit Tuberkulinproben untersuchte, wobei sich ergab, daß ein Teil der *früher tuberkulinpositiven, jetzt tuberkulinnegativ war*. Die diesbezüglichen Untersuchungen sind in den folgenden Tabellen zusammengefaßt:

1. Fälle mit verkalktem Primärkomplex und negativer Tuberkulinprobe

Name des Autors	Jahr	Zahl der untersuchten Fälle	Alter der untersuchten Personen	Zahl der tuberkulinneg. Fälle in %
OPIE u. Mitarbeiter	1926	186	5 bis 19 Jahre	15
BARNAND u. Mitarbeiter	1931	184	6 „ 14 „	6
CRABTREE u. Mitarbeiter	1933	?	4 „ 13 „	17
WELLS und SMITH	1936	128	Erwachsene	5,5
GRIMM und SHORT	1939	1384	„	13,7
GRAHAM u. Mitarbeiter	1941	135	„	16,3
MIDRED und NARVAL	1945	120	3 bis 15 Jahre	10

2. *Fälle, welche früher tuberkulinpositiv waren und später tuberkulinnegativ wurden.*

Name des Autors	Jahr	Zahl der untersuchten Fälle	Alter der untersuchten Personen	Nach wieviel Jahren wurden die Personen negativ?	Zahl der negativen Fälle in %
Lloyd u. Mitarbeiter	1933	303	Kinder	2 Jahren	2
Aronson	1935	87	,,	5 ,,	9
Horan	1935	197	Adolescenten	3 ,,	14
Keller u. Mitarbeiter	1939	139	,,	4 ,,	21,5
Grimm u. Mitarbeiter	1939	75	Erwachsene	2 ,,	18
Dahlstrom	1940	2490	,,	15 ,,	11,1
Ljung	1941	543	7 bis 15 Jahre	1 bis 8 ,,	6,8

Obwohl die Ergebnisse noch große Differenzen zeigen, und auch die Kriterien der Untersuchungstechnik nicht immer ganz einwandfrei erscheinen, ist aber soviel schon sicher, *daß es tatsächlich Fälle gibt, welche nach Überstehen ihrer Primärinfektion später tuberkulinnegativ werden.* Je weiter die Zahl der Offentuberkulösen in Zukunft sinken wird, desto weniger Primärinfektionen werden natürlich vorkommen, es werden aber auch immer weniger „stimulierende" Tuberkelbacillen zirkulieren, so daß sich diejenigen Fälle immer stärker vermehren werden, welche nach Ausheilung der Primärtuberkulose mit stimulierenden Tuberkelbacillen nicht mehr in Berührung kommen und so ihre Tuberkulinempfindlichkeit verlieren werden. Es ist natürlich kein bloßer Zufall, daß das Negativwerden der Tuberkulinproben besonders in solchen Ländern beobachtet wurde, wo die Tuberkulosemortalität sehr niedrig ist und die Mortalität und Morbidität in den letzten Jahren sehr gesunken ist.

Die an Menschen gewonnenen Untersuchungsergebnisse können auch durch *Tierexperimente* gestützt werden. Auch Tiere können nach glücklichem Überstehen der Tuberkuloseinfektion schon nach zwei Jahren auf die stärksten Tuberkulinproben negativ reagieren. Das Negativwerden der Tuberkulinproben bedeutet aber nicht das Verlieren der erworbenen Resistenz, da Tierexperimente zeigen, *daß trotz Negativwerden der Tuberkulinproben die erworbene Resistenz erhalten bleibt* (Willi 1928, Boquet 1932, Sewall und Mitarbeiter 1934). *Heute besagt also eine negative Tuberkulinprobe bei einem sonst gesunden Individuum nicht mehr, als daß das betreffende Individuum mit Tuberkelbacillen nicht infiziert werden konnte, da die negative Tuberkulinprobe heute die Möglichkeit einer früheren Tuberkuloseinfektion nicht mehr ausschließt. In der praktischen Tuberkulindiagnostik spielt diese Tatsache keine Rolle, da die negative Tuberkulinprobe die Möglichkeit eines aktiven tuberkulösen Prozesses sicher ausschließt, da bei negativer Tuberkulinprobe im Körper antigenausscheidende Tuberkelbacillen sicher nicht vorhanden sind.*

Hier soll noch festgestellt werden, daß *aus dem Ausfall der Reaktion bei den Tuberkulinproben keine Schlüsse auf den Charakter der tuberkulösen Prozesse gezogen werden können, deswegen versagten bisher alle Methoden, welche den Ausfall der Reaktion für irgendwelche prognostische Zwecke verwenden wollten.*

Wir haben es schon öfters betont, daß eine positive Tuberkulinprobe nur soviel bedeutet, daß das betreffende Individuum entweder mit Tuberkelbacillen infiziert ist, oder mit geschwächten Tuberkelbacillenstämmen vakziniert wurde. Eine positive Tuberkulinprobe bedeutet also nicht, daß bei einem tuberkulinpositiven Kinde *alle in Frage kommenden Krankheiten tuberkulöser Natur sein müssen.* Es kommt häufig vor, daß Ärzte, die eine Tuberkulinprobe ausführten, wenn dieselbe positiv ausfiel, bei dem betreffenden Patienten an nichts anderes denken als an Tuberkulose. In diesen Fällen ist die Differentialdiagnose natürlich viel schwerer als in Fällen mit negativer Reaktion, aber auch in diesen Fällen darf die Möglichkeit einer nicht tuberkulösen Erkrankung nicht außer acht gelassen werden.

Übrigens wird die Bedeutung der Tuberkulinproben immer größer. Wir werden im nächsten Kapitel sehen, daß die tuberkulöse Durchseuchung der Kinder in den letzten Dekaden erheblich gesunken ist, so daß die Mehrzahl derselben das Adoleszentenalter tuberkulinnegativ erreicht. Eine negative Tuberkulinprobe kommt also auch bei älteren Kindern immer öfter vor, dadurch wird die Bedeutung der positiven Probe immer größer, sie spielt auch schon im Erwachsenenalter in der Diagnostik der tuberkulösen Erkrankungen eine sehr wichtige Rolle.

Wir haben vielleicht die Frage der Tuberkulindiagnostik zu ausführlich behandelt, wir wollten diese Frage aber von allen praktischen Gesichtspunkten beleuchten, da wir es täglich erfahren müssen, *wie wenig die Ärzte mit der Tuberkulindiagnostik im klaren sind.* Dies scheint nicht nur eine ungarische Spezialität zu sein, da auch die Fachleute anderer Länder darüber klagen (HAMBURGER aus Österreich, SIMON, REDEKER, VIETHEN aus Deutschland, GLANZMANN aus der Schweiz usw.). Es kommt noch immer vor, daß Kinder mit der Diagnose ,,Hilustuberkulose" oder ,,Lungentuberkulose" ohne vorherige Tuberkulindiagnostik in Spitäler oder Heilstätten geschickt werden. Diese Nachlässigkeit sollte endlich als ein *strafbarer Kunstfehler* betrachtet werden. *Die Diagnose der Tuberkulose steht und fällt im Kindesalter mit der Tuberkulindiagnostik.* Die Tuberkulinproben müssen sofort ausgeführt werden, wenn ein Verdacht auf tuberkulöse Erkrankung besteht. *Die Ausführung und Bewertung der Tuberkulinproben ist so einfach, daß auch die praktizierenden Ärzte die Ausführung und Bewertung derselben einmal gründlich erlernen müssen.*

IV. Die Verbreitung der tuberkulösen Infektion im Kindesalter.

Wir befassen uns mit dieser Frage deswegen gleich nach dem Besprechen der Tuberkulindiagnostik, weil die tuberkulöse Infektion der Kinder heutzutage fast ausschließlich durch die Tuberkulinproben klargestellt wird. Die Tuberkulindiagnostik spielt nämlich nicht nur bei der Feststellung der tuberkulösen Infektion des *einzelnen Kindes* eine wichtige Rolle, sie gibt auch auf gewisse *wissenschaftliche* und *epidemiologische Fragen* eine entscheidende Antwort.

Es wurde z. B. seinerzeit mit Hilfe der Tuberkulinproben festgestellt, daß das Erythema nodosum, die seröse Pleuritis, die Conjunctivitis phlyktaenosa größtenteils tuberkulöser Herkunft sind, da bei den an diesen Krankheiten leidenden Kindern die Tuberkulinproben in fast 100% positiv ausfallen.

Zur Bestimmung der Verbreitung der tuberkulösen Infektion bei einer Bevölkerung stehen uns *zwei Möglichkeiten* zur Verfügung:

1. Die pathologisch-anatomischen Untersuchungen,
2. die Tuberkulinproben.

Früher wurden zur Bestimmung der Verbreitung der tuberkulösen Infektion *nur* die pathologisch-anatomischen Untersuchungen verwendet, da vor der Entdeckung der Tuberkulinproben sie allein zur Verfügung standen. Die pathologisch-anatomischen Untersuchungen waren aber in gewisser Hinsicht für diesen Zweck *nicht vollkommen geeignet*, da das Sektionsmaterial immer aus den *ärmsten*

Volksschichten stammt und die Tuberkulose in diesen Schichten am meisten verbreitet ist, *so geben die durch Sektionsergebnisse gewonnenen Zahlen immer ein ungünstigeres Bild, als es der Wahrheit entspricht.*

Bei der Bewertung der Ergebnisse der pathologisch-anatomischen Untersuchungen muß großes Gewicht darauf gelegt werden, *von wem* die Ergebnisse stammen, da es nicht so einfach ist, durch Sektion zu bestimmen, ob jemand mit Tuberkulose infiziert war oder nicht. Daher sind die Arbeiten jener Forscher ganz anders zu bewerten, welche sich mit der Frage *ständig* befaßten und mit einer *sorgfältigen Technik arbeiteten*, als solcher, welche auf dieses Gebiet nur einen gelegentlichen Ausflug machten. Wir werden es noch später sehen, daß verkalkte Primärkomplexe so klein sein können, daß sie sehr oft nur nach langem Suchen zu finden sind. Deswegen werden heute die Lungen aus der Leiche *in toto herausgenommen* und von der herausgenommenen Lunge eine *Röntgenaufnahme* gemacht, wodurch alle Verkalkungen zum Vorschein kommen (RICH).

Die pathologisch-anatomischen Untersuchungen der *Jahre 1900 bis 1910 zeigten, daß bis zur Erreichung der Pubertät fast alle Kinder mit Tuberkulose infiziert werden.* So fand H. ALBRECHT, daß die Wiener Kinder, bis sie ihr 16. Lebensjahr erreichten, in 92 % infiziert waren. ASCHER schätzte die tuberkulöse Infektion der 10- bis 15jährigen Kinder, laut den Angaben der Kieler, Münchner, Wiener und Dresdner Sektionsergebnisse auf 75 %. Sehr auffallend waren die Sektionsergebnisse NÄGELIS aus Zürich aus dem Jahre 1900. NÄGELI fand, daß die Adoleszenten bis in ihr 18. Lebensjahr in 98 % der Fälle infiziert waren. *So entwickelte sich die Lehre, daß bis zum Erreichen des Erwachsenenalters jeder Mensch in Europa mit Tuberkulose infiziert wird.*

Nach der Entdeckung der Tuberkulinproben wurden die pathologisch-anatomischen Untersuchungen zur Bestimmung der Verbreitung der Tuberkulose beinahe vollkommen verlassen, da sie viel Erfahrung, viele Arbeit, viele Zeit beanspruchten, dagegen war die Ausführung der Tuberkulinproben sehr leicht und einfach, außerdem konnten mit den Tuberkulinproben *alle Schichten der Bevölkerung erfaßt werden.*

Die ersten diesbezüglichen Untersuchungen wurden im Jahre 1909 von HAMBURGER und MONTI in der Infektionsabteilung des St.-Anna-Spitals in Wien ausgeführt. Diese Tuberkulinserienuntersuchungen wurden mit bis 1 mg A.T. subkutan ausgeführt. Nur jene Kinder wurden als tuberkulinnegativ betrachtet, welche auf 1 mg A.T. subkutan negativ reagierten. HAMBURGER und MONTI stellten fest, daß die Kinder von 10 bis 14 Jahren in 94 % der Fälle eine positive Reaktion gaben. *So wurden die früheren Feststellungen der Pathologen durch* HAMBURGER *und* MONTI *bestätigt, daß bis zum Ende der Pubertät alle Kinder mit Tuberkulose infiziert werden.*

Die obenerwähnten Feststellungen hatten damals großes Aufsehen erregt, sie verbreiteten sich bald auf der ganzen Welt und *wurden als Gesetz betrachtet.* Sie schadeten auch der Bewertung der Tuberkulinproben sehr, da die meisten Ärzte sich auf den Standpunkt stellten, daß es ganz unnötig ist, bei älteren Kindern eine Tuberkulinprobe auszuführen, da dieselbe ohnehin positiv ausfällt.

Die Untersuchungen von HAMBURGER und MONTI wurden später öfters angegriffen. Die Einwände waren in vieler Hinsicht begründet, so genügt es tatsächlich nicht, nur die Kinder einer Infektionsabteilung zu untersuchen und daraus so weitgehende Schlüsse zu ziehen, daß z. B. die dabei gewonnenen Zahlen für alle Kinder Wiens gültig sind. Eines aber konnte nicht angegriffen werden, *die Untersuchungstechnik. Die späteren Untersucher haben sich nämlich jahrzehntelang mit einer einfachen Kutan- oder Perkutanprobe begnügt.* Die so gewonnenen Ergebnisse sprachen natürlich für eine viel kleinere Durchseuchung der Kinder, *sie entsprachen aber nicht den Tatsachen.* Wie wichtig die Untersuchungstechnik ist, zeigten unter anderem die Untersuchungen von PIRQUET selbst. Gleichzeitig mit den Untersuchungen von HAMBURGER und MONTI untersuchte nämlich auch PIRQUET die ambulanten Kinder der Wiener Kinderklinik. Er begnügte sich aber mit einer einzigen Kutanprobe und fand, daß die Wiener Kinder im Alter von 10 bis 15 Jahren nur bis 55 % mit Tuberkulose infiziert sind. Wir glauben, daß es schon aus historischen Interessen erwähnenswert ist, die Angaben von HAMBURGER und MONTI sowie von PIRQUET in einer Tabelle zusammenzustellen.

Wir sehen also, daß in derselben Stadt, in derselben Zeit zwei ausgezeichnete Forscher bei ihren Ergebnissen eine Differenz von 40 % erhielten. Beide haben den Fehler gemacht, daß sie zu wenige Kinder untersuchten (HAMBURGER und MONTI untersuchten 509 Kinder, PIRQUET 988 Kinder), beide bezogen ihre Ergebnisse auf alle Kinder Wiens. Was aber die Exaktheit der Untersuchungen anbelangt,

Die Durchseuchung der Wiener Kinder im Jahre 1909 nach den Angaben von HAMBURGER und MONTI sowie von PIRQUET.

Jahr	HAMBURGER-MONTI	PIRQUET
0 bis 2	9,0%	2,0%
2 ,, 4	27,0%	13,0%
4 ,, 6	51,0%	17,0%
6 ,, 10	71,0%	35,0%
10 ,, 14	94,0%	55,0%

steht es außer Zweifel, daß die Untersuchungen von HAMBURGER und MONTI viel exakter waren, darum verbreiteten sich auch ihre Angaben auf der ganzen Welt.

Die Bestimmung der tuberkulösen Durchseuchung der Kinder geschieht heute *nach gewissen Regeln, welche eingehalten werden müssen, sonst können die Ergebnisse nicht bewertet werden.* Wenn wir die Durchseuchung einer Gegend, Stadt oder Gemeinde bestimmen wollen, dann müssen *alle* Kinder der Tuberkulinprüfung unterzogen werden. Dies kann wohl in kleineren Ortschaften durchgeführt werden, in größeren Städten ist es aber meistens nicht durchführbar. Die Untersuchung der Kinder auf tuberkulöse Durchseuchung könnte nur dann durchgeführt werden, wenn die Kinder dazu ebenso gezwungen werden könnten, wie z. B. zur Impfung gegen Blattern oder Diphtherie. *Wir sind davon überzeugt, daß auch diese Zeit kommen wird.* Heute werden meistens die Schulkinder untersucht, da sie durch die Schule faßbar sind. Die Untersuchung jüngerer Jahrgänge ist schon viel schwieriger, da die Eltern nicht verpflichtet werden können, vor den Säuglingsberatungsstellen zu erscheinen, ihre Kinder in die Kindergärten einschreiben zu lassen usw., obwohl durch diese Stellen sowie durch spontane Meldungen sehr viel erreicht werden kann.

Was die Untersuchung der Schulkinder anbelangt, muß betont werden, daß immer *alle Schulkinder untersucht werden müssen,* da die Ergebnisse in den verschiedenen Schulen ziemlich verschieden sind. Es hängt nämlich sehr viel davon ab, welche Schichten der Bevölkerung die Schule besuchen. Dagegen sind die Insassen von Waisenhäusern oder Spitalsabteilungen zur Bestimmung der tuberkulösen Durchseuchung vollkommen ungeeignet. Heute wird niemand mehr wagen, aus den Ergebnissen der Untersuchungen von 500 bis 1000 Spitalskindern so weitgehende Schlüsse zu ziehen, wie es damals HAMBURGER und MONTI sowie PIRQUET getan haben.

Die Ergebnisse der Untersuchungen müssen immer *nach dem Lebensalter gruppiert angegeben* werden, da z. B. die Durchseuchung der 3jährigen Kinder eine ganz andere ist als die der 14jährigen. Es ist schon aus der vorigen Tabelle ersichtlich, daß, je älter die Kinder sind, desto größer auch die Zahl der infizierten ist.

Wie wichtig die Untersuchungstechnik ist, wurde schon erwähnt. Heute werden bei Tuberkulin-Reihenuntersuchungen nur jene Ergebnisse anerkannt, *wo die Tuberkulinprobe bis mindestens mit 1 mg A. T. ausgeführt wurde* (MADSEN). Es werden bei den Reihenuntersuchungen meistens *zwei* Intrakutanproben ausgeführt, die erste mit 0,01 mg A. T., die zweite mit 1,0 mg A. T. Auch die Tuberkulinserienuntersuchungen in Ungarn, welche durch das Staatliche Hygienische Institut unter der Leitung L. ERDŐS' ausgeführt wurden, sind mit derselben Technik ausgeführt. Diese Untersuchungen fanden im Jahre 1942 in verschiedenen Ortschaften Ungarns statt, wo sämtliche Kinder untersucht wurden. Die Ergebnisse dieser Untersuchungen sind in Tab. 1 graphisch zusammengestellt.

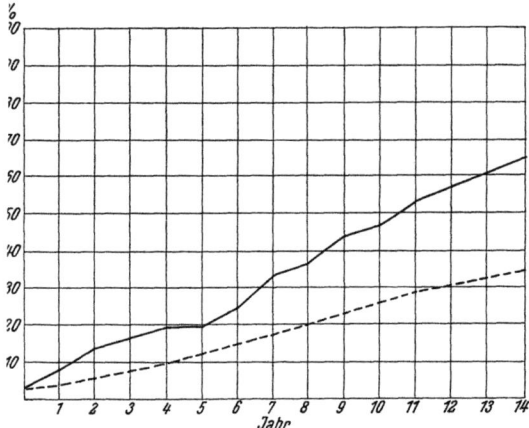

Tab. 1. ——— Die tuberkulöse Durchseuchung der Landkinder in Ungarn im Jahre 1942. ------- Die tuberkulöse Durchseuchung der Kinder in den USA. im Jahre 1940. Aus der Tabelle ist ersichtlich, daß die Landkinder in Ungarn im Jahre 1942 noch bis 63 % mit Tuberkulose infiziert waren, in den USA. hingegen beträgt die prozentuelle tuberkulöse Durchseuchung aller Kinder fast nur die Hälfte dieser Zahl.

Wie aus der Tabelle ersichtlich ist, waren die Landkinder in Ungarn im Jahre 1942 am Ende des Kindesalters schon bis 63% mit Tuberkulose infiziert. Zum Vergleich wurden auch die Ergebnisse der Tuberkulin-Reihenuntersuchungen aus den USA. vom Jahre 1940 graphisch dargestellt. Aus diesem Vergleich geht hervor, daß in den USA. *fast nur die Hälfte der Kinder infiziert ist* als in Ungarn.

In den verflossenen 40 Jahren, seitdem PIRQUET die Kutanprobe eingeführt hat, *nahm die tuberkulöse Durchseuchung der Kinder, wie es sich herausstellte, bedeutend ab.* Den besten Beweis dafür lieferte HAMBURGER selbst. Er ließ im Jahre 1937, also 28 Jahre nach seiner ersten Untersuchung, die Tuberkulinuntersuchungen an dem ambulanten Material der Wiener Kinderklinik mit derselben Technik wiederholen, mit dem Unterschied, daß statt subkutaner Proben intrakutane Proben verwendet wurden, wobei er fand, daß die tuberkulöse Infektion unter den Wiener Kindern stark zurückgegangen ist, da die 10- bis 14jährigen Kinder im Jahre 1937 nur bis 55 % infiziert waren. *Der Rückgang der tuberkulösen Durchseuchung im Kindesalter wird heute auf der ganzen zivilisierten Welt bestätigt.* So wiederholten im Jahre 1933/34 UEHLINGER und BLANGEY in demselben pathologischen Institut in Zürich, wo im Jahre 1900 NÄGELI arbeitete, die pathologisch-anatomischen Untersuchungen von NÄGELI und fanden, daß während nach NÄGELI die 18jährigen Adoleszenten im Jahre 1900 bis 98 % infiziert waren, dieselben 1933/34 nur bis 65 % infiziert gefunden wurden, auch die 45jährigen Erwachsenen waren nur bis 75 % infiziert, die 60jährigen bis 80 % und die 70jährigen bis 92 %.

Auch die vergleichenden Untersuchungen anderer Autoren mit Tuberkulin sprechen für einen deutlichen Rückgang der tuberkulösen Infektion. Die Ergebnisse der verschiedenen Untersuchungen sind in folgender Tabelle zusammengestellt:

Die Verbreitung der tuberkulösen Infektion im Kindesalter.

Rückgang der tuberkulösen Durchseuchung im Kindesalter.

Name des Autors	Wo?	Nach wieviel Jahren?	Rückgang in %
Görgényi-Göttche ...	Budapest (Ungarn)	1933 bis 1938: 5	12,0
Höffken und Weber .	Düsseldorf (Deutschland)	1929 ,, 1935: 6	9,2
Vontobel	Zürich (Schweiz)	1922 ,, 1929: 7	13,3
Chadwick und Lacks .	Framingham (USA.)	1917 ,, 1926: 9	23,0
Köster	Brilon (Westfalen, Dtschld.)	1929 ,, 1938: 9	13,2
Peretti	Land u. ind. Kreis (Dtschld.)	1927 ,, 1937: 10	20,0
Schröder	Oberhausen (Rhld., Dtschld.)	1919 ,, 1930: 11	16,5
Heimbeck...........	Oslo (Norwegen)	1914 ,, 1928: 14	56,9
Sixt	München (Deutschland)	1924 ,, 1939: 15	14,0
Bratt	Trondheim (Norwegen)	1914 ,, 1938: 24	24,0
Hamburger u. Dittrich	Wien (Österreich)	1909 ,, 1937: 28	40,0

Wie aus der Tabelle ersichtlich, *ist der Rückgang der Durchseuchung überall sehr bemerkenswert*, besonders ausgesprochen ist er in *Oslo* und in *Framingham*. Auf die Einzelheiten der Angaben können wir hier nicht näher eingehen, denn dies verlangt ein besonderes Studium. Es ist aber empfehlenswert, daß, wo schon seit längerer Zeit Tuberkulin-Reihenuntersuchungen stattfanden und immer dieselbe Technik angewendet wurde, zeitweise den Rückgang zu vergleichen, da man daraus auch auf andere Tatsachen (Rückgang der Tuberkulosemorbidität, Mortalität usw.) folgern kann.

Heute wird allgemein angenommen, daß in den Kulturländern mindestens die Hälfte der Kinder das Kindesalter tuberkulosefrei verläßt (Heimbeck, Simon, Malmross und Hedwall, Wallgren usw.).

Nach Rich waren in den *USA.* die Kinder und die Adoleszenten im Jahre 1937 in folgendem Maße mit Tuberkulose infiziert:

0 bis 5 Jahre 23,3 %
5 bis 10 Jahre 26,5 %
10 bis 15 Jahre 38,7 %
15 bis 20 Jahre 42,7 %
20 bis 25 Jahre 60,6 %

Wir haben oben die pathologisch-anatomischen Untersuchungen von Uehlinger und Blangey erwähnt, nach welchen in den Jahren 1934 bis 1935 in Zürich die 18jährigen Adoleszenten nur bis 65 % infiziert waren. Auch die verschiedenen Untersuchungen, welche an Rekruten, Universitätshörern, Krankenschwestern vorgenommen wurden, sprechen dafür, *daß diese jungen Erwachsenen noch in beträchtlicher Prozentzahl (20 bis 40 %) tuberkulosefrei sind*. In stärkerem Maße tuberkulosefrei sind jene jungen Erwachsenen, welche aus *ländlichen Kreisen* stammen. *Dies bedeutet soviel, daß die primäre Tuberkuloseinfektion sich vom Kindesalter in das Erwachsenenalter verschiebt*. Diese Tendenz wird von Jahr zu Jahr immer ausgeprägter, *wir müssen dies heute zur Kenntnis nehmen und uns in diese Richtung einstellen*. Aus dieser Tatsache kann folgendes gefolgert werden:

1. *Der Wert der Tuberkulinuntersuchungen im Kindesalter wird immer größer*, da es immer weniger Kinder geben wird, welche sich schon im Kindesalter mit Tuberkulose infizieren.

2. *Die systematische Tuberkulinprüfung muß auch bei Erwachsenen eingeführt werden*. Es genügt heute nicht mehr, hie und da gelegentliche Tuberkulinunter-

suchungen bei gewissen jungen Leuten vorzunehmen (Universitätshörern, Pflegerinnen, Rekruten usw.), sondern es sollten alle jungen Erwachsenen, mindestens bis zum 30. Lebensjahr, systematisch mit Tuberkulin untersucht werden, genau so, wie es heute im Kindesalter geschieht. Die frisch infizierten sollten einer besonderen Untersuchung und Beobachtung unterworfen werden, um so die Gefahren der Komplikationen der Primärinfektion zu vermindern.

3. Nicht nur das Auftreten der Primärinfektion, sondern auch *ihre klinische und röntgenologische Manifestation vermehrt sich im Erwachsenenalter*. Jene Ärzte, welche sich nur mit Erwachsenen befassen, müssen die klinische und röntgenologische Manifestation der Primärtuberkulose erlernen, da sie jetzt im Erwachsenenalter in steigendem Maße vorkommt. Sie kam auch bisher schon oft vor, wurde aber meistens nicht erkannt, da die Ärzte größtenteils noch nicht auf die Primärtuberkulose Erwachsener eingestellt sind. Wieviel Pneumothoraxbehandlungen sind nicht schon unnötig gemacht worden! Es muß aber zugegeben werden, daß es in vielen Fällen *nicht so leicht ist*, die Primärtuberkulose von der „Reinfektionstuberkulose" zu unterscheiden. Darüber werden wir noch ausführlicher berichten, da diese schwere Situation auch im Kindesalter, besonders in den Pubertätsjahren, öfters vorkommt. Es war kein Zufall, daß die *X. internationale Tagung* der Tuberkulosefachleute in Lissabon im Jahre 1937 die Primärtuberkulose der Erwachsenen zu einem Hauptthema wählte.

Unsere Kenntnisse über die späte Erstinfektion weisen heute noch große Lücken auf. So ist noch nicht entschieden, ob alle Primärinfektionen im Erwachsenenalter im Bilde der „Primärtuberkulose" erscheinen oder aber gleich im Bilde der „Reinfektionstuberkulose", da diese Form der Tuberkulose die eigentliche Form des Erwachsenenalters ist. Aus den bisherigen Untersuchungen geht soviel schon hervor, daß die Primärtuberkulose im Erwachsenenalter *nicht in solch einem Maße erscheint, wie es nach dem Gesagten zu erwarten ist*. Wir haben schon erwähnt, daß die klinische und röntgenologische Differentialdiagnose zwar sehr schwer ist, aber auch die *Sektionsergebnisse* zeigen keine so große Vermehrung der „Primärtuberkulose" im Erwachsenenalter, wie es nach dem Rückgang der Primärinfektionen im Kindesalter zu erwarten war. Diese Frage muß noch offengelassen werden. Wir werden diese Frage noch bei der Einteilung der Tuberkulose ausführlicher besprechen, hier bemerken wir nur soviel, daß es ratsamer ist, statt „Primärtuberkulose" über Tuberkulose von kindlichem Typus, und statt „Reinfektionstuberkulose" über die Tuberkulose von Erwachsenentypus zu sprechen.

Was also die *Tuberkulose von kindlichem Typus im Erwachsenenalter anbelangt, verläuft sie in der überwiegenden Mehrzahl der Erwachsenen ohne Krankheitssymptome und meist gutartig, gelegentlich aber auch bösartig* (SCHEEL, PLUNKETT, WALLGREN, REDEKER, BRÜGGER usw.). *Diese Form der Infektion bedeutet also für diejenigen, die erst im späteren Alter angesteckt werden, keine besondere Gefahr.*

Wir können uns mit der noch nicht abgeschlossenen Frage der Primärinfektion der Erwachsenen leider nicht weiter befassen, wir wiederholen nur die Tatsache, *daß die tuberkulöse Infektion im Kindesalter immer seltener wird, da sich dieselbe immer mehr ins Adoleszenten- und Erwachsenenalter verschiebt.* Dies ist eine Folge der Entwicklung, woran wir nichts ändern können. *Unser Ziel ist es aber nicht, die tuberkulöse Ansteckung auf die Erwachsenen zu schieben, unser Ziel ist, daß der Mensch mit Tuberkulose überhaupt nicht infiziert werde.* Wir sind überzeugt, daß es schon heute, besonders auf dem Lande, alte Leute gibt, welche mit Tuberkulose noch nicht infiziert sind und wir hoffen, *daß die Zahl dieser nichtinfizierten Menschen immer größer wird.* Daß dies keine Utopie ist, zeigen die oben geschilderten Ergebnisse der letzten Dekaden.

V. Aktivitätsproben.

Es war ein alter Wunsch der Ärzte, eine Methode auszuarbeiten, mit welcher die Aktivität der tuberkulösen Prozesse bestimmt werden könnte. Es wäre wirklich sehr wünschenswert, wenn man mit Hilfe solch einer Methode im vorhinein voraussagen könnte, ob sich der betreffende tuberkulöse Prozeß bessern oder stationär verhalten wird oder ein Schlechterwerden zu erwarten ist. Eine solche Methode gibt es aber leider nicht, obwohl viele begeisterte Forscher schon bisher sehr viele Mühe und Zeit verwendeten, um dieses Ziel zu erreichen. Wir können die sehr große Literatur der Aktivitätsproben wieder nur von dem einzigen Standpunkt betrachten, ob sich die verwendeten Aktivitätsproben im praktischen Leben als verläßlich erwiesen oder nicht.

Bei der Besprechung des *Nachweises der Tuberkelbacillen* wurde schon erwähnt, daß der Nachweis der Tuberkelbacillen eine gewisse Aktivität bedeutet, da die Ausscheidung der Tuberkelbacillen nur in frischen, progressiven Fällen vorkommt.

Bei Besprechung der *Tuberkulinproben* wurde ebenfalls erwähnt, daß aus dem Ausfall der Hautproben auf die Aktivität der tuberkulösen Prozesse *keine Schlüsse gezogen werden können*. Alle Versuche, welche aus der Größe oder Intensität der Hautproben auf die Aktivität folgern wollten, versagten im praktischen Leben vollkommen (so neuerdings die ,,*Allergometrie*" von GROER).

Die *Komplementproben*, mit welchen sich besonders WASSERMANN, BESREDKA und KLOPSTOCK beschäftigten, sind heute nur von historischem Interesse, so auch die verschiedenen *Agglutinationsproben* (FORNET, BAUM, SCHUMANN, SACHS, KLOPSTOCK, DARÁNYI, MÁTÉFY).

Mit dem Verhalten des *Blutbildes* beschäftigen sich auch viele Forscher und manchmal erscheinen auch heute noch hie und da Arbeiten, welche sich mit dem Blutbilde bei den verschiedenen Formen der Kindertuberkulose beschäftigen. Bei der Blutuntersuchung kommt nur das *quantitative und qualitative Verhalten der weißen Blutzellen* in Betracht, da der *Hämoglobingehalt* und die Zahl der *roten Blutkörperchen* bei der Tuberkulose des Kindesalters keine charakteristischen Veränderungen zeigen. Aber auch in den quantitativen und qualitativen Veränderungen der weißen Blutzellen können wir bei den tuberkulösen Veränderungen des Kindesalter *keine nennenswerte Gesetzmäßigkeit feststellen*. Die Veränderungen der weißen Blutzellen sind weder für die verschiedenen Formen der Kindertuberkulose charakteristisch noch sind sie der Schwere des Falles kongruent, so daß wir auf das Verhalten der weißen Blutzellen nur dann neugierig sind, *wenn wir andere, nicht tuberkulöse Prozesse ausschließen wollen*. Es kommen hier besonders zwei Lungenkrankheiten in Betracht: *die krupöse Pneumonie* und der *Keuchhusten*. Es kann nämlich bei tuberkulinpositiven Kindern vorkommen, daß wir weder aus den klinischen Symptomen noch aus der Röntgenuntersuchung feststellen können, ob wir es mit einem tuberkulösen Prozeß zu tun haben oder mit einer krupösen Pneumonie, respektive mit Keuchhusten. In diesen Fällen kann uns das Blutbild große Dienste leisten, da z. B. bei der krupösen Pneumonie die Zahl der weißen Blutzellen bedeutend vermehrt ist (über 20000) und das qualitative Blutbild eine ausgesprochene Linksverschiebung zeigt. Beim Keuchhusten vermehren sich die weißen Blutzellen noch stärker, manchmal bis 100000, qualitativ tritt dabei eine Rechtsverschiebung auf. Auf nähere Einzelheiten der Differentialdiagnose wollen wir hier nicht näher eingehen, da wir die Differentialdiagnostik der verschiedenen Lungenkrankheiten in einem besonderen Kapitel eingehender besprechen werden.

Die einzige Aktivitätsprobe, welche von Nutzen ist, deswegen sie auch überall ständig verwendet wird, ist *die Untersuchung der Senkungsgeschwindigkeit der roten Blutkörperchen (S. R.).* Die Methode wurde im Jahre 1918 von FAHRÄUS entdeckt. Die Ausführung der Untersuchung ist sehr einfach: ein fünfter Teil der Rekordspritze wird mit 3,8%iger Natriumzitratlösung gefüllt, dann wird die Spritze mit Blut aus den Ellenbogenvenen vollständig aufgefüllt, so daß das Blut sich in der Spritze gleich mit der Zitratlösung mischt. Aus der Spritze wird das Blut in eine Glasröhre gespritzt, welche eine Millimetereinteilung hat. Das Ablesen der S. R. kann nach WESTERGREN oder nach LINZENMEIER erfolgen. Im ersten Falle beobachten wir, wie stark die Blutkörperchen in einer gewissen Zeitspanne (meistens in einer Stunde) gesunken sind. Als *Normalwerte* werden für Kinder 10 mm in einer Stunde angesehen. Wir betrachten eine Senkung von 10 mm in einer Stunde als normal, 10 bis 20 mm in einer Stunde als „verdächtig" und Werte über 20 mm als pathologisch.

Nach LINZENMEIER geschieht das Ablesen so, daß wir feststellen, in welcher Zeit eine gewisse Senkung erreicht wurde. Wir verwenden nur die Methode von WESTERGREN, da sie im praktischen Leben viel leichter ausführbar ist, und man nur auf gewisse Zeitpunkte zu achten braucht, welche aber mit entsprechenden *Signaleinrichtungen* (z. B. mit einer gewöhnlichen Weckeruhr) leicht eingehalten werden können. Die Weckeruhr wird nach Einstellung der S. R. aufgezogen und man kann ruhig andere Arbeiten erledigen bis dieselbe ertönt, dann liest man die erreichte Senkung ab.

Das Wesen der S. R. ist auch heute noch unbekannt, soviel ist sicher, *daß es Krankheiten gibt, wo die S. R. erhöht ist. Zu diesen Krankheiten gehört auch die Tuberkulose.* Es gibt aber im Kindesalter auch viele *andere Krankheiten*, welche mit erhöhter S. R. einhergehen, in erster Linie die „rheumatischen" Erkrankungen, besonders die *Endokarditis*, und auch fast alle anderen *Infektionskrankheiten*, sogar der gewöhnliche *Rachenkatarrh*.

Es kann davon keine Rede sein, daß das Verhalten der S. R. für Tuberkulose spezifisch wäre. Wenn wir daher die S. R. für die Bewertung der tuberkulösen Prozesse verwenden wollen, müssen wir alle anderen in Betracht kommenden Krankheiten, welche die S. R. erhöhen könnten, ausschließen.

Die erhöhte S. R. bedeutet bei den tuberkulösen Prozessen soviel, *daß der tuberkulöse Prozeß so aktiv ist, daß er auf den Organismus des Kindes eine allgemeine Wirkung ausübt* (WALLGREN). Die S. R. ist im allgemeinen *empfindlicher* als die Temperatur. Es kommt bei frischtuberkulösen Prozessen sehr oft vor, daß die anfangs erhöhte Temperatur nach 1 bis 2 Wochen normal wird, dagegen bleibt die S. R. noch nach 3 bis 7 Wochen erhöht. Das Normalwerden der S. R. schließt aber die Möglichkeit einer aktiven Tuberkulose noch nicht aus, da es öfters vorkommt, daß die S. R. schon normal geworden ist und trotzdem monatelang noch aus dem *Magenspülwasser* Tuberkelbacillen gezüchtet werden können. Die S. R. geht aber auch mit den Röntgenveränderungen nicht parallel. Es kann sehr oft beobachtet werden, daß die anfänglichen Röntgenveränderungen noch monatelang stationär bleiben, die S. R. dagegen eine ständige Erniedrigung zeigt und schon lange normal ist, während die Röntgenveränderungen noch immer unverändert sind. In diesen Fällen ist aber die S. R. *eine sehr große Hilfe*, da sie zeigt, daß der Prozeß, trotzdem die Röntgenveränderungen stationär sind, eine Heilungstendenz hat. In anderen Fällen dagegen ist die Temperatur schon lange normal, die Kinder scheinen vollkommen gesund zu sein und die S. R. ist noch monatelang erhöht, was soviel bedeutet, daß der Prozeß sich noch nicht beruhigt hat. Auch diese Fälle haben meistens eine gute Prognose, sie müssen aber bis zum Normalwerden der S. R. sorgfältig beobachtet werden.

Erhöht ist die S. R. neben den frischen tuberkulösen Lungenprozessen auch bei anderen Formen der Kindertuberkulose sowie bei der *Pleuritis tuberkulosa*, bei *Knochen-* und *Gelenkstuberkulose*, besonders insolange der Prozeß aktiv ist sowie bei *Nierentuberkulose* usw. Das Verhalten der S. R. wird in den entsprechenden Kapiteln noch ausführlich beschrieben.

Wir sehen also, daß bei aktiven tuberkulösen Prozessen die S. R. *meistens* erhöht ist; *meistens, aber nicht immer!* Besonders REDEKER macht darauf aufmerksam, daß bei beginnender „*Reinfektionstuberkulose*" der *Lungen*, beim „Frühinfiltrat", die S. R. normal sein kann, trotzdem das Infiltrat bereits zu zerfallen beginnt. Auch bei der *Miliartuberkulose* und bei der *Meningitis tuberkulosa* versagt die S. R., indem sie in diesen Fällen meistens normal ist. Auch wir sahen Fälle, in welchen wir die Kinder seit Beginn der Manifestation der Primärtuberkulose beobachten konnten, die Temperatur, die klinischen Symptome und auch die S. R. schon eine beruhigende Besserung zeigten, nach einiger Zeit sich aber trotzdem die drohenden Symptome der tuberkulösen Gehirnhautentzündung entwickelten. Die S. R. blieb dabei ständig bis zum letalen Ende normal. Diese Möglichkeiten müssen in Kauf genommen werden *und wir können uns der Methode nicht blind anvertrauen*, sonst könnten wir bittere Enttäuschungen erleben.

Wir betonen es aber noch einmal, daß, wenn wir uns alle oben angeführten Möglichkeiten vor Augen halten und nicht übertriebene Folgerungen ziehen, sondern die Werte der S. R. mit großer Sorgfalt erwägen, dieselben uns *sehr wertvolle Hilfe leisten*. Deswegen wird die S. R. bei uns bei allen tuberkulösen Prozessen, in frischen Fällen *wöchentlich*, in älteren Fällen *zweiwöchentlich*, systematisch wiederholt. *Wenn wir nämlich auf die S. R. bauen wollen, dann muß dieselbe in gewissen Zeitabschnitten systematisch wiederholt werden, um die in verschiedenen Zeitabschnitten gewonnenen Zahlen miteinander vergleichen zu können.*

VI. Die Röntgendiagnostik.

Die Forschung der Tuberkulose im Kindesalter hätte ihre derzeitige Entwicklung ohne Tuberkulinproben und ohne Röntgenuntersuchung nie erreichen können. Während aber die Ausführung der Tuberkulinproben ein so einfaches Verfahren ist, welches durch die praktizierenden Ärzte leicht ausgeführt und bewertet werden kann, ist das Erlernen der Röntgendiagnostik schon viel schwerer und verlangt *eine gute vorherige röntgenologische Ausbildung*.

Wenn irgendwo, so ist es bei der Untersuchung der Lungenkrankheiten sehr wichtig, daß der Röntgenologe und der Kliniker ein und dieselbe Person ist. Der Arzt, der die Röntgenuntersuchung der Lungen einem anderen Arzt überläßt, macht sich willens blind, da er seine Augen vor dem wunderbarsten Werk der menschlichen Genialität spontan verschließt. Wir hoffen, daß alle Ärzte der künftigen Generation ihre Augen offenhalten und die Röntgenuntersuchungen der Lungen selbst ausführen werden und sich nur dann an andere Fachleute wenden, wenn sie sich über das Gesehene kein klares Urteil bilden können. Dazu aber muß *der Unterricht der Röntgenologie*, welcher schon in den Schulbänken der Universität beginnen soll, *viel intensiver sein*. Außerdem müßten die jungen Ärzte noch eine gute praktische röntgenologische Ausbildung bekommen, wie es die Entwicklung der Diagnostik heutzutage von jedem Arzt verlangt.

Die Entwicklung der Röntgentechnik macht es heute schon möglich, daß in jedem Sprechzimmer ein billiger und leicht zu handhabender Apparat zur Verfügung stehe, nur müßte die röntgenologische Ausbildung der Ärzte auf der Höhe stehen, um die Benutzung der technischen Möglichkeiten fruchtbringend zu gestalten.

Es ist heute schon eine entschiedene Tatsache, daß in der Diagnostik der verschiedenen Lungenkrankheiten die Röntgenuntersuchung die größte Rolle spielt, deswegen werden überall auf der ganzen Welt die Kinder bei Verdacht auf irgendwelche Lungenveränderungen sofort röntgenologisch untersucht. In unserer Abteilung werden *alle tuberkulinpositiven Kinder*, selbst wenn sie mit anderen Krankheiten eingebracht wurden, und wenn auch kein Verdacht auf Lungenveränderungen besteht, *immer auch röntgenologisch untersucht*, und wir glauben, daß dies auch in allen anderen Kinderabteilungen der Fall ist.

Die Röntgenuntersuchung beginnt natürlich mit der *Durchleuchtung*. Die Durchleuchtung ist auch heutzutage nicht nur *unerläßlich*, sondern sie hat in ihrer Bedeutung eher zugenommen, da die *Bewegungsvorgänge* nur durch die Durchleuchtung beobachtet werden können. So kann z. B. das *Zwerchfell* nur mit Hilfe der Durchleuchtung ausreichend beurteilt werden. Leichtere Hemmungen der freien Zwerchfellbeweglichkeit können überhaupt nur bei sorgfältiger Durchleuchtungstechnik festgestellt werden. Von besonderem Werte ist die Durchleuchtung für die Beurteilung des *Herzens* im Kindesalter. Die Beobachtung der Pulsation, die Abgrenzung der einzelnen Herzbögen gegeneinander und anderes mehr ermöglicht nur die Durchleuchtung.

Die Bedeutung der *Atelektasen und Bronchostenosen* wird immer größer. Die *kompensatorischen Bewegungen* des Zwerchfells, der Rippen, der Mediastinalorgane bei Atelektasen, bei Ventilstenosen usw. können nur durch Durchleuchtung gründlich studiert werden. Dabei spielen natürlich die bei *In- und Exspiration* auftretenden Variationen eine entscheidende Rolle.

Unentbehrlich ist die Durchleuchtung ferner für alle Fälle, in denen es sich um die *Lokalisation irgendwelcher Gebilde*, so z. B. Verschattungen in der Hilusgegend, handelt. Der Nachweis einer gegensätzlichen Wanderung der Lungenherde gegenüber Veränderungen der Pleura oder der Brustwand bei der Atmung, Beurteilung der räumlichen Gestalt gewisser Strukturen und viele andere Bewegungsphänomene sind vorzugsweise Durchleuchtungsaufgaben.

Es kommt öfters vor, daß mit den Kindern ins Spital auch Röntgenfilme mitgeschickt werden. Dies ist sehr richtig, es ist aber ein Kunstfehler, den Film in die Krankengeschichte einfach hineinzulegen und das Kind ohne weitere Röntgenuntersuchung (erstens Durchleuchtung!) als röntgenologisch vollkommen untersucht zu betrachten. Wie oft ist es uns vorgekommen, daß wir trotz den beigefügten guten Filmen erst bei der Durchleuchtung die wahre Natur des Krankheitsprozesses (z. B. eine Bronchostenose, Ventilstenose usw.) feststellen konnten!

Beim kleinsten Verdacht auf pathologische Veränderungen müssen nach der Durchleuchtung sofort Röntgenaufnahmen gemacht werden. Die Vorzüge der Aufnahme liegen in erster Linie in ihrer wesentlich größeren Zeichnungsschärfe, so daß feinere Strukturen darstellbar werden, weiters in der Ermöglichung eines ruhigen, analysierenden Studiums zu beliebiger Zeit, an einem beliebigen Orte und bei verschiedener Beleuchtung, in der bequemeren Beratung mit Kollegen, ferner in der Gewinnung eines aktenmäßigen Materials (GENERSICH). Die beste Beschreibung einer technisch vorzüglichen Durchleuchtung erweckt beim Leser keinen so klaren, plastischen Eindruck, als die Betrachtung eines Röntgenfilms. Aus den gleichen Gründen ist die Betrachtung einer *Bildserie* eines Krankheitsprozesses viel instruktiver als eine Reihe von Durchleuchtungsberichten. Öfter kommt es auch vor, daß wir eine Veränderung erst später entsprechend würdigen, dies kann mit dem Vergleich der früheren Röntgenfilme leicht geschehen, mit den früheren Durchleuchtungsbefunden aber nicht.

Man soll weder mit der Zahl noch mit der Größe der Filme sparen. In einem gut geleiteten Spitalsbetrieb bedeutet die große Filmrechnung nicht soviel, daß viele Filme verdorben wurden, denn bei der heutigen Röntgentechnik kommt dies sehr selten vor, sondern, daß die Kranken röntgenologisch sorgfältig untersucht wurden. Auch mit der *Größe der Filme* soll man nicht sparen. Lungenaufnahmen, wo z. B. das Zwerchfell in seinem vollen Verlaufe nicht verfolgt werden kann, wo also der Sinus phrenicocostalis fehlt, sind unbrauchbar.

Auch jene Zeit ist heute vorüber, wo man *eine einzige Sagittalaufnahme machte und alles von dieser einzigen Aufnahme ablesen wollte.* Wie bei der Röntgenuntersuchung anderer Körperteile, müssen auch bei der Röntgenuntersuchung der Lungen Röntgenaufnahmen *in verschiedenen Richtungen* gemacht werden. Meistens kommen neben den Sagittalaufnahmen *Frontalaufnahmen* in Betracht. Die Frontalrichtung verläuft senkrecht auf die sagittale, so können, falls wir beide Richtungen benutzen, die pathologischen Prozesse *räumlich dargestellt werden*, wie es auch bei den Knochenfrakturen der Fall ist. Außerdem können in der Frontalrichtung solche pathologische Prozesse zum Vorschein kommen, welche auf den Sagittalaufnahmen vollkommen verborgen sind. Die Frontalbilder gewannen besonders in der letzteren Zeit große Bedeutung, weil durch sie die *segmentartige* Verbreitung gewisser Schatten (krupöse Pneumonie, Lungenabsceß, Epituberkulose usw.) viel exakter beurteilt werden kann. Wir betonen sogar, daß die Beurteilung der segmentartigen Verbreitung einiger Schatten ohne Frontalaufnahmen *einfach unmöglich ist.* Auch in der Röntgendiagnostik der *interlobären Pleuritiden* sowie in der Erkennung der Vergrößerung der *endothorakelen Lymphknoten* spielen die Frontalaufnahmen eine entscheidende Rolle. Wir haben die *systematische* Verwendung der Frontalbilder seit 1934 in unsere Röntgendiagnostik eingeführt und wenn eine Sagittalaufnahme gemacht wird, wird immer gleichzeitig auch eine Frontalaufnahme gemacht, und zwar meistens so, daß die plattennahe Seite die *rechte* ist. Die linke Seite wählen wir nur dann, wenn es schon aus den Sagittalbildern zu ersehen ist, daß die Veränderungen der linken Lunge vorherrschen. Nach unserer Erfahrung kommen z. B. die mediastinalen Lymphknoten besser zum Vorschein, wenn die rechte Seite die plattennahe ist, zum Teil, weil dadurch die Konturen des linksseitigen Herzschattens weniger stören.

Wir sehen also, daß durch gleichzeitige Sagittal- und Frontalbilder die Veränderungen aus zwei Richtungen betrachtet werden können, wobei die eine die andere ergänzt. *Durch diese zwei Richtungen werden die Veränderungen immer räumlich dargestellt. Wer sich einmal an diese räumliche Darstellung gewöhnt hat, kann die Frontalbilder der Lungen ebenso nicht entbehren, wie der Chirurg die Seitenaufnahme der Frakturen.*

Es erwiesen sich in gegebenen Fällen auch Röntgenaufnahmen mit dem „*Kippaufnahmeverfahren*" sehr nützlich. Dieses Verfahren wurde im Jahre 1940 von E. SWATSCHEK ausgearbeitet. Das Verfahren ist sehr einfach, zuerst wird eine normale Sagittalaufnahme gemacht, und wenn es nötig ist, das heißt, wenn z. B. die Lungenspitzen besser dargestellt werden sollen, wird die Röntgenröhre mit 25^0 nach abwärts „gekippt" und eine zweite Aufnahme gemacht. Die Röntgenröhre kann auch aufwärts gekippt werden, wodurch die hinter dem Zwerchfell gelegenen Lungenteile hinaufprojiziert werden. Nach unserer Erfahrung sind *zur Darstellung der hinter den Schlüsselbeinen liegenden Lungenspitzenpartien die nach unten gerichteten Kippaufnahmen sehr brauchbar*, dagegen können die unteren Lungenteile mit Frontalaufnahmen besser studiert werden, als mit den nach oben gerichteten Kippaufnahmen. Deswegen verwenden wir die Kippaufnahmen meistens nur zur besseren Darstellung der oberen Lungenteile, besonders der Lungenspitzen. In der beigefügten Abbildung (Abb. 1a) sehen wir eine Sagittalaufnahme mit epituberkulotischer Verschattung des apikalis-posterioren Segmentes des linken Oberlappens bei einem 7 Jahre alten tuberkulinpositiven Mädchen. Auf der nach unten gerichteten Kippaufnahme (Abb. 1b) kommt diese segmentartige Verschattung viel schärfer und reiner zum Vorschein, da die Schlüsselbeine hinaufprojiziert sind.

Auch die Verwendung des *Schichtverfahrens (Tomographie)* ist für die Röntgendiagnostik der Lungenkrankheiten des Kindesalters sehr wichtig. Das Verfahren der Tomographie beruht darauf, daß man den Röhrenfokus und den

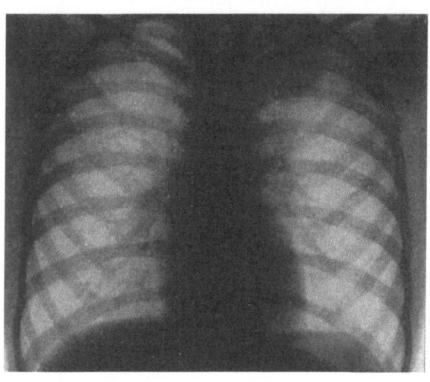 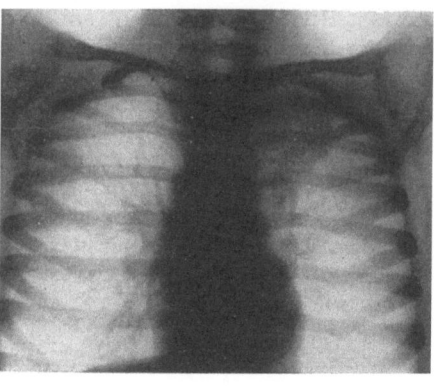

a b

Abb. 1. Das Kippverfahren nach SWATSCHEK.
a Die normale Sagittalaufnahme zeigt die Epituberkulose des linken apikalen Segmentes. b Die Sagittalaufnahme mit 25° nach abwärts gekippter Röntgenröhre zeigt den epituberkulotischen Schatten viel schärfer und klarer, dabei sind die Schlüsselbeine wegprojiziert.

Mittelpunkt des Films um einen festen Punkt in Höhe der darzustellenden Ebene eine gegenläufige Kreisbogenbewegung beschreiben läßt, und zwar in einer zu dieser Objektebene senkrechten Ebene. Dabei ist gleichzeitig dafür Sorge zu tragen, daß der Film stets parallel zur darzustellenden Ebene bleibt (GREINEDER). Die schattengebenden Substanzen in der darzustellenden Ebene erscheinen auf den Röntgenfilmen scharf, dagegen werden die außerhalb der Ebene gelegenen schattengebenden Substanzen verwischt. *So verschwinden alle Störschatten, welche auf den üblichen Röntgenbildern aufeinander projiziert sind. Jedes Röntgenbild ist nämlich die Schattenprojektion mehrerer körperlicher Gebilde auf eine einzige Fläche.* Hiedurch entsteht eine Unzahl von Schattenüberlagerungen, die von den Gebilden aus den verschiedenen Ebenen des Objektes herrühren. Wenn man diese Störschatten verschwinden lassen wollte, müßten grundsätzlich neue Wege der Bilddarstellung beschritten werden: dies ist mit dem Schichtverfahren geschehen.

Mit Hilfe des Schichtverfahrens können die Lungen in verschiedene Schichten geteilt werden. Die diagnostische Bedeutung des Schichtverfahrens wird erst in den entsprechenden Kapiteln gewürdigt werden, hier bemerken wir nur soviel, daß bei einigen Formen der Lungenkrankheiten des Kindesalters, so z. B. bei der *Stenose der Luftröhre, der Bronchien,* bei *Bronchiektasien,* bei *Atelektasien* sowie bei verschiedenen *Höhlenbildungen das Schichtverfahren alle anderen Methoden bei weitem übertrifft, so daß seine Verwendung auch im Kindesalter unentbehrlich ist.* Die Verbreitung des Schichtverfahrens ist heutzutage leider wegen der Schwierigkeit der Beschaffung der Apparate sehr eingeschränkt. Wir sind aber überzeugt, daß, wenn sich die Verhältnisse wieder normalisieren, die Röntgentechnik eine Möglichkeit finden wird, das Schichtverfahren durch *einfachere und billigere Apparate zugänglich zu machen*.

Hier soll erwähnt werden, daß wir uns mit der näheren Analyse der Frontalbilder und der Schichtbilder in dem Kapitel ,,Die Röntgendiagnostik der primären Lungentuberkulose'' befassen werden.

Wie soll die Röntgenuntersuchung der Lungen im Kindesalter ausgeführt werden?

Es steht außer Zweifel, daß zur Röntgenuntersuchung der Lungen die *sitzende* oder *stehende* Haltung die geeigneteste ist. Diese Forderung stößt bei Erwachsenen und größeren Kindern auf keine Schwierigkeiten, da sie sowohl stehend, und wenn sie schwach sind, auch sitzend leicht geröntgt werden können. Die Röntgenuntersuchung der Lungen der *Säuglinge* oder *Kleinkinder* ist schon viel schwieriger. Zur Durchleuchtung der Säuglinge wurde früher meistens das ,,*Stützbänkchen*'' von WIMBERGER gebraucht, welches ein Holzbänkchen war, woraus zwei hölzerne Ärmel parallel nebeneinander aufstiegen, worauf die beiden Schultern der Säuglinge kamen, so daß die kleinen Säuglinge an ihren Schultern aufgehängt saßen. WIMBERGER bezweckte mit dieser Anordnung, daß die Kinder ohne jedwede Hilfe untersuchbar seien. Dies hat eine große Bedeutung, weil dadurch die Hände der Hilfspersonen keine Röntgenstrahlen bekommen. Bevor WIMBERGER sein Stützbänkchen konstruierte, wurden die Säuglinge mit ausgestreckten Händen und Füßen an das Durchleuchtungsgerät gedrückt gehalten. Diese Prozedur war weder den Säuglingen noch den Erwachsenen, die die Säuglinge zu halten hatten, angenehm, da letztere erstens leicht müde wurden, zweitens ihre Hände und überhaupt ihr ganzer Körper Röntgenstrahlen ausgesetzt waren. WIMBERGERS Bänkchen bedeutete also einen großen Fortschritt. Dasselbe hatte aber einen großen Fehler, der seinen Gebrauch aus der Praxis allmählich verdrängte: es war nur in einer Richtung brauchbar, und zwar nur in der sagittalen Richtung. Später wollte man den Säuglingsthorax in jeder Richtung röntgenologisch untersuchen, was beim Stützbänkchen unmöglich war.

Hat man schon bei der Durchleuchtung der Säuglinge viele Sorgen, so gibt es deren bei den *Aufnahmen* noch mehr, so daß wir sowohl bei uns in Ungarn als auch im Auslande wenige Laboratorien sahen, wo die Säuglinge und Kleinkinder nicht *liegend* photographiert wurden. Man bekommt natürlich auch auf diese Art ausgezeichnete Aufnahmen, *besser ist es aber doch, die Aufnahmen sitzend oder stehend vorzunehmen*. Das gilt besonders für das Säuglings- und Kleinkindesalter, da der größte Teil der Säuglingslungen ohnedies meistens durch das hochstehende Zwerchfell und das breite Mediastinum verdeckt wird.

Wenn wir zur Röntgenuntersuchung der Säuglinge ein Gerät zusammenstellen wollen, müssen wir uns folgende vier Punkte vor Augen halten:

1. Es soll möglichst jede menschliche Hilfe entbehrlich machen, damit niemand den Röntgenstrahlen überflüssig ausgesetzt werde.

2. Der Säugling soll in möglichst optimaler Haltung entweder sitzen oder stehen und soll in jeder Richtung untersucht werden können.

3. Das Gerät soll möglichst einfach sein. Es ist eine uralte Erfahrung, daß komplizierte Dinge sich in der Praxis nicht einbürgern können.

4. Das Gerät soll leicht gereinigt werden können.

Wir wollten auch ein Gerät konstruieren, kamen aber nach vielen Modellversuchen zu der Überzeugung, daß die oben angegebenen vier Punkte nicht alle eingehalten werden können, es muß einer fallengelassen werden. Wir haben eingesehen, daß wir *ohne menschliche Hilfe nicht auskommen können*. Ein Säugling oder ein Kleinkind macht mit seinen Gliedern und Körperteilen fortwährend Bewegungen, und zwar nach so vielen Richtungen, daß wir diese unzählbaren

Bewegungen künstlich mit keinem noch so komplizierten Instrument bremsen können. Diese vielen Bewegungen können nur durch menschliche Kraft gehemmt werden. Die menschliche Hand spürt die feinsten Bewegungsrichtungen sofort und macht gleich eine Gegenbewegung zum Ausgleich: diese feine und ständige Arbeit kann durch kein Instrument ersetzt werden. Da wir hiermit ins klare gekommen sind, bestrebten wir uns des weiteren, nur die menschliche Arbeit zu erleichtern.

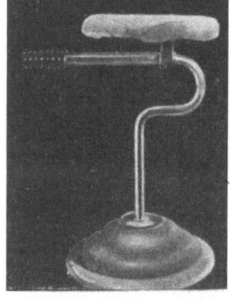

Abb. 2 Der Göttche Sattel zur Röntgenuntersuchung der Säuglinge und Kleinkinder. Der Sattel ist auf ein Metallrohr aufgeschraubt und ist in allen Richtungen drehbar.

Zu diesem Zwecke fanden wir den auf Abb. 2 wiedergegebenen *Zweiradsattel* am geeignetsten, welcher später von den Ärzten der Kinderklinik in Pécs, wo wir damals arbeiteten, „*Göttche-Sattel*" genannt wurde. Der Sattel ist auf ein nach hinten eingebogenes Metallrohr aufgeschraubt. Dieses Metallrohr endet nach vorn in einem Griff, damit der ganze Sattel leicht gedreht werden kann. Er ist also drehbar an der Unterlage befestigt. Letztere ist des Gleichgewichts wegen aus schwerem Eisen. Das Halten der Säuglinge verursacht jetzt keine Mühe, das Gewicht fällt ja auf den Sattel, der Säugling fühlt sich nicht beengt und ist meistens ruhig. Dabei ist der Säugling mit dem Sattel leicht in jeder Richtung *drehbar*, folglich auch *in jeder Richtung untersuchbar*. Die Aufnahmen sind ebenfalls leicht vorzunehmen. Abb. 3a zeigt eine Thoraxaufnahme in sagittaler Richtung, Abb. 3b eine Frontalaufnahme. Wir verwenden den *Göttche-Sattel* seit 1929 und sind mit seinem Gebrauch ganz zufrieden, bedürfen also keines anderen.

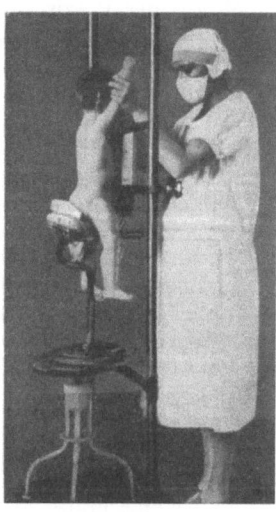
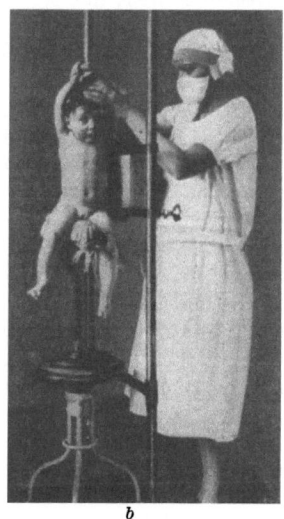

a   *b*

Abb. 3. Röntgenaufnahmen mit dem Göttche-Sattel: *a* in sagittaler, *b* in frontaler Richtung.

Wir wissen es recht gut, daß unsere Lösung keine ideale ist, da wir der menschlichen Hilfe nicht entbehren können. Die Hilfe kann aber gut *organisiert werden*. Es werden nur Personen zu Hilfe genommen, die sonst nichts mit Röntgenstrahlen zu tun haben, meistens die Eltern der Kinder oder die Abteilungsschwester. Personen, welche den Röntgenstrahlen öfters ausgesetzt sind, werden nicht zu Hilfe genommen. Übrigens kann sich das Hilfspersonal auch mit Gummischürze und Handschuhen schützen.

Es wurden natürlich mehrere Geräte konstruiert, welche drehbar sind und die Säuglinge ohne menschliche Hilfe fixieren. Diese Fixierung ist aber sehr *umständlich* und *kompliziert*, dabei sind die Säuglinge so stark bandagiert wie die vorsichtigen Duellanten der schönen alten Zeiten. Wir konnten mit Hilfe des *Göttche-Sattels* mindestens soviel erreichen, daß wir seit 1929 keinen einzigen Säugling liegend photographieren mußten.

Bei der Röntgenuntersuchung der Säuglings- und Kleinkinderlungen ist es sehr wichtig, *daß der Mittelschatten möglichst schmal sei*. Die Lungen müssen also *im tiefsten Inspirium* untersucht und photographiert werden. Die Lungen der weinenden Kinder sind aber immer im Exspirationsstadium, deswegen ist der Mittelschatten sehr breit, die Lungen sind hyperämisch, wodurch pseudopathologische Schattengebilde entstehen, welche beim Inspirium völlig verschwinden. Von unruhigen, weinenden Säuglingen und Kleinkindern ist es manchmal sehr schwer, brauchbare Aufnahmen zu machen, dazu braucht man viel Geduld und Erfahrung. Mit geduldigem und erfahrenem Personal gelingt es aber meistens doch, die erwünschten Röntgenaufnahmen zu bekommen, so daß zur Ruhigstellung der Säuglinge oder Kleinkinder *Narkotika* unnötig sind.

Bei der Röntgenphotographie der Säuglinge und Kleinkinder ist die wichtigste Forderung, *daß die Expositionszeit die möglichst kürzeste sei*. Bei den heutigen Röntgenapparaten können wir mit einer Expositionszeit von 0,01 bis 0,05 Sekunden in einem Fokus-Hautabstand von 100 bis 150 cm arbeiten. Zu Röntgenaufnahmen werden natürlich doppeltgegossene Verstärkungsfolien verwendet. Wir haben die zu weichen Aufnahmen bei den Lungenaufnahmen nicht gern, sie geben zu viel pseudopathologische Schatten, deswegen sind unsere Lungenaufnahmen immer ein wenig *hart*.

Endlich wollen wir noch einige *technische Einzelheiten* besprechen, welche für das praktische Leben nicht unwichtig sind. So müssen vor der Röntgenuntersuchung die *Haare* der Mädchen aufgebunden werden, da die Haare sehr oft auf die Schultern herunterfallen, wodurch die Beurteilung der oberen Lungenteile erschwert wird. Deswegen müssen auch die verschiedenen *Halsketten* und *Amulette* heruntergenommen werden. Vor der Röntgenuntersuchung muß auch ein Blick auf die *Brust* der Mädchen geworfen werden, um festzustellen, *ob die Mammae schon entwickelt sind* oder nicht. Auch die *asymmetrische Entwicklung der Mammae* soll berücksichtigt werden. Es ist weiterhin sehr wichtig, daß die Säuglinge und Kinder bei der Röntgenaufnahme *sich zum Film parallel halten*. Es kommt bei kleineren Kindern öfters vor, daß sie sich gerade vor der Röntgenaufnahme unbemerkt *umdrehen*, so daß das Herz und die Mediastinalorgane auf dem Film als verschoben erscheinen. Die Verschiebung der Mediastinalorgane bedeutet aber ganz ernste pathologische Zustände. Wir müssen also bestimmt wissen, ob die Kinder sich drehten oder nicht. Nach ENGEL soll eine kleine *Bleimarke* in der Mittellinie auf den unteren Teil des Sternums aufgeklebt werden und auf dem Röntgenbild muß diese Bleimarke in die Mittellinie fallen. Dieser Vorschlag von ENGEL ist sehr gut und auch wir kleben bei Säuglingen und Kleinkindern die Bleimarken auf.

Die Ausführung der Frontalaufnahmen ist auch nicht einfach. Hier machen die *Schulterblätter* die größte Sorge. Am meisten werden die Frontalaufnahmen so ausgeführt, daß die zwei Arme parallel hochgehoben werden (Abb. 4a). In diesen Fällen projizieren sich die Schulterblätter gerade auf die Trachea und auf die Bifurkation und verdecken dort alles. Wenn wir den vorderen Teil des Oberlappens, den Mittellappen und die Bifurkationsgegend klar darstellen wollen, müssen beide Arme stark zurückgezogen werden (Abb. 4b), wodurch die Schulterblätter in die hinteren Lungenteile fallen und die vorderen Lungenpartien freilassen. Diese Haltung wurde zuerst von SENÉCHALÉ verwendet und von ARMAND-DELILLE in seinem Buche empfohlen, obwohl, wie es aus den Röntgenbildern des Buches klar ersichtlich ist, ARMAND-DELILLE selbst die Haltung von SENÉCHALÉ nicht verwendet. *Diese Haltung ist sehr gut und wir verwenden sie bei unseren Frontalaufnahmen immer, wo es nur möglich ist.* Leider können die Arme

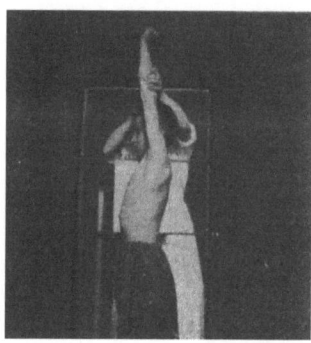 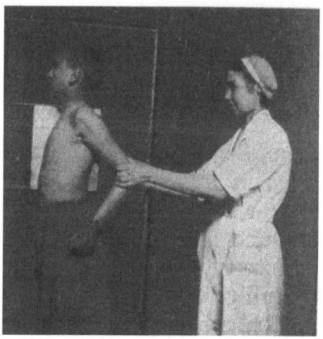

a *b*

Abb. 4. Die Rolle der Schulterblätter bei der Ausführung der Frontalaufnahmen.
a Diese Haltung ist schlecht, da die Schulterblätter sich auf die Trachea und auf die Bifurkationsgegend projizieren. *b* Die Haltung nach SENÉCHALÉ. Beide Arme sind stark zurückgezogen, wodurch die Schulterblätter in die hinteren Lungenteile fallen und die vorderen Lungenpartien, so auch die Bifurkationsgegend, freilassen.

nicht in jedem Falle so zurückgezogen werden, daß die Schulterblätter aus den vorderen Lungenpartien verschwinden, in diesen Fällen können wir Frontalaufnahmen nur mit aufgehobenen Armen ausführen, was soviel bedeutet, daß es vom Glück abhängt, wohin die Schulterblätter fallen.

Das *Kippverfahren* bereitet gar keine Schwierigkeiten. Nach der gewöhnlichen sagittalen Aufnahme bleibt das Kind in derselben Stellung, nur wird die Röhre mit 25⁰ abwärts gedreht, was in einigen Sekunden geschieht, und schon kann die Kippaufnahme gemacht werden.

Was die Ausführung der *Schichtaufnahmen* anbelangt, haben wir bisher nur mit dem *Tomograph* gearbeitet, wo die zu untersuchenden Personen auf einen *Tisch* gelegt werden müssen. Der SIEMENSsche *Planigraph* scheint für Lungenaufnahmen geeigneter zu sein, da er so konstruiert ist, daß die Patienten stehend photographiert werden. Uns stand aber nur der Tomograph zur Verfügung. Daß aber auch mit dem Tomograph von den Lungen gute Schichtaufnahmen gemacht werden können, beweist die Tatsache, daß der Begründer der Diagnostik des Schichtverfahrens der Lungen, CHAOUL, in der Klinik von SAUERBRUCH mit dem Tomograph arbeitete.

Aus der uns zugänglichen Literatur ist es ersichtlich, *daß das Schichtverfahren bei den Lungenkrankheiten des Kindesalters ein noch völlig unausgearbeitetes Gebiet ist*, was auch daraus ersichtlich ist, daß das bekannte Buch von JOHN CAFFEY, welches im Dezember 1946 in New York erschien (Pediatric X-Ray Diagnosis), kein einziges Schichtbild enthält und das Verfahren nicht einmal erwähnt. Aus diesem Grunde müssen die technischen Einzelheiten des Schichtverfahrens bei den Lungenaufnahmen der Kinder, wie wir es mit M. ERDÉLYI ausarbeiteten, etwas ausführlicher besprochen werden.

Bei den Schichtaufnahmen ist die Expositionszeit *fixiert*, bei Erwachsenen dauert eine Schichtaufnahme 1 Sekunde lang, bei Kleinkindern und Säuglingen kann die Expositionszeit auf 0,5 bis 0,7 Sekunden abgekürzt werden. Diese Zeit ist *ziemlich lang, trotzdem können auch von Säuglingen — wie wir es später an Beispielen sehen werden — vollkommen brauchbare Schichtaufnahmen gemacht werden*. Zur Untersuchung werden die Kinder auf den Tisch gelegt, die Arme werden neben dem Kopf aufwärts gezogen und bei kleineren Kindern und Säuglingen von den Eltern oder von den Krankenschwestern gehalten. Diese haben die Aufgabe, die Kinder während der Aufnahme zu beruhigen. Auf die Beine werden Sandsäcke gelegt. Wenn die Röntgenröhre während der Aufnahme in Bewegung kommt, erschrecken die Kinder meistens, deswegen müssen vor der Röntgenaufnahme immer *Proben* gemacht werden, damit die Kinder sehen, daß die Röhre „nicht auf sie fällt". Zuerst sollen die Kinder mit offenen Augen der Bewegung der Röhre folgen, dann sollen die Proben mit geschlossenen Augen ausgeführt werden und schließlich soll auch die Aufnahme mit geschlossenen Augen ausgeführt werden, da die Kinder bei offenen Augen der Bewegung der Röhre unwillkürlich folgen und bei Näherung derselben unwillkürliche Zuckungen machen.

Die Lungen sollen auch bei den Schichtaufnahmen womöglich im tiefsten *Inspirium* photographiert werden. Dies können wir bei Kindern über 3 Jahre meistens leicht erreichen, bei jüngeren Kindern sind wir zufrieden, wenn sie sich während der Aufnahme *ruhig benehmen und nicht weinen*. Beim Weinen vergrößert sich die Vena cava superior so stark, daß sie auf den Schichtbildern fast alle wichtigen paratrachealen Teile verdeckt, deswegen soll das Weinen der Kinder womöglich verhindert werden.

Auch die *Frontalaufnahmen* müssen bei der Schichtuntersuchung liegend ausgeführt werden. Bei den frontalen Schichtaufnahmen liegen die Kinder auf der *rechten Seite* und die Arme werden so zurückgezogen, wie wir es schon bei den üblichen Frontalaufnahmen beschrieben haben. Die dichten, störenden Schatten des Schultergürtels und der Schulterblätter stören hier viel weniger als bei den üblichen Frontalaufnahmen, sie werden aber doch ziemlich deutlich in die Lungenfelder hinein verwischt. Um dies zu vermeiden, ist es nach unserer Erfahrung sehr ratsam, die Arme zurückzuziehen, damit die störenden Schatten aus den Schichtbildern verschwinden. Entscheidend für das Ergebnis der Schichtuntersuchung ist die *Anzahl der einzelnen Schichtebenen*. Hierbei geben uns die Voruntersuchungen mittels Durchleuchtung und Aufnahmen hinsichtlich der Lokalisation der Veränderungen bereits wichtige Anhaltspunkte.

Wir arbeiteten mit M. ERDÉLYI zur Schichtuntersuchung der Lungen der Kinder folgende Methode aus: Bei jeder Schichtuntersuchung der Lungen im Kindesalter wird zuerst eine Schichtaufnahme in der „*Hilusschicht*" gemacht, da diese Gegend die anatomische Mitte ist. Diese Schicht bekommen wir so, daß wir bei liegenden Kindern den Abstand von der hinteren Rückenwand, also der Tischplatte, bis zum Processus xyphoideus durch Anvisieren eines Maßstabes bestimmen. Dieser Abstand wird mit *2,8 geteilt*. Die so gewonnene Zahl gibt uns die Hilusschicht in Zentimetern, gerechnet von der Tischebene. Diese Zahl ist für Kinder zwischen 3 bis 6 Jahren gültig. Bei Kindern unter 6 Jahren ziehen wir von der gerechneten Zahl 3 mm ab, bei Kindern über 6 Jahre geben wir zu der gerechneten Zahl 5 bis 6 mm hinzu. *In der „Hilusschicht" ist der Verlauf der Luftröhre, die Bifurkation, der Verlauf der Hauptbronchien klar dargestellt, deswegen ist sie bei den Kindern die wichtigste Schicht*. Ist die Hilusschicht aufgenommen, so werden noch zwei Schichtaufnahmen gemacht: eine in 1,5 cm hinter und eine 1,5 cm vor der Hilusschicht. Bleibt aber irgendwo etwas unklar, so werden so viele Schnitte in entsprechender Dicke gemacht, bis die unklare Gegend vollkommen aufgeschnitten ist. Dies ist besonders beim Studium der Bronchostenosen und Atelektasen wichtig. Bei den Schichtaufnahmen in frontaler Richtung machen wir zuerst eine Schichtaufnahme 6 bis 8 mm rechts von den Proc. spinosi. Die Bifurkationsgegend fällt meistens in diese Schicht hinein. Außerdem werden noch zwei Schichtaufnahmen in einer Distanz von 1,5 cm rechts und links von dieser Schicht gemacht. Es muß noch erwähnt werden, daß bei seitlichen Schichtbildern die Kinder unter Zuhilfenahme eines Zusatztisches quer zur Pendelrichtung gelagert werden müssen, um brauchbare Schichtbilder zu bekommen.

Dies waren die wichtigeren technischen Fragen, welche wir im Zusammenhange mit den Röntgenuntersuchungen erwähnen wollten. Die klinischen Einzelheiten werden in den entsprechenden Kapiteln noch ausführlich besprochen. Aus dem Gesagten geht aber schon soviel klar hervor, daß die Röntgenuntersuchung der Säuglinge und Kinder *nicht immer ein einfaches Verfahren ist, dasselbe muß nach einer gründlichen röntgenologischen Vorbildung speziell erlernt werden, sonst ist die exakte Röntgenuntersuchung der Lungenveränderungen im Kindesalter unvorstellbar.*

VII. Die Bronchoskopie.

Es ist gar nicht wunderbar, daß wir uns mit der Bronchoskopie, als einer speziellen diagnostischen Methode bei der Tuberkulose des Kindesalters, beschäftigen. Aus dem klinischen Teil wird später ersichtlich, daß die Bronchoskopie sowohl in der Diagnostik wie auch in der Therapie *der Perforation der verkästen endothorakalen Lymphknoten* eine sehr große Rolle spielt, außerdem werden heute auch noch *andere endothorakale Prozesse* mit Hilfe der Bronchoskopie diagnostiziert und behandelt (*tuberkulöse Geschwüre der Bronchien, Bronchiektasien, Kavernen* usw.). In einer gutgeleiteten Kinderabteilung sollte eigentlich schon seit 1897, seitdem KILIAN das Bronchoskop diagnostisch verwendete, ein Laryngologe in jedem Moment mit dem Bronchoskop zur Verfügung stehen, da es in jedem Moment vorkommen kann, daß Kinder wegen Fremdkörperaspirationen ins Spital gebracht werden. Es kam auch früher manchmal vor, daß bei plötzlich entstehenden Suffokationserscheinungen eine Fremdkörperaspiration vermutet wurde und sich erst bei der Bronchoskopie erwies, daß es sich um den Einbruch eines käsigen Lymphknotens in die Bronchien handelte. Heutzutage ist aber die Diagnostik der Perforation der verkästen endothorakalen Lymphknoten schon so fortgeschritten, daß die Kinder nicht in einem bedrohlichen Zustande, sondern *viel früher* bronchoskopiert werden. Der Einbruch der verkästen endothorakalen Lymphknoten erfolgt nämlich meistens *sehr langsam unter ausgeprägten klinischen und röntgenologischen Symptomen*. In diesem Anfangsstadium ist die Bronchoskopie *ein ruhiger, gefahrloser Eingriff*, welcher schon beim Verdacht auf Perforation in die größeren Bronchien sofort ausgeführt werden muß, um weitere Gefahren zu verhindern.

Das Bronchoskop gehört in die Hand eines gut ausgebildeten Laryngologen, der auch mit der Bronchoskopie der kleinsten Kinder und auch der Säuglinge vertraut ist. Wir Kinderärzte verlangen von der Bronchoskopie nur soviel, daß sie erstens *ungefährlich*, zweitens den Kindern womöglich wenig *Schmerzen* oder *Verletzungen* verursache. *Wir können ruhig behaupten, daß diese Forderungen erfüllbar sind.* Dies ist sehr wichtig, da wir ungern zu einer Methode greifen, welche gefährlich oder schmerzhaft ist, weil wir bei solchen Methoden immer erwägen müssen, ob der eventuell vorkommende Schaden nicht größer sein wird als der zu erwartende Nutzen.

Man darf außerdem nicht vergessen, daß das Bronchoskop als diagnostisches Hilfsmittel *sich sofort zu einem wichtigen therapeutischen Instrument verwandelt*, wenn wir die eingebrochenen Teile der Lymphknoten in den Bronchien gefunden haben, *da diese sofort entleert werden müssen*. Die eingebrochenen käsigen Stücke können nämlich, wie wir noch sehen werden, verschiedene Gefahren nach sich ziehen: sie können die Atmung behindern, sie können die Bronchien verschiedenartig versperren, wodurch *Entzündungen*, *Bronchiektasien* entstehen können, sie können den Ausgangspunkt verschiedener *tuberkulöser Prozesse*, so z. B. kaseöser Pneumonien oder bronchogener Streuung bilden, und — last but not least — sie können in jedem Moment einen *Erstickungstod* verursachen. Deswegen müssen die eingebrochenen Stücke sofort und radikal entfernt werden. Auch nach der Feststellung *tuberkulöser Geschwüre* wird die Therapie sofort eingeleitet (Streptomycineinträufelung usw.). Bei *Bronchiektasien* und *Kavernen* ist die Bronchoskopie viel mehr ein therapeutischer als ein diagnostischer Eingriff, da diese Veränderungen schon mit Hilfe der Röntgenuntersuchung, besonders mit der Tomographie, meistens exakt diagnostiziert werden können.

Zur Bronchoskopie werden verschiedene Bronchoskope verwendet, so die Bronchoskope von BRÜNNINGS, KAHLER, JACKSON, HASLINGER, LAUB usw. Auf die technischen Einzelheiten dieser Instrumente können wir nicht näher eingehen, wir erwähnen nur, daß unser Laryngologe D. KASSAY in der letzten Zeit nur das von ihm konstruierte Bronchoskop verwendet. Das Wesen des Bronchoskops von KASSAY besteht darin, daß die elektrische Lampe, welche das Rohr während der ganzen Manipulation beleuchtet, proximal untergebracht ist, und zwar derartig, daß das distale Ende, also der wichtigste Teil des Rohres, durch einen Spiegel am besten beleuchtet ist. Durch proximale und geschützte Unterbringung der Lichtquelle (Abb. 5) erreicht er, daß man in der Röhre unter optimaler Beleuchtung ruhig arbeiten kann. Das Instrument ist leicht, gut sterilisierbar und der hinzuzusetzende Beleuchtungsapparat ist leicht isolierbar (Abb. 6). Die Röhren sind in einer dem Lumen entsprechenden Länge angefertigt, ohne irgendwelche Verlängerungsrohre, welche die Arbeit meistens sehr umständlich macht.

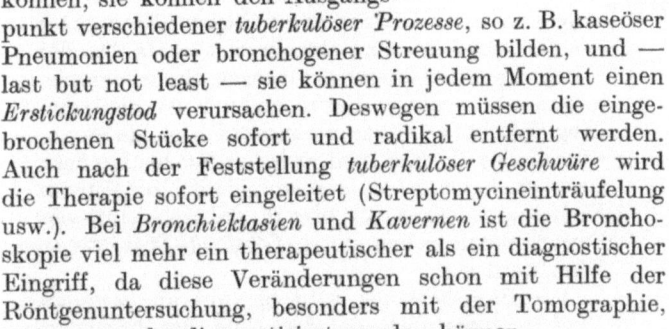

Abb. 5. Die Skizze des Bronchoskops von KASSAY. Die Lichtquelle ist proximal und geschützt untergebracht, wodurch man in der Röhre unter optimaler Beleuchtung ruhig arbeiten kann.

Die bronchoskopischen Untersuchungen werden womöglich in den *frühen Morgenstunden* bei *nüchternen Patienten* im Operationszimmer ausgeführt. Das Zimmer ist während der Untersuchung *künstlich so beleuchtet*, daß man auch während der Bronchoskopie den Zustand des Kindes und die Instrumente gut sehen kann. Die Auswahl der Röhren geschieht nach der Tabelle von BRÜNNINGS.

Es werden zwischen 1 bis 3 Jahren Röhren mit 7 mm, 3 bis 5 Jahren mit 7 bis 7,5 mm, 5 bis 10 Jahren mit 8,5 mm Dicke gebraucht. *Die Auswahl des entsprechenden Rohres ist sehr wichtig.* Es kann nämlich bei exsudativen und schwächeren Kindern vorkommen, daß ein einfacher Versuch, ein zu dickes Rohr einzuführen, *hypoglottisches Ödem* verursachen kann.

Das Rohr wird vor der Einführung an der Spirituslampe *angewärmt*, nicht nur um die Nebelbildung zu verhindern, sondern auch, weil das kalte Rohr auf die Schleimhaut des Larynx und Trachea irritierend wirkt. Das Rohr wird vor der Einführung noch mit Paraffinöl eingerieben.

Das Kind muß zur Bronchoskopie mit *leerem Magen* und *leerer Blase* erscheinen. Bei der Bronchoskopie müssen wir immer an die Möglichkeit *einer schnellen Tracheotomie* denken, deshalb sollen Hals und Schulter bei der Untersuchung freigemacht werden. Nach KASSAY bekommen die jüngeren Kinder eine halbe bis eine viertel Stunde vor der Bronchoskopie soviel *Chloralhydrat* (meistens 1,5 bis 2,5 g einer 5%igen Lösung), bis sie einschlafen. Die Kinder schlafen dann während der ganzen Bronchoskopie, husten sehr wenig und ertragen auch psychisch den Eingriff sehr leicht, da sie eigentlich nichts davon wissen. Die *Narkose* wird meistens nur bei Kindern zwischen 6 bis 10 Jahren ausgeführt, bei älteren Kindern, zwischen 12 bis 15 Jahren, kann die Bronchoskopie schon unter *Lokalanästhesie* ausgeführt werden.

Die Bronchoskopie wird bei uns an *liegenden Kindern* ausgeführt, da der Kopf der liegenden Kinder leichter bewegt werden kann, die Sekretion kann leichter ausgesaugt werden, außerdem kann man sich leichter um das Kind bewegen. Die liegende Haltung des Kindes soll so ausgeführt

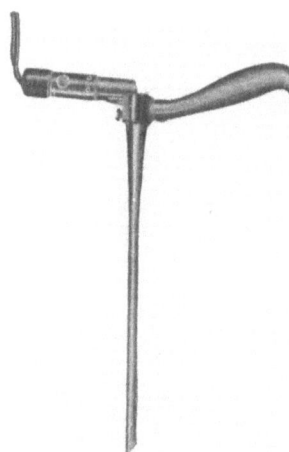

Abb. 6. Das Bronchoskop von KASSAY.

werden, daß *der niedrigste Punkt der Kopf sei*, so fließt die Sekretion aus der Luftröhre gegen den Rachen ab und auch die Gefahr der Aspiration in die tieferen Bronchien wird kleiner.

Das *Entfernen* des eingebrochenen Inhaltes der verkästen endothorakalen Lymphknoten stößt auf keine Schwierigkeiten, da das eingebrochene Granulationsgewebe *nicht blutet* und das eingebrochene Material nur sehr locker mit der Bronchuswand zusammenhängt, oder aber schon frei in dem Inneren der Bronchien liegt, so daß es entweder mit der *Fremdkörperzange*, mit dem *Haken* oder mit der *Curette*, sehr oft sogar mit dem *Saugapparat* entfernt werden kann. Es kommt auch vor, daß die Kinder eingebrochene Stücke durch das Bronchoskoprohr *spontan aushusten*.

Bei älteren Kindern kann das mit der Bronchuswand stärker zusammenhängende Granulationsgewebe mit dem *Thermokauter* verätzt werden. Auch das Entfernen *nur eines Teiles* des Granulationsgewebes ist schon nützlich, da dadurch die weitere Evakuierung des Lymphknoteninhaltes erleichtert wird.

Die Bronchoskopie soll übrigens so schnell ausgeführt werden, wie es nur möglich ist, da je länger das Bronchoskoprohr im Larynx liegen bleibt, desto sicherer mit einer *Laryngitis* zu rechnen ist. Besonders vorsichtig muß man bei Kindern unter zwei Jahren wegen der Gefahr des *Larynxödems* vorgehen.

Die Bronchoskopie ist nur *selten kontraindiziert*. Wenn ein Kind an einer *Angina* oder *Bronchitis* leidet, dann verschieben wir die Bronchoskopie so weit als möglich, da wir mit der Bronchoskopie die Entzündung der oberen Luftwege tiefer tragen können. Wir verschieben die Bronchoskopie auch bei anderen *fieberhaften Erkrankungen* (z. B. Scharlach, Typhus, Phlegmone usw.). Eine Ausnahme bilden nur jene Fälle, *wo die Erstickungsgefahr einen dringenden Eingriff erfordert.* Bei *exsudativen Säuglingen* müssen wir sehr vorsichtig vorgehen, da sie zu einem Glottisödem sehr geneigt sind. Bei jenen tuberkulösen Prozessen, wo schon *hämatogene Streuungen* bestehen, machen wir bronchoskopische Untersuchungen nur dann, wenn es sich um einen dringenden, lebensrettenden Eingriff handelt, da bei diesen schwerkranken Kindern jeder Eingriff sehr nachteilig auf den Zustand des Kindes wirkt.

Es geht aus dem Gesagten hervor, daß das bronchoskopische Verfahren auch im Säuglings- und Kindesalter ein gefahrloses Verfahren ist, wenn alle oben erwähnten Kriterien eingehalten werden. Deswegen kann es bei entsprechender Indikation ruhig vorgenommen werden.

VIII. Die Einteilung der Tuberkulose.

Ein jeder Gegenstand, über den wir berichten wollen, muß irgendwie eingeteilt werden. Wir Kinderärzte erinnern uns noch gut an die Polemik, welche zu Beginn des laufenden Jahrhunderts entstand, jahrzehntelang dauerte, und erst in der jüngsten Vergangenheit endete. Es handelte sich damals um die Einteilung der alimentären Störungen des Säuglingsalters. Solch eine Polemik entsteht nie spontan, sie entsteht, wenn neue Entdeckungen unsere bisherigen Anschauungen vollkommen umformen, dann sieht man ein, daß die bisherige Einteilung den neuen Entdeckungen nicht mehr entspricht und versucht, die Einteilung den neuen Entdeckungen entsprechend umzuformen. Ist die Polemik vorüber, dann wird die Einteilung immer einfacher, *da das praktische Leben Einfachheit verlangt.* Dies dauert so lange, bis nicht wieder neue Entdeckungen kommen, wodurch die Einteilung wieder aufs neue revidiert werden muß.

Wir glauben, daß ebenso wie auf dem Gebiete der Ernährungsstörungen des Säuglingsalters, auch in der Einteilungsfrage der Tuberkulose *jetzt ein gewisser Ruhestand eingetreten ist.* Wie es aus dem historischen Teil ersichtlich ist, sind es kaum 60 Jahre, seitdem ROBERT KOCH die Tuberkelbacillen entdeckte. Der größte Teil der Entdeckungen betreffs der Tuberkulose fiel auf den Beginn des 20. Jahrhunderts. Es entstanden damals so viele Entdeckungen, daß es eine Zeitlang dauerte, bis sich die wichtigen Tatsachen im praktischen Leben durchsetzten und die unwichtigen verschwanden.

Dieser scheinbare Ruhestand bedeutet natürlich bei weitem nicht, daß alle Fragen auf dem Gebiete der Tuberkulose schon gelöst wären, dies bedeutet nur soviel, daß die neueren Anschauungen noch nicht so stark sind, daß sie den bisherigen Ruhestand revolutionsmäßig umformen können.

Was die *Einteilung der Tuberkulose* anbelangt, wissen wir noch, daß TURBAN und GERHARD nur geklopft und gehorcht haben, da ihnen noch keine anderen Möglichkeiten zur Verfügung standen. Demzufolge haben sie mit gutem praktischem Instinkt die tuberkulösen Lungenveränderungen der Erwachsenen nur von einem Standpunkt aus beurteilt, *wie weit dieselben in apikokaudaler Richtung fortgeschritten sind.* Nach den Entdeckungen von RÖNTGEN und PIRQUET usw. war diese gute alte Einteilung natürlich unhaltbar. Später kam RANKE mit seiner „*Stadieneinteilung*". Nach RANKE wurde der Ablauf der Tuberkulose in drei Stadien eingeteilt:

Primärstadium. Hieher gehört die Entwicklung des Primärherdes mit der

Erkrankung der regionären Lymphknoten, welcher Prozeß von RANKE sehr treffend als „*Primärkomplex*" bezeichnet wurde.

Sekundärstadium. Dieses Stadium wurde von RANKE zuerst als „*Stadium der Generalisation*" bezeichnet. In diesem Stadium gelangen nämlich die Tuberkelbacillen in die Blutbahn und bilden in den verschiedenen Teilen des Körpers neue Herde („Hämatogene Streuung"). So entsteht die Miliartuberkulose, die Meningitis tuberkulosa, die Tuberkulose der Knochen und Gelenke usw.

Zum dritten Stadium gehört die isolierte Tuberkulose der Lungen, die *Phthise*, welche besonders das Erwachsenenalter charakterisiert.

Dies waren die pathologisch-anatomischen Grundlagen der Stadieneinteilung RANKES. Auf die verschiedenen „allergischen" Hypothesen wollen wir nicht eingehen, da sie das Bild nur stören. Diese Einteilung war damals beinahe bahnbrechend und entsprach den damaligen Entdeckungen, deswegen verbreitete sie sich auch sehr schnell fast auf der ganzen Welt und wurde meistens mit großer Begeisterung übernommen, da sie in dem früheren Wirrwarr Ordnung schaffte.

Die Einteilung RANKES war besonders *für das Kindesalter sehr wichtig*, da das erste und zweite Stadium RANKES fast ausschließlich im Kindesalter vorkommt. Die Kinderärzte gelangten aber bald zu der Überzeugung, *daß diese zwei Stadien voneinander meistens nicht zu trennen sind*. Es kam nämlich sehr oft vor, daß der Primärkomplex noch nicht einmal vollkommen entwickelt war, und schon meldeten sich die Zeichen des zweiten Stadiums, der hämatogenen Streuung. Man versuchte deshalb, das zweite Stadium in gewisse „*Formen*" aufzuteilen. So sprachen HAMBURGER und seine Schüler von einer „*Frühform*" und von einer „*Spätform*". Einige haben die „Frühform" des Sekundärstadiums zum Primärstadium gerechnet, und sprachen von einem „*subprimären*" oder „*postprimären*" Stadium, wie es WIDOWITZ tat.

Diese Modifizierungsversuche beruhten, wie schon erwähnt wurde, auf der Erfahrung, daß es in vielen Fällen vorkam, daß die Zeichen des Sekundärstadiums sich bald nach der primären Ansteckung meldeten. *Die späteren Untersuchungen haben dann eindeutig gezeigt, daß die hämatogene Streuung sich im Kindesalter beinahe regelmäßig bald nach der ersten Ansteckung, in einem Zustand, wo der Primärkomplex noch ganz frisch ist, meldet. Die Grenze zwischen dem ersten und zweiten Stadium* RANKES *wurde mit diesen Feststellungen vollkommen verwaschen, so daß die Zweiteilung desselben Prozesses sich als unhaltbar erwies.* Dann kam ASCHOFF, der schon im Jahre 1922 erklärte, daß die tuberkulösen Prozesse eigentlich *an zwei Herde* gebunden sind: an den bei der Erstinfektion entstehenden *Primärherd* oder an den nach Überwindung der Erstinfektionsfolgen entstehenden *Reinfektionsherd*. ASCHOFF unterschied demnach *zwei Perioden der Tuberkulose*:

1. Periode des Erstinfektes,
2. Periode des Reinfektes.

Zu der ersten Periode ASCHOFFS gehören also die zwei ersten Stadien RANKES, zu der zweiten das dritte Stadium. Diese Einteilung wurde von BEITZKE, HÜBSCHMANN usw. bald angenommen und hat sich langsam auf der ganzen Welt verbreitet. Die Autoren der USA. standen der Stadieneinteilung RANKES immer sehr kritisch gegenüber und unterschieden eigentlich schon seit langem zwei Formen der Tuberkulose: den „*kindlichen Typus*" und den „*Erwachsenentypus*" („infantile type" and „adult type").

Es ist ganz sicher, daß in der überwiegenden Mehrzahl der Fälle die Tuberkulose der Kinder solche charakteristische Veränderungen zeigt, welche sich von der Tuberkulose der Erwachsenen scharf unterscheiden lassen. Diese Differenzen sind folgende:

1. Bei Kindern entstehen die Lungenveränderungen *überall in den Lungen*, bei Erwachsenen dagegen fast ausschließlich *in den oberen Teilen der Oberlappen*.

2. Bei den tuberkulösen Veränderungen der Kinder ist die *Verkäsung* die prägnanteste Erscheinung, dagegen ist die *Fibrose* unbedeutend. Auch bei Erwachsenen fehlt die Verkäsung nicht, aber die Fibrose ist sehr ausgeprägt.

3. Bei Kindern sind die *regionären Lymphknoten immer stark erkrankt*, sie vergrößern sich bedeutend und verkäsen sehr stark. Bei Erwachsenen sind die regionären Lymphknoten makroskopisch *normal*, man findet höchstens *kleinere mikroskopische Veränderungen*.

4. *Metastasen, das heißt hämatogene Streuungen*, besonders aber Miliartuberkulose und Meningitis tuberkulosa, kommen im Kindesalter viel öfters vor als bei Erwachsenen.

5. Die Heilung der tuberkulösen Prozesse der Kinder wird durch *Verkalkung* charakterisiert, was bei Erwachsenen eine Seltenheit ist.

Was ist die Ursache dieser Differenzen?

Wie wir aus der Einteilung Aschoffs sehen, führt er diese Differenz auf die Erst- und auf die Reinfektion zurück. Die Erstinfektion kommt meistens im Kindesalter vor, deswegen sind ja die charakteristischen Kennzeichen der Erstinfektion (Neigung zur Verkäsung, zur Metastasenbildung, die Erkrankung der regionären Lymphknoten usw.) mit den charakteristischen Zeichen der Kindertuberkulose identisch, die charakteristischen Eigenschaften der Reinfektion (Lokalisation der Veränderungen in den oberen Lungenpartien, Vorherrschen der Fibrose, Intaktheit der regionären Lymphknoten usw.) sind dagegen mit charakteristischen Kennzeichen der Erwachsenentuberkulose gemeinsam. *Die Tuberkulose des Kindesalters ist also, nach der Auffassung Aschoffs, eine Primärtuberkulose, und die Tuberkulose der Erwachsenen eine Reinfektionstuberkulose.* Diese Feststellung kann sowohl durch Tierexperimente wie auch durch klinische und epidemiologische Beobachtungen vollkommen unterstützt werden. Aus den Tierexperimenten erwähnen wir nur den bekannten „*Fundamentalversuch*" von Robert Koch, wobei er als erster klar zeigen konnte, daß zwischen der Primärinfektion der Versuchstiere und der Reinfektion derselben ein großer Unterschied ist.

Für diese Auffassung spricht auch die während des ersten Weltkrieges gemachte folgende Erfahrung. Es wurden damals Senegalneger als Soldaten nach Frankreich gebracht und in den Kampf eingesetzt. Von diesen Soldaten starben sehr viele an Primärtuberkulose, da sie die Primärinfektion erst als Soldaten bekamen. Die Primärinfektion zeigte bei ihnen einen so bösartigen Verlauf, wie es bei Säuglingen der Fall zu sein pflegt. Hier zeigte also die Tuberkulose der farbigen Erwachsenen den kindlichen Typus. Dagegen kommt es schon bei älteren Kindern vor, daß sie an Tuberkulose vom Erwachsenentypus erkranken. Es entstehen nämlich bei diesen Kindern subapikale, zum Zerfall neigende Herde, welche sich ebenso verhalten wie bei Erwachsenen. Diese Kinder haben ihre Primärperiode schon durchgemacht, so daß es sich hier um Reinfektionstuberkulose handelt.

Aus dem bisher Gesagten ist ersichtlich, daß die Differenz zwischen den zwei Typen der Tuberkulose klar und ausgeprägt, und auch ihre Erklärung (Primärinfektion im Kindesalter, Reinfektion im Erwachsenenalter) leicht verständlich ist, dieselbe wird sowohl durch Tierexperimente wie auch durch klinische und epidemiologische Beobachtungen unterstützt.

Es sind aber noch einige strittige Punkte übrig. Es kommt nämlich bei älteren Kindern vor, daß sie bei der Sektion die charakteristischen Zeichen der Reinfektion, also subapikale Kavernen mit bronchogener Streuung usw., zeigen und trotzdem findet man bei ihnen auch *große verkäste Lymphknoten*. Dieses Krankheitsbild wurde damals von Aschoff selbst ,,*Pubertätsphthise*" genannt und wurde so erklärt, daß die verkästen Lymphknoten noch von der Primärinfektion her zurückgeblieben sind. Solche Krankheitsbilder kommen aber auch *bei Erwachsenen*, besonders bei *Negern* vor, *welche die Primärinfektion schon lange überstanden haben*, wie es auch bei der Sektion feststellbar ist, da man bei ihnen verkalkte Primärkomplexe findet. Trotzdem zeigen die endothorakalen Lymphknoten frische Vergrößerungen und Verkäsung. Hier soll bemerkt werden, daß die Negerrasse nach den vielfach bestätigten Untersuchungen eine angeborene verminderte Resistenz gegen Tuberkulose hat (,,unreife Rasse"), deswegen verlaufen die tuberkulösen Prozesse bei den Negern viel schwerer als bei den Weißen.

Die Tuberkulose der Erwachsenen wurde demnach als eine Reinfektion aufgefaßt, indem die Erwachsenen ihre Primärinfektion meistens noch im Kindesalter durchmachten. So war es leicht verständlich, daß die Erwachsenen eigentlich nur eine Reinfektion bekommen können. *Heute stehen aber die Dinge anders.* Wir haben schon bei der Verbreitung der Tuberkulose gesehen, daß in den zivilisierten Ländern *mindestens die Hälfte der Kinder das Erwachsenenalter tuberkulosefrei erreicht*. Man hat deswegen erwartet, daß sich die Zahl der Primärtuberkulosen im Erwachsenenalter bedeutend vermehren wird. *Dies geschah aber nicht*. Es ist zwar sicher, daß der kindliche Typus in der letzteren Zeit unter den Erwachsenen häufiger geworden ist, aber weder die klinischen und röntgenologischen Beobachtungen noch die Sektionsergebnisse konnten die Annahme bestätigen, daß der Erwachsenentypus zurückgehen und der kindliche Typus sich vermehren wird. *Der Erwachsenentypus kommt nämlich auch heute ebenso oft vor wie früher.*

In der letzten Zeit wurden auch die Erwachsenen öfters mit systematischen Tuberkulinuntersuchungen geprüft, da man feststellen wollte, wie sich diese jungen Erwachsenen verhalten, wenn sie tuberkulinpositiv werden, das heißt, wenn sie die Primärinfektion bekommen. Einige Autoren konnten dabei die überraschende Beobachtung machen, daß bei diesen jungen Erwachsenen *die frische primäre Infektion sich sehr oft gleich in der Form des Erwachsenentypus meldete* (Sweany, Blumenberg, Myers).

Diese Tatsachen führten Rich zu der Auffassung, daß es gar nicht unmöglich ist, daß die verschiedenen Formen der Tuberkulose nicht von der Primär- oder Reinfektion bedingt sind, sondern *sie hängen neben der angeborenen Resistenz mit dem Alter der betreffenden Individuen zusammen*. Nach dieser Auffassung ist die Tuberkulose von kindlichem Typus die Reaktionsform jener Individuen, welche *gegen die Tuberkulose eine angeborene schwächere Resistenz haben*. Deswegen kommt dieser Typus vorwiegend bei *Kindern* vor, welche gegen die Tuberkulose eine geringere Resistenz haben als die Erwachsenen. Unter den *Erwachsenen* kommt dieser Typus bei solchen Individuen vor, welche gegen Tuberkulose eine angeborene schwache Resistenz haben. Darum kommt der kindliche Typus besonders bei erwachsenen *Negern* vor. Er kann aber auch unter den erwachsenen Weißen vorkommen, *wenn sie eine schwache angeborene Resistenz haben*. Der Erwachsenentypus ist dagegen die Form der angeborenen und durch das Alter bedingten *erhöhten Resistenz*. Dies ändert aber nichts an der Tatsache, *daß die tuberkulöse Erstinfektion zu einer erworbenen Resistenz führt*, welche aber nur bei jenen Individuen zur Geltung kommen kann, *die auch die genügende Fähigkeit haben, sie zur entsprechenden Verstärkung ihrer angeborenen Resistenz zu gebrauchen*.

Die Frage ist natürlich überhaupt noch nicht gelöst, die obenangeführten Gedanken erscheinen aber beachtenswert und verlangen eine eingehende Prüfung. Wir Kinderärzte können dazu leider nur wenige Beiträge liefern, da unser Krankenmaterial mit dem Ende des Kindesalters aufhört, aber wir glauben, daß das eingehende Studium der Tuberkulose *älterer Kinder* hierin auch von Nutzen sein wird. *Wenn man also bei der Einteilung der Tuberkulose vorsichtig vorgehen will, dann ist es zweckmäßiger, keine präjudizierenden Begriffe zu gebrauchen und nur eine Tuberkulose von ,,kindlichem Typus" und eine vom ,,Erwachsenentypus" zu unterscheiden.* Im Kindesalter ist die Sache viel einfacher, da im Kindesalter die Tuberkulose vom ,,kindlichen Typus" mit der primären tuberkulösen Ansteckung, also mit der ,,Primärtuberkulose", besonders bei jüngeren Kindern vollkommen identisch ist.

IX. Die Tuberkulose des kindlichen Typus.
Pathologische Anatomie.

Wir beginnen bei der Besprechung der Tuberkulose vom kindlichen Typus *mit der ersten Ansteckung*, da dieselbe pathologisch-anatomisch am besten verfolgt werden kann; hiermit wollen wir gleichzeitig die Bedeutung der Kenntnisse der pathologisch-anatomischen Veränderungen betonen. Es ist für jeden Arzt, dem dazu die Möglichkeit gegeben ist, eminent wichtig, die Ergebnisse seiner klinischen und röntgenologischen Untersuchungen stets mit den Ergebnissen der pathologisch-anatomischen Befunde zu vergleichen. Damit sich aber auch der Pathologe seinerseits in die pathologischen Veränderungen vertiefe, müssen wir daran sein, ihn für die gemeinsame Lösung der Probleme zu interessieren, da nur die *gemeinsame Arbeit des Klinikers und des Pathologen fruchtbringend sein kann.* Den besten Beweis dazu bot die Zusammenarbeit der Wiener Kinderklinik mit dem Wiener Pathologischen Institut zur Zeit des Jahrhundertwechsels. Damals hatte ESCHERICH, der große Kinderarzt, den Pathologen GHON angespornt, die Ergebnisse von PARROT und seiner Schule nachzuprüfen. Das Ergebnis dieser Zusammenarbeit wurde schon im historischen Teil entsprechend gewürdigt. Neuerdings hat der bekannte Berliner Pathologe RÖSSLE die Fälle von Epituberkulose der Berliner Kinderklinik mit großer Sorgfalt aufgearbeitet und dabei grundlegende Entdeckungen gemacht, worüber wir später noch öfters sprechen werden. Die Zusammenarbeit der Ärzte des *John-Hopkins-Hospitals* in Baltimore hat zu jenen Ergebnissen geführt, worüber RICH in seinem Buche berichtet.

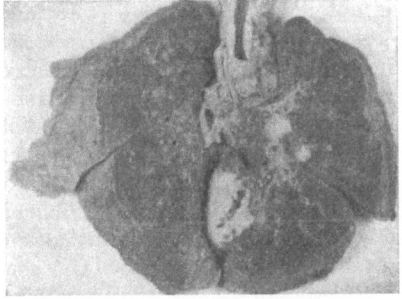

Abb. 7. Gehärtetes Lungenpräparat. An den gehärteten Lungenpräparaten kann die topographische Anordnung der Lungenveränderungen am besten studiert werden.

Wir halten alle Sektionsergebnisse für wichtig und erscheinen bei den Sektionen mit allen unseren Assistenten. Dabei bringen wir die einschlägigen Krankengeschichten und Röntgenfilme immer mit und sprechen den Fall noch *vor der Sektion* mit dem Pathologen gründlich durch. Wir teilen dem Pathologen unsere Diagnose sowie dasjenige mit, was wir von der Sektion erwarten. Das Ergebnis der Sektion wird nicht nur aktenmäßig in ein Protokoll eingeschrieben, sondern die gefundenen Ergebnisse werden, besonders bei den Lungenveränderungen, *gleich beim Sektionstisch mit dem Pathologen zusammen in zwei Skizzen eingezeichnet.* In die erste Skizze werden die Veränderungen in sagittaler, in die zweite in frontaler Richtung eingezeichnet, *um die Sektionsergebnisse mit den Röntgen-*

filmen gut vergleichen zu können. Diese Skizzen sind viel instruktiver als langwierige Beschreibungen. Eine Zeitlang haben wir nach dem Verfahren der Klinik BACKMEISTER die Lungen in toto gehärtet und später die gehärteten Präparate in Serienschnitte aufgearbeitet. An den gehärteten Präparaten kann nämlich die topographische Anordnung der Veränderungen am besten studiert werden (Abb. 7). Später, als wir mit der Bedeutung der Bronchusperforation ins reine kamen, konnten wir diese gehärteten Präparate leider nicht mehr gebrauchen und unser Pathologe A. KÁLLÓ ging auf die Untersuchung der frisch herausgenommenen Präparate über, indem bei der Sektion die Trachea und die Bronchien mit einer feinen Schere sorgfältig eröffnet wurden, um die Einbrüche in die Bronchien sorgfältig studieren zu können. Mit dieser Technik können nämlich die Bronchialeinbrüche am besten studiert werden.

Es ist nicht unser Ziel, die pathologisch-anatomischen Veränderungen so ausführlich zu beschreiben, daß wir damit ein pathologisch-anatomisches Buch ersetzen. Wir wollen über die pathologisch-anatomischen Veränderungen bei der Lungentuberkulose vom kindlichen Typus nur einen kurzen Überblick geben, damit der praktizierende Arzt über die wichtigsten pathologisch-anatomischen Veränderungen gut orientiert sei. *Deshalb besprechen wir die pathologisch-anatomischen Veränderungen nicht so sehr vom Standpunkt des Pathologen, als vielmehr vom Standpunkte des Klinikers.*

Es stellte sich schon aus der Zusammenstellung von GHON und KUDLICH heraus, daß die Eintrittspforten der Tuberkelbacillen in 96% der Fälle die Lungen waren, *deswegen sind die Lungenveränderungen bei der tuberkulösen Infektion praktisch die wichtigsten* und deswegen befassen wir uns hier nur mit diesen. Die tuberkulösen Veränderungen anderer Organe werden in den entsprechenden Kapiteln erwähnt.

Vor der Besprechung der pathologisch-anatomischen Veränderungen soll es noch erwähnt werden, daß jede tuberkulöse Infektion von folgenden Faktoren abhängt:

1. Von der Zahl und Virulenz der *Bacillen,* welche die Infektion verursachten.

2. Von der *angeborenen Resistenz.*

3. Von dem Grade der *erworbenen Resistenz,* welche sich während der Infektion entwickelt oder welche schon vor der Infektion bestand. Bei der Primärinfektion kommt natürlich nur die erste Möglichkeit in Betracht.

4. Von dem Grade der *Überempfindlichkeit,* welche entweder schon vor der Infektion bestand, oder welche sich erst während der Infektion entwickelte, diese zweite Möglichkeit kommt bei der Primärinfektion vor.

5. Von den *Geweben,* welche die Infektion traf. Dies ist auch sehr wichtig, da gewisse Gewebe die Vermehrung der Tuberkelbacillen stärker begünstigen als andere. So ist z. B. in einem lockeren Gewebe, besonders falls dasselbe aus einer Reihe zusammenhängender Höhlen besteht, wie die Lungen, die lokale Verbreitung der Bacillen viel leichter als in einem kompakten Gewebe. Eine gegebene Infektion kann in dem einen Gewebe sogar das Leben bedrohen, während dieselbe Infektion in anderen Geweben beinahe symptomlos verläuft. Denken wir z. B. an die tuberkulöse Infektion der Meningen. Hier kann schon eine unbedeutende Infektion eine tödliche Funktionsstörung verursachen, während dieselbe Infektion in anderen Geweben fast symptomlos verläuft.

Wir haben diese Faktoren darum aufgezählt, um zu betonen, daß der Ausgang der Infektion aus *dem Zusammenspiel aller Faktoren resultiert.* Es kann also kein einziger Faktor vernachlässigt werden. Die großen Polemiken in der Tuberkuloseliteratur entstehen meistens dadurch, daß die verschiedenen Autoren einmal den einen, ein andermal den anderen Faktor willkürlich außer acht lassen wollen. Der Erfolg der Infektion ist leider nicht so einfach, wie wir es gerne glauben wollen.

Die ersten pathologisch-anatomischen Veränderungen in den Lungen können bei der primären Ansteckung am besten an *Tierexperimenten* studiert werden, da die Pathologen sehr selten in der Lage sind, diese frühen Veränderungen an Menschenleichen zu studieren. Bei der Beurteilung der Tierexperimente muß aber bemerkt werden, daß die menschliche Rasse gegen die tuberkulöse Infektion eine viel größere angeborene Resistenz besitzt als die meisten Versuchstiere, besonders als die am meisten verwendeten Meerschweinchen.

Die Tuberkelbacillen gelangen ebenso wie die Staubkörperchen *durch Inhalation in die Lungenalveolen*. Sie können sich in allen Teilen der Lungen festsetzen, lokalisieren sich aber meist *subpleural*. In den Lungenalveolen erscheinen bald nachher *mononukleare Zellen*, welche, durch den Blutstrom dorthin gelangend, die Tuberkelbacillen *phagozytieren*. In diesen Phagozyten vermehren sich die Tuberkelbacillen sehr schnell, so daß die Phagozyten bald mit Tuberkelbacillen überfüllt sind. Inzwischen beginnt in den Lungenalveolen eine *exudative Entzündung*, welche teils aus der auftretenden Hyperämie, teils aus der Vermehrung der Monocyten und polynuklearen Leukocyten, endlich aus der Exsudatbildung in den Alveolen besteht, so entwickelt sich eine *nicht spezifische Mikropneumonie*. Nach einiger Zeit zerfallen die mit Tuberkelbacillen überfüllten Monocyten und die Tuberkelbacillen werden frei, so daß diese umschriebene, bisher nicht spezifisch entzündete Stelle nun mit Tuberkelbacillen übersät wird. Die Monocyten verwandeln sich jetzt meist zu *Epitheloidzellen*, einige auch zu *Riesenzellen* vom LANGHANSschen *Typus*, so wird aus der nichtspezifischen Entzündung eine *spezifische*, in welcher eine *zentrale Nekrose* entstehen kann.

Solche frische Primärherde konnten manchmal auch bei der Sektion von Kindern gefunden werden. Dieselben imponierten makroskopisch als gelblichgraue stecknadelkopfgroße Knötchen (GHON, ZARFL, GHON-ROMAN, GHON-POTOTSCHNIGG), welche histologisch *einer kaseösen Pneumonie mit sehr vielen Tuberkelbacillen entsprachen*.

Die freigewordenen Tuberkelbacillen bleiben nicht alle in dem Primärherd, viele wandern durch die Lymphwege in die regionären Lymphknoten, wo sie ähnliche Veränderungen hervorrufen wie an der Stelle der ursprünglichen Infektion. Indem die Tuberkelbacillen durch die Lymphwege in die regionären Lymphknoten wandern, bleibt ein Teil derselben an den Wänden der Lymphwege haften, wo auch ähnliche spezifische Veränderungen entstehen. *Es entstehen meist Tuberkel in den Wänden der Lymphgefäße, wodurch deren Wand verdickt wird.*

Sowohl der Primärherd als auch die Veränderungen der Abflußwege und der regionären Lymphknoten gehören zur Charakteristik der primären tuberkulösen Infektion, wie es noch im Jahre 1876 von PARROT festgestellt wurde. Nach PARROT können nur solche tuberkulöse Veränderungen als primäre betrachtet werden, wo die tuberkulösen Veränderungen der regionären Lymphknoten nachweisbar sind. Diese Feststellung wird das „PARROTsche *Gesetz*" genannt. Das PARROTsche Gesetz ist für alle primären tuberkulösen Infektionen gültig, es müssen also sowohl bei der primären tuberkulösen Infektion der Mandeln, wie auch der Gedärme und der Haut usw. die regionären Lymphknoten immer tuberkulös verändert sein. RANKE hat die primären tuberkulösen Veränderungen, die Veränderungen der Lymphabflußwege sowie die Veränderungen der regionären Lymphknoten als eine pathologische Einheit aufgefaßt und mit dem treffenden Namen „*Primärkomplex*" bezeichnet.

Die Entwicklung des Primärkomplexes erfolgt im Organismus so lange symptomlos, bis der Organismus gegen die Tuberkuloproteine *nicht überempfindlich wird*. Den Mechanismus der Entwicklung der Überempfindlichkeit kennen wir noch nicht genau, soviel ist aber sicher, daß die erste anatomische Veränderung, welche auf eine bestehende Überempfindlichkeit hinweist, *das Erscheinen der Nekrose ist*. Diese Nekrose wird wahrscheinlich durch die Tuberkuloproteine verursacht, wofür auch der Umstand spricht, daß beim Einverleiben einer größeren Menge von Tuberkuloproteinen in den überempfindlich gewordenen Organismus, an der Stelle des Einverleibens (z. B. beim Einspritzen einer starken Tuberkulinlösung in die Haut), eine starke Entzündung und danach eine Nekrose entsteht. Wir wissen aber noch nicht, ob zum Freiwerden der Tuberkuloproteine die Tuberkelbacillen zuerst zugrunde gehen müssen oder nicht, soviel ist aber sicher, daß vor dem Auftreten der Nekrose noch sehr viele Tuberkelbacillen vorhanden sind, welche nach der Nekrose aus den nekrotisierten Stellen meist bald verschwinden. Die freigewordenen Tuberkuloproteine gelangen noch vor der Ausbildung der Nekrose auch in die benachbarten Lungenalveolen, wo sie eine Entzündung verursachen, welche von SCHMINCKE „*perifokale Entzündung*" genannt wurde. RANKE hat dieser perifokalen Entzündung eine große Rolle zugeschrieben und man hat später geglaubt, daß diese perifokale Entzündung so stark sein kann, daß ganze Lungenlappen angegriffen werden können, auch dann, wenn der Primärherd selbst nur erbsen- oder bohnengroß ist. Heute wissen wir, daß dies nicht der Fall sein kann, da zwar um die Primärherde tatsächlich bacillenfreie perifokale Entzündungen entstehen können, sie erreichen aber nie solch eine Größe, wie sie ihnen früher zugemutet wurde, *indem sie meist nur mikroskopisch erkennbare Veränderungen bedeuten*.

Ähnliche Prozesse spielen sich auch in den *regionären Lymphknoten* ab. Die Tuberkelbacillen finden in den Lymphknoten für ihr weiteres Wachstum einen besonders guten Boden, deswegen vermehren sie sich hier besonders stark, wodurch auch die Veränderungen viel ausgeprägter sind: die Lymphknoten vergrößern sich bedeutend („markige Schwellung") und auch die Verkäsung ist in den Lymphknoten meistens viel ausgeprägter als in dem Primärherd.

Je größer die Überempfindlichkeit ist, desto ausgeprägter sind auch ihre klinischen und pathologisch-anatomischen Folgen, je kleiner sie ist, desto weniger ausgeprägt sind auch die klinischen Symptome (oder fehlen dieselben auch vollkommen), desto kleiner sind aber auch die anatomischen Veränderungen. In diesen Fällen ist die Nekrose, also die Verkäsung, sehr klein und es entwickeln sich fast nur Epitheloidzellen und Riesenzellen, also kleine Tuberkel ohne ausgeprägte zentrale Nekrose. Es ist sehr wahrscheinlich, daß in diesen Fällen auch die Zahl der die Infektion bewirkenden Tuberkelbacillen kleiner war. Wir sehen also, daß auch bei der Spontaninfektion des Menschen aus dem Charakter der pathologisch-anatomischen Veränderungen gewissermaßen auf *die Zahl der Bacillen gefolgert werden kann*. *Deswegen kann die Zahl der Tuberkelbacillen auch bei der Spontaninfektion der Menschen nicht vernachlässigt werden*, wie es BRUNO LANGE glaubte. Tierexperimente zeigen eindeutig, daß je größer die Zahl der Tuberkelbacillen ist, desto größer auch die Überempfindlichkeit und so auch die Nekrose ist. Es müssen aber hier auch alle *anderen* Faktoren berücksichtigt werden, so auch die *angeborene Resistenz*, welche die Vermehrung der Tuberkelbacillen hemmt, wodurch die Entwicklung einer zu starken Überempfindlichkeit gehindert wird.

Die Nekrose geht später in *Verkäsung* über. Das Wesen der Verkäsung ist noch nicht klar. Dieselbe ist keinesfalls eine Austrocknung, wie man es früher glaubte, im Gegenteil benötigen die verkäsenden Organe viel Wasser, deshalb vergrößern sie sich vor der Verkäsung, wie es bei der Verkäsung der Lymphknoten, der Nieren, der Hoden und Nebenhoden immer feststellbar ist (BUDAY). Bei jenen Prozessen, *bei welchen die mononuklearen Zellen eine große Rolle spielen*, wie z. B. bei Typus abdominalis, bei der „Lipoidzellenpneumonie", bei der Tularämie und bei den zwei chronischen Infektionskrankheiten, bei der Syphilis und bei der Tuberkulose, kommt *keine Proteolyse* der nekrotisierten Zellen vor, sondern nur eine gewisse Autolyse, welche Verkäsung genannt wird. Es ist noch nicht entschieden, ob die Monocyten eine geringere proteolytische Fähigkeit haben als die polymorphonuklearen Leukocyten oder ob in diesen Fällen solche Substanzen vorhanden sind, welche eine größere Proteolyse verhindern.

Bei der Erkrankung der regionären Lymphknoten kommt es sehr selten vor, daß nur *ein* Lymphknoten erkrankt. Es erkranken immer mehrere, und zwar die dem Primärherd näher liegenden stärker, die weiter liegenden weniger. Es kommt aber vor, daß nach einigen geringere Veränderungen zeigenden Lymphknoten ein stark vergrößerter und verkäster, vielleicht sogar verflüssigter Lymphknoten gefunden wird, solche unregelmäßige *„Aussprünge"* kommen also vor.

Es bestehen zwischen den Lymphknoten auch *seitliche Verbindungen*, so können z. B. bei der Erkrankung der linksseitigen Lymphknoten auch die rechtsseitigen, besonders die paratrachealen Lymphknoten, erkranken (mit der Normalanatomie der Lymphknoten werden wir uns später noch ausführlich befassen). *Besonders viel Lymphknoten erkranken im Säuglings- und Kleinkindesalter, welche in diesem Alter auch die größte Verkäsung zeigen.* Diese Tendenz der Lymphknoten hängt wahrscheinlich mit der angeborenen verminderten Resistenz der Säuglinge und Kleinkinder zusammen, *sie ist also durch das Alter bedingt.*

Die Primärherde können *verschiedene Größen* erreichen, sie können stecknadelkopfgroß bleiben, meistens erreichen sie aber *Erbsengröße*, sie können aber auch noch größer werden, *haselnuß-, hühnerei-*, sogar *mandarinengroß* (GHON). Der frische Primärherd ist meistens *keilförmig*, später nimmt er meistens eine *Kugelform* an.

Nach den Untersuchungen der verschiedenen Pathologen (GHON-WINTERNITZ, HESSE, PUHL, LANGE, BLUMENBERG) kommen die Primärherde in den einzelnen Lungenlappen im folgenden Prozentsatz vor:

In dem rechten Oberlappen   in 30%
in dem linken Oberlappen   in 25%
in dem rechten Mittellappen   in 8%
in dem rechten Unterlappen   in 19%
in dem linken Unterlappen   in 18%.

Die meisten Primärherde kommen also in den beiden *Oberlappen* vor, dann kommen die beiden *Unterlappen*, am seltensten kommen die Primärherde in dem rechten *Mittellappen* vor. Es ist sehr interessant, daß trotzdem, Primärherde in dem rechten Mittellappen sehr selten vorkommen, epituberkulotische Veränderungen darin relativ oft beobachtet werden, mindestens viel öfter als in den Unterlappen. In diesen Fällen liegt aber, nach unseren Beobachtungen, der Primärherd meist nicht in dem Mittellappen, sondern irgendwo anders.

Meist kommt in den Lungen nur *ein Primärherd* vor, nur in 5 bis 10% der Fälle finden wir mehrere Primärherde. GHON und WINTERNITZ fanden in ihrem sehr großen Sektionsmaterial nur in 4 bis 6% der Fälle doppelte Primärherde. Es können natürlich auch noch mehr Primärherde vorkommen, diese sind aber noch größere Raritäten. Mehrere Primärherde kommen dann vor, wenn bei der Infektion die Tuberkelbacillen gleichzeitig in verschiedene Lungenteile gelangen, dort haftenbleiben und jede Infektion eine Primärherdbildung verursacht. Es können mehrere Primärherde aber auch so entstehen, daß die Infektion nicht nur einmal, sondern öfter, vielleicht kontinuierlich, erfolgt. In diesen Fällen entstehen auch mehrere Primärherde, welche dann verschiedenen Alters sind. Primärherde können aber nur so lange entstehen, bis der Organismus gegen die Tuberkelbacillen *nicht überempfindlich geworden ist*, von dieser Zeit an entwickelt sich eine *erworbene Resistenz*, welche die Bildung neuer Primärherde verhindert.

Wir können uns aber vorstellen, daß später, nach völliger Inaktivierung des Primärkomplexes, die erworbene Resistenz des Organismus so stark sinkt, daß bei einer neuen tuberkulösen Infektion *ein neuer Primärherd entsteht*. Über solche neu entstandenen Primärherde berichtete im Jahre 1940 TERPLAN, diese Fälle sind aber nicht klar genug. Nach unseren bisherigen Kenntnissen sind solche neu entstandenen Primärherde große Raritäten. Es ist kaum zu erwarten, daß solche Fälle im Kindesalter vorkommen sollen, hingegen ist es nicht sicher, ob solche Fälle *im Greisenalter so große Raritäten wären*. Es ist heute schon gut bekannt, daß bei älteren Individuen sehr oft Krankheitsprozesse zu finden sind, welche für die kindliche Lungentuberkulose charakteristisch sind. So kommen bei alten Leuten sehr oft käseöse Pneumonien, Bronchusperforationen, hämatogene Metastasen vor, es kommt z. B. die Miliartuberkulose unter diesen alten Individuen öfters vor als bei den Erwachsenen zwischen 25 bis 50 Jahren. *Verkäsungen der endothorakalen Lymphknoten werden immer öfter erwähnt*. Alle diese Erscheinungen schließen die Möglichkeit überhaupt nicht aus, daß diese Krankheitsprozesse aus neu entstandenen Primärherden stammen. Weitere Untersuchungen in dieser Richtung werden noch viel Interessantes zeigen.

Es muß sich die tuberkulöse Infektion jedoch nicht auf die Lungen beschränken, *es können neben den Lungen gleichzeitig auch andere Organe*, so z. B. die Mandeln, die Gedärme, das Mittelohr usw., *erkranken*, wodurch natürlich in all diesen Organen Primärherde mit Veränderungen der entsprechenden regionären Lymphknoten entstehen. Besonders auffallend waren in dieser Hinsicht die Lübecker Erfahrungen. *In Lübeck konnten in 50% der Fälle in zwei und in 30% der Fälle in drei Organen gleichzeitig Primärherde gefunden werden*. Die tuberkulöse Infektion der Neugeborenen erfolgte in Lübeck natürlich unter außergewöhnlichen Verhältnissen, worüber wir noch bei Besprechung der Tuberkulose der Abdominalorgane ausführlicher berichten werden, *wir glauben aber, daß gleichzeitige Infektionen mehrerer Organe auch bei Spontaninfektionen der Kinder viel öfter vorkommen, als wir es bisher glaubten*. So berichtete BUDAY im Jahre 1938 über ein dreijähriges Mädchen, welches an Keuchhustenpneumonie starb und bei welchem bei der Sektion sowohl in der Lunge wie auch im Rachen und im Dünndarm verkalkte Primärkomplexe — *insgesamt drei* — gefunden wurden. *Diese Frage muß, unseres Erachtens nach, in Zukunft noch viel eingehender studiert werden, als es bisher geschah*. Wie oft sehen wir z. B. bei der Sektion neben Lungenveränderungen auch starke Verkäsungen der retroperitonealen Lymphknoten. Damals begnügten wir uns mit der bequemen Diagnose der „hämatogenen Metastase". *Heute können wir uns bei gleichzeitiger Erkrankung der Halslymphknoten und der Lungen fast keine andere Möglichkeit vorstellen, als daß es sich hier um zwei primäre Erkrankungen handelt, welche gleichzeitig entstanden*.

Es wurde schon erwähnt, daß die Primärherde meistens *subpleural* entstehen. So kann es bei der Sektion öfters beobachtet werden, daß der Primärherd sich in die benachbarte Pleura beinahe hineinwölbt, die Pleura costalis in der Umgebung *entzündet* und dieselbe *mit Fibrin belegt ist*. Diese zirkumskripte Pleuritis costalis ist diagnostisch sehr wichtig, da sie röntgenologisch erkennbar ist, wodurch der Primärherd lokalisiert werden kann.

Schon während der Entwicklung des Primärkomplexes gelangen Tuberkelbacillen in den *Blutstrom*, entweder durch Verletzung der Blutgefäße oder durch den Lymphstrom. In diesen Fällen können in verschiedenen Organen ganz kleine

Tuberkel entstehen, welche später meist spurlos resorbiert werden. In einigen Fällen bleiben aber die Bacillen am Leben und verursachen später progressive Prozesse.

Der Primärherd heilt entweder aus oder er zerfällt. Glücklicherweise kommt die Heilung viel öfter vor, *so daß bei dem Primärherd die Heilung die Regel und der Zerfall die Ausnahme ist.*

Besprechen wir zuerst die Heilung. Hört die Vermehrung der Tuberkelbacillen in dem Primärherd auf oder gehen sie in den zentral nekrotisierten Partien zugrunde, so hört auch das Weiterwachstum des Primärherdes auf und es beginnt seine *Einkapselung*, welche folgendermaßen vor sich geht: Im Beginn erscheinen *argyrophile Fasern*, welche aus den *Epitheloidzellen* stammen. Diese verwandeln sich später *in kollagene Fasern*. Aus diesen Fasern entsteht eine grauweiße *Bindegewebskapsel*, welche die pathologisch veränderten Stellen umfaßt. Es sollen nach ASCHOFF und PUHL eigentlich *zwei Kapseln* entstehen, eine innere spezifische und eine äußere nichtspezifische. Letztere soll aus einem Lymphocytenwall bestehen, welcher aus der perifokalen Entzündung stammt und sich später in Granulationsgewebe umwandelt. BEITZKE behauptet aber, daß er diese zweite Kapsel nicht immer finden konnte. Parallel mit der Ausbildung der Bindegewebskapsel wird der Primärherd immer *kleiner* und nimmt eine *kugelförmige Gestalt* an. Die zentral verkästen Partien des Primärherdes werden immer *dicker*, später erscheinen in diesen verkästen Stellen *Kalkflecken*. Der Mechanismus der Verkalkung ist noch nicht genügend geklärt, soviel ist sicher, daß die chemische Zusammensetzung der Kalksalze der Zusammensetzung der Kalksalze in den Knochen entspricht. Weiterhin ist es sicher, *daß Verkalkung im Kindesalter viel öfter vorkommt als im Erwachsenenalter.* RICH glaubt, daß darin der *viel größere Phosphorgehalt des kindlichen Blutplasmas* eine wichtige Rolle spielt, dabei soll auch die vermehrte Tätigkeit der *Glandulae parathyreoidae* berücksichtigt werden, da bei vermehrter Tätigkeit dieser Drüsen die Kalkablagerung in den Geweben viel intensiver ist als sonst.

Die Kalkflecken werden später immer *intensiver*, am Ende wandelt sich der ganze Primärherd in eine homogene verkalkte Masse um, dabei wird der Primärherd immer kleiner, bis schließlich nur ein rundes homogenes *„projektilartiges"* Gebilde übrigbleibt (WALLGREN). Der verkalkte Primärherd kann später vollkommen *verknöchern*.

Die Verkalkung kann sehr schnell eintreten, so konnte SCHÜRMANN bei der Sektion der Lübecker Säuglinge schon nach 58 Tagen Spuren der Verkalkung feststellen. Dazu aber, daß die Verkalkung auch auf den Röntgenbildern wahrnehmbar werde, ist eine viel längere Zeit nötig, mindestens einige Monate. Darüber werden wir noch später ausführlicher berichten. *Die Verkalkung bedeutet aber keineswegs, daß der Primärherd jetzt schon völlig harmlos ist.* Es wurde, besonders von HÜBSCHMANN und seiner Schule, nachgewiesen, daß *Tuberkelbacillen in den verkalkten Primärherden noch jahrelang leben können,* sie können später sogar einen neuen Herd bilden. So entsteht an der Stelle des Primärherdes ein „Reinfektionsherd", welcher den Ausgangspunkt eines Lungenprozesses bilden kann. HAMBURGER und SCHWENK beobachteten solche aus den verkalkten Primärherden entstandene Lungenprozesse bei älteren Kindern.

Der verkalkte Primärherd kann jahrelang auf dem Röntgenbilde sichtbar bleiben, später kann er vollkommen *verschwinden* (BRÜGGER, HARMS, PRIESEL, PEISER). In diesen Fällen wurde der Primärherd vollkommen *resorbiert.* Nach BEITZKE dringen in diesen Fällen aus der Bindegewebskapsel zahlreiche Bindegewebsstränge in den verkalkten Primärkomplex, welche die verkalkten Massen *zersplittern*, wonach diese Splitter aufgesaugt werden. Ist der Prozeß beendet, so bleibt an der Stelle des verkalkten Primärherdes *nur Bindegewebe zurück*. Nach BEITZKE kann diese Zersplitterung und Aufsaugung nur dann erfolgen, wenn in dem Primärherd die Tuberkelbacillen schon zugrunde gegangen sind, deswegen können wir eigentlich nur dann von einer *biologischen und anatomischen Heilung des Primärherdes sprechen, wenn der verkalkte Primärherd vollkommen verschwindet und seine Stelle durch Bindegewebe ersetzt wird*.

Parallel mit der Heilung des Primärherdes heilen *auch die anderen Teile des Primärkomplexes, also die Lymphwege und die regionären Lymphknoten aus*. Die Wände der Lymphwege zeigen eine bindegewebige Vermehrung, wodurch sie sich verdicken. Da die Lymphgefäße periarteriell und peribronchial verlaufen, entwickelt sich eine bindegewebige Vermehrung dieser Teile (Periarteritis et Peribronchitis fibrosa). Diese Verdickung ist auch im Röntgenbilde ersichtlich, besonders in Form von Schattensträngen, welche sich von dem Primärherd in die Hilusgegend ziehen.

Dieselben Heilungsprozesse spielen sich auch in den regionären Lymphknoten ab. Es wurde schon erwähnt, daß die Veränderungen der regionären Lymphknoten meistens viel ausgeprägter sind, als die Veränderungen in den Lungen selbst. *Deswegen ist die Vergrößerung und Verkäsung der Lymphknoten immer sehr ausgeprägt*. Auch in den Lymphknoten entwickelt sich eine Bindegewebskapsel, welche die krankhaft veränderten Partien umgibt. Da die Verkäsung in den Lymphknoten meist sehr ausgeprägt ist, so ist auch die Verkalkung sehr ausgeprägt und intensiv. Auch der verkalkte Lymphknoten schrumpft, und endlich bleibt von dem pathologisch veränderten Lymphknoten nur ein geschrumpftes, verkalktes Knötchen zurück.

Es wurde schon bei der Beschreibung des Primärherdes erwähnt, daß *an der benachbarten Pleura costalis sehr oft eine zirkumskripte Entzündung entsteht*, welche hauptsächlich Fibrinauflagerungen enthält und von wichtiger röntgenologischer Bedeutung ist. Solche zirkumskripte pleurale Veränderungen kommen auch in der Nachbarschaft der regionären Lymphknoten vor, besonders an der *Pleura interlobaris*, aber auch an der *Pleura mediastinalis*, da die im Mediastinum liegenden und pathologisch veränderten Lymphknoten auch an der Pleura mediastinalis zirkumskripte Veränderungen hervorrufen. Diese zirkumskripten pleuralen Veränderungen sind von großer röntgendiagnostischer Bedeutung, deswegen werden sie bei der Besprechung der Röntgendiagnostik der endothorakalen Lymphknoten ausführlich behandelt, es kommt nämlich sehr oft vor, daß am Röntgenbilde weder der Primärherd noch die endothorakalen Lymphknoten sichtbar sind und *nur die zirkumskripten pleuralen Veränderungen es verraten, daß in ihrer Nähe sich krankhafte Prozesse abspielen*.

Die tuberkulöse Infektion ist im Kindesalter eigentlich *ein gutartiger Prozeß* und, abgesehen vom Säuglings- und in gewissem Grade vom Kleinkindesalter, heilen die krankhaften Veränderungen meistens aus. Wir haben es schon erwähnt, daß die Heilung die Regel und die Progression die Ausnahme ist. Solche Ausnahmen kommen aber vor, deswegen müssen wir uns auch mit diesen befassen.

Wenn die Zahl der Tuberkelbacillen zu groß ist, oder wenn der Organismus nur eine geringe angeborene Resistenz besitzt, oder wenn sich keine genügende erworbene Resistenz entwickelte, wird der Primärherd nicht entsprechend eingekapselt und *wächst weiter fort*. In diesem Fall ist auch die Verkäsung sehr groß und ein Teil der verkästen Partien verfällt *einem proteolytischen Prozeß*, wodurch dieser Teil verflüssigt wird. Den Mechanismus der Verflüssigung kennen wir noch nicht, soviel ist aber sicher, daß die verflüssigten Partien *sehr viele Tuberkelbacillen enthalten*. Es wurde schon erwähnt, daß nach der Verkäsung die Tuberkelbacillen aus den verkästen Partien meist verschwinden, vielleicht weil sie sich dort einen schlechten Nährboden schufen. In jenen Teilen der verkästen Partien dagegen, welche sich verflüssigen, sind sehr viele Tuberkelbacillen vorhanden. Wir wissen es noch nicht, ob sie vor oder nach der Verflüssigung erscheinen, Tatsache ist, daß sie dort sind. Die Verflüssigung ist *sehr gefährlich*, da das verflüssigte Material sehr leicht in die Bronchien einbrechen kann, wodurch sowohl der Organismus selbst, wie auch die Außenwelt stark gefährdet wird. Der Organismus dadurch, daß das verflüssigte Material mit seinen zahlreichen Tuberkelbacillen in verschiedene Lungenteile zerstreut werden kann, wodurch sehr leicht bronchogene Metastasen entstehen. Die Außenwelt wird durch das bacillenreiche Sputum gefährdet. Bricht das verflüssigte Material in einen Bronchus ein, so bleibt an der entleerten Stelle eine Höhle zurück, welche *Primärkaverne* genannt wird. Bricht das verflüssigte Material in die Mitte eines größeren Bronchus ein, so werden die eingebrochenen Massen in die mit dem Bronchus kommunizierenden Alveolen *retrograd aspiriert, wodurch eine keilförmige kaseöse Pneumonie entsteht*. Dieses keilartige Gebiet entspricht dem durch den Bronchus versehenen *Lungensegmente*. Einige Teile dieses Gebietes können später auch verflüssigen, wodurch nebeneinander mehrere Kavernen entstehen können. *Je jünger die Kinder sind, desto größer ist die Verkäsung und auch die Verflüssigung*. Es können sich bei jungen Säuglingen ganze Lungenlappen in eine riesige Kaverne umwandeln, dabei entstehen auch in den bronchogenen Metastasen neue Kavernen, wodurch die ganze Lunge mit diesen käsigen, verflüssigten Herden erfüllt ist. Diesen Prozeß nennen wir *Primärphthise*.

Wie bei der Phthise der Erwachsenen, so kann es auch bei der Phthise der Säuglinge und Kleinkinder vorkommen, daß der destruierende Prozeß auch die Wände der *Blutgefäße* arrodiert, wodurch *Blutungen* entstehen. Die Lungenblutung ist im Säuglings- und Kleinkindesalter immer ein sehr ernstes Zeichen, da sie einen stark progredienten Prozeß bedeutet. Der kaseöse Prozeß kann auch in den *Pleuraraum* einbrechen, wodurch dort ein *Pyopneumothorax* entsteht, welcher das tragische Ende sehr beschleunigt.

Es ist nach dem Gesagten ersichtlich, daß der Zerfall des Primärherdes meist eine schlechte Prognose bedeutet. Meist, aber nicht immer! Sehr viel hängt von dem Alter des Kindes ab. Je jünger die Kinder sind, desto schlechter ist auch die Prognose. In unserer Abteilung im Weißen-Kreuz-Kinderspital kamen in den Jahren 1932 bis 1944 insgesamt 34 Fälle von Primärphthise zur Sektion. Die Altersverteilung unserer Fälle war die folgende:

    0 bis 1 Jahr alt waren 26 bis 76,4%
    1 ,,   2 Jahre   ,,   ,,   5 ,, 14,7%
    2 ,,   3   ,,   ,,   ,,   3 ,,   8,8%
    3 ,, 15   ,,   ,,   ,,   0%

Es ist ersichtlich, daß in überwiegender Mehrzahl *die Säuglinge der Primärphthise erlagen*, dagegen kam von unserem Krankenmaterial kein einziges Kind, welches älter war als 3 Jahre, wegen Primärphthise zur Sektion. Dies bedeutet aber noch nicht, daß Primärkavernen oder Primärphthise bei älteren Kindern nicht vorkommen können, sie kommen nur viel seltener vor und heilen meistens aus (KLARE, SIMON, WALLGREN, DUKEN, VIETHEN usw.).

Hier soll bemerkt werden, daß es sehr oft vorkommt, daß zwar der phthisische Prozeß schon voll ausgebildet ist, die Todesursache hingegen eine schnell auftretende *Miliartuberkulose* oder *Meningitis tuberkulosa* ist. Diese zwei Krankheitsbilder können bei diesen schweren Prozessen in jedem Moment entstehen, wodurch das letale Ende beschleunigt wird.

Der Primärherd braucht nicht immer gleich nach der ersten Ansteckung zu zerfallen. Es kommt vor, daß derselbe schon in Heilung begriffen ist und plötzlich ein *Aufflammen* des Primärherdes auftritt, wodurch der schon teilweise eingekapselte Primärherd zerfällt und die Bildung einer Phthise verursacht. Ein solches Aufflammen kommt besonders nach *Masern* und anderen *Infektionskrankheiten*, aber auch nach gewöhnlichen *Erkältungskrankheiten* vor, glücklicherweise sind dies aber Seltenheiten. Je jünger der Primärkomplex ist, desto eher können solche interkurrente Krankheiten ungünstig wirken. Bei älteren tuberkulösen Prozessen kommt ein solches Aufflammen des Prozesses sehr selten vor. Die Prognose derselben ist auch meist nur im Säuglingsalter schlecht, sonst ist sie gut, da auch die Folgen dieses Aufflammens mit der Zeit meist ausheilen.

Der Erfolg der Progression in den endothorakalen Lymphknoten besteht meist darin, daß die stark verkästen Lymphknoten zuerst mit ihrer Umgebung verwachsen, später in die Wände der Bronchien hineinwachsen und endlich in die Lumina *einbrechen*. An den entleerten Stellen bleiben kleinere oder größere Höhlen zurück, welche „*Lymphknotenkavernen*" genannt werden. Früher hielten die Pathologen diese Bronchusperforationen für lebensgefährliche Prozesse, da die eingebrochenen käsigen Massen entweder einen plötzlichen Suffokationstod verursachen oder den Ausgangspunkt einer tödlich endenden Phthise bilden. Diese Auffassung muß aber nach den Ergebnissen unserer Untersuchungen mit KASSAY geändert werden, deswegen müssen wir diese Frage etwas ausführlicher behandeln.

Es ist selbstverständlich, daß die ersten Beschreibungen der Bronchusperforationen von Pathologen stammen, da die ersten Erfahrungen an Leichen gewonnen wurden. Als im Jahre 1843 RILLIET und BARTEZ in ihrem Buche das Krankheitsbild der Bronchusperforation beschrieben, hatten sie aus der Literatur 27 Fälle gesammelt, welche alle Obduktionsbefunde waren. Im Jahre 1878 hat WEIL im bekannten Handbuche von GERHARDT schon über 50 ähnliche Fälle berichtet, alle Fälle wurden aber erst am Sektionstisch diagnostiziert. Über den ersten am Leben gebliebenen Fall berichtete OEKONOMIDES erst im Jahre 1882. EBERT sammelte in seiner Monographie im Jahre 1908 144 Fälle von Bronchialeinbruch aus der Literatur, von welchen nur 9 Fälle (6,2%) am Leben blieben. Im Jahre 1934 fand SCOBIE in den aus der Literatur gesammelten Fällen schon in 20,2% einen günstigen Ausgang. Nach diesen Ergebnissen schien die pessimistische Auffassung der Pathologen vollkommen begründet zu sein. So behauptete BEITZKE im Jahre 1930, daß die Bronchialeinbrüche fast immer tödlich enden, da selbst, wenn der Einbruch keinen sofortigen Erstickungstod verursacht, die eingebrochenen Massen sich in den Lungen zerstreuen und zu einer tödlich endenden bronchogenen Lungentuberkulose führen. Aber auch BEITZKE gibt zu, daß Fälle vorkommen, wo verkalkte Massen in die Bronchien einbrechen und von den Kindern ausgehustet werden. HÜBSCHMANN äußert sich im Jahre 1928 über die Prognose der Bronchialeinbrüche ebenfalls pessimistisch, dagegen behaupteten WEIGERT und GHON schon viel früher, noch im Jahre 1912, daß neben den schwer verlaufenden Fällen auch mittelschwere und sogar gutartige Fälle vorkommen.

Sehr wichtig ist es, zu wissen, wie häufig diese Bronchialeinbrüche vorkommen?

Nach HÜBSCHMANN sollen sie ziemlich *selten* sein, dagegen berichtete GHON, daß er an seinem großen Sektionsmaterial in *17,1% der Fälle Bronchialeinbrüche fand*. DE VELASCO fand im Jahre 1932 im Institut von *Löschke* Bronchialeinbrüche in 18,7% der Fälle. Wir hatten im Weißen-Kreuz-Kinderspital in Budapest in den Jahren 1932 bis 1944 Gelegenheit, insgesamt 79 an Tuberkulose gestorbene Kinder zu sezieren, wobei Bronchialeinbrüche in 9 Fällen (11,3%) festgestellt wurden.

Intensiver beschäftigen wir uns mit der Frage der Bronchusperforationen seit 1939, wobei wir durch unsere röntgenologischen Studien die Wichtigkeit der Bronchusperforationen erkannten. Wir studierten nämlich die „epituberkulotische Infiltrationen" mit Hilfe des *tomographischen Verfahrens* und kamen zu dem Ergebnis, daß diese „Infiltrationen" tatsächlich Atelektasen sind, wie es Rössle im Jahre 1936 feststellte. Wir fanden aber, daß die Bronchien in den atelektatischen Bezirken nicht so sehr verengt, als vielmehr *verstopft* waren. Dies war für uns eine Überraschung, da wir nach den Untersuchungen von Rössle eine Verengung der Bronchien erwarteten. Wir wollten dieser Verstopfung nachgehen und führten in diesen Fällen mit Kassay systematisch *bronchoskopische Untersuchungen* aus und dabei kamen wir zu dem Ergebnis, daß diese Verstopfungen durch Bronchialeinbrüche verursacht waren. Bei weiterer Beobachtung stellten wir fest, daß Bronchialeinbrüche nicht nur bei der Epituberkulose vorkommen, sie sind auch die Ursachen der verschiedenen *Ventilstenosen, der Stenosen der Hauptbronchien* usw. Nach diesen Erfahrungen gingen wir zur genauen pathologisch-anatomischen Untersuchung der Bronchialeinbrüche über. Zuerst arbeiteten wir mit Kálló, dem Pathologen des St.-Johannes-Hospitals in Budapest, eine Methode aus, um die Bronchusperforationen besser studieren zu können. Es zeigte sich, wie es schon am Beginn dieses Kapitels erwähnt wurde, daß zur Untersuchung der Bronchusperforationen die frisch herausgenommenen Lungenpräparate die geeignetsten sind. Es müssen aber die Trachea und alle Bronchien *mit der Schere vorsichtig eröffnet werden*, um die Ergebnisse gut studieren zu können. Unter mit solcher Technik untersuchten 17 Fällen von kindlicher Lungentuberkulose stellten wir in 8 Fällen, das heißt *in 47,1% der Fälle, Bronchialeinbrüche fest*. Dieser Prozentsatz ist viel höher, als jeder bisher in der Literatur veröffentlichte. Es ist sicher, daß dieses Ergebnis einstweilen nur auf einer geringen Zahl von Untersuchungen beruht, wir glauben aber, daß größere Abweichungen sich auch später nicht ergeben werden. Die Ursache dieses hohen Prozentsatzes ist unserer Meinung nach in der sorgfältigen Technik zu suchen, da das Erkennen der Bronchialeinbrüche *auch auf dem Sektionstisch nicht so einfach ist*. Man findet oft nur eine kleine *Fistel*, wodurch der Inhalt der verkästen Lymphknoten sozusagen *durchsickert*.

Die pathologisch-anatomischen Befunde entsprechen aber nicht der wahren Situation, da die Kinder eigentlich früher sterben, als der Bronchialeinbruch erfolgt. Die Mehrzahl der zur Sektion kommenden Kinder stirbt nämlich an tuberkulöser Meningitis und es ist schon seit den Untersuchungen von Hamburger und Wallgren bekannt, daß die tuberkulöse Meningitis eine der frühesten Komplikationen der primären tuberkulösen Ansteckung ist, da sie in 90% der Fälle 3 bis 6 Monate nach der Entwicklung der Überempfindlichkeit entsteht. Wir werden im klinischen Teil noch sehen, daß der Bronchialeinbruch normal etwas später erfolgt und höchstens bei ganz jungen Säuglingen etwas früher vorkommt, so daß wir beinahe sagen können, daß, wenn die Kinder nicht an tuberkulöser Meningitis gestorben wären, bei ihnen meist ein Bronchialeinbruch aufgetreten wäre. Bei jenen Kindern dagegen, welche an einer chronischen Form der Tuberkulose sterben (chronische Miliartuberkulose, Peritonitis tbk. usw.), finden wir fast regelmäßig verschiedene Zeichen des Bronchialeinbruches.

An unserem Sektionsmaterial aus dem Weißen-Kreuz-Kinderspital aus den Jahren 1932 bis 1944, wo die Fälle noch nicht so gründlich untersucht wurden, fanden wir in 8 Fällen Bronchialeinbruch. An unserem jetzigen Material im

St.-Johannes-Hospital fanden wir in den Jahren 1944 bis 1946 in 8 Fällen Bronchialeinbruch. Der Primärherd selbst brach in 3 Fällen in die Bronchien ein, in einem Falle brach neben dem Primärherd noch ein Bifurkationslymphknoten in einen Hauptbronchus ein. In 2 Fällen perforierten 2 Lymphknoten. *Es kam also in 17,6% unserer Fälle ein doppelter Bronchialeinbruch vor.*

Bei der Sektion unserer Fälle legten wir großes Gewicht auf die sorgfältige Beobachtung *der Folgen des Bronchialeinbruches*. Diese Folgen kommen überhaupt nicht so oft vor, wie es früher vermutet wurde. So fanden wir bei der Sektion von 5 unter 8 Fällen nach erfolgtem Bronchialeinbruch gar keine pathologisch-anatomische Zeichen einer Weiterverbreitung der Tuberkulose, was soviel bedeutet, daß der Bronchialeinbruch *in 62,5% unserer Fälle ohne irgendwelche Folgen verlief*. Bei den übrigen 3 Fällen trat in einem Falle eine käsige Pneumonie auf und in 2 Fällen entstand eine bronchogene Streuung. Aber auch diese Veränderungen waren nicht so schwer, daß sie eine Heilung ausschlossen. Wir werden später noch sehen, daß die Heilung der kaseösen Pneumonien nach Bronchialeinbruch *überhaupt keine Seltenheit ist*, sie kann beinahe als Regel betrachtet werden. Unsere Zahlen sind bisher natürlich noch sehr klein und bedeuten vorerst nur Richtlinien. *Soviel können wir aber schon feststellen, daß die Prognose der Bronchialeinbrüche überhaupt nicht so schlecht ist, wie man es im allgemeinen glaubt.*

Früher hat man bei den bronchoskopischen Untersuchungen sehr viel über die *Vorwölbung der Lymphknoten* gesprochen und ihr bei den Bronchostenosen eine sehr große Rolle zugeschrieben. Solche sich vorwölbende Lymphknoten können bei der Sektion der an Tuberkulose gestorbenen Kinder sehr oft beobachtet werden, besonders wenn die Sektion mit der obenerwähnten Technik vorgenommen wird. Die sich vorwölbenden Lymphknoten verwachsen mit der Wand des Bronchus und schieben die Schleimhaut der Bronchien gegen die Innenseite vor. Diese Vorwölbungen kommen also nur dann vor, wenn der Lymphknoten in die Wand des Bronchus schon eingewachsen ist und seine Wand, wenigstens teilweise, zerstört hat, so daß diese Vorwölbung eigentlich *als ein Vorspiel des Bronchialeinbruches betrachtet werden kann*. Dies beweist, daß der zum Einbruch bereite gelbe, käsige Inhalt des Lymphknotens durch die Schleimhaut des Bronchus durchschimmert. *Die endothorakalen Lymphknoten benehmen sich also beinahe vollkommen so wie die Lymphknoten des Halses, welche mit der Haut verwachsen und sie solange zerstören, bis sie ihren käsigen Inhalt nach außen entleeren können.* Derselbe Prozeß spielt sich auch bei den *Kavernen und Lungenabszessen ab*, der Organismus bemüht sich, diese nekrotisierten Teile loszuwerden. Auch die endothorakalen Lymphknoten werden durch die Bronchialeinbrüche von ihrem nekrotisierten, also überflüssigen Inhalt befreit.

Zum Verstehen des Mechanismus der Bronchialeinbrüche lieferte ein sehr lehrreiches Beispiel ein Fall, welcher von KÁLLÓ seziert wurde. Es handelte sich um einen 7 Jahre alten Knaben, der bei Tuberkulinreihenuntersuchungen in der Schule tuberkulinpositiv gefunden wurde. Die damalige Röntgenuntersuchung zeigte normale Lungenverhältnisse. Der Knabe fühlte sich ganz wohl und besuchte die Schule. In der Schule bekam er auf einmal plötzlich Schüttelfrost und Kopfschmerzen und wurde nach Hause geschickt. Zu Hause fand ihn der behandelnde Arzt auf Meningitis verdächtig und so wurde er am anderen Tage in ein Spital geschickt, wo Meningitis pneumococcica festgestellt wurde. Der Knabe starb 2 Tage später und wurde von KÁLLÓ seziert. Es handelte sich tatsächlich um eine eitrige Meningitis, sehr interessant war aber die Sektion der Lungen. Es wurde im rechten Unterlappen ein erbsengroßer verkäster, aber schon gut eingekapselter Primärherd gefunden, auch die Lymphknoten entlang des Lymphstromes waren verkäst. Ein Bifurkationslymphknoten rechts war von Kastaniengröße und war mit dem rechten Hauptbronchus verwachsen, worin eine kleine Fistel aus dem Bifurkationslymphknoten führte. Wenn man auf diesen Lymphknoten einen kleinen Druck ausübte, kam ein *pasteartiges Material, wie die Zahnpaste, aus dem Tubus heraus,* welche dem käsigen Inhalt des Lymphknotens entsprach.

Es muß noch einmal betont werden, daß bei dem Kinde vor dem Tode weder die klinischen noch die röntgenologischen Symptome auf eine bestehende Bronchusperforation hinwiesen, das Kind wurde noch zwei Tage vor dem Tode geröntgt, wobei keine pathologischen Veränderungen gefunden wurden, dasselbe starb an einer eitrigen Meningitis, welche mit der Tuberkulose nichts zu tun hatte. *Dieser Fall zeigt sehr klar, wie unbemerkt die Lymphknoten ihren käsigen Inhalt entleeren können.* Wäre das Kind nicht an Meningitis gestorben, so wäre der ganze Entleerungsprozeß unbemerkt verlaufen. *Wir glauben, daß solche symptomenlos verlaufende Bronchialeinbrüche, wo das evakuierte Material nur langsam und in kleiner Menge durch eine kleine Fistel in die Luftwege gelangt, keine Seltenheiten sind, es ist sogar sehr wahrscheinlich, daß sie die Mehrheit der Bronchusperforationen bilden.*

Es können beim Bronchialeinbruch folgende Phasen festgestellt werden: Zuerst verwachsen die verkästen Lymphknoten mit den Nachbarorganen, was soviel bedeutet, daß in der Kapsel des Lymphknotens tuberkulöses Granulationsgewebe erscheint, welches die Nachbarorgane verbindet. So wächst der Lymphknoten auch mit dem Bronchus zusammen. Später wird die Bronchuswand von außen stufenweise zerstört und endlich erscheint das Granulationsgewebe in dem Bronchuslumen. Der käsige Inhalt des Lymphknotens ist anfangs *konsistent, beinahe elastisch,* später zerfällt er zu einer *bröckeligen Masse.* Diese käsige Masse kann manchmal vollkommen *erweichen.* Die Verflüssigung kommt aber bei den endothorakalen Lymphknoten viel seltener vor als z. B. bei den Halslymphknoten.

Der Ausgang des Bronchialeinbruches hängt davon ab, wie groß die Einbruchstelle ist, in welcher Phase der Verkäsung der Einbruch erfolgt und welche Menge in die Bronchien hineingelangt. Das Erscheinen des Granulationsgewebes ist nicht gefährlich, es kann höchstens bei jungen Säuglingen in den engen Bronchien Atelektase oder Ventilstenose verursachen. Wenn der Inhalt des perforierenden Lymphknotens konsistent ist, können große, zum Aushusten weniger geeignete käsige Stücke in die Bronchien gelangen. Diese können sich am leichtesten in der Stimmritze einkeilen, eventuell die Luftröhre und die Bronchien plötzlich so verstopfen, daß dadurch sofortiger *Erstickungstod* eintritt. Älteren Ärzten waren meist nur diese tragischen Fälle bekannt, darum sind sie in den älteren Arbeiten, wie bei Loeb und Ebert, so ausführlich beschrieben. Diese größeren, elastischen, käsigen Stücke sind meist nur als *mechanische Hindernisse* gefährlich, die klinischen Symptome beim Einbruch solcher größerer Stücke gleichen nahezu Fällen von *aspirierten Fremdkörpern,* sie spielen aber in der bronchogenen Verbreitung der Tuberkulose nur eine untergeordnete Rolle. Wenn die käsige Masse bröckelig zerfällt, kann sie beim Einbruch *retrograd aspiriert werden,* wodurch eine keilförmige Atelektase oder eine kaseöse Pneumonie entsteht, welche meist aber auch gutartig ist. Die größte Gefahr besteht beim Aufbrechen eines *verflüssigten Lymphknotens,* da dessen verflüssigte Massen sehr viel Tuberkelbacillen enthalten, wodurch schwere kaseöse Pneumonien und bronchogene Störungen entstehen können. Wir wissen schon, daß die verkästen Stellen bacillenarm sind, deswegen ist das verkäste Material viel weniger gefährlich als das verflüssigte. Glücklicherweise ist der Einbruch von verflüssigtem Material eine Seltenheit und kommt meist bei Säuglingen und Kleinkindern vor. Es kann in diesem Alter öfters vorkommen, daß *sowohl der verflüssigte Primärherd wie auch die verflüssigten Lymphknoten in die Bronchien einbrechen.* In diesen Fällen entwickelt sich natürlich eine tödliche Phthise.

Es können aber nicht nur verkäste, sondern auch *verkalkte Massen* in die Bronchien einbrechen und von den Kindern ausgehustet werden, über solche Fälle haben BEITZKE und FLEISCHNER berichtet. Warum auch verkalkte Lymphknoten einbrechen, wissen wir vorläufig noch nicht. Es ist aber sehr wahrscheinlich, daß diese Lymphknoten schon früher mit den Bronchialwänden verwachsen waren, vielleicht hat sich ein Teil der Lymphknoten schon früher entleert und als die Reste später verkalkten, wurden sie nach gewisser Zeit ausgehustet, vielleicht, weil sie auf die Bronchuswände irgendwie irritierend wirkten.

Wir beschäftigen uns mit der Frage der Bronchusperforationen darum so ausführlich, weil wir diesen patho-physiologischen Weg auch praktisch für sehr wichtig halten. Wir werden nämlich noch im klinischen Teil sehen, daß die Klinik- und Röntgendiagnostik der kindlichen Lungentuberkulose meist nichts anderes als die verschiedenen Phasen dieses patho-physiologischen Prozesses bedeutet.

Die verkästen Lymphknoten können auch in *andere Organe* durchbrechen, solche Fälle kommen aber viel seltener vor als Bronchialeinbrüche. Am häufigsten brechen die Bifurkationslymphknoten noch in den *Ösophagus* ein (es liegen nämlich die Bifurkationslymphknoten unmittelbar auf dem Ösophagus). Der einfache Einbruch in den Ösophagus kann *auch symptomlos erfolgen,* da die Kinder den käsigen Inhalt ohne besondere Beschwerden verschlucken können. *Solche Fälle kommen nach unseren Beobachtungen viel öfter vor, als wir es bisher glaubten,* wir konnten schon bei einigen Sektionen *kleine Fisteln in der Ösophaguswand* beobachten, welche in die mit dem Ösophagus verwachsenen und teilweise entleerten Bifurkationslymphknoten führten. Unser nächstes Ziel ist es, diese Einbrüche in den Ösophagus eingehender zu studieren. In einigen Fällen kann der Einbruch zu *Divertikelbildung* führen, die eine der schwersten Komplikationen ist, indem eine ösophagobronchiale Fistel entstehen kann, welche die Ernährung des Kindes unmöglich macht und zum Tode führt. Die verkästen Lymphknoten können außerdem noch in die *Aorta* und in verschiedene *Blutgefäße* einbrechen, wodurch meist tödliche Blutungen entstehen. Es kommt ziemlich oft vor, daß die vergrößerten Lymphknoten auf die *Vena cava superior einen Druck ausüben,* wodurch in der oberen Körperhälfte eine Zirkulationsstörung entsteht. Das Gesicht wird gedunsen und zyanotisch, die Venen ektatisch. Einen solchen Zustand beobachteten wir bei einem 4 Jahre alten Knaben 2 Monate hindurch, dann brachen die verkästen Lymphknoten wahrscheinlich in die Bronchien ein, da nach typischen klinischen Symptomen des Bronchialeinbruches in dem Zustande des Kindes eine plötzliche Erleichterung auftrat und die Zirkulationsstörung zurückging. Heute wissen wir, daß bei diesen Zuständen die Situation gründlich studiert werden muß, um mit der Bronchoskopie den Einbruch beschleunigen zu können.

Die Lymphknoten können außerdem manchmal auch in den *Pleuraraum,* in das *Pericard* oder in das *Mediastinum* einbrechen. In diesen Fällen entsteht eine tuberkulöse Pleuritis, Pericarditis oder eine Mediastinitis. Brechen die Lymphknoten *gleichzeitig in die Luftwege und in das Mediastinum* ein, so entsteht ein *mediastinales Emphysem,* welches sich meist schnell unter der Haut des Halses oder der Brustwand verbreiten kann.

Hier erwähnen wir noch, daß die verkästen Lymphknoten auf den *Nervus phrenicus* einen so starken Druck ausüben können, daß dadurch eine Zwerchfellähmung entsteht. Dies kommt besonders an der linken Seite vor. Die Zwerchfellähmung kann verschieden lang dauern, schließlich tritt aber meist eine völlige Heilung ein.

Im Anhang an die Bronchialeinbrüche soll auch die pathologische Anatomie der „Epituberkulose" besprochen werden.

Im Jahre 1919 berichtete KLEINSCHMIDT, daß er in den Lungen tuberkulöser Kinder öfters ausgedehnte Röntgenschatten beobachten konnte, welche später spurlos verschwanden. Im Jahre 1920 beschrieben auch ELIASBERG und NEULAND diese ausgedehnten, aber regressionsfähigen, also gutartigen Röntgenschatten und benannten sie *„epituberkulotische Infiltrationen"*. Die Fachliteratur reagierte sofort auf diese Beobachtungen und es begann überall die Forschung nach der „Epituberkulose". Später nannten SIMON und REDEKER diese Schatten *„Infiltrierungen"* und unterschieden eine *„Primärinfiltrierung"*, welche sich um den Primärherd entwickeln soll und eine *„Sekundärinfiltrierung"*, welche meist später um die endothorakalen Lymphknoten entstehen soll. Diese Feststellungen waren aber pathologisch-anatomisch nicht unterstützt, die „Infiltrationen" oder „Infiltrierungen" waren nämlich so gutartig, daß die überwiegende Mehrzahl der Kinder sich binnen kürzerer oder längerer Zeit erholte, bei jenen aber, welche starben, wurden die gefundenen Veränderungen für *„Komplikationen"* gehalten.

Es handelte sich eine lange Zeit hindurch nur *um einen einzigen Fall*, der pathologisch-anatomisch untersucht werden konnte, und zwar um den Fall, welchen RUBINSTEIN im Jahre 1928 beschrieb. Bei einem 6 Jahre alten Mädchen, welches tuberkulinpositiv war, wurde eine „Pleuritis interlobaris exsudativa" diagnostiziert und da das Mädchen hohes Fieber hatte, wurde ein Interlobärempyem angenommen und eine Rippenresektion gemacht. Die Pleuraeröffnung ergab jedoch kein Exsudat, hingegen waren die unteren Partien des Mittellappens bis zum Hilus infiltriert. Es wurde aus diesem Gebiet ein Stückchen ausgeschnitten und die histologische Untersuchung zeigte, daß es sich um eine Bindegewebswucherung mit Epitheloid- und Riesenzellen handelte, dabei wurde in einigen Alveolen desquamiertes Epithel gefunden. Der Pathologe SZTEFKO faßte das ganze histologische Bild als „einen Herd einer tuberkulösen desquamativen Pneumonie auf, die stark ausgesprochene proliferativreparative Erscheinungen aufwies, die in allen Teilen des untersuchten Lungenstückes aufzufinden sind."

Man hat diesen Fall damals überall zitiert, *nur wußte man nicht, was damit anzufangen*, da das histologische Bild überhaupt nicht einer „Infiltrierung" entsprach, sondern viel eher einer in Heilung begriffenen tuberkulösen Pneumonie mit Bindegewebswucherung, mit Epitheloid und Riesenzellen. Das Mädchen, von welchem der Befund stammte, erholte sich später vollkommen und auch der Röntgenschatten verschwand. Es ist interessant, daß SIMON und REDEKER diesen Fall als eine „recht große Seltenheit" betrachteten, trotzdem dies der einzige Fall war, bei welchem damals pathologisch-anatomische Untersuchungen überhaupt vorgenommen wurden.

Später wurden noch in zwei Fällen von Epituberkulose Lungenpunktionen gemacht, und zwar im Falle von GORTER und LIGNAC im Jahre 1931 und im Falle von SPENCE im Jahre 1932. In beiden Fällen wurde käsiges Material mit Tuberkelbacillen gefunden.

Nach 1930 kamen schon mehrere Kliniker und Röntgenologen (JAKOBÄUS, WESTERMARK, WALLGREN, STOLOFF, HENNEL, KOROL, LLOYD, PACKARD, CORYLLOS, FLEISCHNER) zu dem Ergebnis, daß diese „Infiltrationen" sehr oft einer *Atelektase* entsprachen. Einen Wendepunkt bedeutete in dieser Frage die Arbeit von RÖSSLE aus dem Jahre 1936.

In dieser Arbeit beschrieb RÖSSLE 8 Fälle von Epituberkulose. Die pathologisch-anatomischen Veränderungen wurden meist mit den in vivo gemachten

Röntgenbildern verglichen und es stellte sich heraus, *daß die in den Röntgenbildern als Epituberkulose bezeichneten Röntgenschatten bei der Obduktion Atelektasen entsprachen.* Rössle fand, daß in der Mehrzahl der Fälle die Atelektase durch Druck verkäster Lymphknoten auf den Bronchus verursacht wurde, obwohl es manchmal vorgekommen ist, daß der Primärherd selbst durch einen äußeren Druck kleinere Atelektasen verursachen konnte. Rössle unterschied zwei Formen der Epituberkulose.

1. *Die reine Form*, welche unbedingt gutartig ist und wo die Atelektase durch äußeren Druck der verkästen Lymphknoten entsteht.

2. *Die nicht reine Form*, wo die verkästen Lymphknoten in das Lumen der Bronchien einbrechen und diese von innen her versperren. Die Prognose dieser letzteren Form ist nach Rössle keineswegs gutartig, da hier käsige Pneumonien, Kavernen und bronchogene Streuungen entstehen können, welche schon eine viel ernstere Prognose haben und wo eine restlose Ausheilung kaum zu erwarten ist.

Nach Rössle ist bei Fällen von Tuberkulose der endoth. Lymphknoten der Kinder die „reine Form" die Regel, und die „nicht reine Form", also der Bronchialeinbruch, die Ausnahme.

Es ist interessant, daß Rössle, der die wahre Natur der Epituberkulose so klar erkannte, indem er sie als *„die Folge einer mechanischen Sperrung der Bronchiallichtung"* auffaßte, die Ursache dieser „mechanischen Sperrung" sehr großzügig behandelte. Er glaubte nämlich, wie wir sahen, daß die meisten Röntgenschatten durch äußeren Druck der verkästen Lymphknoten entstehen und der Bronchialeinbruch eine Rarität sei. Wenn wir aber die von Rössle selbst beschriebenen 8 Fälle näher betrachten, müssen wir zu einem anderen Ergebnis gelangen. Rössle betont selbst, daß in seinen Fällen Nr. 2 und Nr. 5 die Ursachen der Atelektasien Bronchialeinbrüche waren. Im Fall Nr. 1 handelte es sich nach Rössle um eine ausgeheilte Atelektase. Wenn wir aber die von ihm beigelegten histologischen Schnitte näher betrachten, ist es unverkennbar, daß im Falle Nr. 1 an der lateralen Seite des rechten Hauptbronchus ein ausgeheilter Bronchialeinbruch bestand, da hier die Bronchuswand ebenso zerstört ist, wie es nach Bronchialeinbrüchen der Fall zu sein pflegt. Im Falle Nr. 6 war neben einer Kompressionsatelektase auch eine Atelektase vorhanden, welche durch Einbruch des zerfallenen Primärherdes entstand. Es wurde schon bei unseren pathologisch-anatomischen Untersuchungen erwähnt, daß in 3 unserer Fälle zerfallene Primärherde in die Bronchien einbrachen und atelektatische Veränderungen verursachten. Im Falle Nr. 7 von Rössle handelte es sich um eine Bronchitis tuberkulosa, welche das Bronchuslumen innerlich verstopfte, wodurch kleinere Atelektasien entstanden sind (nach Rössle entsteht auch das Frühinfiltrat nach diesem Mechanismus). Dieser Fall kann also auch nicht zu jenen Fällen gerechnet werden, wo die Atelektase durch äußeren Druck entstand. Fall Nr. 8 können wir in dieser Hinsicht auch nicht als einen reinen Fall betrachten. Wenn wir also die Fälle von Rössle überblicken, so zeigt es sich, daß es eigentlich 6 reine Fälle gibt, darunter bestand in 4 Fällen ein Bronchialeinbruch, also in *66,6%*! Wir sehen also, daß die Bronchialeinbrüche auch in den Fällen von Rössle *keine „Raritäten" waren*, deswegen kann die von Rössle aufgestellte zweite „unreine Form", welche den Bronchialeinbruch bedeuten soll, *vielmehr als Regel denn als Ausnahme betrachtet werden.*

Sehr ausführlich beschäftigte sich Rich mit der Frage der Epituberkulose in seinem schon öfters erwähnten Buche aus dem Jahre 1944. Rich unterscheidet zwei Formen der Epituberkulose:

1. Die pneumonische Form.
2. Die atelektatische Form.

Wie aus der Einteilung ersichtlich, legt RICH das größte Gewicht auf die erste, also auf die „pneumonische Form", welche nach ihm die häufigere sein soll. Unter dieser Form versteht RICH eine gutartige kaseöse Pneumonie, welche meist in Heilung übergeht. Diese kaseöse Pneumonie entsteht dadurch, daß die in das Bronchuslumen eingebrochenen käsigen Massen in die von den Bronchus versorgten Lungenalveolen retrograd aspiriert werden, wodurch in den Alveolen verschiedene Veränderungen entstehen. Es können reine Desquamationspneumonien mit wenigen Tuberkeln, wie im Falle von RUBINSTEIN, oder sehr ausgesprochene käsige Veränderungen entstehen. Sehr viel hängt vom eingebrochenen Material, von der Zahl der Bacillen und von der erworbenen Resistenz ab. Die meisten kaseösen Pneumonien sind aber gutartig und gehen nach gewisser Zeit in Heilung über und es bleibt meist nur eine Bindegewebswucherung mit lokalem Emphysem zurück. RICH konnte bei seinen Routinesektionen in 8 Fällen solche ausgeheilte Epituberkulosen nachweisen.

Die charakteristische Form dieser gutartigen Pneumonie ist eine scharfrandige, keilartige Konsolidation, welche von der Pleura bis zur Hilusgegend zieht. Wo man bei der Sektion diese charakteristische Form findet, soll man sofort an eine Perforation in einen größeren Bronchus und an eine retrograde Aspiration denken. Auch RICH gibt zu, daß diese Veränderungen durch Einbruch des Primärherdes in einen größeren Bronchus entstehen können.

Wie RÖSSLE, so schließt auch RICH die größere Rolle einer *„perifokalen Entzündung"* in diesen Fällen aus, da jene Randinfiltrationen, welche um die Primärherde entstehen, nie so umfangreich sind, daß sie sich z. B. auf einen ganzen Lungenlappen ausdehnen könnten. Übrigens sind diese abacillären Randinfiltrationen entweder grob kugelförmig, oder sie haben eine unregelmäßige Form, sind aber nie keilförmig, wie die oben beschriebenen Einbruchveränderungen. Auch RICH bestätigt die von RÖSSLE betonte Tatsache, *daß der Primärherd öfters überhaupt nicht in dem konsolidierten Bezirke liegt,* die Veränderungen in diesen Fällen also keineswegs „perifokale Entzündungen" um den Primärherd sein konnten.

Es gelang OPPENHEIM im Jahre 1935 und BURKE im Jahre 1940, epituberkulotische Veränderungen auch *experimentell* hervorzurufen. OPPENHEIM spritzte abgetötete, BURKE wenige lebende Bacillen in die Bronchien der Versuchstiere ein, wonach in 2 bis 7 Tagen die charakteristischen Röntgenschatten entstanden, welche mehrere Wochen lang dauerten und sich später lösten. Nach den histologischen Untersuchungen entstand zuerst eine Pneumonie, später erschienen Epitheloid- und Riesenzellen und nachher Tuberkelbildung. Endlich blieb nur eine Bindegewebswucherung mit lokalem Emphysem zurück. Nach dem Verschwinden des Röntgenschattens trat aber nicht immer eine definitive Heilung ein, denn es blieben manchmal noch einige Tuberkel zurück, welche aber am Röntgenbilde unsichtbar waren.

Wir glauben, daß nach dem Gesagten die wahre Natur der Epituberkulose *heute sowohl klinisch und röntgenologisch wie auch pathologisch-anatomisch* genügend geklärt ist.

Es ist interessant, daß sowohl RÖSSLE wie auch RICH für die oben beschriebenen Veränderungen den Namen „Epituberkulose" beibehielten. Als ELIASBERG und NEULAND im Jahre 1920 den Begriff der Epituberkulose schufen, verstanden sie darunter eine chronische Lungenentzündung, welche zwar bei tuberkulösen Prozessen vorkommt, aber nicht spezifisch ist. Sie glaubten, daß es sich um „besonders geartete katarrhalische Pneumonien mit kleinzelligen Exsudaten" handelt. RÖSSLE und RICH behielten den Namen, nur verstanden sie darunter etwas ganz anderes. RÖSSLE erstens Atelektasien, RICH dagegen erstens gutartige kaseöse Pneumonien („resorbing tuberculous pneumonia"), beide wußten aber, daß auch *Mischformen* vorkommen. RÖSSLE und RICH haben wahrscheinlich den Namen darum behalten, weil sie keinen besseren gefunden haben. Nach RÖSSLE soll der Ausdruck „Epituberkulose" beibehalten werden, weil sie Gutartigkeit bedeutet. Wir sind auch nicht klüger, deswegen behalten auch wir den Ausdruck „Epituberkulose", hoffen aber, daß dieser mit der Zeit mit einem dem Wesen entsprechenderen Ausdruck ersetzt wird. Es gibt ohnedies Autoren genug, deren Tätigkeit meist darin besteht, die von anderen Autoren ausgearbeiteten Ergebnisse mit verschiedenen Namen zu versehen.

Wir konnten die Ergebnisse, über welche RICH berichtet, erst nach dem Weltkriege zur Kenntnis nehmen und sahen mit großer Freude, daß unsere isolierten Arbeiten hier in Ungarn der Jahre 1940 bis 1946 fast vollkommen zu demselben Endresultat führten wie die Arbeiten der Autoren in der USA. Wir sind aber in gewisser Hinsicht etwas weitergekommen, weil wir *nicht nur die Frage der Epituberkulose, sondern auch die ganze Frage der Bronchialeinbrüche studierten und dabei kamen wir schon lange zu dem Ergebnis, daß die Epituberkulose nur eine Teilerscheinung in der Frage der Bronchialeinbrüche ist.*

Der Einbruch der verkästen Lymphknoten in die Bronchien zeigt demnach folgende Möglichkeiten: 1. Erfolgt die Entleerung *langsam* und durch *eine kleine Fistel*, so werden die eingebrochenen käsigen Massen ohne besondere klinische Erscheinungen ausgehustet.

2. Ist der Einbruch *größer* und entleeren sich *größere Massen*, so können einige Bronchien noch vor dem Einbruch durch den Druck der eingewachsenen Lymphknoten so zusammengedrückt werden, daß in den entsprechenden Lungenpartien *Atelektasen* entstehen.

3. Die eingebrochenen Massen können die Bronchien für eine Zeit *vollkommen verstopfen*, wodurch auch reine *Atelektasen* entstehen. Ist die Verstopfung *unvollkommen*, so entsteht eine *einfache Bronchusstenose*, wenn die Bronchien *beim Ausatmen verstopft sind, eine Ventilstenose*.

4. Werden die eingebrochenen Massen *retrograd aspiriert*, so können neben den atelektatischen Erscheinungen in den entsprechenden Lungenpartien *verschiedene tuberkulöse Veränderungen entstehen*. In leichteren Fällen dominiert noch die Atelektase und es entwickeln sich *nur hie und da einige Tuberkel* und die Alveolen zeigen nur eine *Desquamationspneumonie*. Werden mehrere Tuberkelbacillen aspiriert, *so treten die tuberkulösen Prozesse mehr in den Vordergrund*, es bilden sich *zahlreiche Tuberkel mit Bindegewebswucherung*, oder es entsteht eine *kaseöse Pneumonie*, welche sich aber zurückbilden kann. Wird *verflüssigtes Material* mit zahlreichen Tuberkelbacillen retrograd aspiriert, so entsteht eine *kaseöse Pneumonie mit Zerfallserscheinungen* und mit *bronchogenen Metastasen* in anderen Lungenpartien.

5. Brechen größere Massen, besonders in die Hauptbronchien oder in die Trachea, ein, so können schwere *Stenoseerscheinungen mit Suffokationstod* entstehen. Der Tod kann auch dadurch eintreten, daß ein größeres käsiges Stückchen beim Husten in der Stimmritze eingekeilt wird.

Wir sehen also, wie viele Möglichkeiten bei den Bronchialeinbrüchen entstehen können, und so wird es noch klarer, was wir in diesem Kapitel schon einmal feststellten, daß *die Klinik- und Röntgendiagnostik der kindlichen Lungentuberkulose größtenteils nichts anderes bedeutet, als die verschiedenen Phasen dieses pathophysiologischen Prozesses.*

Zum Schluß soll noch die Rolle der *Bronchiektasen* besprochen werden. Wir wollen uns aber hier nur mit der Bronchiektasenbildung bei der Epituberkulose befassen, um so mehr, da die Bronchiektasen in einem besonderen Kapitel ausführlich behandelt werden.

Bei der Entstehung der Bronchiektasen unterscheidet BAUER folgende Phasen: 1. *Die Bronchitis superficialis*, den einfachen Schleimkatarrh und stellt diesem 2. die *Bronchitis et Peribronchitis infiltrativa seu deformans* gegenüber, die nun keine restitutio ad integrum mehr ergibt. Auch hierbei gibt es verschiedene Ablaufphasen, nämlich die Bronchitis intramuralis und die Bronchitis ulcerosa. Der entzündliche Prozeß wandert also in die Bronchialwand hinein, schädigt die muskulären und elastischen Elemente, zerstört das Flimmerepithel, das teilweise durch kubisches Epithel, teilweise überhaupt nicht mehr ersetzt wird. Die Peribronchitis geht in Bindegewebsbildung über, die in schrumpfendes Narbengewebe ausläuft. *Schädigung des Wandtonus der Bronchien mit Elastizitätsverlust derselben einerseits und Narbenzug von außen andererseits sind die beiden Momente, die die Bronchiektasenbildung ermöglichen.*

Daß Bronchiektasen bei der kindlichen Lungentuberkulose vorkommen können, wurde schon von RANKE betont, da er bei der „schwieligen Periadenitis" in der Hilusgegend neben Bindegewebswucherung auch kleinere Bronchiektasen beobachten konnte. Diese Beobachtung wurde später von HÜBSCHMANN und PAGEL bestätigt. Bei der Röntgenuntersuchung der Epituberkulose fiel es den Klinikern öfters auf, daß während der Heilung sehr oft auf Bronchiektasen verdächtige Röntgenveränderungen entstanden. Dies hat besonders SIMON und REDEKER betont. Das bei der Heilung der Epituberkulose zurückgebliebene Gebiet wurde von SIMON und REDEKER „*Indurationsfeld*" genannt. Heute wissen wir, wie es schon RÖSSLE betonte, daß dieses Indurationsfeld nichts anderes ist als die Lösungsform der Atelektasen mit zurückgebliebener Bindegewebswucherung. Es fiel aber schon SIMON und REDEKER auf, daß in diesem Indurationsfeld sehr oft kleinere oder größere Bronchiektasen zu finden waren. Daß diese auf Bronchiektasen verdächtigen Röntgenveränderungen tatsächlich Bronchuserweiterungen waren, wurde durch WALLGREN mit Hilfe der Kontrastfüllung der Bronchien bewiesen. *Diese Bronchiektasen sind meist nicht groß, gewöhnlich sind sie zylindrisch und verursachen meist keine klinischen Symptome, sie können oft nur mit Hilfe der Kontrastfüllung entdeckt werden.* Über die *Häufigkeit* der Bronchiektasenbildung bei Epituberkulose berichtete im Jahre 1946 E. M. JONES und ihre Mitarbeiter aus dem Maybury-Sanatorium in Northville; sie konnten 3½ Jahre nach dem Verschwinden der epituberkulotischen Veränderungen in 70% der Fälle mit Hilfe der Kontrastfüllung Bronchiektasen nachweisen! Auch diese Bronchiektasen zeigten keine klinischen Symptome und der Zustand der Kinder war vollkommen gut. Heute ist der Nachweis der Bronchiektasen mit Hilfe des tomographischen Verfahrens sehr leicht und wir werden noch im klinischen Teil sehen, wie oft Bronchiektasen bei unseren Epituberkulosefällen vorgekommen sind.

Je länger die Epituberkulose besteht, desto eher ist mit Bronchiektasenbildung zu rechnen. E. M. JONES und ihre Mitarbeiter stellten fest, daß in jenen Fällen von Epituberkulose, wo die Epituberkulose kürzer als 12 Monate bestand, nur in 11,8% der Fälle Bronchiektasen zu finden waren, in jenen Fällen dagegen, wo die Epituberkulose länger als 12 Monate dauerte, waren Bronchiektasen in 58,8% der Fälle vorhanden.

Wie entstehen diese Bronchiektasen?

Leider ist diese Frage eben pathologisch-anatomisch noch nicht so gründlich ausgearbeitet, daß wir auf dieselbe eine präzise Antwort geben könnten. Es kommen verschiedene Möglichkeiten in Betracht. In jenen Fällen, wo nach dem Bronchialeinbruch eine käseöse Pneumonie entsteht, wo auch in den Bronchien selbst tuberkulöse Prozesse entstehen, ist es selbstverständlich, daß beim Vernichten der Bronchuswand und bei Bindegewebswucherung auch Bronchiektasen entstehen können, wie auch bei anderen tuberkulösen Prozessen die Bildung von Bronchiektasen keine große Seltenheit ist. *Bronchiektasen können aber auch bei rein atelektatischen Prozessen beobachtet werden*, bei solchen Prozessen also, wo tuberkulöse Veränderungen sicher nicht vorhanden sind.

TANNENBERG und PINNER stellten in Tierexperimenten im Jahre 1942 fest, daß zur Bronchiektasenbildung *die Infektion der Bronchien eine Vorbedingung ist*. Wir glauben, daß in der Bildung von Bronchiektasen bei atelektatischen Prozessen *mit demselben Mechanismus zu rechnen ist wie bei Fremdkörperaspirationen, nur in milderer Form*. Es ist bekannt, daß nach Fremdkörperaspirationen, besonders wenn die Bronchien stark verstopft sind, hinter der Verstopfung Pneumonien und Lungenabszesse entstehen und wenn sie glücklicherweise ausheilen, große Bronchiektasen zurückbleiben. Bei der Epituberkulose geht die Verstopfung meist viel langsamer vor sich und ist meist nicht so stark wie bei Fremdkörperaspirationen, besonders bei solchen Fremdkörpern, welche sich erst nach der Aspiration vergrößern, wie z. B. Bohnen usw. Wir werden es noch im klinischen Teil sehen, daß nach Bronchialeinbruch öfter Fieber entsteht, welches nach dem Entfernen der eingebrochenen käsigen Massen sofort aufhört, ebenso wie es nach dem Entfernen der aspirierten Fremdkörper der Fall zu sein pflegt. Hier ist die Ursache des Fiebers allein *die mechanische Verstopfung des Bronchus*. Wir konnten weiterhin zwei Fälle beobachten, wo nach dem Entfernen der eingebrochenen käsigen Massen eine Zeitlang *eitriger Schleim* entleert wurde. Dieser Schleim war wahrscheinlich das Produkt der Entzündung, welche hinter dem verstopften Bronchus entstand. Es ist sehr wahrscheinlich, daß die Entzündung der Bronchien bei Epituberkulose nicht sehr groß sein kann, denn die Erweiterung der Bronchien ist auch nicht groß und verursacht gar keine klinischen Symptome. Wir werden aber im klinischen Teil auch solche Bronchialeinbrüche demonstrieren können, welche zu sehr großen Bronchiektasen und zu ausgedehnter Lungenfibrose geführt haben. *Die Frage der Bildung von Bronchiektasen bei Epituberkulose ist also noch nicht gelöst, die bisherigen Ergebnisse geben aber der weiteren Forschung schon genügende Anhaltspunkte.*

X. Die Manifestation der ersten tuberkulösen Ansteckung.

Es wurde schon bei der Besprechung der Tuberkulindiagnostik erwähnt, daß jene Zeitperiode, welche von dem Momente der tuberkulösen Ansteckung bis zur Entwicklung der Überempfindlichkeit gegen Tuberkuloproteine dauert („*präallergische Periode*" DEBRÉS), *mit der Inkubationszeit der tuberkulösen Ansteckung identisch ist*. Hier können wir es gleich bekennen, daß wir das Ende der Inkubationszeit *eigentlich meist nur aus dem Erscheinen der Überempfindlichkeit, also aus dem Positivwerden der Tuberkulinproben, erkennen*. Es wurde bei der Tuberkulindiagnostik ebenfalls schon erwähnt, daß *die Länge der Inkubationszeit von der Zahl der Tuberkelbacillen*, welche die Infektion verursachen, *stark abhängt*. Es wurde nämlich seit den grundlegenden Untersuchungen von HAMBURGER immer wieder bestätigt, daß die Inkubationszeit in Tierversuchen, der Größe der Infektionsdosis entsprechend, *eine Schwankungsbreite von 3 Tagen bis mehreren Monaten haben kann*. Wird bei den Versuchstieren eine „*massive Infektion*" herbeigeführt, so ist die Inkubationszeit sehr kurz; werden dagegen nur einige Tuberkelbacillen eingeführt, so kann die Inkubationszeit monatelang dauern. Es wurde weiterhin erwähnt, daß *bei der Spontaninfektion des Menschen die Inkubationszeit eine viel kleinere Schwankungsbreite hat, als es in Tierexperimenten der Fall ist*. Die Inkubationszeit schwankt nämlich nach den genauen Untersuchungen von WALLGREN *zwischen 19 bis 56 Tagen*, diese Angaben stimmen mit den Angaben EPSTEINs überein, nach welchen die Inkubationszeit *zwischen 3 bis 8 Wochen* schwankt. Weiterhin wurde erwähnt, daß diese kleine Schwankungsbreite nach der Auffassung einiger Autoren (BRUNO LANGE, WALLGREN, EPSTEIN, SIMON-REDEKER) so klein ist, daß hier die Zahl der Tuberkelbacillen keine größere Rolle spielen kann und es sich bei der Spontaninfektion des Menschen eigentlich um eine ,,*Infektio minima*" handelt, was soviel bedeutet, daß die Infektion nur durch 1 bis 2 Tuberkelbacillen verursacht werden kann. Wir erwähnten weiterhin, daß nach der Auffassung mehrerer Autoren (DEBRÉ, RICH, GÖRGÉNYI-GÖTTCHE) auch diese 19 bis 56 Tage *eine relativ große Schwankungsbreite darstellen, so daß die Zahl der Tuberkelbacillen auch bei der Spontaninfektion des Menschen nicht ohne weiteres vernachlässigt werden kann.*

Die pathologischen Vorgänge, welche sich während der Inkubationszeit im Organismus abspielen, sind unseren Augen verborgen, mit Ausnahme jener seltenen Fälle, wo die erste Ansteckung in der Haut entsteht. Wir konnten bisher nur in einem einzigen Falle eine primäre Hauttuberkulose beinahe vom Anfange an exakt beobachten.

Es handelte sich dabei um einen 10 Jahre alten Knaben, bei welchem an der Beugestelle des rechten Oberarmes seit 2 Wochen ein Geschwür bestand, welches eine bläulichrote Farbe mit unterhöhltem Rande hatte. Wir hielten das Geschwür, trotz der negativen Tuberkulinproben, für eine primäre tuberkulöse Hautaffektion und warteten die Ereignisse ab. Der Knabe fühlte sich vollständig wohl, war fieberlos und das Geschwür blieb vorerst unverändert. Die wöchentlich wiederholten Tuberkulinproben (bis 1 mg A. T.) fielen ständig negativ aus. Am Ende der vierten Woche der Beobachtung vergrößerte sich ein Lymphknoten in der rechten Achselhöhle sehr schnell und in der fünften Beobachtungswoche (das heißt, in der 7. Woche der Inkubationszeit) bekam der Knabe plötzlich hohes Fieber. Die jetzt ausgeführte einfache Kutanprobe fiel stark positiv aus. Der Lymphknoten wurde sofort chirurgisch entfernt, wobei darin 5 erbsengroße, *schon verkäste Herde* gefunden wurden.

Die tuberkulöse Infektion verriet sich also klinisch erst, als im Organismus der Prozeß schon bis zur Verkäsung fortgeschritten war. Bei primären Lungeninfektionen können wir also die stattgehabte Infektion klinisch erst dann erkennen, wenn sowohl in dem Primärherd wie auch in den regionären Lymphknoten *die Verkäsung schon eingetreten ist.*

Während der Inkubationszeit bestehen *keine Symptome*, welche auf die in dem Organismus sich abspielenden Prozesse hindeuten würden. So nehmen Säuglinge während der Inkubationszeit ständig zu und eventuelle kleinere Erkrankungen (so z. B. eine Angina usw.) heilen ebenso schnell aus wie bei gesunden Säuglingen.

Hier erwähnen wir nochmals, *daß die Ausscheidung der Tuberkelbacillen schon während der Inkubationszeit beginnt*, wie es von LIGNER nachgewiesen wurde. *Der Nachweis der Tuberkelbacillen im Magenspülwasser ist also die einzige Methode, mit welcher die stattgehabte tuberkulöse Infektion während der Inkubationszeit nachgewiesen werden kann.* Praktisch spielt aber diese Methode nur eine geringe Rolle, da erstens das Ergebnis der Züchtung oder des Tierversuches nur bei positivem Ausfall bewertet werden kann, zweitens dauert der Nachweis der Tuberkelbacillen so lange, daß während dieser Zeit der Termin der Inkubationszeit abläuft.

Was die *Klinik der ersten Ansteckung* anbelangt, soll es hervorgehoben werden, daß die Infektion so klein sein kann, daß sie *ohne irgendwelche klinische Symptome verläuft und die stattgehabte tuberkulöse Infektion nur aus dem Positivwerden der*

Tuberkulinproben festgestellt werden kann. Diese symptomlos verlaufende Infektion wird „*stille Durchseuchung*" genannt. *Diese Form der Infektion ist wahrscheinlich die häufigste.*

In anderen Fällen erfolgt dagegen die tuberkulöse Infektion unter *mehr oder weniger ausgeprägten klinischen Symptomen*, welche folgende sind: *Fieber, Blässe, Benommenheit, Appetitlosigkeit*, seltener *Kopfschmerzen*, und manchmal auch *Gelenkschmerzen*. Diese Symptome ähneln sehr jenen Krankheitssymptomen, welche bei der *Serumkrankheit*, bei *Influenza* oder auch bei anderen neu entstandenen *tuberkulösen Prozessen* (z. B. Bildung einer kaseösen Pneumonie), oder *nach einer größeren Dosis Tuberkulin* bei überempfindlichen Individuen vorkommen.

Dieses Fieber wurde im Jahre 1916 von HERBERT KOCH „*Initialfieber*" genannt. Die Höhe des Initialfiebers zeigte in 127 Fällen von WALLGREN folgende Schwankungen: 38 bis 39⁰ C war in 15 Fällen, 39 bis 40⁰ C in 70 Fällen, 40 bis 41⁰ C in 42 Fällen feststellbar. In den meisten Fällen entwickelte sich also *ein ziemlich hohes Fieber*, da die Temperatur in der Mehrzahl der Fälle über 39⁰ C war. Was die *Dauer* des Initialfiebers anbelangt, das Fieber *dauerte in der Mehrzahl der Fälle 2 bis 3 Wochen lang*, es konnten aber auch kürzere und längere Fieberperioden beobachtet werden. In 6 Fällen kam es sogar vor, daß das Fieber länger als 6 Wochen dauerte. In solchen Fällen sind aber sowohl die Eltern als auch der Arzt sehr beunruhigt, denn es kommt vor, *daß die erste Ansteckung gleich in eine Miliartuberkulose übergeht*. In diesen Fällen ist das Fieber von Anfang an sehr hoch und bleibt bis zum Tode des Kindes in der gleichen Höhe. Glücklicherweise bedeutet aber ein länger dauerndes Fieber noch nicht immer die Entwicklung einer Miliartuberkulose.

Das Fieber beginnt meist *plötzlich* und erreicht sein Maximum gewöhnlich in 2 bis 3 Tagen, nachher fällt es nach kürzerer oder längerer Kontinua meist *lytisch* ab. Treten keine Komplikationen ein, so bleibt die Temperatur später meist normal. Es können sich aber eine Zeitlang noch kleine Temperaturerhöhungen zeigen, welche später ebenfalls verschwinden. Während dieser Zeit ist die *Senkungsgeschwindigkeit* (S. R.) der roten Blutkörperchen *fast ausnahmslos erhöht* (bis 100 bis 120 mm in der ersten Stunde), später fällt die S. R. langsam ab, *bleibt aber viel länger erhöht als die Temperatur. Deswegen muß die S. R. in diesen Fällen ständig kontrolliert werden*, da solange die S. R. erhöht ist, mit einer Progression der tuberkulösen Prozesse zu rechnen ist.

Wie oft bei der ersten Ansteckung Temperaturerhöhung vorkommt, wissen wir vorläufig nicht. Sehr viel hängt von der *Einstellung des Arztes* ab. Wer in jedem Falle, wo sich eine Temperaturerhöhung zeigt, an die Möglichkeit einer tuberkulösen Infektion denkt und die entsprechenden Tuberkulinproben ausführt, der wird bei den tuberkulösen Erstinfektionen viel häufiger Temperaturerhöhungen feststellen als jener, welcher sich um die Frage gar nicht kümmert. Hier kann uns die gute Beobachtung der Eltern oft sehr wertvolle Hilfe leisten. Wir erinnern uns sehr gut an ein 13jähriges Mädchen, welches die einzige Tochter einer sehr intelligenten Mutter war. Wir hatten das Mädchen seit ihrer Geburt behandelt. So oft das Kind krank war, berichtete uns die Mutter mit großer Pünktlichkeit über die Krankheitssymptome ihrer Tochter. An einem Herbst wurde das Mädchen bei den Serienuntersuchungen in der Schule tuberkulinnegativ gefunden. Zwei Wochen später rief uns die Mutter und erzählte, daß ihre Tochter seit zwei Tagen blaß und appetitlos sei, rasch ermüde. Gleichzeitig behauptete die Mutter, daß ihre Tochter „sich jetzt ganz anders benehme als bei früheren Erkältungskrankheiten". Die Temperatur war nur bis 37,9⁰ C erhöht. Bei der Untersuchung des Mädchens fanden wir nur einen kleinen

Rachenkatarrh, womit auch das „Krankheitsbild" erklärt werden konnte, die Bemerkung der Mutter, daß ihre Tochter „sich jetzt ganz anders benimmt als bei den früheren Erkältungskrankheiten", machte auf uns aber einen so starken Eindruck, daß wir sofort eine Tuberkulinprobe mit 0,01 mg A. T. ausführten, welche stark positiv ausfiel. Die S. R. war erhöht und die Röntgenuntersuchung zeigte einen stark vergrößerten Lymphknotenschatten in der linken Hilusgegend. Nach entsprechenden Liegekuren erholte sich das Kind sehr schnell und ist auch heute vollkommen gesund. Wir hätten aber in diesem Falle nie an eine tuberkulöse Primärinfektion gedacht, wenn uns die Mutter mit ihrer Bemerkung nicht aufmerksam gemacht hätte.

Die Temperatur braucht also nicht immer so stark erhöht zu sein, wie es in den 127 Fällen von WALLGREN *vorkam, sie kann auch viel niedriger sein und viel kürzer dauern.* Solche Fälle werden aber heute meist nur zufällig entdeckt. Es gibt also von fieberfreien Fällen bis zu den mit langdauerndem und hohem Fieber einhergehenden große Variationsmöglichkeiten. Je jünger die Kinder sind, desto eher ist mit einer stärkeren Manifestation bei der primären Ansteckung zu rechnen. So betont WALLGREN, daß das Initialfieber bei der primären tuberkulösen Infektion der *Säuglinge fast nie fehlt*.

Mit den anderen klinischen Symptomen, also mit der *Blässe* der Haut, mit der *Benommenheit, Appetitlosigkeit*, mit den seltener vorkommenden *Kopf- und Gelenkschmerzen*, wollen wir uns nicht länger befassen, da sie solche *Allgemeinsymptome sind, welche bei sehr vielen Krankheitszuständen im Kindesalter vorkommen*. Wir unterzogen diese klinischen Symptome öfters einer näheren Analyse und versuchten öfters, nur aus den klinischen Symptomen die Diagnose der tuberkulösen Ansteckung zu stellen, *unsere Versuche blieben aber immer erfolglos*.

Das größte Gewicht legten wir noch auf die *Hautfarbe* der Kinder, welche besonders in schweren Fällen ein eigenartiges *graublasses Kolorit* zeigen kann (KLEINSCHMIDT). Bei Erkältungskrankheiten ist das Gesicht eher rosig und die Wangen können manchmal beinahe „glühen". Es gibt aber sehr viele gesunde Kinder, welche eine so ausgesprochen graublasse Gesichtsfarbe haben, daß sie als Musterbeispiele für tuberkulöse Erkrankungen gelten könnten und doch haben diese Kinder mit Tuberkulose gar nichts zu tun. Die charakteristische Hautfarbe entwickelt sich ohnehin erst später und nicht schon während der Manifestation der primären Ansteckung.

Viel wichtiger ist es, daß, wenn die oben beschriebenen allgemeinen Symptome und Fieber zugegen sind und die Lokalbefunde das Krankheitsbild nicht klären, wir sofort an die Möglichkeit einer tuberkulösen Ansteckung denken und sofort mit der Tuberkulindiagnostik beginnen. Bei einem jeden Kinderarzt muß verläßliches Tuberkulin in der Ärztetasche immer vorhanden sein. Bei diesen fieberhaften Zuständen wird meist die Möglichkeit einer Erkältungskrankheit erwogen. Es kommt aber auch während der Manifestation der ersten tuberkulösen Ansteckung vor, daß zugleich eine *Angina* oder *Bronchitis* besteht. Ob diese Katarrhe nur Zufallsbefunde sind oder dieselben mit der Manifestation der primären tuberkulösen Ansteckung in irgendwelchem kausalen Zusammenhang stehen, wissen wir vorläufig noch nicht, soviel ist aber sicher, daß sie uns sehr leicht irreführen können. Zu Beginn wird die Diagnose meist auf Angina oder Bronchitis gestellt, erst später denkt man an die Möglichkeit einer anderen Krankheitsursache, wenn man sieht, daß das Fieber weiter anhält und die katarrhalischen Symptome so gering sind, daß sie das hohe und langdauernde Fieber nicht mehr erklären. Nach dem Gesagten ist es klar, daß bei einem 2 bis 3 Tage lang dauernden und mit kleinen Temperaturerhöhungen einhergehenden Fieber sehr selten an

Tuberkulose gedacht wird, wodurch die richtige Zeit der Manifestation übersehen wird. Es kommt aber sehr oft vor, daß zu den Kindern, welche an einer so kleinen „Erkältung" leiden, *überhaupt kein Arzt gerufen wird* und die Eltern diese leichte Erkrankung vollkommen vergessen, so daß sie später bei eventuellen Nachfragen sich meist nicht einmal daran erinnern, und so verläuft die Infektion vollkommen unerkannt.

Der *Ernährungszustand* des Kindes spielt bei der Manifestation der tuberkulösen Erstansteckung *gar keine Rolle*. Es ist bekannt, in welch gutem Ernährungszustand sich Säuglinge und Kleinkinder befinden können, bei welchen sich 1 bis 3 Monate nach der ersten Ansteckung eine Miliartuberkulose oder eine Meningitis tuberkulosa entwickelt. In den verschiedenen Lehrbüchern der Kinderheilkunde finden wir fast regelmäßig die Photographien blühend aussehender Säuglinge oder Kleinkinder, welche trotz dieses blühenden Aussehens Miliartuberkulose oder Meningitis tuberkulosa haben. KLEINSCHMIDT wies bei den Lübecker Säuglingen nach, daß in zahlreichen tödlich endenden Fällen es nach anfänglich gutem und auch während der Erkrankung fortschreitendem Gedeihen *erst am Ende zu einem mehr oder weniger starken finalen Gewichtssturz kam*.

Bei langdauernden, schweren tuberkulösen Prozessen ist es aber die Regel, daß die Kinder stark *abmagern, diese Abmagerung tritt aber erst nach mehreren Wochen auf*.

Die Kinder können während der Manifestation der primären tuberkulösen Ansteckung manchmal auch *husten*. Der Husten ist aber *kein obligates Symptom*, deswegen wurde auch der Husten unter den „charakteristischen" Symptomen der Manifestation der primären Ansteckung nicht erwähnt. Es kann nicht nur eine symptomlos verlaufende, sondern auch eine mit hohem Initialfieber einhergehende Manifestation *ohne Husten* verlaufen. Übrigens ist der Husten in diesem Frühstadium der Infektion noch gar nicht charakteristisch, er kann von einem bei gewöhnlicher Angina oder Bronchitis vorkommenden Husten nicht differenziert werden. Der charakteristische Husten, welcher sich beim Bronchialeinbruch entwickelt, tritt erst später auf.

Nach den Angaben einiger Autoren soll sich die *Milz* schon in dieser Frühperiode der Infektion vergrößern, nach anderen Autoren kommt aber die Milzschwellung erst im späteren Stadium der Infektion, wenn in der Milz schon krankhafte Veränderungen vorhanden sind, vor. Wir können uns nicht daran erinnern, daß wir in diesem Frühstadium je eine Milzschwellung beobachtet hätten, deswegen glauben wir, *daß die Vergrößerung der Milz in diesem Frühstadium gar keine diagnostische Rolle spielt*.

Hier soll auch die Rolle des *Nachtschwitzens* erwähnt werden. Wir erwähnen dies nicht, weil das Nachtschwitzen zu den klinischen Symptomen der Manifestation der ersten Ansteckung gehört, sondern weil dieses Symptom *von den Eltern und auch von manchen Ärzten sehr hoch eingeschätzt wird* und nach Analogie der Tuberkulose vom Erwachsenentypus für ein charakteristisches Zeichen der Tuberkulose gehalten wird. *Das Nachtschwitzen der Kinder ist am seltensten tuberkulösen Ursprungs*. Es wurde schon von CZERNY und KLEINSCHMIDT festgestellt, daß gesunde Säuglinge und Kleinkinder 1 bis 2 Stunden nach dem Einschlafen in der Occipitalgegend sehr oft schwitzen. Dies hat aber gar keine pathologische Bedeutung. Es ist des weiteren bekannt, wie stark rachitische Säuglinge und Kleinkinder schwitzen können. Kinder mit vergrößerter Rachenmandel haben einen chronischen Rachenkatarrh, so daß sie den ganzen Winter hindurch schwitzen können. Auch bei anderen langdauernden Krankheitsprozessen, besonders solchen, welche mit chronischer Eiterung einhergehen

(Otitis media chronica, eitrige Rippenfellentzündung usw.), kann ein ständiges Schwitzen beobachtet werden. Auch bei der Tuberkulose können die Kinder schwitzen, besonders bei langdauernden schweren Prozessen (kaseöse Pneumonien, Bauchfelltuberkulose usw.). In diesen Fällen bestehen aber schon genügend andere Veränderungen, um die Ursache des Schwitzens zu erklären. *Wenn also Kinder wegen subfebrilen Temperaturen, Appetitlosigkeit und Nachtschwitzen zum Arzt gebracht werden, dann findet man am seltensten eine Tuberkulose als Ursache dieses Krankheitsbildes.* Trotzdem müssen aber die Tuberkulinproben sorgfältig ausgeführt werden, um die tuberkulose Ätiologie sicher ausschließen zu können, wodurch auch die Eltern vollkommen beruhigt werden.

Je ausgeprägter die klinischen Symptome sind, desto ausgeprägter ist auch die Überempfindlichkeit. Es ist nach den sorgfältigen Untersuchungen von WALLGREN erwiesen, *daß die Tuberkulinempfindlichkeit bei der Manifestation der ersten tuberkulösen Ansteckung unter allen tuberkulösen Prozessen die größte ist.*

Es wurde schon früher erwähnt, daß nach einigen Autoren (KLEINSCHMIDT, EPSTEIN, SIMON u. a.) die Überempfindlichkeit bei der tuberkulösen Erstansteckung sich nur langsam entwickeln soll und es von der Stärke der Tuberkulinproben abhängt, wann die Überempfindlichkeit festgestellt werden kann. Dagegen wies WALLGREN nach, daß die Überempfindlichkeit in jenen Fällen der ersten Ansteckung, welche mit ausgesprochenen klinischen Erscheinungen einhergehen, nicht langsam, sondern im Gegenteil „explosionsartig" auftritt und er konnte Fälle demonstrieren, wo die Tuberkulinproben vor dem Initialfieber noch bis 3 mg A. T. negativ ausfielen, hingegen während des Initialfiebers schon bei 0,000001 mg A. T. positiv reagierten. Diese Tuberkulinempfindlichkeit erhöhte sich also in diesen Fällen binnen ein paar Tagen auf das 300000fache. LANDORF, ein Schüler von WALLGREN, stellte übrigens fest, daß unter 433 Fällen der Manifestation der primären tuberkulösen Ansteckung die einfache Perkutanprobe nur in 11 Fällen negativ ausfiel, sonst war sie immer stark positiv.

Es kann natürlich vorkommen, daß die Infektion so schwach ist, daß sich nur eine ganz schwache Überempfindlichkeit entwickelt, wie es auch in den 11 Fällen von LANDORF vorkam. Hier kann die Überempfindlichkeit nur mit einer größeren Menge A. T. nachgewiesen werden. Es kann auch vorkommen, daß die Überempfindlichkeit jene Stärke, welche z. B. zur Erzeugung einer positiven Perkutanprobe nötig ist, erst nach einer gewissen Zeit erreicht, während die inzwischen vorgenommenen stärkeren Tuberkulinproben schon positiv ausfallen. Dies bedeutet aber nicht, daß die Überempfindlichkeit sich *immer* stufenweise und langsam entwickelt. Wie oft diese Fälle mit der langsameren Entwicklung der Überempfindlichkeit vorkommen, wissen wir nicht, wir glauben aber, daß neben den mit ausgeprägten klinischen Erscheinungen einhergehenden Fällen *auch bei den symptomlos verlaufenden Fällen die Überempfindlichkeit sehr oft „explosionsartig" auftritt.*

Je ausgeprägter die klinischen Symptome sind, desto ausgeprägter sind meist auch die Röntgenveränderungen, welche größtenteils in Vergrößerungen der endothorakalen Lymphknoten bestehen. Andere anatomische Veränderungen (Epituberkulose, Pleuritis, Miliartuberkulose usw.) kommen erst später vor. *Das Fieber und die Röntgenveränderungen müssen aber nicht immer parallel verlaufen.* Es können Röntgenveränderungen ohne Fieber, und es kann Fieber ohne Röntgenveränderungen vorkommen. Das Fehlen der nachweisbaren Röntgenveränderungen schließt also die Möglichkeit größerer anatomischer Veränderungen noch nicht aus, es können sich in den Lymphknoten ausgeprägte pathologisch-anatomische Prozesse abspielen, ohne bei der Röntgenuntersuchung entdeckt zu werden. Auf die Morphologie dieser Röntgenveränderungen wollen wir hier nicht näher eingehen, sie werden ohnehin später ausführlich besprochen, hier erwähnen wir nur, daß WALLGREN exakt nachweisen konnte, *daß diese Röntgenveränderungen meist auch „explosionsartig" entstehen und schon vor der Entwicklung der Überempfindlichkeit da sein können.*

Wie sollen nun die bei der Manifestation der primären tuberkulösen Ansteckung entstehenden Erscheinungen erklärt werden?

Als HERBERT KOCH im Jahre 1916 das *Initialfieber* beschrieb, erklärte er die Ursache des Fiebers mit der Entwicklung der Überempfindlichkeit. Diese Behauptung wurde von mehreren Autoren abgelehnt (EPSTEIN, KLEINSCHMIDT, SIMON, REDEKER usw.). WALLGRENS exakte Untersuchungen als auch Tierexperimente machen es aber klar, *daß in der Erzeugung des Initialfiebers die Rolle der Überempfindlichkeit sehr groß ist.* Die Diagnose des ganzen Symptomenkomplexes steht und fällt ja mit dem Positivwerden der Tuberkulinproben. Die klinischen Symptome, so auch das Initialfieber, können bei sensibilisierten Tieren durch eine größere Menge Tuberkulin leicht reproduziert werden. Einige Autoren wollen statt Initialfieber den Ausdruck *Invasionsfieber* gebraucht. Warum? Bedeutet das Initialfieber keine Invasion? *Das Initialfieber bedeutet soviel, daß die Invasion der Krankheitserreger so weit fortgeschritten ist, daß dieselbe schon den ganzen Organismus sensibilisiert hat, und die Sensibilisierung schon durch ihre pathologisch-anatomischen Merkmale (Nekrose, Verkäsung) erkennbar ist.*

In der Stärke der klinischen Symptome, in dem verschiedenen Grad der Überempfindlichkeit, und auch gewissermaßen in den Röntgenveränderungen *besteht nur eine quantitative Differenz.* Diese quantitative Differenz hängt *von dem Grad der Überempfindlichkeit ab.* Die Überempfindlichkeit hängt wiederum, wenn wir uns noch an unseren pathologisch-anatomischen Teil erinnern, teils von der Zahl der Bacillen, teils von der angeborenen und erworbenen Resistenz ab (welche größtenteils vom Alter des Kindes bedingt sind). Je kleiner die Zahl der Tuberkelbacillen, je größer die angeborene und erworbene Resistenz ist (je älter die Kinder sind), desto kleiner werden auch die pathologisch-anatomischen Veränderungen sein. In diesen Fällen entwickelt sich nur ein ganz kleiner Primärherd und auch die Veränderungen in den regionären Lymphknoten sind sehr gering. Besonders gering ist die Verkäsung. Diese Fälle verlaufen meist ohne ausgeprägte klinische Symptome und in diesen Fällen wird auch die Entwicklung der Überempfindlichkeit eventuell nur mit einer größeren Menge A. T. nachweisbar sein. Je größer dagegen die Zahl der Tuberkelbacillen ist, je kleiner die angeborene und die erworbene Resistenz ist (je jünger die Kinder sind), desto ausgedehnter sind auch die pathologisch-anatomischen Veränderungen, desto ausgebreiteter ist auch die Verkäsung, desto ausgeprägter sind aber auch die klinischen Symptome, desto größer ist die Überempfindlichkeit, desto ausgeprägter sind auch die Röntgenveränderungen.

Hier soll aber bemerkt werden, daß auch eine stärkere Infektion, bei welcher auch die pathologisch-anatomischen Veränderungen sehr ausgeprägt sind, *sich manchmal ohne Fieber manifestieren kann.* So konnte auch bei einigen Säuglingen in Lübeck, trotz schwerer und zum Teil zum Tode führender Infektion, kein Fieber beobachtet werden. Warum in diesen Fällen kein Fieber entsteht, wissen wir nicht. Diese Fälle sind aber nur *Ausnahmen, in der überwiegenden Mehrzahl der Fälle geht die Temperaturerhöhung mit der Schwere der pathologisch-anatomischen Veränderungen parallel.*

Alle obenangeführten Erscheinungen bedeuten aber *nur eine Phase der tuberkulösen Infektion,* erst später entscheidet es sich, welchen Verlauf der Prozeß noch nehmen wird. *Glücklicherweise ist die Tuberkulose von kindlichem Typus meist so gutartig, daß die meisten Prozesse nach der Manifestierung der Infektion in Heilung übergehen.* Was die Prognose anbelangt, ist es selbstverständlich, daß je ausgeprägter die klinischen Symptome und die Röntgenveränderungen sind, desto ausgedehnter auch die pathologisch-anatomischen Veränderungen sind, desto eher mit der Progression der Prozesse zu rechnen ist. Diese Feststellung ist praktisch sehr wichtig, weil *je ausgeprägter die klinischen Symptome sind, um so schneller müssen die Kinder sowohl spezifisch wie auch unspezifisch behandelt werden, um die weitere Verbreitung der Infektion rechtzeitig zu verhindern. Da bei jüngeren Kindern, und besonders bei Säuglingen, die klinischen Symptome meist sehr ausgeprägt sind und in diesem Lebensalter mit der Progression der Infektion am ehesten zu rechnen ist, so ist die rechtzeitige Diagnose und Behandlung in diesem Lebensalter besonders wichtig.*

Die Manifestation der ersten tuberkulösen Ansteckung kann auch mit *Hauterscheinungen* verknüpft sein. Zuerst wollen wir das „*Initialexanthem*" erwähnen, welches zuerst im Jahre 1923 von UFFENHEIMER beschrieben wurde. UFFENHEIMER beobachtete damals 5 Fälle, bei welchen während der Manifestation der ersten Ansteckung ein *masern- oder scharlachartiges Exanthem* auftrat. Diese Beobachtung wurde später von KUNDRATITZ und MORITZ bestätigt. Dieses Initialexanthem kommt aber scheinbar nicht sehr häufig vor, da viele Kliniker mit großer Erfahrung, wie SIMON, REDEKER, HAMBURGER, bisher dieses Initialexanthem nicht beobachten konnten. Auch wir waren bisher nicht in der Lage, ein Initialexanthem beobachten zu können. Es ist noch nicht ganz sicher, ob dieses Exanthem immer *nur während der Manifestation der primären Ansteckung erscheint*, so bringt VIETHEN ein Beispiel von sicher späterem Auftreten. In Lübeck wurden 6 Fälle mit Initialexanthem beobachtet, und zwar in 2 Fällen relativ früh, nämlich in der 5., bzw. 7. Woche. Immerhin bestanden auch dort schon deutliche Tuberkulosemanifestationen, in 4 Fällen trat das Exanthem noch später auf. Das Exanthem war in diesen Fällen masern-, bzw. rötelartig. SCHICK beobachtete ein ähnliches Exanthem im Verlaufe von Meningitis tuberkulosa. In 2 Fällen konnte in Lübeck ein ähnliches Exanthem ebenfalls während der Entwicklung einer Meningitis tuberkulosa beobachtet werden.

Aus dem Gesagten geht hervor, *daß das Initialexanthem von keiner praktischen Bedeutung sein kann.* Erstens kommt das Exanthem *sehr selten vor*, zweitens ist es *gar nicht charakteristisch*, drittens kommt es *in den verschiedenen Phasen der tuberkulösen Infektion vor*. Leider verfügen wir über keine Information, was das pathohistologische Bild dieser Exantheme sei und ob darin irgendwelche Krankheitserreger nachweisbar sind. Die ganze Frage des Initialexanthems ist also ungelöst, es müssen noch weitere exakte Untersuchungen abgewartet werden, bis wir darin Stellung nehmen können.

Ganz anders steht die Sache mit einer anderen Hauterscheinung, mit dem *Erythema nodosum, welches in der Diagnose der frischen tuberkulösen Infektion von ausschlaggebender Bedeutung ist.* Deswegen müssen wir uns mit der Frage des Erythema nodosum etwas ausführlicher befassen.

Unter Erythema nodosum verstehen wir runde oder kugelige, hell- bis violettrote, tief in der Haut liegende *Knoten*, die sich mehr oder weniger über die Oberfläche vorwölben und nicht scharf abgrenzbar sind. Die Knoten sind manchmal fünfmarkstückgroß, meist erreichen sie aber nur Pfenniggröße. Die Schwellung ist nicht immer ausgeprägt, es können sich auch kleine papelartige Flecken bilden. Manchmal erscheinen nur 3 bis 4 Knoten, ein andermal stehen die stark geschwollenen Knoten an beiden Seiten der Tibia dicht nebeneinander. Einige Knoten können auch konfluieren, wodurch größere infiltrierte Bezirke entstehen.

Die Knoten zeigen nach 2 bis 5 Tagen eine *Farbenveränderung*, die hellrote Farbe geht in eine violettrote über, wie es bei Hämatomen der Fall zu sein pflegt.

Inzwischen geht auch die Schwellung zurück. Deswegen wurde das Erythema nodosum auch „*Dermatitis contusiformis*" genannt. Jetzt werden die bisher gespannten, harten, warmen Knoten weicher und kühler. Spontane Schmerzen kommen selten vor, beim Gehen oder bei Berührung aber sind die Knoten schmerzhaft. Die Knoten entstehen meist ganz *plötzlich*. Später können noch neue *Schübe* nachfolgen, indem noch 1 bis 3 Wochen nach dem Erscheinen der ersten Knoten neue auftreten. Die Knoten lokalisieren sich meist auf der Streckseite der Unterschenkel, sie können aber auch an der Streckseite des *Unterarmes*, an der Dorsalfläche des *Fußes*, an der Streckseite der *Oberschenkel*, des *Oberarmes*, manchmal sogar am *Rumpfe* und im *Gesicht* erscheinen. Diese Knoten sind aber meist viel kleiner und viel weniger gespannt als an den Unterschenkeln. Das Erythem bildet sich in 10 bis 14 Tagen meist zurück, an der Stelle der Knoten bleibt aber eine mehrere Wochen lang dauernde *bräunliche Pigmentierung* zurück.

Das Erythema nodosum beginnt *mit allgemeinem Krankheitsgefühl und Fieber*, größere Kinder können auch über „rheumatische Gliederschmerzen" klagen. Die Knoten erscheinen nicht immer gleichzeitig mit den Krankheitssymptomen, sondern meist erst nach 2- bis 3tägigem Fieber. Manchmal dauert das Fieber 1 bis 3 Wochen lang bis die Knoten erscheinen. Dasselbe dauert auch während der Knotenbildung fort und fällt meist 2 bis 3 Tage nach dem Erscheinen der Knoten ab. Meist, aber nicht immer. Folgen noch mehrere Schübe, so bleibt das Fieber hoch, und zwar manchmal auch wochenlang. Die Knoten können auch während des Abfalles des Fiebers erscheinen.

Was *das histologische Bild* anbelangt, geben wir hier die ausführliche Beschreibung der histologischen Veränderungen von GANS wörtlich wieder, da wir es öfters bemerken konnten, daß viele Ärzte, besonders aber die Kinderärzte, keine Ahnung davon haben, was die eigentliche pathohistologische Grundlage dieses im Kindesalter so wichtigen Erythems ist. GANS schreibt in seinem bekannten Buche (*Histopathologie der Hautkrankheiten*) folgendes: „Die geweblichen Veränderungen spielen sich in erster Linie in der *Cutis* ab. Die Epidermis ist lediglich sekundär beteiligt, indem sie dort, wo die gleich zu schildernden Zellinfiltrate der Cutis näher an die Oberhaut herantreten, mehr oder weniger abgeflacht wird. *Das gesamte Gefäßnetz der Cutis, weniger des Papillarkörpers, ist erweitert und in ein zelliges Infiltrat eingebettet. Dieses Infiltrat beschränkt sich jedoch auf die Gefäße und deren nächste Umgebung*. An den Gefäßen selbst, namentlich an den *Arterien*, läßt sich eine oft auffallende *Schwellung der Endothelien* feststellen, eine Veränderung, die man in älteren Knoten häufiger antrifft wie in jüngeren. In diesen findet man dann auch wohl eine sehr starke *entzündlich-hämorrhagische Wandinfiltration*. Dabei treten in der unmittelbaren Umgebung der prallgefüllten Gefäße kleine *Blutextravasate* auf, die jene eigentümliche Verfärbung der Knoten bedingen. Sie werden, wenn auch in nicht so ausgedehntem Maße, auch in jüngeren Knoten beobachtet, können jedoch manchmal auch fehlen. Außerhalb der perivaskulären Zellinfiltrate ist die Cutis kaum zellreicher als gewöhnlich, dagegen drängt auch noch in diesem Abschnitt ein wechselnd starkes *Ödem* die Bindegewebs- und elastischen Fasern auseinander: es greift also das Ödem über die Infiltrationszone hinaus. In vereinzelten, als persistierende Formen des Erythema nodosum beschriebenen Fällen fand sich anstatt des noch immerhin bezeichnenden perivaskulären Zellmantels eine *Wucheratrophie des Fettgewebes*, welche zur Bildung von Riesenzellen und Zellen von epitheloidem Charakter geführt hatte (PICK). In solchen Fällen zeigten sich in der Regel auch weitgehende Störungen der Gefäße in Gestalt von *Thrombosen* und *Entzündungen der Gefäßwand* (*Thrombophlebitis*), die zu teilweisem und selbst völligem *Verschluß der Gefäße* führten. Man findet also alle Übergänge von einfach entzündlich infiltrativen bis zu Bildern, welche eine Anlehnung an tuberkuloide Gewebsveränderungen bilden, eine Tatsache, die bei der mangelnden Spezifität dieser Befunde hier ebensowenig wie dort ohne weiteres für die Genese verwertbar ist. Diesen tuberkuloiden Aufbau trifft man namentlich bei jenen seltenen Formen des Erythema indurativum *Basin*, die nicht durch den Tuberkelbacillus bedingt sind."

Am Ende schreibt GANS folgendes: ,,Eines ist sicher. Die hämatogen in die Haut eindringende Schädigung gelangt in ihrer Wirkung nicht über die nächste Umgebung der Hautgefäße hinaus. Hier kommt es zu entzündlicher Gewebsreaktion im Sinne perivasculärer Infiltration und Cutisödem unter gleichzeitigem

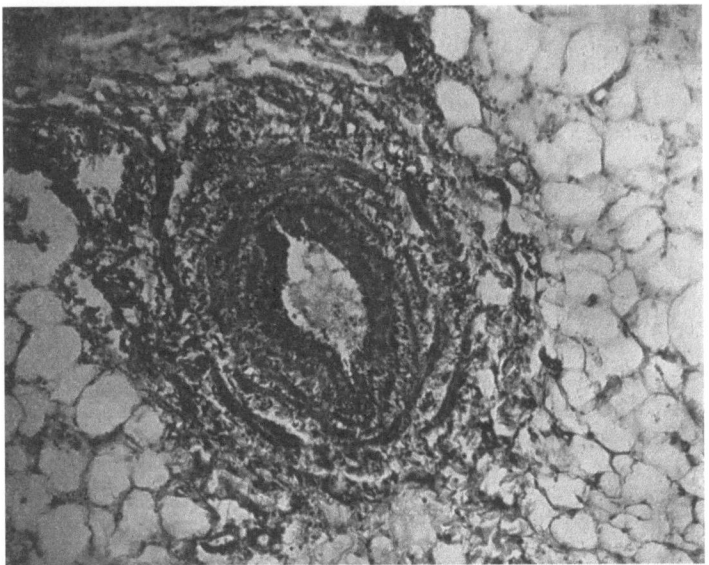

Abb. 8. Das histologische Bild eines Erythema-nodosum-Knötchens.
Die Intima einer Arterie aus dem subkutanen Gefäßnetz ist geschwollen, die Fasern des Stratum muskulare sind desintegriert. Sowohl im Str. muskulare wie auch in der Adventitia ein aus zahlreichen Leukocyten und Lymphocyten bestehendes Infiltrat. (Aus der Sammlung der Univ.-Hautklinik in Budapest. SZODORAY.)

Schwund der elastischen Fasern, einem Vorgang, der sich ungezwungen *als lokal umschriebene, auf die Gefäße der Cutis und ihre allernächste Umgebung beschränkte Entzündung kennzeichnen läßt.*"

Aus der klaren Beschreibung GANS' geht hervor, daß das Wesen des Erythema nodosums eine in *den Endarterien der Cutis durch eine hämatogene ,,Schädigung" entstehende, lokal umschriebene, auf die Gefäße der Cutis und ihre allernächste Umgebung beschränkte Entzündung ist.* (Abb. 8 und 9.)

Was kann nun diese ,,Schädigung" sein? Es wurden bisher schon verschiedene Krankheitserreger in den Knoten einwandfrei nachgewiesen, und zwar entweder in den veränderten Gefäßen oder in deren nächster Umgebung. Diese Krankheitserreger waren die folgenden: *Streptococcus, Staphylococcus, Bacillus crassus, Hansensche, Ducreysche Bacillen, Spirocheta pallida* usw. Im Jahre 1913 konnten LANDOUZY, LOEDERICH und RICHET in den Knoten auch *Tuberkelbacillen* nachweisen, welche auch durch Tierexperimente bestätigt wurden. Es ist sehr wichtig, daß beim Nachweis der Krankheitserreger sich immer nur *sehr wenige Bacillen* vorfanden. Deswegen ist auch der Nachweis der Krankheitserreger sehr schwer. So stellten im Jahre 1939 WALLGREN und GNOSPELIUS fest, daß bei den Untersuchungen verschiedener Autoren, wo es sich um den Nachweis der Tuberkelbacillen handelte, in der Zeit von 1913 bis 1939, bei 119 Fällen im Tierversuch in 4 Fällen, bei 79 nur histologisch untersuchten Fällen nur in 2 Fällen Tuberkelbacillen nachgewiesen werden konnten. Wir glauben, daß der Nachweis der Tuberkelbacillen nicht nur deswegen so schwer ist, weil sie sehr spärlich vorhanden sind, sondern auch, weil sie rasch zugrunde gehen. In jenen Fällen, wo das Erythema nodosum durch Tuberkelbacillen verursacht wird, spielen *die aus den Tuberkelbacillen freigewordenen Tuberkuloproteine in der Erzeugung der Ent-*

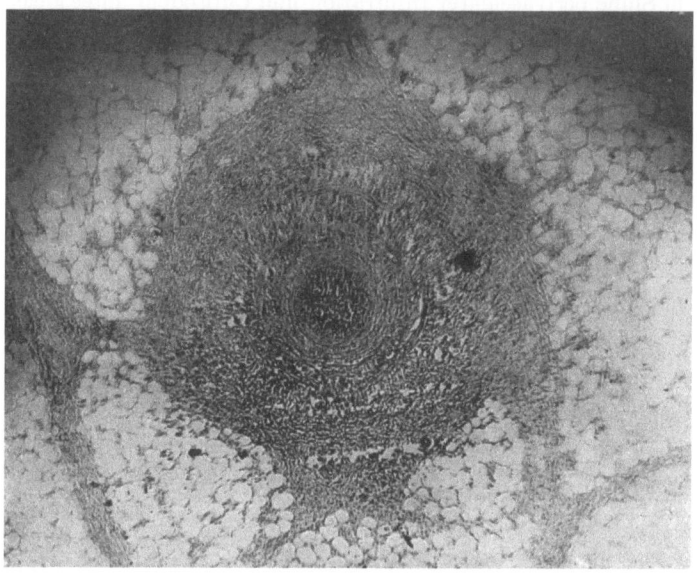

Abb. 9. Ein weiteres histologisches Bild eines Erythema-nodosum-Knötchens. Das Lumen einer Arterie aus dem subkutanen Gefäßnetz ist mit Leukocyten und Fibrin ausgefüllt. Die Fasern des Stratum muskulare sind desintegriert. Sowohl hier wie auch in der Adventitia ein aus dicht nebeneinanderstehenden Leukocyten und Lymphocyten bestehendes Infiltrat, welches auch in die bindegewebigen Septa hineinreicht. (Aus der Sammlung der Univ.-Hautklinik in Budapest. SZODORAY.)

zündung der Gefäßwände die wichtigste Rolle. Dies beweist auch das folgende, vielfach bestätigte Experiment: Wenn wir bald nach der Heilung der Erythemknötchen eine gewisse Menge A. T. (z. B. 0,1 bis 1,0 mg) *irgendwo in den Körper subkutan einspritzen,* flammen die Knoten oft wieder auf, es handelt sich hier also um eine *Herdreaktion in der Haut. Aus den Tierexperimenten ist es bekannt, daß jene tuberkulösen Herde die stärkste Herdreaktion geben, welche mit Tuberkuloproteinen am meisten durchtränkt sind* (RICH).

Es ist weiterhin sehr wichtig, daß es gleichgültig ist, welche Krankheitserreger die Knotenbildung verursachen, da die klinischen und histologischen Bilder immer dieselben sind: trotzdem, daß *Staphylococcen nachweisbar sind, kommt es nicht zur Eiterung,* trotzdem, daß *Spirocheta pallida oder Tuberkelbacillen gefunden werden, kommt es weder zur Gummen- noch zur Tuberkelbildung.*

Im Erwachsenenalter können sehr verschiedene Krankheitserreger das Krankheitsbild des Erythema nodosum verursachen, *im Kindesalter dagegen ist es meist die tuberkulöse Infektion.* Die Tuberkelbacillen verursachen im Erwachsenenalter höchstens in 30% der Fälle Erythema nodosum, dagegen kommt die tuberkulöse Ätiologie im Kindesalter in 70 bis 85% der Fälle vor. In England soll nach COLLIS die tuberkulöse Ätiologie höchstens in 70% der Fälle eine

Rolle spielen, dagegen bildet sie in den skandinavischen Ländern schon in 90 bis 95% der Fälle bei Kindern die auslösende Ursache. Wir konnten in unserer Abteilung im Weißen-Kreuz-Kinderspital in den Jahren 1932 bis 1944 insgesamt 78 Fälle von Erythema nodosum beobachten, darunter fielen die Tuberkulinproben nur in 4 Fällen negativ aus, an unserem Krankenmaterial konnte also die tuberkulöse Ätiologie nur in 5% der Fälle ausgeschlossen werden.

Wir glauben, daß es nicht überflüssig ist, hier die Ätiologie jener Erythemanodosum-Fälle des Kindesalters zu besprechen, welche nicht tuberkulösen Ursprunges sind. Dazu kann uns wieder das große Material WALLGRENS die größte Hilfe leisten. Unter 800 Fällen von Erythema nodosum konnte WALLGREN in 34 Fällen die tuberkulöse Ätiologie ausschließen. Das Erythema nodosum entwickelte sich in diesen 34 Fällen nach folgenden Krankheitsbildern:

Pharyngitis acuta	in 13 Fällen	Septische Wunde	in 1 Falle
Tonsillitis follicularis	in 8 Fällen	Enterocolitis	in 1 Falle
Otitis media	in 2 Fällen	Rheumatisches Fieber	in 1 Falle
Pneumonie	in 2 Fällen	Keine akute Infektion	in 3 Fällen
Abscessus peritonsillaris	in 1 Falle	Ohne Angaben	in 2 Fällen

In unseren 4 Fällen handelte es sich zweimal um Pharyngitis acuta und zweimal um Tonsillitis follicularis. Neben diesen Infektionen wurde im Kindesalter noch bei Syphilis und Lymphogranuloma inguinale Erythema nodosum beobachtet. MORO und COLLIS betonen bei der Bildung von Erythema nodosum die Rolle des Streptococcus hämolyticus. Früher hat man dem „*rheumatischen Fieber*" auch im Kindesalter eine große Rolle zugeschrieben, heute wissen wir, daß dies nicht der Fall ist, da WALLGREN an seinem sehr großen Material das „rheumatische Fieber" nur in einem einzigen Falle als auslösende Ursache der Erythema-nodosum-Bildung beschuldigen konnte.

Die von verschiedenen Krankheitserregern verursachten Erathema-nodosum-Fälle neigen zu *Rezidiven*. So zeigten von 34 tuberkulinnegativen Fällen WALLGRENS 5 Fälle mehrfache Rezidive. In einem Falle, im Anschluß an Tonsillitis follicularis konnten zehnmal in einjährigen Intervallen auftretende Rezidive beobachtet werden. Unter unseren 4 tuberkulinnegativen Fällen von Erythema nodosum kam es in einem Falle ebenfalls nach Tonsillitis follicularis fünfmal zu Rezidiven, so daß am Ende die Eltern nur soviel telephonierten: „Das Kind hat Fieber und die Knötchen sind wieder da."

Nach Feststellung der Tatsache, daß auch im Kindesalter in 5 bis 30% der Fälle verschiedene Krankheitserreger zu Erythema-nodosum-Bildung führen können, gehen wir nun auf jene Erythema-nodosum-Fälle über, *welche nur durch Tuberkelbacillen verursacht sind*. Dieses Krankheitsbild wird nach dem treffenden Vorschlage ERNBERGS „*Erythema nodosum tuberkulosum*" (*E. n. t.*) genannt.

Das Krankheitsbild des *Erythema nodosum tuberkulosum* wurde durch die sorgfältigen Arbeiten von ERNBERG und WALLGREN klargelegt. Diese Beobachtungen wurden in den letzteren Dekaden ausgeführt und stellen ein Musterbeispiel der sorgfältigen klinischen Beobachtung dar.

Das Erythema nodosum tuberkulosum erscheint *in 90 bis 95% der Fälle während der Manifestation der ersten tuberkulösen Ansteckung*, die Knoten erscheinen also in der überwiegenden Mehrzahl der Fälle am Ende der Inkubationszeit; gleichzeitig oder etwas früher werden die Tuberkulinproben positiv. Die Überempfindlichkeit ist sehr stark, die Temperatur meist erhöht, die S. R. sehr beschleunigt, im Magenspülwasser werden in 52% der Fälle Tuberkelbacillen nachgewiesen und in 70 bis 80% der Fälle kann bei Röntgenuntersuchung Lymphknotenvergrößerung in der Hilusgegend festgestellt werden. Alle diese

Erscheinungen wurden schon bei jenen Fällen gefunden, welche bei der Manifestation der ersten Ansteckung mit ausgeprägten klinischen Symptomen (Initialfieber usw.) und ausgeprägten Röntgenveränderungen einhergingen. Es wurde schon dort betont, daß alle diese Erscheinungen meist explosionsartig entstehen und daß es sich in diesen Fällen *um eine stärkere Infektion mit stärkeren anatomischen Veränderungen, erstens um größere Verkäsung handelt.* Die Fälle von Erythema nodosum tuberculosum sind mit diesen Fällen vollkommen identisch, mit der Ausnahme, daß in diesen Fällen die Erythema-nodosum-Knötchen fehlen. *In Fällen von Erythema nodosum tuberkulosum handelt es sich also um eine stärkere tuberkulöse Erstinfektion, welche aber eine gute Prognose hat.* Nach ERNBERG soll sich in 30% der Fälle die Tuberkulose später irgendwie manifestieren, besonders in Form einer Pleuritis tuberculosa und es soll später in 2% der Fälle eine Miliartuberkulosa oder eine Meningitis tuberkulosa entstehen. Später wurde von mehreren Autoren behauptet, daß die Angaben ERNBERGS zu düster wären. Unter unseren 74 Fällen von Erythema nodosum tuberkulosum entwickelte sich nur in einem einzigen Falle eine tödliche Miliartuberkulose, bei uns kam also die Miliarisation nur in 1,3% vor.

Obwohl das Erythema nodosum tuberkulosum in der überwiegenden Mehrzahl der Fälle während der ersten Manifestation der tuberkulösen Ansteckung erscheint, *können die Knoten auch in einem späteren Stadium der tuberkulösen Infektion auftreten.* Solche „*Spätfälle*" kommen aber verhältnismäßig selten vor, nach WALLGREN in 5 bis 10% der Erythema-nodosum-tuberkulosum-Fälle. Diese Spätfälle werden meist bei der *Exacerbation der tuberkulösen Prozesse nach verschiedenen Infektionskrankheiten, besonders nach Masern und Keuchhusten,* beobachtet. In diesen Fällen gelangen neuerdings einige Tuberkelbacillen in die Prädilektionsstellen der Haut, zerfallen dort sehr schnell und verursachen jene Veränderungen, welche bei der Pathohistologie des Erythema nodosum so ausführlich beschrieben wurden.

Als die Ätiologie des Erythema nodosum schon geklärt war, blieb noch ein Rätsel übrig, *die Erythema-nodosum-Endemien.* Es wurden schon seit langer Zeit kleinere und größere Erythema-nodosum-Endemien beobachtet, welche bei mehreren Kindern einer Familie, in Schulen, Spitälern, unter Einwohnern kleinerer Ortschaften entstanden. Jene Ärzte, welche das Erythema nodosum als eine selbständige Infektionskrankheit betrachten wollten, fanden die größte Stütze ihrer Ansicht eben in diesen kleinen Endemien. WALLGRENS *Verdienst war es, daß er die wahre Ursache dieser Endemien klarlegte. Er wies nämlich nach, daß diese Endemien die Ergebnisse tuberkulöser Masseninfektionen sind.* WALLGREN beobachtete im Jahre 1927 eine Schulendemie von Erythema nodosum. In einer Schulklasse, welche 12 Jahre alte Mädchen besuchten, erkrankten unter 34 Mädchen plötzlich 12 an Erythema nodosum. WALLGREN wies nach, daß die Schulklasse ein Mädchen besuchte, welches in der Lunge eine Kaverne und positives Sputum hatte. Dieses Mädchen infizierte alle Schulgenossinnen, indem alle Mädchen der Klasse tuberkulinpositiv wurden und bei 12 Mädchen Erythema nodosum tuberkulosum auftrat.

Wir beobachteten eine ähnliche Masseninfektion in unserer *Spitalabteilung* im Weißen-Kreuz-Kinderspital im Jahre 1931. In einem Krankensaal, wo 11 tuberkulinnegative Kinder untergebracht waren, kam zeitweise insgeheim ein 15jähriger Knabe hinüber, der in seinem linken Oberlappen eine große Kaverne hatte und positives Sputum entleerte. Von diesen 11 Kindern wurden später 10 tuberkulinpositiv, diese wurden also mit Tuberkulose infiziert. Da es den Kindern streng verboten war, andere Krankensäle zu besuchen, konnte der 15jährige Knabe, wie er später selbst zugestand, nur sehr selten und nur für ganz kurze Zeit in den anderen Krankensaal hinübergehen. *Diese Fälle zeigen klar, wie wenig Zeit zur tuberkulösen Infektion nötig ist, zeigen aber weiterhin, daß zur Infektion ein direkter Kontakt mit der Infektionsquelle nötig ist, da in unseren Fällen die ,,Staubinfektion" sicher ausgeschlossen werden konnte.*

Unter den 10 infizierten Kindern verlief die Infektion in 4 Fällen vollkommen symptomlos, da in diesen 4 Fällen außer dem Positivwerden der Tuberkulinproben nichts Pathologisches festgestellt werden konnte. Ein Kind bekam dreitägiges Fieber, bei einem anderen Kinde dauerte das Fieber 3 Wochen lang und es entstanden in der rechten Hilusgegend ausgesprochene Röntgenveränderungen, endlich trat bei 4 Kindern Erythema nodosum tuberkulosum auf. In allen diesen 4 Fällen waren auch ausgesprochene Röntgenveränderungen nachweisbar. Von diesen 4 Kindern starb ein dreijähriger Knabe 6 Wochen nach der Entwicklung des Erythema nodosum tuberkulosum an Miliartuberkulose, ein neunjähriges Mädchen bekam 4 Monate nach Erythema nodosum tuberkulosom eine tuberkulöse Pleuritis, die übrigen 2 Kinder wurden nach Heilung der Erythema-nodosum-Knötchen symptomfrei. Wir berichteten hier über unsere kleine Erythema-nodosum-tuberkulosum-Endemie darum etwas ausführlicher, da es sich in unseren Fällen um solche Kinder handelte, welche schon *vor der Infektion in jeder Hinsicht exakt untersucht wurden*, da sie ja doch in einer Spitalsabteilung lagen. Diese kleine Endemie zeigt weiterhin, wie verschiedene Infektionen aus einer Infektionsquelle entstehen können.

Warum bei einigen Kindern Erythema-nodosum-Knoten erscheinen, bei anderen nicht, wissen wir nicht. WALLGREN glaubt, daß es sich um eine besondere Prädisposition handelt, welche sowohl in den verschiedenen Familien wie auch in den verschiedenen Ländern starke Unterschiede zeigt. So kommen in Schweden auffallend viel Fälle von Erythema nodosum vor. Unter den Kindern, welche an der Abteilung WALLGRENS in Göteborg wegen Tuberkulose gepflegt wurden, *hatte fast ein jedes vierte Kind Erythema nodosum tuberkulosum.* In anderen Ländern werden viel weniger Fälle von Erythema nodosum beobachtet. In unserer Abteilung im Weißen-Kreuz-Kinderspital wurden in den Jahren 1932 bis 1944 1054 Kinder wegen Tuberkulose behandelt, darunter befanden sich 74 Fälle von Erythema nodosum tuberkulosum (7%), bei uns hatte also *nur jedes 14. Kind Erythema nodosum tuberkulosum.*

Das Erythema nodosum tuberkulosum kommt nicht in jedem Alter gleich häufig vor. Säuglinge erkranken sehr selten. KLEINSCHMIDT konnte unter den Säuglingen in Lübeck in keinem Falle Erythema nodosum tuberkulosum beobachten. Auch wir waren bisher nicht in der Lage, im Säuglingsalter Erythema nodosum tuberkulosum zu beobachten. Im Kindesalter kommt das Erythema nodosum viel häufiger vor als im Erwachsenenalter. Es kamen bei uns Erythema-nodosum-tuberkulosum-Fälle meist unter den Kindern von 5 bis 10 Jahren vor. Die Altersverteilung unserer Fälle stimmt auch mit den Angaben anderer Autoren (LANDAU, COMBY usw.) überein.

Das Erythema nodosum tuberkulosum ist bei der Diagnose der frischen tuberkulösen Ansteckung eine sehr wertvolle Hilfe. Das Erscheinen dieser Knoten macht es uns möglich, die primäre tuberkulöse Infektion in ihrer frischesten Form zu erkennen. Das Erythema nodosum tuberkulosum erleichtert uns auch *das Suchen nach der Infektionsquelle* bedeutend, da wir wissen, daß die Infektion 3 bis 8 Wochen vor dem Erscheinen der Knoten erfolgen mußte. Die nicht tuberkulösen Erythema-nodosum-Fälle geben uns dagegen in unserer klinischen Arbeit keine besondere Hilfe. *Die Prognose der Erythema-nodosum-tuberkulosum-Fälle ist durch das Erscheinen der Knoten eigentlich besser als die Prognose ähnlich schwerer tuberkulöser Infektionen, da durch die Knoten die Aufmerksamkeit sofort auf die tuberkulöse Infektion gelenkt wird, wodurch auch die Behandlung entsprechend früh beginnen kann.*

XI. Das normale Röntgenbild der Lunge bei Kindern.

Bevor wir auf die pathologischen Veränderungen der Lungentuberkulose vom kindlichen Typus übergehen, müssen wir uns auch mit dem *normalen Röntgenbilde* der Lungen bei Kindern kurz befassen, da pathologische Veränderungen erst dann festgestellt werden können, wenn man mit den normalen Verhältnissen ganz im reinen ist. In unserer kurzen Besprechung können wir uns nur auf einige wichtigere Punkte beschränken, wodurch das Studium entsprechender Röntgenbücher keineswegs überflüssig gemacht wird. Wir betonen sogar von neuem, daß, *wenn sich jemand mit der Röntgenuntersuchung der kindlichen Lungen beschäftigen will, er erst eine gute allgemeine röntgenologische Ausbildung haben muß*. Wer keine entsprechende röntgenologische Vorbildung hat, wird in seinem Urteil nie sicher sein, da er es immer fühlen wird, welche Lücken seine Kenntnisse noch haben; er kann infolge dieses Mangels so primitive diagnostische Fehler machen, welche nach entsprechender röntgenologischer Vorbildung ausgeschlossen sind.

Zuerst einige *anatomische Vorbemerkungen*. Bei der Röntgenuntersuchung der Lungen ist im Kindesalter das Studium der *Luftröhre*, der *Bifurkation* und womöglich auch der *größeren Bronchien* sehr wichtig. Die Luftröhre erscheint auf den gewöhnlichen sagittalen Röntgenbildern als eine helle, lufterfüllte Röhre, welche von ihrer Umgebung scharf abgrenzbar ist. Die Hauptbronchien und die Bifurkation sind auf den Sagittalbildern schon viel seltener klar ersichtlich, dagegen erscheinen sie auf den *Schichtbildern* vollkommen klar und scharf, deswegen können sie nur auf Schichtbildern gut studiert werden. Wir müssen die normale Röntgenanatomie dieser Luftwege deshalb so gut kennen, weil eine jede *Gestalt- oder Lageveränderung derselben von großer pathologischer Bedeutung ist.* Bei der Lungentuberkulose des Kindesalters werden diese Gestalt- und Lageveränderungen meist durch die benachbarten, verkästen *endothorakalen Lymphknoten* verursacht, so daß durch diese Gestalt- und Lageveränderungen der Luftwege auf pathologische Veränderungen der benachbarten Lymphknoten gefolgert werden kann.

Die *Luftröhre* liegt beim Kinde unmittelbar vor der Wirbelsäule und vor dem Ösophagus, etwas rechts von der Mittellinie. Mit zunehmendem Alter nähert sie sich immer mehr der Mittellinie. Die Hauptteilung der Luftröhre in die beiden Hauptbronchien sitzt beim Säugling ziemlich weit oben, etwa beim 3. bis 4. Brustwirbel, später rückt sie allmählich immer tiefer, um schließlich am Ausgang der Kindheit beim 5. bis 6. Brustwirbel angelangt zu sein. Das Kaliber der Luftröhre und der großen Bronchien ist ursprünglich sehr gering. Es verdoppelt sich im Laufe der Kindheit.

Bei Kindern variiert der *Winkel*, welcher von der Luftröhre und von den Bronchien gebildet wird, an der rechten Seite zwischen 10 bis 35°, an der linken Seite zwischen 30 bis 50° (MILLER). Die Winkel vergrößern sich bei der Inspiration und verkleinern sich bei der Exspiration.

Da, wo die beiden Hauptbronchien ihre ersten Äste abgeben, ist der Hilus zu suchen. Auf der rechten Seite steht er etwas höher als auf der linken, demgemäß ist der rechte Oberlappenbronchus kürzer als der linke. Rechts liegt er unmittelbar am Herzrande oder seitlich davon, links ist er auch beim älteren Kinde noch innerhalb des Herzschattens. So ist es verständlich, daß der rechte Hauptbronchus bei älteren Kindern öfters unmittelbar neben dem Herzrande erkennbar ist. Werden die Bronchien in ihrer Längsrichtung getroffen, so entsteht das Bild der sogenannten „orthograden Bronchien", welches einen *hellen Ringschatten* bedeutet.

Hier soll es bemerkt werden, daß der ganze Bronchialbaum während der Atmung *Bewegungen in mehreren Richtungen zeigt:* während der Inspiration entsteht eine Dilatation, Elongation und Senkung, dagegen entsteht während der Exspiration eine Kontraktion, Verkürzung und Aufwärtsbewegung. Diese Bewegungen sind bei der bronchoskopischen Untersuchung gut zu verfolgen; wo sie ausbleiben, sind die Wände der Trachea oder der Hauptbronchien entweder fixiert oder rigid, was wieder von pathologischer Bedeutung ist.

Bei der Beschreibung der Bronchien begnügten wir uns früher mit der Feststellung, daß die Hauptbronchien sich in Lappenbronchien teilen, welche die entsprechenden Lappen versorgen. Die kleineren Bronchien wurden summarisch in Bronchien I., II., III. usw. Ordnung eingeteilt. Heute ist die topographische Diagnostik der Lungen schon viel feiner geworden. Heute wissen wir, daß viele pathologische Veränderungen sich auf einzelne durch diese kleineren Bronchien versorgten Gebiete beschränken, welche „*Lungensegmente*" genannt werden. Vor der Besprechung dieser Lungensegmente müssen noch die in Frage kommenden kleineren Bronchien beschrieben werden.

Die Bronchien zeigen, ebenso wie die Luftröhre, eine *Zweiteilung*. Diese Teilungen erfolgen aber manchmal so nahe hintereinander, daß sie als *mehrfache Teilungen* imponieren. Der eine Bronchus ist fast immer breiter als der andere.

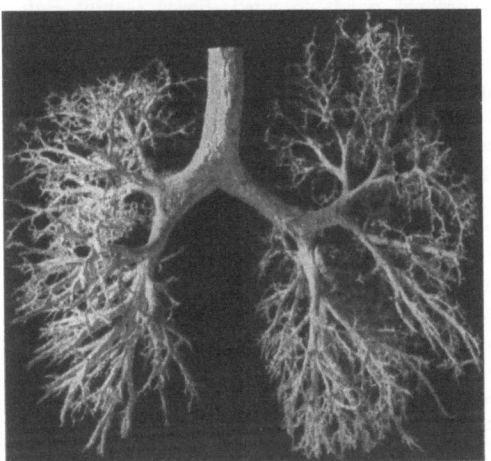
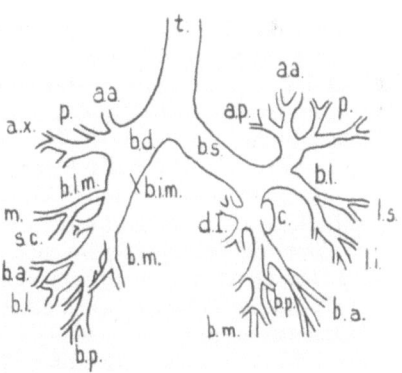

Abb. 10. Die wichtigeren Bronchien.

t. = Trachea; b. d. = Bronchus dexter; b. s. = Bronchus sinister; b. i. m. = Bronchus intermedius; aa. = Bronchus apicalis anterior; ap. = Bronchus apicalis posterior; p. = Bronchus pectoralis; ax. = Bronchus axillaris; b. l. m. = Bronchus lobii medii; m. = Bronchus mammaris; s. c. = Bronchus sternocardialis; b. l. = Bronchus lingulae; l. s. = Bronchus lingulae superior; l. i. = Bronchus lingulae inferior; d. I. = Bronchus dorsalis primus; b. m. = Bronchus basalis medialis; b. a. = Bronchus basalis anterior; b. l. = Bronchus basalis lateralis, b. p. = Bronchus basalis posterior; c. = Kaverne.
(Aus der Sammlung von KASSAY.)

Es wurde schon erwähnt, daß der rechte Hauptbronchus kürzer ist als der linke, er ist gewissermaßen die *Fortsetzung der Luftröhre*. Er verläuft nach der Bifurkation ab- und auswärts und teilt sich in zwei Äste (Abb. 10):

1. *Bronchus lobii superioris dextri.*
2. *Bronchus intermedius*, welcher die Fortsetzung des rechten Hauptbronchus ist.

Der rechte Oberlappenbronchus entspringt 1,0 bis 1,5 cm unterhalb der Verteilung der Luftröhre und verläuft normalerweise lateral und leicht nach oben. Nach etwa 1 bis 2 cm teilt er sich in drei Segmentbronchien:
1. *Bronchus apicalis anterior*,
2. *Bronchus apicalis posterior*,
3. *Bronchus pectoralis*.

Der *Bronchus apicalis anterior* geht nach oben mit einer leichten Neigung nach lateral und versorgt die Lungenspitze, besonders ihren vorderen, oberen Teil (*Segmentum apicale anterius*).

Der *Bronchus apicalis posterior* verläuft nach hinten, lateralwärts und leicht nach oben. Dieser Bronchus versorgt den hinteren, subapikalen Teil der rechten Lungenspitze (*Segmentum apicale posterius*).

Der *Bronchus pectoralis* geht nach vorne, lateralwärts und etwas nach unten. Das von ihm versorgte Gebiet (*Segmentum pectorale*) liegt mit seiner Basis zwischen dem Schlüsselbein und der rechten Brustwarze, seine Spitze liegt in der Hilusgegend.

Ein klinisch sehr wichtiges Gebiet des Oberlappens ist das *axillare Gebiet*, welches manchmal von einem aus dem Bronchus apicalis posterior stammenden, meistens aber aus dem Bronchus pectoralis stammenden subsegmentären Bronchus versorgt wird. Es kommt aber vor, daß das Gebiet aus zwei, aus den obengenannten Segmentbronchien stammenden subsegmentären Ästen versorgt wird. Da das axillare Gebiet nicht von einem Segmentbronchus, sondern von einem oder zwei *subsegmentären Bronchien* versorgt wird, so wird dieses Gebiet *Subsegmentum axillare* genannt.

Der *Bronchus intermedius* bildet eigentlich die Fortsetzung des rechten Hauptbronchus. Er verläuft etwas nach außen und teilt sich bald in zwei Äste. Diese sind die Bronchien des Mittel- und Unterlappens.

Der *Mittellappenbronchus* (*Bronchus lobii medii*) entspringt in dem vorderen Teil des Bronchus intermedius etwa 2,5 bis 3,0 cm unterhalb des rechten Oberlappenbronchus. Der Bronchus intermedius ist also 2 bis 3 cm lang. Der Mittellappenbronchus, der ebenfalls meistens 2 bis 3 cm lang ist, verläuft nach vorne und etwas abwärts, danach teilt er sich in zwei Segmentbronchien:

Bronchus sternocardialis, welcher den medialen und unteren Teil des rechten Mittellappens versorgt (*Segmentum sternocardiale*).

Bronchus mammaris, welcher den lateralen, oberen Teil des rechten Mittellappens versorgt (*Segmentum mammare*).

Wenn der Mittellappen atelektatisch oder geschrumpft ist, können seine zwei Segmentbronchien sehr nahe beisammenliegen, der Winkel zwischen beiden Ästen ist dann nicht viel größer als 10°. Anderseits, wenn das Gebiet des Mittellappens groß ist, z. B. bei Überblähung, wenn der Oberlappen geschrumpft oder atelektatisch ist, geht der laterale Ast unter einem großen Winkel ab.

Der rechte Unterlappen teilt sich in folgende Äste:
1. *Bronchus dorsalis primus*,
2. *Bronchus dorsalis secundus*,
3. *Bronchus basalis medialis*,
4. *Bronchus basalis anterior*,
5. *Bronchus basalis lateralis*,
6. *Bronchus basalis posterior*.

Der *Bronchus dorsalis primus* entspringt etwa auf derselben Höhe wie der Mittellappenbronchus, meist ein wenig tiefer und diesem fast gegenüber, also von der Dorsalseite des Unterlappenbronchus. Dieser Segmentbronchus verläuft nach hinten und etwas nach der Seite und versorgt die Spitze des rechten Unterlappens (*Segmentum dorsale primum*). Das Segment erscheint dabei oft als ein akzessorischer Lungenlappen (*Pohlscher* Lappen).

Der *Bronchus dorsale secundus* entspringt etwa 2 cm unterhalb des ersten dorsalen Bronchus ebenfalls von der hinteren Wand des Unterlappenbronchus. Dieser Segmentbronchus versorgt den subapicalen Teil des rechten Unterlappens. Dieser Ast fehlt aber in 60% der Fälle, so daß das von ihm versorgte Segment (*Segmentum dorsale secundum*) nur in 40% der Fälle vorkommt.

Das auf dem Zwerchfell sitzende *basale Gebiet* des rechten Unterlappens wird von vier basalen Segmentbronchien versorgt:

Ungefähr 1 cm unterhalb des ersten dorsalen Astes geht nach medial der *Bronchus basalis medialis* ab. Er verläuft nach unten und etwas nach vorne mit einer leichten Neigung nach medial und versorgt den inneren basalen Teil des rechten Unterlappens hinter dem Herzen (*Segmentum basale madiale*). Auch dieses Segment erscheint manchmal als ein *akzessorischer Lungenlappen*.

Von der vorderen und etwas lateralen Seite des rechten Unterlappenbronchus entspringt der *Bronchus basalis anterior*, welcher nach abwärts, vorne und etwas lateral verläuft. Dieser Segmentbronchus versorgt den vorderen basalen Teil des rechten Unterlappens (*Segmentum basale anterius*), welcher gleich hinter der Interlobarspalte liegt.

Nach dem Entspringen des Bronchus basalis anterior verläuft der Stamm des rechten Unterlappenbronchus 1,5 cm lang nach hinten und danach teilt er sich auf zwei Segmentbronchien:

Bronchus basalis lateralis, welcher nach unten und lateral verläuft. Dieser Bronchus erscheint oft als ein unwichtiger Ast des hinteren basalen Bronchus. Das von ihm versorgte Gebiet (*Segmentum basale laterale*) erkrankt selten allein, meistens erkrankt es mit den anderen basalen Segmenten zusammen, besonders bei Pneumonien.

Der *Bronchus basalis posterior* ist die eigentliche Fortsetzung des Unterlappenbronchus, deswegen wird er auch Bronchus terminalis genannt. Dieser Bronchus versorgt den hinteren, basalen Teil des rechten Unterlappens (*Segmentum basale posterius*), welcher in den hinteren Sinus phrenicocostalis hineinreicht.

Während der rechte Oberlappenbronchus als seitlicher Sproß aus dem rechten Hauptbronchus entspringt, geht der linke Oberlappenbronchus, zusammen mit dem linken Unterlappenbronchus, aus einer Bifurkation des linken Hauptbronchus hervor. Diese Bifurkation liegt etwa 4 bis 5 cm unterhalb der großen Bifurkation der Trachea und etwa 2,5 cm tiefer als der Abgang des rechten Oberlappenbronchus vom rechten Hauptbronchus.

Der *linke Oberlappenbronchus* (*Bronchus lobii superioris lateris sinistri*) teilt sich etwa nach 1 bis 2 cm in einen oberen (Ramus apico-pectoralis) und einen unteren (Ramus lingularis) Ast. Der obere Ast entspricht dem rechten Oberlappen, der untere Ast dem rechten Mittellappen. Die beiden Äste divergieren rasch, der eine aufwärts, der andere abwärts.

Der *Bronchus apicalis anterior* folgt der aufwärts gerichteten Richtung des oberen Astes und versorgt die vordere und obere Seite der linken Lungenspitze (*Segmentum apicale anterius lat. sin.*).

Der *Bronchus apicalis posterior* versorgt den hinteren Teil der linken Lungenspitze (*Segmentum apicale posterius lat. sin.*). Dieses Gebiet spielt bei der Epituberkulose der Kinder nach unseren Untersuchungen eine sehr wichtige Rolle.

Der *Bronchus pectoralis* verläuft nach vorne und etwas nach oben, wogegen der rechte pektorale Bronchus nicht aufwärts, sondern eher nach abwärts verläuft. Dieser Bronchus versorgt die vordere, obere Seite des linken Oberlappens (*Segmentum pectorale lat. sin.*).

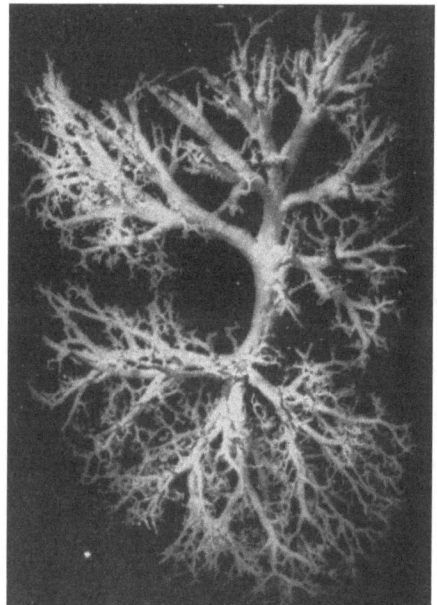 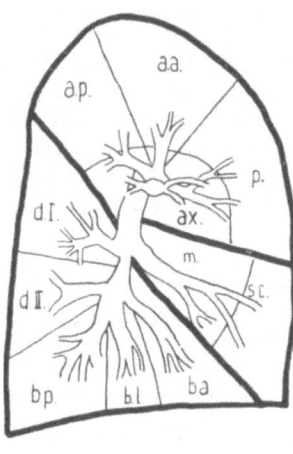

Abb. 11. Segmente der rechten Lunge.
aa. = Segmentum (S) apicale anterius; ap. = S. apicale posterius; p. = S. pectorale; ax. = Subsegmentum (Ss.) axillare; m. = S. mammare; sc. = S. sternocardiale; d. I. = S. dorsale primum; d. II. = S. dorsale secundum; b. a. = S. basale anterius; b. l. = S. basale laterale; b. p. = S. basale posterius. Das S. basale mediale ist verdeckt. (Aus der Sammlung von KASSAY.)

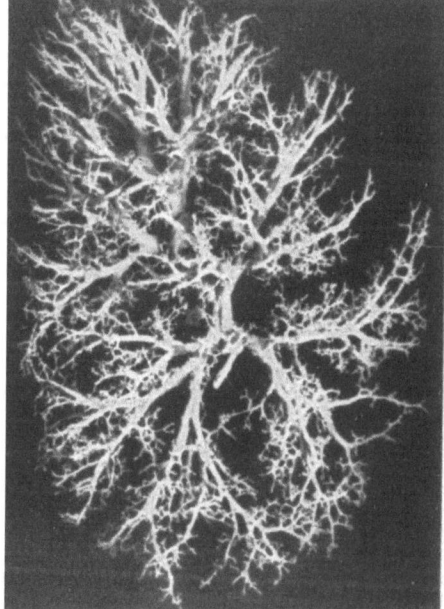 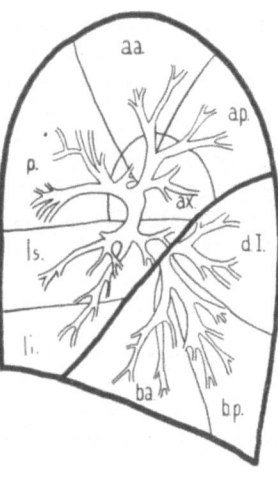

Abb. 12. Segmente der linken Lunge.
aa. = S. apicale anterius; ap. = S. apicale posterius; p. = S. pectorale; ax. = Ss. axillare; l. s. = S. lingulae superius; l. i. = S. lingulae inferius; d. I. = S. dorsale primum; b. a. = S. basale anterius; b. p. = S. basale posterius. Die Segmente S. dorsale secundum, S. basale laterale und das Subsegment Ss. basale mediale fehlen. (Aus der Sammlung von KASSAY.)

Das *Subsegmentum axillare* kommt auch links vor, klinisch spielt aber dieses Subsegment eine viel geringere Rolle als rechts. Auch links wird das Subsegment entweder von dem Bronchus pectoralis oder von dem Bronchus apicalis posterior stammenden subsegmentären Bronchien versorgt.

Der *Bronchus lingulae* entspricht dem rechten Mittellappenbronchus. Er geht nach unten vorne und etwas nach lateral. Nach etwa 1 bis 2 cm teilt er sich in einen oberen und einen unteren Segmentbronchus, welche die zwei Segmente der Lingulae (*Segmentum lingulae superius* und *Segmentum lingulae inferius*) versorgen.

Der *linke Unterlappenbronchus* (*Bronchus lobii inferioris lat. sin.*) entspringt aus der Bifurkation des linken Hauptbronchus und verläuft nach unten, hinten und lateral.

Der erste Ast, der vom linken Unterlappenbronchus abgeht, ist der *Bronchus dorsalis primus*, welcher vollkommen dem rechten dorsalen Ast entspricht und versorgt die Spitze des linken Unterlappens (*Segmentum dorsale primum lat sin.*).

Der *Bronchus dorsalis secundus* kommt links nur in 7% der Fälle vor, deswegen fehlt das von ihm versorgte Segment (*Segmentum dorsale secundum*) sehr oft.

Der *Bronchus basalis medialis* ist links kein Segmentbronchus, da er von dem vorderen basalen Bronchus entspringt, deswegen ist das von ihm versorgte Gebiet nur ein *Subsegment* (*Subsegmentum basale mediale*).

Die anderen basalen Segmentbronchien (*Bronchus basalis anterior, lateralis, posterior*) verhalten sich ebenso wie rechts und versorgen je ein basales Segment (*Segmentum basale anterius, Segmentum basale laterale* und *Segmentum basale posterius*).

Wir sehen also, daß die Lunge auf *Lungensegmente* verteilt werden kann. Diese Segmente sind pyramidenförmig, die Basis der Pyramide liegt in der äußeren Lungenfläche, die Spitze dagegen in der Hilusgegend. Durch diese Lungensegmente kann die Lunge eigentlich als ein *aus Pyramiden zusammengesetztes geometrisches Gebilde betrachtet werden*. In den beigefügten Skizzen sind die Segmente dargestellt (Abb. 11 und 12).

In der jüngsten Zeit, seitdem die Segmentforschung Mode wurde, werden die verschiedenen Segmente von den einzelnen Autoren sehr verschiedenartig benannt. Wir hielten uns bei der Benennung der Segmente zu der Auffassung von Ewart und Kassay, nach welcher womöglich jene Namen behalten werden sollen, welche der topographischen Anatomie des Thorax am meisten entsprechen, daß man womöglich sofort wissen soll, an welchem Teil des Thorax das in Frage kommende Segment gesucht werden soll. Die Lungensegmente werden in der folgenden Tabelle zusammengestellt, wo neben den von uns gebrauchten Benennungen auch jene Benennungen erwähnt sind, die an dem internationalen Kongreß der Oto-Laryngologen im Juli 1949 in London angenommen wurden. (Die letzteren sind in Klammern angeführt.)

Die Lungensegmente:

Rechte Lunge

Oberlappen:
S. apicale anterius (S. apicale)
S. apicale posterius (S. posterius)
S. pectorale (S. anterius)
Ss. axillare (—)

Mittellappen:
S. mammare (S. laterale)
S. sternocardiale (S. mediale)

Linke Lunge

S. apicale anterius ⎫ (S. apico-
S. apicale posterius ⎭ posterius)
S. pectorale (S. anterius)
Ss. axillare (—)
S. linguae superius (S. superius)
S. lingulae inferius (S. inferius)

Unterlappen:

S. dorsale primum (S. apicale) S. dorsale primum (S. apicale)
S. dorsale secundum (—) S. dorsale secundum (—)
S. basale mediale (S. cardiale) Ss. basale mediale (—)
S. basale anterius (S. basale ant.) S. basale anterius (S. basale anterius).
S. basale laterale (S. basale laterale) S. basale laterale (S. basale laterale)
S. basale posterius (S. basale post.) S. basale posterius (S. basale post.)

Wir sehen also, daß der Londoner Kongreß einige Segmente (so z. B. das S. dorsale secundum) nicht akzeptierte, da sie weniger als 50% vorkommen, dabei hielt der Kongreß die Aufnahme der Subsegmente in seine Liste noch nicht für spruchreif. Wir nahmen aber sowohl die seltener vorkommenden Segmente wie auch die wichtigeren Subsegmente in unsere Zusammenstellung auf, um zu zeigen, daß sie auch vorkommen können.

Was die *Normalanatomie der endothorakalen Lymphknoten* anbelangt, wurde es schon in unserem historischen Überblick erwähnt, daß die anatomische Lage der endothorakalen Lymphknoten zuerst von SUKIENNIKOW, einem Schüler von VIRCHOW, im Jahre 1903 beschrieben wurde. Später befaßten sich besonders GHON, ENGEL und BEITZKE mit diesem Thema. Überblicken wir aber jene Skizzen, welche die anatomische Lage der endothorakalen Lymphknoten darstellen, so können wir aus diesen Skizzen meist nicht erkennen, *welche Lymphknoten in den Lungen und welche in dem Mediastinalraum liegen*. Diese Trennung ist unserer Auffassung nach aber praktisch sehr wichtig, weil die Folgeerscheinungen der pathologischen Veränderungen der Lymphknoten ganz andere sind, wenn letztere in den Lungen, als wenn sie in dem Mediastinalraum liegen, so kann z. B. Epituberkulose nur bei den in der Lunge liegenden Lymphknoten entstehen. Wir glauben, daß es aus der beigefügten, von uns entworfenen Skizze besser ersichtlich ist, welche Lymphknoten in der Lunge und welche in dem Mediastinalraum liegen (Abb. 13). Die endothorakalen Lymphknoten können danach in folgende Hauptgruppen eingeteilt werden:

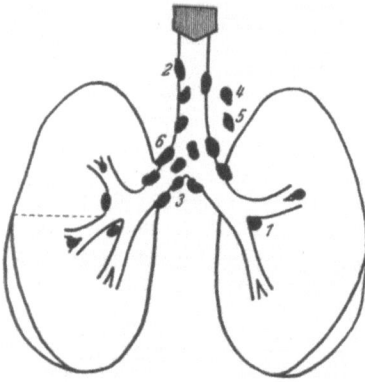

Abb. 13. Die normale Lage der endothorakalen Lymphknoten.
1 = Lgl. bronchopulmonales; *2* = Lgl. paratracheales; *3* = Lgl. bifurcationis; *4* u. *5* = Lgl. arcus aortae et ductus Botalli; *6* = Lgl. tracheobronchiales.

1. *Lymphoglandulae* (Lgl.) *bronchopulmonales.*
2. *Lymphoglanulae mediastinales,*
3. *Lymphoglandulae tracheobronchiales* (welche teils in den Lungen, teils im Mediastinalraum liegen).

Lgl. bronchopulmonales (auf der Skizze mit Nr. 1 versehen). Diese Lymphknoten liegen also in den Lungen selbst, sie wurden von ENGEL in *vordere* (Lgl. anteriores) und *hintere* (Lgl. posteriores) eingeteilt. Die hinteren Lymphknoten liegen in der Nähe der *Interlobarspalten,* deswegen wurden sie von ENGEL auch „Lgl. interlobares" genannt. Diese Lymphknoten liegen entweder unmittelbar unter der Pleura interlobaris oder sie sind höchstens durch eine schmale Schicht Lungengewebe von ihr getrennt. „So kann es nicht verwunderlich sein", schreibt ENGEL, „daß von den Lymphknoten sehr leicht und sehr häufig interlobäre

Pleuraerkrankungen ausgehen." Wir glauben, daß diese Behauptung ENGELS sehr wichtig ist, wir werden noch bei der Besprechung der Entstehung der Pleuritiden sehen, daß diese Lymphknoten nicht nur bei der Entstehung der zirkumskripten interlobären Pleuritiden, sondern wahrscheinlich auch bei der Entstehung der mit großer Flüssigkeitsansammlung einhergehenden *Pleuritis serosa* eine große Rolle spielen.

Die in dem Mediastinalraum liegenden *Lgl. mediastinales* werden in folgende Gruppen eingeteilt:

a) *Lgl. paratracheales* (Nr. 2). Nach GHON, MOST und BARTELS sind diese Lymphknoten sehr wichtig, da *sie die letzte Station vor der Einmündung des Lymphstromes in die Vena subclavia bilden*.

b) *Lgl. bifurcationis* (Nr. 3). Diese Lymphknoten bilden die *Verbindung* zwischen den beiden Lungenhälften. Da die Lymphknoten durch die Lymphgefäße auch *seitlich* miteinander verbunden sind, erkranken diese Lymphknoten *sehr oft*. Dieselben liegen außerdem auf dem Ösophagus und verbinden so (falls sie vergrößert sind) gewissermaßen die Trachea mit der *Speiseröhre*. Sie liegen weiterhin in der Nähe des *Pericardiums*, weshalb ihre Erkrankung auch auf das Pericardium übergreifen kann.

c) *Lgl. arcus aortae et ductus Botalli* (Nr. 4 und Nr. 5). Diese Lymphknoten wurden zuerst von ENGEL beschrieben. Sie sitzen auf der Aorta und auf dem Ductus Botalli. Ihre Lymphwege stammen *ausschließlich aus dem linken Oberlappen*, demzufolge zeigt ihre Vergrößerung, daß der Primärherd in dem linken Oberlappen liegt.

Den Übergang von den mediastinalen Lymphknoten zu den bronchopulmonalen bilden die *3. Lgl. tracheobronchiales* (Nr. 6), welche, wie aus der Skizze ersichtlich ist, teils in dem Mediastinalraum, teils in den Lungen liegen.

Es wurde schon erwähnt, daß die Lymphknoten auch seitlich miteinander verbunden sind, deswegen können z. B. bei der Erkrankung der linksseitigen Lymphknoten durch die Bifurkationslymphknoten auch die rechtsseitigen Lymphknoten, besonders die paratrachealen, erkranken. *Je jünger die Kinder sind, desto mehr Lymphknoten erkranken.*

Der rechtsseitige und der linksseitige *Nervus vagus* verlaufen neben den Bifurkationslymphknoten, dagegen verlaufen die beiden *Nervi recurrentes* neben den paratrachealen Lymphknoten.

Die tuberkulösen Erkrankungen dieser Lymphknoten werden meist mit dem Ausdruck „Hilustuberkulose" bezeichnet. *Dieser Ausdruck ist aber falsch und irreführend*. Falsch ist er, weil es sich in diesen Fällen nicht um eine tuberkulöse Erkrankung der Hilusgegend, sondern um eine tuberkulöse Erkrankung der in der Hilusgegend liegenden bronchopulmonalen Lymphknoten handelt. Irreführend ist der Ausdruck, weil es sich hier in den meisten Fällen nicht um eine isolierte tuberkulöse Erkrankung der bronchopulmonalen Lymphknoten der Hilusgegend, sondern auch um eine Erkrankung der mediastinalen Lymphknoten handelt, *da alle oben aufgezählten Lymphknotengruppen eine pathologische Einheit bilden*, weshalb sie mit dem Ausdruck „Hilustuberkulose" voneinander künstlich nicht getrennt werden können. Es ist auch nicht zweckmäßig, die „Hilusgegend" allein zu betonen, weil die Ärzte bei der Röntgenuntersuchung dadurch unwillkürlich nur die Hilusgegend untersuchen wollen und dabei die genaue Untersuchung des ebenso wichtigen, wenn nicht wichtigeren Mediastinums vergessen. Wir sprechen also nicht von „Hilustuberkulose", sondern *von der Tuberkulose der endothorakalen Lymphknoten*.

Wir können uns hier weder mit der *Histologie* noch mit der *biologischen Funktion* dieser Lymphknoten eingehender befassen. Es ist allgemein bekannt, daß die Lymphknoten als *Abwehrorgane* in den Lymphstrom eingeschaltet sind; ihre Aufgabe ist es, die in dem Lymphstrom zirkulierenden, für den Organismus gefährlichen Elemente aus dem Lymphstrom *auszufiltern* und durch Phagocytose womöglich zu *vernichten*. Ein instruktives Beispiel dieses Prozesses zeigt das Schicksal jener farbigen *korpuskulären Elemente*, welche aus den Lungenalveolen (wohin sie durch Einatmung gelangten) durch den Lymphstrom in die Lymphknoten geraten, wo sie aufgehalten und aufgespeichert werden. *Es wurde aber bisher weder histologisch noch biologisch erwiesen, daß diese Lymphknoten eine Drüsentätigkeit ausüben würden.* Warum werden sie dann „*Lymphdrüsen*" genannt? Die Pathologen kennen nur Lymphknoten. *Warum gebrauchen dann die Kliniker und die Röntgenologen einen naturwissenschaftlich unbegründeten Ausdruck?* In den Krankengeschichten unserer Abteilung kommen seit 10 Jahren keine „Lymphdrüsen" mehr vor.

Was die *Röntgendarstellbarkeit der endothorakalen Lymphknoten* anbelangt, sehen wir, wenn wir einen Blick auf unsere Skizzen werfen, daß *die meisten Lymphknoten an der Trachea und in der Bifurkationsgegend zusammengedrängt liegen*. Sie liegen also in dem Mediastinum, welches auf den sagittalen Röntgenbildern einen homogenen, scharfrandigen, dunklen Schatten gibt, in welchem nur die Luftröhre und manchmal die Bifurkation differenziert werden können. Die Lymphknoten kommen dagegen nur dann zur Röntgendarstellung, wenn sie entweder *verkalkt* sind oder eine solch *beträchtliche Größe* erreichen, daß sie entweder die *Breite* oder die *äußeren Konturen* des Mediastinums (welches röntgenologisch „*Mittelschatten*" genannt wird) verändern. Dies wird am besten durch die bekannte Skizze von ENGEL demonstriert (Abb. 14).

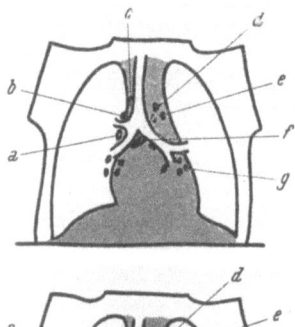
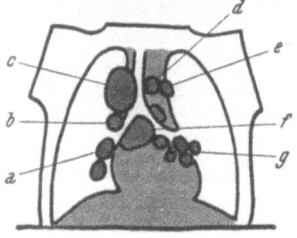

Abb. 14. Die endothorakalen Lymphknoten im normalen und im vergrößerten Zustand nach ENGEL.
a = Lgl. bronchopulmonalis. l. d.;
b = Lgl. tracheobronchialis; c = Lgl. paratrachealis; d = Lgl. arcus aortae; e = Lgl. ductus Botalli; f = Lgl. bifurcationis; g = Lgl. bronchopulmonales l. s.

Was die Röntgendarstellbarkeit der einzelnen Lymphknotengruppen anbelangt, können die *rechtsseitigen paratrachealen Lymphknoten* noch am besten röntgenologisch dargestellt werden, da sie über der Hilusgegend, also in einer Gegend liegen, wo es schon viel weniger störende Schatten gibt als in der Hilusgegend selbst, dabei erreichen sie meist eine solche Größe, daß sie schon zum Vorschein kommen können. Auch die *linksseitigen paratrachealen Lymphknoten* liegen ziemlich günstig, besonders der *Lgl. ductus Botalli*, da dieser Lymphknoten gleich hinter der linksseitigen Pleura mediastinalis liegt. Demgegenüber sind die linksseitigen paratrachealen Lymphknoten jedoch meist so *klein*, daß sie selten jene Größe erreichen, welche zur Röntgendarstellbarkeit nötig ist. Die *tracheobronchialen Lymphknoten*, welche teils in dem Mediastinum, teils in der Lunge liegen, werden teilweise von dem Mittelschatten, teilweise von dem Herzschatten gedeckt, teilweise fallen sie in die Hilusgegend. Die in der Hilusgegend liegenden *bronchopulmonalen Lymphknoten* werden durch andere Schattengebilde meist so verdeckt, daß sie eine beträchtliche Größe erreichen müssen, um darstellbar zu sein. Zwischen den beiden Lungenhälften besteht aber ein großer Unterschied. Während die Teilung des rechten Hauptbronchus, welche röntgenologisch „*Bronchusgabel*" genannt wird, da sie durch andere Organe nicht verdeckt wird, in der rechten Hilusgegend klar zum Vorschein kommen kann, ist die Gabelung des linken Hauptbronchus von dem Herzschatten fast immer vollkommen verdeckt, wodurch die Darstellungsaussichten der in der linken Hilusgegend liegenden Lymphknoten noch schlechter sind. Unter allen Lymphknotengruppen sind die *Bifurkationslymphknoten* am meisten verborgen, da sie in dem dunklen, homogenen Herzschatten vollkommen verschwinden und von demselben ganz verdeckt werden, deswegen kommen sie auf gewöhnlichen Sagittalbildern nur dann zum Vorschein, wenn sie *stark verkalkt sind*.

Aus dem Gesagten ist ersichtlich, *daß die Röntgendarstellbarkeit der endothorakalen Lymphknoten besonders in sagittaler Richtung sehr ungünstig ist*. Deswegen müssen auch andere Strahlenrichtungen verwendet werden, um die Röntgendarstellbarkeit dieser Lymphknoten zu verbessern. Zu diesem Zweck ist die *frontale Richtung* die geeignetste. Betrachten wir die Skizze (Abb. 15), welche die anatomische Lage der endothorakalen Lymphknoten in der frontalen Richtung zeigt, so können wir folgendes feststellen: Der homogene Schatten des Mediastinums verschwindet in der frontalen Richtung. Die Lymphknoten finden wir in dem Raume, welcher zwischen dem Herzschatten und der Wirbelsäule liegt (HOLZKNECHTscher *Raum*). In diesem Raum ist der Verlauf der Trachea und die Abzweigung der größeren Bronchien meist gut sichtbar. *Der Ring auf der Skizze entspricht dem quergetroffenen epartriellen Bronchus*. Die Bifurkation liegt in derselben Höhe, deswegen zeigt dieser Ringschatten, *wo die Bifurkation zu suchen ist*.

In Wirklichkeit ist aber die Situation nicht so einfach, wie es unsere Skizze zeigt, da auch in der frontalen Richtung *mit vielen Störschatten zu rechnen ist*. Das Herz spielt dabei keine Rolle, da es ganz nach vorne projiziert ist. *Der Schatten des Arcus Aortae* stört schon stärker, da er die retrotrachealen Lymphknoten verbergen kann. Die *arteria pulmonalis* erscheint gerade in der Hilusgegend *als ein ovaler Schatten*, wie es auf der Skizze aus dem Buche von SAUERBRUCH

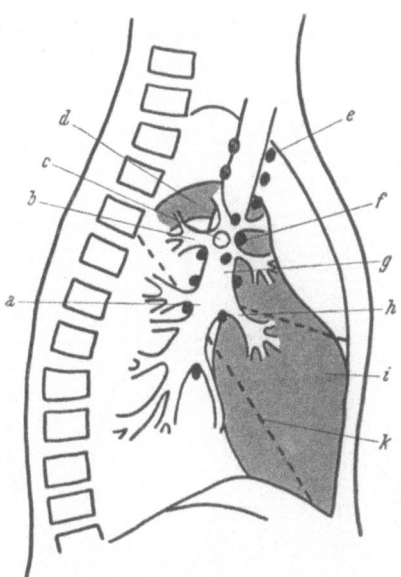

Abb. 15. Die normale Lage der endothorakalen Lymphknoten in der frontalen Richtung.
a = Br. lobii inferioris; b = Br. e parterialis; c = Bifurcation; d = Arcus aortae; e = Lgl. paratracheales; f = Lgl. bifurcationis; g = Br. intermedius; h = Br. lobii medii; i = das Herz; k = Fissura interlobaris.

klar ersichtlich ist (Abb. 16). Hier sehen wir, daß die Arteria pulmonalis gerade in der Hilusgegend *quergetroffen wird und einen ovalen oder viereckigen Schatten bildet*. Wir konnten es noch im Jahre 1940 feststellen, daß dieser quergetroffene Schatten der Arteria pulmonalis *auch auf den Frontalbildern normaler Kinder feststellbar ist*. Dieser erbsengroße Schatten ist meist oval und gerade auf die Hilusgegend projiziert. Er kommt meist *nur bei älteren Kindern (über 8 Jahre)* vor und darf nicht mit einem vergrößerten Bifurkationslymphknoten verwechselt werden.

Es wurde schon bei der Besprechung der röntgentechnischen Einzelheiten erwähnt, daß wir es durch die von SENECHALE angegebene Haltung des Patienten *verhindern können, daß die Scapulae auf die Luftröhre oder auf die Bifurkationsgegend projiziert werden*. Leider kann diese Haltung nicht bei jedem Kinde erreicht werden, wohin in diesen Fällen die Scapulae fallen, hängt vom Zufall ab.

Um darin sicher zu sein, daß die frontale Richtung tatsächlich eine frontale ist, lassen wir auf das Sternum eine *Bleimarke* aufkleben. Zeigt die Bleimarke auf dem Frontalbilde nur einen schmalen Schattenstreifen, so ist die Haltung gut. Trotzdem der Herzschatten auf den Frontalbildern weniger stört als auf den Sagittalbildern, bevorzugen wir bei den Frontalbildern womöglich *die rechte Seite*, da dann der Herzschatten *plattenfern* liegt, wodurch seine Konturen mehr verwaschen sind.

Unter den Lymphknotengruppen können auf den Frontalbildern die *vor der Trachea liegenden prätrachealen Lymphknoten am besten dargestellt werden*, die hinter der Trachea liegenden werden meist von dem Arcus aortae verdeckt. Auch die *tracheobronchialen Lymphknoten* können meist gut dargestellt werden, sogar die *Bifurkationslymphknoten* können, wenn sie eine entsprechende Größe erreichen, auf den Frontalbildern zur Darstellung gelangen, was auf den Sagittalbildern, wie es schon erwähnt wurde, nur im Verkalkungszustande möglich ist. Jene *bronchopulmonalen Lymphknoten*, welche in der Gegend des *Bronchus intermedius* liegen, kommen auch gut zum Vorschein.

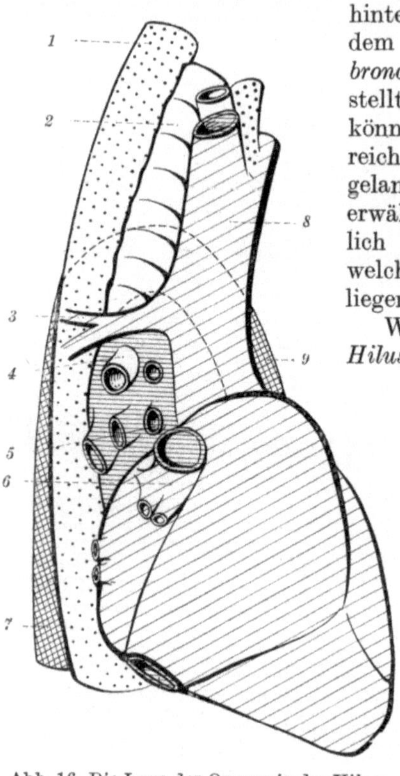

Wir dürfen es nicht vergessen, *daß die beiden Hilusgegenden auf Frontalbildern aufeinanderprojiziert sind*, wodurch es manchmal vorkommt (besonders, wenn beiderseits vergrößerte Lymphknoten vorhanden sind), *daß wir es nicht entscheiden können, wohin die einzelnen Lymphknoten gehören*. Dies ist aber praktisch meist auch nicht so wichtig, da es sich in den meisten Fällen nur darum handelt, *ob pathologisch veränderte Lymphknoten überhaupt vorhanden sind oder nicht*.

Die Frontalbilder *ergänzen* sehr wertvoll die Ergebnisse der Sagittalbilder, so sehen wir z. B., daß einige fragliche Lymphknotenschatten der Sagittalbilder auf den Frontalbildern deutlich zum Vorschein kommen, außerdem werden die Gebilde durch Verwendung der beiden Strahlenrichtungen immer *räumlich* dargestellt.

Abb. 16. Die Lage der Organe in der Hilusgegend im frontalen Querschnitt nach SAUERBRUCH.
1 = Oesophagus; 2 = Trachea; 3 = Vena azygos; 4 = Bronchus eparterialis; 5 = Arteria pulmonalis dextra; 6 = Venae pulmonales dextrae; 7 = Aorta descendens; 8 = Vena cava superior; 9 = Aorta ascendens. Die Art. pulmonalis wird in der Hilusgegend quergetroffen und bildet auf dem frontalen Röntgenbilde seinen ovalen oder einen viereckigen Schatten. Dieser Schatten darf mit vergrößerten Bifurkationslymphknoten nicht verwechselt werden.

Was die Röntgendarstellbarkeit der endothorakalen Lymphknoten auf den *Schichtbildern* anbelangt, kamen wir mit M. ERDÉLYI zu folgendem Ergebnis: Die Schichtbilder haben den großen Vorteil, daß durch das Schichtverfahren viele störende Schattengebilde, welche auf den üblichen Sagittalaufnahmen auf dieselbe Fläche projiziert sind, verschwinden. So verschwinden zuerst die *Rippen*, welche nach EMMLER 60% der Lungen verdecken. Der zweite störende Schatten ist der *Herzschatten*, welcher aber nicht mehr so leicht ausgeschaltet werden kann, am wenigsten stört er noch in den hinter der Hilusgegend liegenden Schichten. Je mehr wir dagegen nach vorne kommen, desto ausgeprägter ist derselbe. In der Hilusgegend kommt es ziemlich oft vor, daß sich unter der Bifurkation ein *kreisförmiger, unregelmäßig begrenzter Schatten aus dem Herzschatten hervorhebt* und als ein vergrößerter Lymphknotenschatten imponiert. Dieser Schatten kommt aber auch bei ganz gesunden, tuberkulinnegativen Kindern vor und entspricht, laut unseren Sektionsrollen, *dem rechten Vorhof*, ist also von keiner pathologischen Bedeutung.

Auch die Wirbelsäule kann aus den Schichtbildern nicht ausgeschaltet werden, sie verläuft auf allen Schichtbildern als ein dunkler Streifen. *Die Homogenität des Mittelschattens vermindert sich aber auf den Schichtbildern schon ziemlich beträchtlich.* Wie es aus der beigefügten Skizze ersichtlich ist (Abb. 17), kann man neben dem dunkleren Schatten der Wirbelsäule beiderseits einen helleren Schatten unterscheiden, welcher rechts der *Vena cava superior*, links dem *Aortaschatten* entspricht. Links sieht man in dem helleren Schatten eine Vorwölbung, welche dem Aortenkopf entspricht. Dieser Schatten ist natürlich schon aus den gewöhnlichen Sagittalbildern bekannt, er kann aber auf den Schichtbildern sehr oft mit einem vergrößerten Lymphknotenschatten verwechselt werden. *Rechts kommt sehr oft ein erbsengroßer, scharf umschriebener runder Schatten vor, welcher über dem rechten Hauptbronchus liegt.* Dieser Schatten wurde auch von GREINEDER, der die bekannte Monographie über das „Schichtbild der Lunge" schrieb, für einen Lymphknotenschatten gehalten. Wir stellten aber fest, daß dieser Schatten auch bei ganz gesunden, tuberkulinnegativen Kindern vorkommt und unsere vergleichenden Sektionsuntersuchungen zeigten, daß es sich hier *um die Einmündung der Vena azygos handelt*.

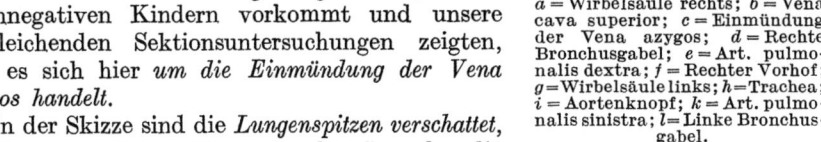

Abb. 17. Das normale Schichtbild der Lunge in der Hilusschichte. a = Wirbelsäule rechts; b = Vena cava superior; c = Einmündung der Vena azygos; d = Rechte Bronchusgabel; e = Art. pulmonalis dextra; f = Rechter Vorhof; g = Wirbelsäule links; h = Trachea; i = Aortenknopf; k = Art. pulmonalis sinistra; l = Linke Bronchusgabel.

In der Skizze sind die *Lungenspitzen verschattet*, da die verwaschenen Konturen der Scapulae die Lungenspitzen verdeckten. *Dies bewirkte die schlechte Haltung der Arme.* Werden die Arme parallel dem Kopfe hochgehoben, wie es auch in dem technischen Teil der Röntgenuntersuchung beschrieben wurde, so kommen die Schulterblätter hoch hinauf und verschwinden aus den Lungenspitzen.

Es wurde schon öfters betont, *daß der Verlauf der Trachea, der Bifurkation und der Hauptbronchien auf den Schichtbildern am klarsten studiert werden kann,* wie es auch aus der Skizze ersichtlich ist. (Die Skizze stammt aus der Hilusschichte eines normalen Kindes.) Hier sehen wir, daß *die rechte Bronchusgabel viel kürzer und breiter ist als die linke.* Die rechte ist aber durch den Herzschatten nicht verdeckt, während die linke fast immer verdeckt ist. Die rechte Bronchusgabel besteht aus dem rechten Oberlappenbronchus und aus dem Bronchus intermedius, welcher sich in den Mittellappenbronchus und Unterlappenbronchus teilt, die linke Bronchusgabel besteht aus dem linken Ober- und Unterlappenbronchus.

Die alte Lehre ASSMANNS, *daß der Hilusschatten meistens durch die Äste der Art. pulmonalis gebildet wird, wurde durch die Schichtbilder vollkommen bestätigt* (CHAOUL, GREINEDER). Rechts ist auf der Skizze der Hauptstamm der Art. pulm. in der rechten Bronchusgabel sichtbar. Von hier ziehen die kleineren Gefäße gegen die Peripherie, wie wir es auf den Schichtbildern gut verfolgen können. Links liegt der Hauptstamm der Art. pulm. hinter und über dem linken Hauptbronchus, von dort schickt er seine Äste in den linken Oberlappen und in den linken Unterlappen. Dieser letztere Ast kreuzt die linke Bronchusgabel und verläuft parallel mit dem linken Unterlappenbronchus gegen die Peripherie.

Zum Schluß sollen noch *einige Besonderheiten des kindlichen Thorax* kurz erwähnt werden. Es ist bekannt, daß der Thorax im Säuglingsalter *kurz* und *breit* ist, die *Rippen* verlaufen *horizontal* und das *Zwerchfell steht hoch*. Das *Herz „liegt" auf dem Zwerchfell und der Mittelschatten ist relativ breit*. Wenn das Kind schon zu gehen beginnt, wird der sagittale Durchmesser des Thorax immer kleiner, die Rippen verlassen ihre horizontale Lage und laufen immer *schräger abwärts*. Auch das Zwerchfell rückt tiefer, wodurch das Herz das Zwerchfell *nur berührt*. So *wird auch der Mittelschatten viel schmäler*.

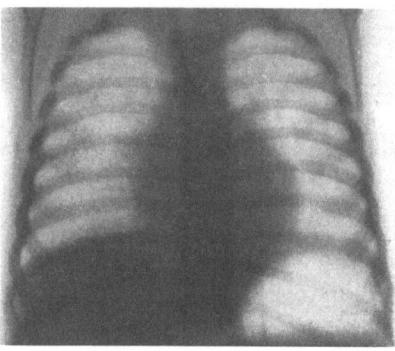

Abb. 18. Das normale Thoraxbild eines 1 Jahr alten, gesunden Säuglings.
Das kugelförmige Herz verdeckt beiderseits die Hilusgegend. Das Zwerchfell steht hoch, die Rippen verlaufen horizontal.

Auch *bei der Beurteilung der Hilusgegend* spielt das *Alter* des Kindes eine große Rolle. Es muß aber noch festgestellt werden, was wir unter dem Ausdruck *„Hilusgegend"* verstehen. Unter Hilusgegend verstehen wir jenen zentralen Teil der Lunge, wo die Lungenarterien und Bronchien aus dem Mediastinum in die Lungen hineingelangen. Hier treten gleichzeitig die Lungenvenen und die Lymphgefäße aus den Lungen heraus. In dieser Gegend liegen auch mehrere bronchopulmonale Lymphknoten, welche von ENGEL „Lgl. hilares" genannt wurden. So ist es verständlich, daß die Hilusgegend röntgenologisch eine *Schattensummation mehrerer schattengebender Gebilde darstellt, unter welchen die Äste der Art. pulmonalis die wichtigsten sind*. Unter normalen Verhältnissen spielen die hilären Lymphknoten in der Schattenbildung der Hilusgegend *gar keine Rolle*.

Da bei Säuglingen der Mittelschatten sehr breit ist und das Herz am Zwerchfell liegt, *ist die Hilusgegend bei Säuglingen beiderseits verdeckt*. So sehen wir auf dem sagittalen Röntgenbilde eines einjährigen gesunden Kindes (Abb. 18), daß das kugelförmige Herz die Hilusgegend beiderseits vollkommen verdeckt. Auf diesem Röntgenbilde kann auch der horizontale Verlauf der Rippen sowie der Hochstand des Zwerchfells gut beobachtet werden. Die Gewebe sind bei Säuglingen reich an Flüssigkeit und auch der Fettpolster ist meist gut entwickelt. Infolgedessen sind die Röntgenbilder der Lungen im Säuglingsalter meist *kontrastärmer* als in dem späteren Alter. Je älter die Kinder werden, desto schmäler wird der Mittelschatten, das Zwerchfell rückt immer tiefer, so daß *die rechte Hilusgegend gut sichtbar wird*. Die Lungen werden mit zunehmendem Alter immer *kontrastreicher* und auch die Äste der Art. pulmonalis kommen immer besser zum Vorschein. In dem folgenden Röntgenbild (Abb. 19a) sehen wir das normale Thoraxbild eines achtjährigen Knaben. Hier sind die Herzkonturen schon ausgebildet, die Rippen verlaufen schräg abwärts und auch die Verzweigung der Äste der Art. pulmonalis ist gut verfolgbar. Die in beiden Hilusgegenden gut erkennbaren kleinen, scharfrandigen, homogenen, runden Schatten entsprechen *quergetroffenen Blutgefäßen*, sie dürfen also mit Verkalkungen nicht verwechselt werden! Das nächste Röntgenbild (Abb. 19b) zeigt das *Schichtbild desselben Kindes* in der Hilusgegend. Wenn wir die beiden Röntgenbilder miteinander vergleichen, so sehen wir den Unterschied, welcher sich in der Darstellung der Trachea, der Bifurkation und der Hauptbronchien zeigt, welche an diesem Schichtbilde viel klarer zum Vorschein kommen. Der Schatten

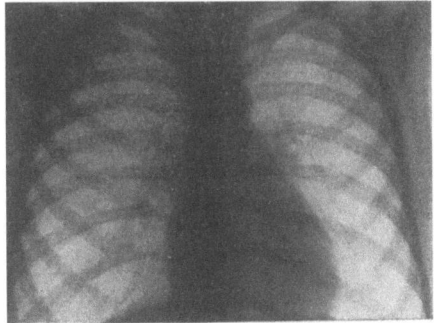 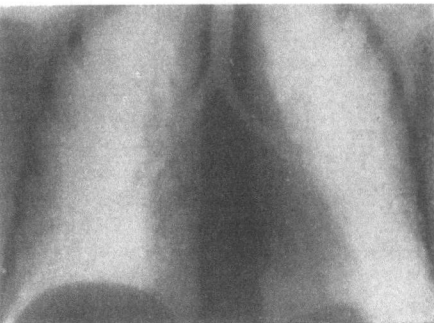

a b

Abb. 19. Das normale Thoraxbild eine 8 Jahre alten Knaben.

a = Das normale Sagittalbild zeigt, daß die Herzkonturen schon ausgebildet sind, die Rippen verlaufen schräg abwärts. Die in beiden Hilusgegenden gut erkennbaren, kleinen, scharfrandigen runden Schatten entsprechen quergetroffenen Blutgefäßen. b = Das Schichtbild desselben Kindes in der Hilusschichte. Der Unterschied in der Darstellung der Trachea, der Bifurkation und der Hauptbronchien ist auffallend. Rechts ist die Einmündung der Vena azygos, links der Aortenknopf gut sichtbar. Unter der Bifurkation liegt der große Schatten des rechten Vorhofes.

der Wirbelsäule hebt sich aus dem Mittelschatten stark hervor, rechts ist die Einmündung der Vena azygos, gleich auf dem rechten Hauptbronchus sitzend, gut erkennbar, links hebt sich der Aortenkopf aus dem Mittelschatten hervor,

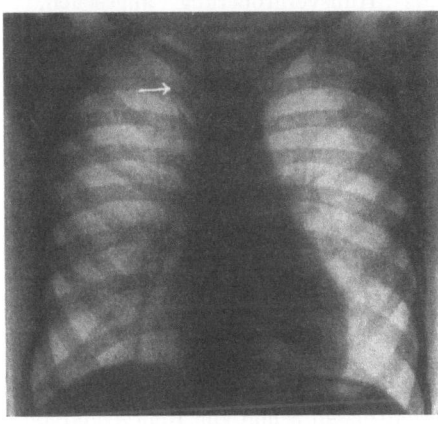 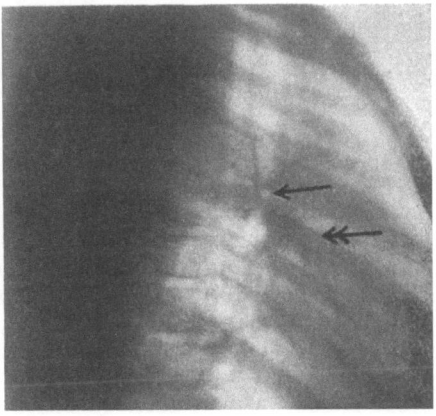

a b

Abb. 20. Das normale Thoraxbild eines 13 Jahre alten Mädchens.

a = Hier sind die Äste der Art. pulmonalis in der Hilusgegend schon gut sichtbar. Im rechten Oberlappen sehen wir den charakteristischen Schatten der Vena azygos (mit einem weißen Pfeil bezeichnet). b = Das Frontalbild zeigt den klaren Verlauf der Luftröhre. Der Ringschatten (Pfeil) zeigt, wo die Bifurkation liegt. Vor der Bifurkation ist der ovale Querschatten der Art. pulmonalis (doppelter Pfeil) gut erkennbar.

welcher auf dem Sagittalbilde noch deutlicher erkennbar ist. Die beiden Bronchusgabeln sind auch gut dargestellt, auch die Verzweigungen der Art. pulmonalis sind erkennbar. Unter der Bifurkation liegt der große Schatten des rechten Vorhofes, welcher auch hier als ein enorm vergrößerter Lymphknoten imponiert. Der Knabe war vollkommen gesund und die Tuberkulinproben (bis 1 mg A. T.) fielen bei ihm negativ aus.

Das vorstehende Röntgenbild stammt von einem 13 Jahre alten tuberkulinnegativen, gesunden Mädchen (Abb. 20a). Wir sehen auf dem Sagittalbild, daß die Äste der Art. pulmonalis hier noch ausgeprägter sind. Mit zunehmendem Alter kommen diese *Schattenstränge* immer deutlicher zum Vorschein. *Auch Erwachsene haben nicht mehr Blutgefäße als Kinder, nur sind die Wände der Blutgefäße im Erwachsenenalter dicker, dabei ist auch das perivasculäre Bindegewebe im Erwachsenenalter durch mehrere kleinere Entzündungen verdickt, wodurch die Blutgefäße auf den Röntgenbildern klarer zum Vorschein kommen.* Als Nebenbefund erwähnen wir den charakteristischen Schatten der Venae Azygos in dem oberen medialen Teil des rechten Oberlappens (auf dem Röntgenbilde mit einem Pfeil bezeichnet). Das Frontalbild desselben Mädchens (Abb. 20b) zeigt klar den Verlauf der Luftröhre. Der Ringschatten, welcher dem quergetroffenen Oberlappenbronchus entspricht, zeigt, wo die Bifurkation liegt. Vor der Bifurkation ist der *ovale Schatten* der quergetroffenen Art. pulmonalis gut erkennbar.

Es kommt auch bei Säuglingen vor, daß der Mittelschatten relativ schmal ist, und zwar meist nach *beträchtlichen Wasserverlusten*. In diesen Fällen ist auch der Herzschatten meist sehr klein.

Bei älteren, besonders bei *asthenischen Kindern*, ist der Mittelschatten sehr schmal, dabei ist auch das Herz sehr klein („*Tropfenherz*"). Das Herz hängt in diesen Fällen an den großen Gefäßen und berührt oft kaum das tiefstehende Zwerchfell. Der Thorax ist schmal, lang und das Zwerchfell steht sehr tief. In diesen Fällen kommen beide Hilusgegenden zum Vorschein, wodurch sie eine stärkere Verschattung zeigen als sonst, deswegen werden diese normalen Hilusschatten von ungeübten Röntgenologen als „Hilusvergrößerung" angesehen.

XII. Klinik mit Röntgendiagnostik der Lungenveränderungen bei der kindlichen Lungentuberkulose.

Der Primärherd.

Es wurde schon im pathologischen Teil erwähnt, daß der Primärherd meist stecknadelkopf- oder erbsengroß ist. Solch kleine Herde können durch Perkussion oder Auskultation natürlich nicht nachgewiesen werden. Sie sind aber auch röntgenologisch nicht nachweisbar, wenigstens solange nicht, bis sie nicht verkalken. Es kommt aber sehr oft vor, daß diese kleinen Herde überhaupt nicht verkalken, so daß sie von ihrem Entstehen bis zu ihrer Heilung unsichtbar bleiben. Größere Primärherde, so z. B. bohnen-, haselnuß-, nuß- oder mandaringroße Herde gelangen unter günstigen Verhältnissen schon zur Röntgendarstellung. Unter „günstigen Verhältnissen" verstehen wir solche Verhältnisse, wo die Primärherde weder von den Rippen noch von dem Zwerchfell oder von dem Mittelschatten verdeckt sind.

Laut dem PARROTschen Gesetz gehören aber zu dem Primärherde auch die Veränderungen der regionären Lymphknoten. Die tuberkulösen Veränderungen der regionären (hier endothorakalen) Lymphknoten sind aber auf den Röntgenbildern auch nicht immer nachweisbar, dessenungeachtet, daß die Veränderungen der endothorakalen Lymphknoten meist viel ausgeprägter sind als die Lungenveränderungen. Genau genommen *kann ein Herd nur dann als „Primärherd" angesehen werden, wenn die tuberkulöse Veränderung der regionären Lymphknoten wie bei der Sektion, so auch bei der Röntgenuntersuchung nachgewiesen werden kann.* Es wurde aber schon erwähnt, daß der röntgenologische Nachweis dieser veränderten Lymphknoten *öfters mißlingt*. Was sollen wir in diesen Fällen tun? Sind wir berechtigt, gewisse solitäre Herde ohne nachweisbare Lymphknotenveränderungen als ,,Primärherde" anzusehen oder nicht?

Die Lösung der Frage ist im frühen Kindesalter (bis 7 bis 10 Jahre) einfach, da in diesem Lebensalter *nur Primärherde vorkommen*. Bei diesen Kindern ist es gleichgültig, ob Lymphknotenveränderungen bestehen oder nicht, hier kommen nur Primärherde vor. Ganz anders stehen die Dinge bei älteren Kindern (zwischen 10 bis 14 Jahren), *hier können sowohl Primärherde wie auch ,,Reinfektionsherde" vorkommen. Hier ist es aber nicht gleichgültig, ob es sich um Primärherde oder um Reinfektionsherde handelt, da die Primärherde in diesem Lebensalter fast immer ausheilen, die Reinfektionsherde hingegen sehr leicht zerfallen, wodurch sie den Weg zu einer tödlichen Phthise bahnen können.* Wie können wir diese zweierlei Herde exakt voneinander unterscheiden?

Es wurde schon im pathologischen Teil erwähnt, daß der Primärherd anfangs keilförmig, später rund ist. Die Reinfektionsherde sind aber auch sehr oft rund. Als ASSMANN seinen infraklavikularen Herd beschrieb, betonte er die *runde Form* desselben. Einige Autoren (WARTENHORST, FRÄNKEL, SCHEMMEL usw.) verstehen unter ,,Rundherden" nur Reinfektionsherde. Die Form des Herdes entscheidet also ihre Zugehörigkeit nicht, *da sowohl der Primärherd wie auch der Reinfektionsherd eine runde Form haben können.* Auch die Lokalisation hilft nicht viel. Es ist eine bekannte Tatsache, daß die Reinfektionsherde sich in der überwiegenden Mehrzahl der Fälle in den oberen Partien der Oberlappen lokalisieren, wir haben aber schon im pathologischen Teil gesehen, daß auch die Primär-

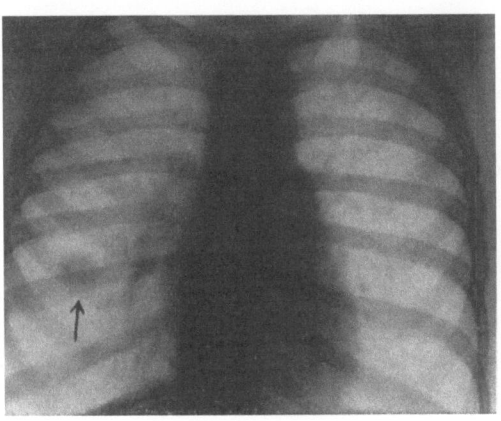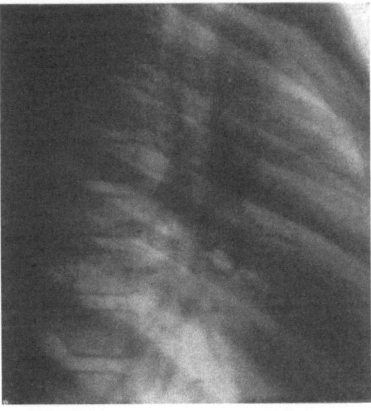

a   b

Fall Nr. 1. Kreisförmiger Primärherd.
Das Sagittalbild (a) zeigt in der rechten Lunge, in der Höhe der 6. vorderen Rippe einen bohnengroßen, runden Herd. Auf dem Frontalbilde (b) kommt dieser Herd nicht zum Vorschein. Der Bronchus intermedius ist vorne und hinten mit Lymphknotenschatten umgeben.

herde in 55% dieselbe Lokalisation haben können. Hier bleibt nur eines übrig: *Es müssen alle Methoden angewandt werden, um die pathologischen Veränderungen der endothorakalen Lymphknoten nachzuweisen.* Es müssen also sowohl die Frontalbilder wie auch die Schichtbilder zu Hilfe genommen werden. Diese helfen aber nur im positiven Sinne, also nur dann, wenn Lymphknotenveränderungen nachweisbar sind. Das Fehlen der Lymphknotenveränderungen schließt die Möglichkeit einer Primärinfektion noch nicht aus, da die Veränderungen der Lymphknoten so klein sein können, daß sie die Röntgendarstellbarkeit nicht erreichen. *Es kommt also vor, daß wir es einfach nicht entscheiden können, ob der betreffende Herd ein Primärherd oder ein Reinfektionsherd ist,* wir müssen also die Kinder weiter beobachten und aus dem späteren Verlauf die richtige Diagnose stellen. Diese Frage ist eine der peinlichsten Fragen der Lungentuberkulose älterer Kinder; wir wollen nämlich einerseits keine unnötige Pneumothoraxbehandlung einleiten, anderseits wollen wir den richtigen Zeitpunkt der Pneumothoraxbehandlung nicht versäumen. Wir werden uns mit dieser Frage übrigens noch bei der Lungentuberkulose vom Erwachsenentypus befassen.

Fall Nr. 1. K. K., 11jähriges tuberkulinpositives Mädchen. Das Mädchen wurde wegen einer Fußdeformität auf die Abteilung aufgenommen und da bei ihr die Tuberkulinprobe mit 0,01 mg A. T. positiv ausfiel und die S. R. 20 mm war, wurde eine Röntgenuntersuchung vorgenommen, welche auf dem Sagittalbild in der rechten Lunge, in der Höhe der 6. vorderen Rippe einen bohnengroßen runden Herd zeigte. Die rechte Hiluszeichnung war zwar etwas ausgeprägt, ein Lymphknotenschatten konnte aber nicht entdeckt werden. Auf dem Frontalbilde kommt der runde Schatten zwar nicht zum Vorschein, dagegen sehen wir, daß der Bronchus intermedius vorne und hinten mit Lymphknotenschatten umgeben ist. *Es handelte sich also in diesem Falle um einen Primärherd.*

Fall Nr. 2. M. J., 14 Jahre altes tuberkulinpositives Mädchen. Das Mädchen hatte seit 2 Wochen kleine Temperaturerhöhungen, war schwach und appetitlos und hustete ein wenig, die S. R. war 30 mm. Bei der Röntgenuntersuchung wurde rechts zwischen den 3. und 4. vorderen Rippen ein pfenniggroßer, ziemlich scharf begrenzter ovaler Herd gefunden. Beide Hilusgegenden zeigten zwar

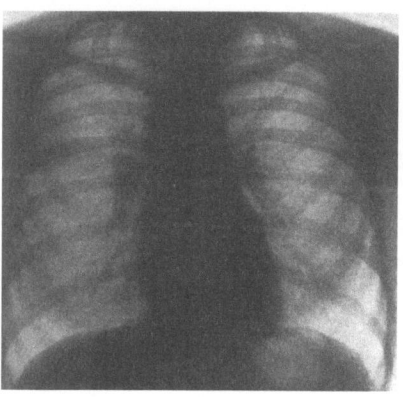 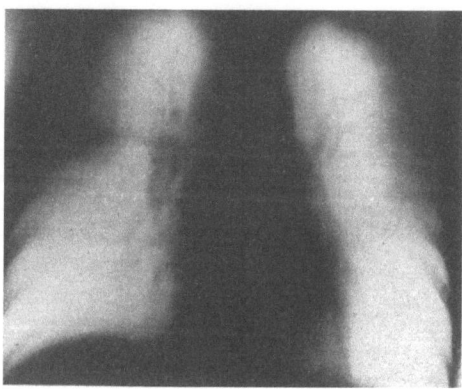

a *b*

Fall Nr. 2. Primärherd im rechten Oberlappen bei einem 14 Jahre alten Mädchen.
Auf dem Sagittalbilde (*a*) ist ein ovaler Schatten zwischen den rechten 3. und 4. vorderen Rippen sichtbar. Die Lymphknotenveränderungen sind nicht ausgeprägt. An dem Schichtbilde (*b*) erscheint der fragliche Schatten keilförmig, in der rechten Bronchusgabel kann ein vergrößerter Lymphknoten festgestellt werden, so daß der fragliche Herd als Primärherd aufgefaßt werden kann.

eine Schattenvermehrung, diese war aber nicht bedeutend. Auch die Frontalbilder konnten keine Aufklärung geben. Die Schichtbilder entschieden aber die Frage zugunsten des Primärherdes. Es konnte nämlich in der rechten Bronchusgabel die pathologische Vergrößerung eines bronchopulmonalen Lymphknotens exakt nachgewiesen werden. Es ist interessant, daß während der Primärherd auf dem Sagittalbild eine ovale Figur zeigte, er auf dem Schichtbilde keilartig erschien. *Es handelte sich also auch in diesem Falle um einen frischen Primärkomplex.*

Fall Nr. 3. K. L., 13 Jahre altes tuberkulinpositives Mädchen, zeigte dieselben allgemeinen Symptome wie das vorige Mädchen. Die S. R. war 25 mm. Das Sagittalbild zeigte einen pfenniggroßen runden Herd rechts zwischen den 1. und 2. vorderen Rippen. Der Hilusschatten erschien rechts vermehrt. Da auch das Frontalbild keine Entscheidung brachte, wurden Schichtaufnahmen gemacht,

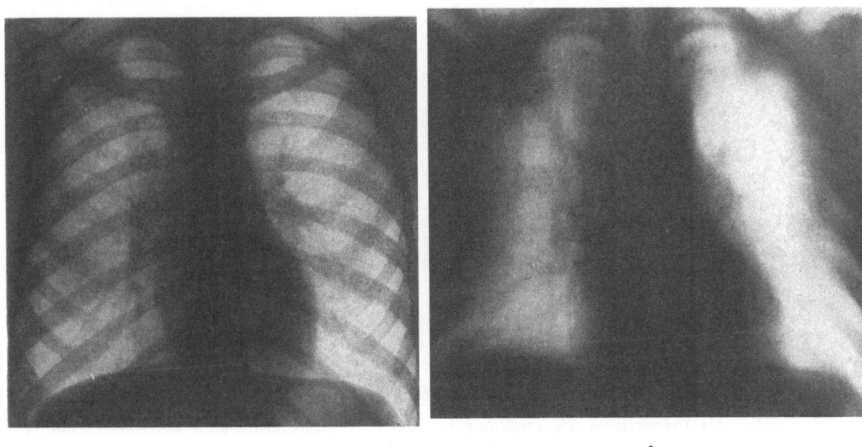

a   *b*

Fall Nr. 3. Kreisförmiger Reinfektionsherd zwischen den rechten 1. und 2. vorderen Rippen bei einem 13 Jahre alten Mädchen.
Auf dem Sagittalbilde (*a*) sind keine Lymphknotenveränderungen nachweisbar. Auch das Schichtbild (*b*) zeigt keine Lymphknotenveränderungen, so daß der Herd als ein infraklavikulärer Reinfektionsherd („Assmannscher Herd") aufgefaßt werden kann.

welche zeigten, daß an der erwähnten Stelle tatsächlich ein runder Herd liegt, Lymphknotenveränderungen waren aber nicht vorhanden. Wir betrachteten diesen Herd als einen „*Reinfektionsherd*" und empfahlen eine weitere sorgfältige Beobachtung. Wegen der Kriegsereignisse verloren wir das Mädchen aus unseren Augen, später erfuhren wir aber, daß es auf dem Lande unter Pneumothoraxbehandlung steht, da der obenerwähnte Herd sich später in eine „*Frühkaverne*" umwandelte.

Als REDEKER seine „*Primärinfiltrierung*" beschrieb, stellte er fest, daß während der Heilung dieser „Infiltrierung" sich zwei Pole zeigen, der laterale ist der Primärherd, der mediale der regionäre Lymphknoten. Dieses Stadium wurde von REDEKER „*Stadium der Bipolarität*" genannt. Diese Beobachtung war vollkommen richtig, denn es kommt während der Lösung der Epituberkulose tatsächlich vor, daß in dem „Indurationsfelde" zwei Pole entstehen, welche dem Primärherde und dem regionären Lymphknoten entsprechen. Wir fügen dem noch hinzu, daß der regionäre Lymphknoten meist gleichzeitig auch dem eingebrochenen Lymphknoten entspricht, welcher die „Epituberkulose" (siehe pathologischer Teil) verursachte.

Wir werden noch genügend Gelegenheit haben, das Stadium der Bipolarität zu studieren (so z. B. im Falle Nr. 8). Hier wollen wir solche Fälle zeigen, *welche von den üblichen abweichen.* Es kommt z. B. vor, daß das bipolare Stadium *erst am Frontalbilde* sichtbar wird.

Fall Nr. 4. B. J., 11 Jahre alter tuberkulinpositiver Knabe. Der Knabe wurde wegen Tonsillektomie auf die Abteilung aufgenommen und da bei ihm die Tuberkulinprobe positiv ausfiel, wurde eine Röntgenuntersuchung vorgenommen. Es

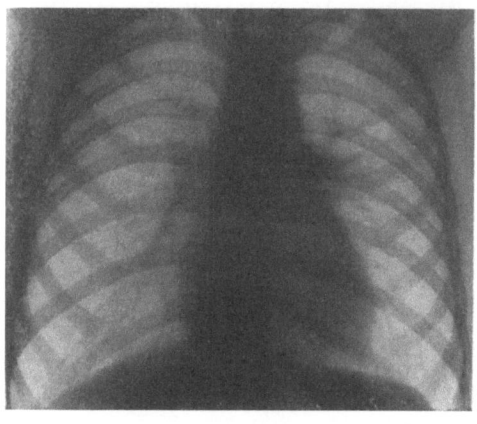
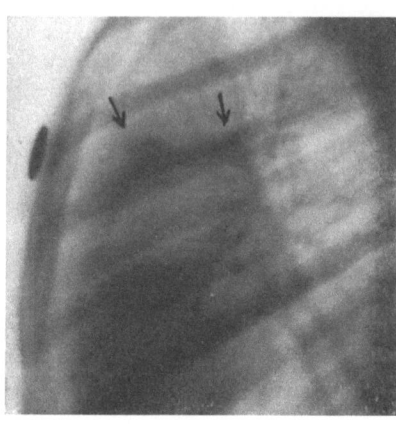

a b

Fall Nr. 4. Stadium der Bipolarität, welches aber nur auf dem Frontalbilde sichtbar ist.
Auf dem Sagittalbilde (a) sehen wir nur die Reste eines „Indurationsfeldes". Auf dem Frontalbilde (b) sehen wir, daß es sich um die Heilung der Epituberkulose des linken pectoralen Segmentes handelt, wobei der Primärherd wie auch der regionäre Lymphknoten sich als zwei „Pole" klar hervorheben.

stellte sich heraus, daß auf dem Sagittalbild links die linke Hilusgegend eine Schattenvermehrung mit wabenartiger Struktur zeigte. Wir werden noch in späteren Fällen sehen, daß solche Röntgenbilder in solchen Fällen vorkommen, wo das Indurationsfeld fast

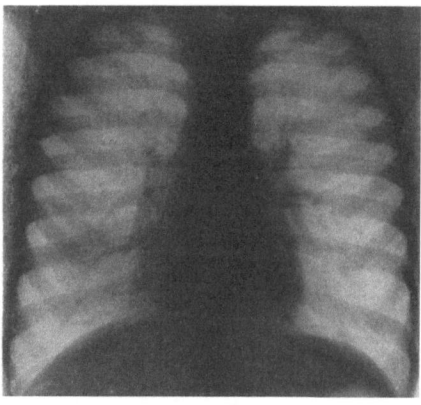
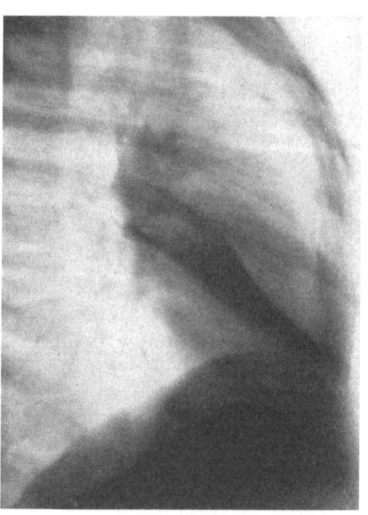

a b

Fall Nr. 5. Scheinbares bipoläres Stadium.
Auf dem Sagittalbilde (a) sehen wir in dem rechten 5. und 6. vorderen Interkostalraum einen etwas verwaschenen, fünfmarkstückgroßen Schatten, welcher mit dem vermehrten Hilusschatten durch Schattenstränge zusammenhängt. Das Sagittalbild zeigt also ein bipoläres Stadium. Auf dem Frontalbilde (b) ist ohne weiteres ersichtlich, daß es sich hier um ein interlobäres Exsudat handelt.

vollkommen aufgehellt ist und nur die medialen Reste desselben zurückblieben. Auf dem Sagittalbilde konnten neben dieser Hilusveränderung keine anderen pathologischen Veränderungen festgestellt werden.

Auf dem Frontalbilde sehen wir dagegen im pektoralen Segmente des linken Oberlappens die Reste des Indurationsfeldes mit dem Stadium der Bipolarität. Der Primärherd sitzt vorne gleich hinter dem Sternum und ist durch Schattenstränge mit dem Lymphknoten, dem zweiten Pole, verbunden.

Als REDEKER das bipolare Stadium beschrieb, stützte er sich nur auf Sagittalbilder. Wenn man aber auch Frontalbilder systematisch verwendet, so stellt es sich öfters heraus, daß jene Röntgenveränderungen, *welche auf den Sagittalbildern als bipolares Stadium erscheinen, auf den Frontalbildern eine ganz andere Deutung bekommen.*

Fall Nr. 5. S. O., 7 Jahre altes tuberkulinpositives Mädchen. Das Mädchen zeigte die allgemeinen Symptome einer frischen Tuberkulose (Schwäche, Appetitlosigkeit usw.), die Tuberkulinprobe (mit 0,01 mg A. T.) fiel positiv aus, die S. R. war 35 mm. Das sagittale Röntgenbild zeigte in dem rechten 5. bis 6. vorderen Interkostalraum einen etwas verwaschenen fünfmarkstückgroßen Schatten, welcher mit dem vermehrten Hilusschatten durch Schattenstränge zusammenhing. Das Sagittalbild zeigte also ein bipolares Stadium. Betrachten wir dagegen das Frontalbild, so ist ohne weiteres ersichtlich, daß es sich um *ein interlobäres Exsudat zwischen dem rechten Mittel- und Unterlappen handelt.*

Fall Nr. 6. K. S., 8 Jahre alter tuberkulinpositiver Knabe. Der Knabe wurde ebenfalls wegen allgemeiner Symptome auf die Abteilung aufgenommen. Die Tuberkulinprobe fiel positiv aus (0,01 mg A. T.), die S R war 25 mm. Auf dem Sagittalbild sehen wir links zwischen den 5. bis 7. vorderen Rippen einen mark-

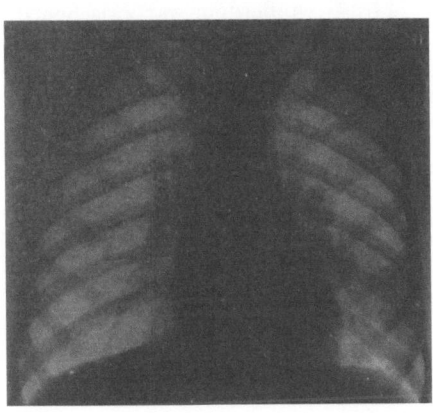
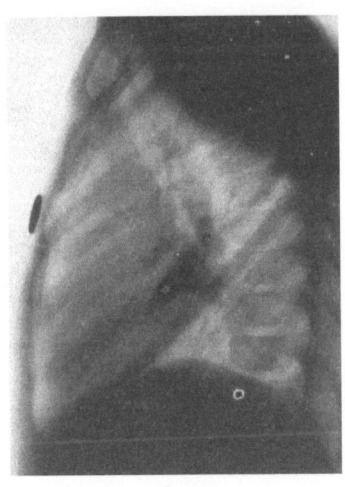

a b

Fall Nr. 6. Scheinbares bipoläres Stadium.
Auf dem Sagittalbilde (a) sehen wir links zwischen den 5. und 7. vorderen Rippen einen markstückgroßen, ovalen Schatten, welcher mit dem vergrößerten linken Hilus zusammenhängt. Das Frontalbild (b) zeigt dagegen einen typischen interlobären Schatten.

stückgroßen ovalen Schatten, welcher mit dem vergrößerten linken Hilus zusammenhängt. Das Frontalbild zeigt dagegen einen typischen *interlobären Schatten* zwischen dem linken Ober- und Unterlappen. Hinter der Abzweigung des linken Hauptbronchus ist ein bohnengroßer Lymphknotenschatten erkennbar.

Es kommt vor, daß man auf normalen „Übersichtsbildern" keine pathologischen Veränderungen findet, dagegen können sie auf *Schichtbildern* festgestellt werden. Was manchmal auch bei Primärherden der Fall ist.

Fall Nr. 7. H. R., 2 Jahre altes Mädchen. Das Mädchen wurde unter typischen Zeichen von Meningitis tbk. auf die Abteilung aufgenommen. Die Tuberkulinprobe mit 0,1 mg A. T. fiel stark positiv aus. Das sagittale „Übersichtsbild" zeigte normale Verhältnisse, auch auf dem Frontalbilde konnten keine pathologischen Veränderungen entdeckt werden. Dagegen konnte auf dem Schichtbilde die pathologische Vergrößerung eines linksseitigen tracheobronchialen Lymphknotens festgestellt werden, außerdem war zwischen den 1. und 2. vorderen linken Rippen ein verwaschener Schatten ersichtlich. Die 5 Tage später vollzogene Sektion zeigte (wie es aus der beigefügten Skizze ersichtlich ist), daß in dem linken Oberlappen, an derselben Stelle, wo es die Schichtaufnahme zeigte, ein keilförmiger, frisch verkäster Primärherd saß. Links war auch ein bohnengroßer verkäster tracheobronchialer Lymphknoten vorhanden, gerade an der Stelle, wo es die Röntgenuntersuchung zeigte. Außer diesem war nur ein linksseitiger Bifurkationslymphknoten stärker vergrößert und verkäst. Beide Lungen waren mit Miliartuberkeln übersät.

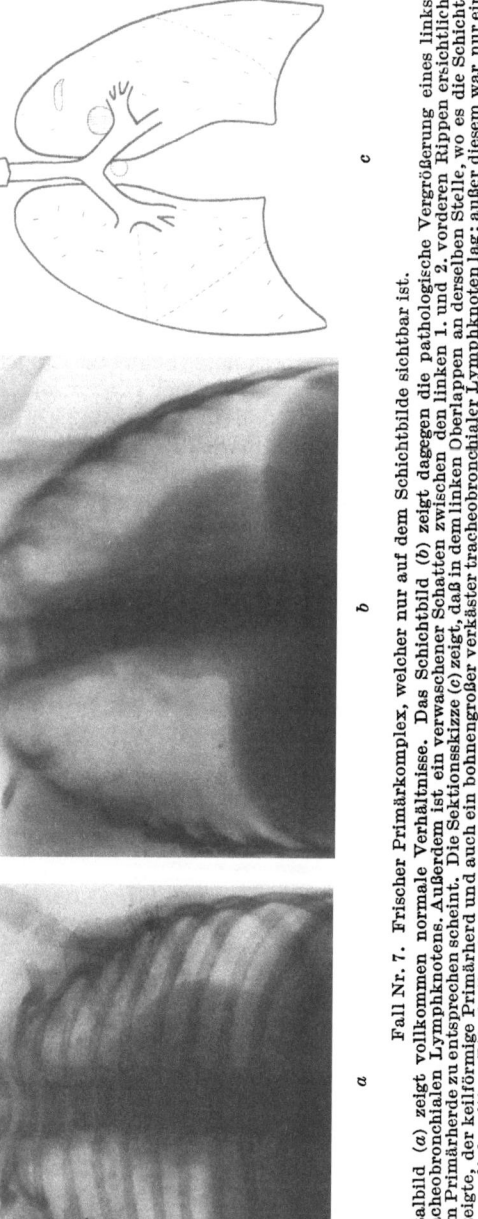

Fall Nr. 7. Frischer Primärkomplex, welcher nur auf dem Schichtbilde sichtbar ist. Das Sagittalbild (a) zeigt vollkommen normale Verhältnisse. Das Schichtbild (b) zeigt dagegen die pathologische Vergrößerung eines linksseitigen tracheobronchialen Lymphknotens. Außerdem ist ein verwaschener Schatten zwischen den linken 1. und 2. vorderen Rippen ersichtlich, welcher dem Primärherde zu entsprechen scheint. Die Sektionsskizze (c) zeigt, daß in dem linken Oberlappen an derselben Stelle, wo es die Schichtaufnahme zeigte, der keilförmige Primärherd und auch ein bohnengroßer verkäster tracheobronchialer Lymphknoten lag; außer diesem war nur ein linksseitiger Bifurkationslymphknoten stärker vergrößert. Beide Lungen waren mit Miliartuberkulose angefüllt.

Es wurde schon im pathologischen Teil erwähnt, daß der Primärherd *entweder ausheilt oder zerfällt*. Glücklicherweise kommt die Heilung viel öfters vor als der Zerfall, *deswegen ist bei dem Ausgang des Primärherdes die Heilung die Regel und der Zerfall die Ausnahme.* Im folgenden besprechen wir *die Heilung des Primärkomplexes.* Also nicht nur die Heilung des Primärherdes allein, sondern auch die Heilung der abführenden Lymphwege und der endothorakalen Lymphknoten, da deren Heilung mit der Heilung des Primärherdes meist parallel verläuft.

Das erste anatomische Zeichen der Heilung des Primärherdes ist die Entwicklung einer *Bindegewebskapsel.* Diese Kapsel umgibt die pathologisch veränderten Lungenpartien und scheidet dieselben von den gesunden Lungenteilen ab. Das Bindegewebe vermehrt sich während der Heilung immer mehr, wodurch die pathologisch veränderten Lungenpartien immer mehr *schrumpfen.* So wird z. B. der anfangs „*weiche*", etwas verwaschene Schatten des Primärherdes immer „*härter*". Die „Verhärtung" des Primärherdes können wir aber nur bei systematischer Untersuchung feststellen; aus einem einzigen Röntgenbilde können wir es meist nicht entscheiden, in welcher Phase der Heilung der Primärherd sich befindet, ausgenommen natürlich die Verkalkung. Die zentral verkästen Partien des Primärherdes werden während der Schrumpfung immer dicker, am Ende erscheinen in diesen verkästen Stellen feine *Kalkflecken.* Wenn die Kalkflecken erscheinen, kann der weitere Verkalkungsprozeß auf den Röntgenbildern gut studiert werden. Die ersten Kalkflecken erscheinen „*brombeerartig*". In dieser Phase der Verkalkung ist der Primärherd noch ziemlich groß. Später fließen die Kalkflecken zusammen und die verkalkten Stellen werden immer *homogener.* Inzwischen wird der Primärherd immer kleiner und runder und am Ende bleibt nur ein runder, homogener „*projektilartiger*" Schatten zurück. Obwohl der verkalkte Primärherd meist sehr klein ist, kommt er seines Kalkgehaltes wegen auf den Röntgenbildern klar zum Vorschein.

Während der Heilung der abführenden *Lymphgefäße* tritt in ihren Wänden *eine Vermehrung ihrer bindegewebigen Elemente auf,* wodurch sie an Volumen zunehmen. Es ist bekannt, daß die Lymphgefäße in den Lungen *periarteriell* und *peribronchial* verlaufen. Durch die Verdickung der Lymphgefäßwände entsteht eine *Periarteritis und Peribronchitis fibrosa,* welche sich auf den Röntgenbildern in jenen Schattensträngen manifestiert, welche sich von dem Primärherd zu den regionären Lymphknoten ziehen. Es soll aber hervorgehoben werden, daß auch die erkrankten Lymphgefäßwände sich verdicken, die Schattenstränge können also sowohl erkrankte wie auch schon ausgeheilte Prozesse bedeuten.

Auch die tuberkulös veränderten Teile der Lymphknoten werden von einer Bindegewebskapsel umfaßt. Da die tuberkulöse Veränderung der Lymphknoten meist sehr *ausgeprägt* ist, so ist auch ihre Verkäsung sehr bedeutend, wodurch auch ihre Verkalkung sehr stark ist. Am Ende der Heilung bleibt aber auch von dem Lymphknoten nur ein geschrumpftes „projektilartiges" Gebilde zurück, welches, wie auch der Primärherd, später verknöchern kann.

Es wurde schon in dem pathologischen Teil betont, daß ein verkalkter Primärkomplex noch *keineswegs seinen endgültig abgeschlossenen tuberkulösen Prozeß bedeutet.* Zuerst dürfen wir es nicht vergessen, daß kleinere tuberkulöse Veränderungen ohne Verkalkung ausheilen, *wo also eine Verkalkung vorhanden ist, waren schon schwerere Veränderungen vorhanden; dabei bedeutet die Verkalkung noch keine definitive Heilung,* denn es kommt vor, daß der verkalkte Primärkomplex sich jahrelang ruhig verhält, später können die abgeschlossenen, aber noch lebensfähigen Tuberkelbacillen *eine neue Herdbildung verursachen.* BEITZKE hat recht, wenn er betont, daß ein Primärkomplex erst dann als endgültig ausgeheilt betrachtet werden kann, *wenn auch der verkalkte Primärkomplex resorbiert wird.* Diese Resorption findet — nach BEITZKE — erst dann statt, wenn die eingemauerten Tuberkelbacillen avirulent geworden sind. *Die Resorption bedeutet eine bindegewebige Umwandlung, welche dann die definitive biologische und ana-*

112   Klinik mit Röntgendiagnostik der Lungenveränderungen.

tomische Heilung bedeutet. Aus den Röntgenbildern kann von diesem Prozeß nur soviel festgestellt werden, *daß der frühere Primärkomplex verschwindet,* wie es auch von mehreren Klinikern beobachtet wurde (BRÜGGER, HARMS, PRIESEL, PEISER usw.).

Wir dürfen aber nicht glauben, daß aus *allen* verkalkten Primärkomplexen später neue Herde entstehen, im Gegenteil, *eine solche Neuherdbildung gehört zu den größten Seltenheiten,* wofür die einfache Tatsache spricht, daß solche

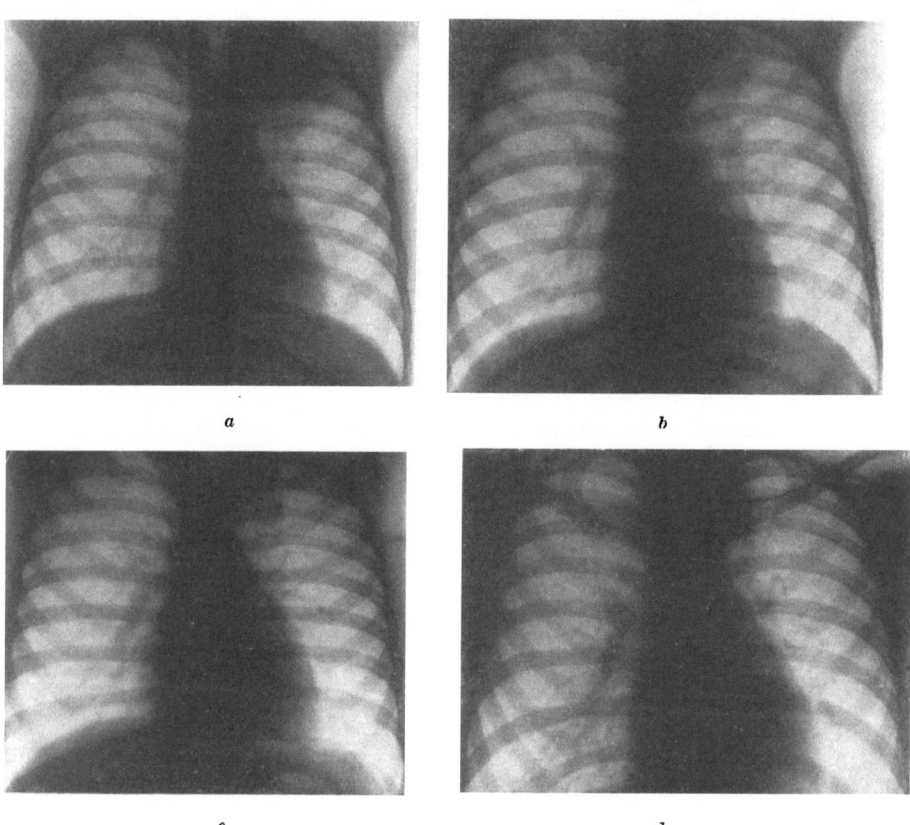

Fall Nr. 8. Verkalkung und bindegewebige Umwandlung des Primärherdes.
Das erste Sagittalbild (a) zeigt die Epituberkulose des apikalen Segmentes im linken Oberlappen. Das zweite Sagittalbild (b) zeigt, daß nach anderthalb Jahren der epituberkulotische Schatten sich in ein Indurationsfeld umwandelte, wobei das bipolare Stadium deutlich ersichtlich wurde. Das dritte Sagittalbild (c), welches nach einem weiteren Jahre gemacht wurde, zeigt den verkalkten Primärherd zwischen den Resten des Indurationsfeldes. Auf dem vierten Sagittalbild (d), welches nach weiteren zweieinhalb Jahren angefertigt wurde, ist der Primärherd fast vollkommen verschwunden, so daß anzunehmen ist, er befindet sich in bindegewebiger Umwandlung. Diese Umwandlung kam innerhalb von 5 Jahren zustande.

Neuherdbildungen meist mit großer Begeisterung veröffentlicht werden. Eine Neuherdbildung aus verkalkten Primärkomplexen gehört also zu den größten Seltenheiten, im allgemeinen bedeutet ein verkalkter Primärkomplex in der überwiegenden Mehrzahl der Fälle einen definitiv beruhigten Prozeß. Eine gewisse Vorsicht darf man aber in diesen Fällen nicht außer acht lassen. *Kinder mit verkalktem Primärkomplex sollen zeitweise röntgenologisch kontrolliert werden, besonders dann, wenn irgendwelche Symptome auf die Möglichkeit des Aufflackerns eines tuberkulösen Prozesses hinweisen.*

Pathologisch-anatomisch kann die Verkalkung schon *recht früh* festgestellt werden. So konnte SCHÜRMANN bei der Sektion der Lübecker Säuglinge schon nach 58 Tagen der Infektion Verkalkungen beobachten. Auf den Röntgenbildern erscheint die Verkalkung aber *viel später*. SIMON konnte zwar nach 4 Monaten, WALLGREN nach 11 Monaten Verkalkungen in den Lungen röntgenologisch beobachten, die Lübecker Erfahrungen zeigten aber, daß die Verkalkung auf den Röntgenbildern erst nach 1 bis 1¼ Jahren beginnt; ausgeprägte Verkalkung konnte erst nach 1¾ bis 2¼ Jahren beobachtet werden. Wir glauben daher, daß der röntgenologische Verkalkungsprozeß folgendermaßen formuliert werden kann: *Beginn der Verkalkung — 1 Jahr, Ende der Verkalkung — 2½ Jahre.*

Nun sollen einige Verkalkungsprozesse an Beispielen demonstriert werden:

Fall Nr. 8. Cz. J., 6 Jahre altes tuberkulinpositives Mädchen. Die erste Röntgenaufnahme wurde im März 1938 gemacht. Damals konnte die Epituberkulose des apikalen Segmentes im linken Oberlappen festgestellt werden. Die zweite Aufnahme wurde im Oktober 1939, also nach

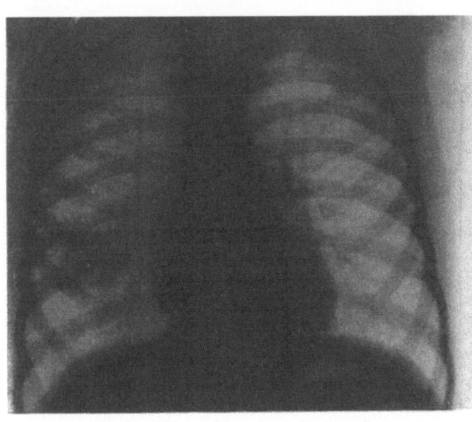
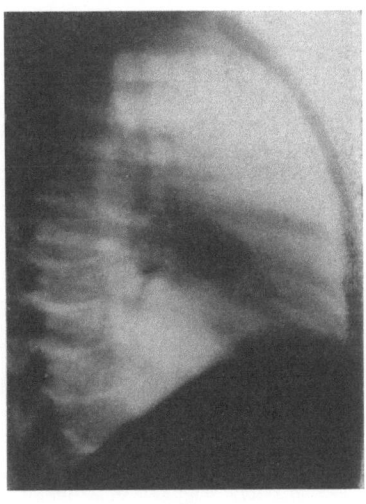

a   *b*

Fall Nr. 9. Großer verkalkter Primärherd im rechten Mittellappen.
Das Sagittalbild (*a*) zeigt in der Höhe der 5. vorderen Rippe einen fünfmarkstückgroßen, ovalen Primärherd mit „brombeerartiger" Verkalkung. Das Frontalbild zeigt, daß der Herd in dem mammaren Segmente des rechten Mittellappens liegt (*b*). Solche größeren verkalkenden Primärherde sind im Kindesalter keine großen Seltenheiten.

anderthalb Jahren, gemacht. Der homogene epituberkulotische Schatten wandelte sich während dieser Zeit in ein Indurationsfeld um und zeigte ein typisches bipolares Stadium. Der Primärherd zeigte schon eine „brombeerartige" Verkalkung. Die dritte Aufnahme wurde im Oktober 1940 gemacht, also nach einem weiteren Jahr. Hier sind die Reste des Indurationsfeldes noch vorhanden, der Primärherd ist viel kleiner geworden. Die letzte Aufnahme wurde im Februar 1943 gemacht, also nach weiteren zweieinhalb Jahren. Hier sehen wir einen kaum erbsengroßen Herd, welcher aber entgegen unserer Erwartung kein homogenes „projektilartiges" Gebilde ist, sondern kaum erkennbar ist. Wir glauben deshalb, daß dieser Primärherd sich in bindegewebiger Umwandlung befindet, da er von seinem Kalkgehalt schon viel verloren hat. Diese Umwandlung kam nach 5 Jahren zustande. Es ist interessant, daß Lymphknotenverkalkung in diesem Falle röntgenologisch nicht beobachtet werden konnte.

Fall Nr. 9. P. M., 7 Jahre alter tuberkulinpositiver Knabe. Bei dem klinisch vollkommen gesunden Knaben fanden wir auf dem Sagittalbild in der Höhe der 5. vorderen Rippe einen fünfmarkstückgroßen ovalen Primärherd, welcher auch eine „brombeerartige" Verkalkung zeigte. Dieser Primärherd nähert sich schon der von GHON erwähnten Mandarinegröße. Am Frontalbilde ist es ersichtlich, daß der Primärherd in dem mammaren Segment des rechten Mittellappens liegt, dabei sind, wie es aus dem Frontalbilde ersichtlich ist, auch die bronchopulmonalen Lymphknoten in seiner Nähe vergrößert. Es ist selbstverständlich, daß wir solch große Herde auch im frischen Zustande zu Gesicht bekommen.

Hier soll bemerkt werden, *daß die Verkalkung auf den Schichtbildern* auch dann zum Vorschein kommen kann, wenn sie auf den gewöhnlichen Röntgenbildern noch nicht mit Sicherheit festgestellt werden kann.

Fall Nr. 10. H. M., 10 Jahre altes tuberkulinpositives, klinisch vollkommen normales Mädchen. Auf dem sagittalen Übersichtsbilde sind Reste der Epi-

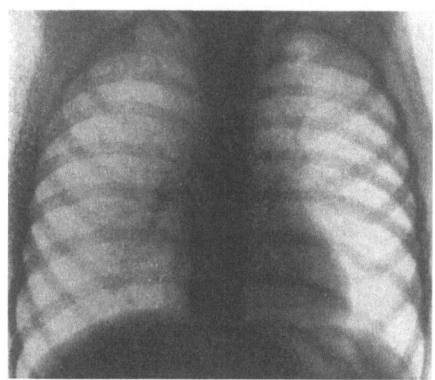 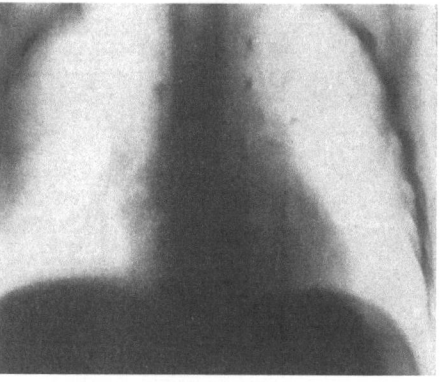

a   *b*

Fall Nr. 10. Die beginnende Verkalkung ist oft nur auf den Schichtbildern sichtbar.
Das Sagittalbild zeigt eine in Heilung begriffene Epituberkulose des linken apikalen Segmentes (*a*). Verkalkung ist nirgends sichtbar. Auf dem Schichtbilde (*b*) kommen dagegen zwei linksseitige, paratracheale Kalkflecke deutlich zum Vorschein, dabei ist auch in der linken Hilusgegend ein kleiner Kalkfleck erkennbar. Der rechte paratracheale dichte Schatten ist kein Kalkfleck, sondern entspricht der Einmündung der Vena Azygos.

tuberkulose des linken apikalen Segmentes noch nachweisbar. Das klinische Verhalten des Kindes, die normale S. R. sprachen für einen beruhigten Prozeß. Verkalkungserscheinungen konnten aber nicht beobachtet werden. Dagegen zeigte das Schichtbild in der Hilusschichte zwei paratracheale Kalkflecke, wovon der untere der Verkalkung des Aortenlymphknotens entspricht. Dabei konnte noch ein Kalkfleck in der linken Hilusgegend beobachtet werden. Der rechte paratracheale runde Schatten entspricht der Einmündung der Vena Azygos und ist kein verkalkter Lymphknoten.

Fall Nr. 11. K. L., 10 Jahre alter tuberkulinpositiver, klinisch gesunder Knabe. Dieser Fall zeigt einen abgeschlossenen Verkalkungsprozeß. Hier ist der Primärherd nur stecknadelkopfgroß und liegt an der 6. vorderen rechten Rippe. Die verkalkten regionären Lymphknoten sind schon viel größer und liegen in der rechten Hilusgegend. Aus dem Frontalbilde ist es ersichtlich, daß der kleine „projektilartige" Primärherd wieder in dem mammaren Segmente des rechten Mittellappens liegt, neben ihm liegt ein viel größerer verkalkter Lymphknoten. Auf dem Frontalbilde können weitere Verkalkungen vor und hinter dem Bronchus intermedius, in der Bifurkationsgegend und prätracheal erkannt werden.

Es wurde schon betont, daß *kleine Primärherde ohne Verkalkung ausheilen können.* Dies kann auch mit den regionären Lymphknoten geschehen. Es kommt aber vor, daß *nur die regionären Lymphknoten verkalken und der Primärherd ohne Verkalkung ausheilt.* In anderen Fällen erscheint der Primärherd ganz *unerwartet dort, wo man es nicht erwartet hätte,* wo früher keine ausgesprochenen Lungenveränderungen, höchstens einige unbedeutende Schattenstreifen vorhanden waren.

Es kommt öfters vor, daß in den Lungen *gleichzeitig mehrere verkalkte Herde vorkommen.* In diesen Fällen denkt man meist an die Möglichkeit mehrerer Primärherdbildungen. Primärherde kommen aber meistens nur einzeln vor. Nach der großen Statistik Gohns kommen mehrere Primärherde nur in 6,2% der Fälle vor, worunter zwei Primärherde in

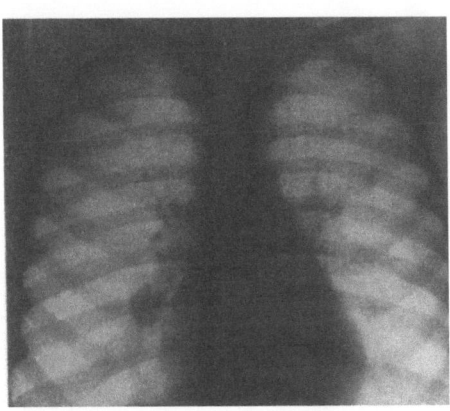
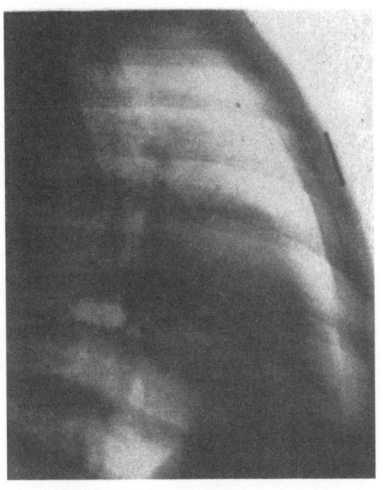

a b

Fall Nr. 11. Das Frontalbild zeigt meist viel mehr Verkalkungen als das Sagittalbild.
Auf dem Sagittalbilde (a) sehen wir den stecknadelkopfgroßen Primärherd an der 6. vorderen Rippe. Die verkalkten regionären Lymphknoten liegen etwas unter der rechten Hilusgegend. Aus dem Frontalbilde (b) ist ersichtlich, daß der verkalkte Primärherd in dem mammaren Segmente des rechten Mittellappens liegt. Es können auf dem Frontalbilde mehrere Lymphknotenverkalkungen vor und hinter dem Br. intermedius, in der Bifurkationsgegend und paratracheal festgestellt werden. Diese Verkalkungen zeigen, wie viele Lymphknoten angegriffen waren.

5,1%, mehrere Primärherde nur in 1,1% vorkommen. Die überzähligen Herde sind also *keine Primärherde, sondern die Folgen einer hämatogenen Frühstreuung,* ebenso wie die Simonschen Spitzenherde, wie wir es später noch sehen werden. *Die bei der kindlichen Tuberkulose entstehenden hämatogenen Spitzenherde neigen ebenso zur Verkalkung wie der Primärkomplex selbst.*

Es wurde schon betont, daß *für einen verkalkten Primärherd nur jener Herd angesprochen werden kann, bei welchem auch der verkalkte regionäre Lymphknoten nachweisbar ist.* Dies gelingt meistens ohne Schwierigkeiten, manchmal aber nur auf Frontalbildern. Solche Herde, welche „allein" dastehen, bei welchen also keine Lymphknotenverkalkungen nachgewiesen werden können, müssen als hämatogene Streuherde betrachtet werden. Solche klinisch und röntgenologisch „latent" verlaufende hämatogene Streuungen sind keine Seltenheiten.

Fall Nr. 12. B. B., 7 Jahres altes tuberkulinpositives Mädchen. Das erste sagittale Röntgenbild zeigt die Situation 4 Monate nach der ersten Ansteckung. Hier ist die Hilusgegend rechts stark verschattet, dabei ist der Mittelschatten

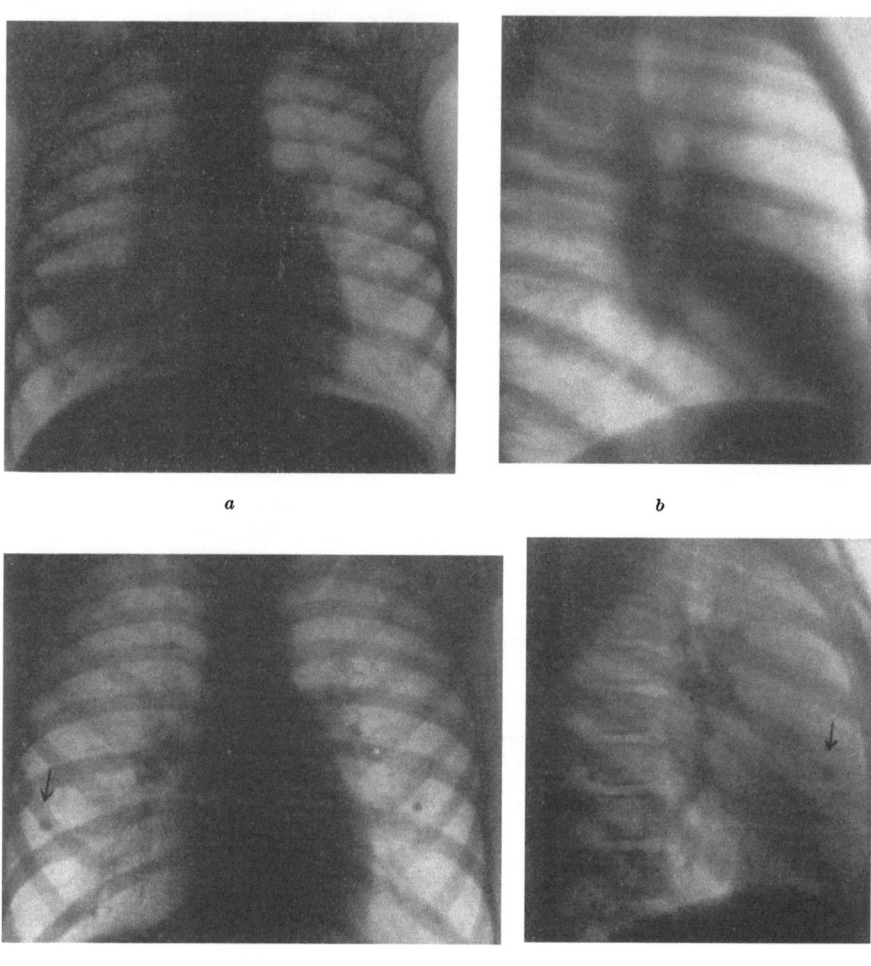

Fall Nr. 12. Manchmal ist bei mehreren Kalkflecken schwer festzustellen, welcher dem Primärherd entspricht.
Das erste Sagittalbild (*a*) zeigt neben der vermehrten Hiluszeichnung einen homogenen, dreieckigen Schatten neben dem rechten Herzrande, welcher auf dem Frontalbilde (*b*) der Epituberkulose des Mittellappens entspricht. Hier ist auch die mächtige Vergrößerung der Lymphknoten vor und hinter dem Br. intermedius erkennbar. Nach 6 Jahren sehen wir auf dem Sagittalbilde (*c*) mehrere stecknadelkopfgroße verkalkte Herde, dabei sind in beiden Hilusgegenden, besonders aber in der rechten, mehrere Kalkflecken erkennbar. Da sich die ausgeprägtesten Röntgenveränderungen in dem rechten Mittellappen abspielten, ist es sehr wahrscheinlich, daß der Primärherd (Pfeil) mit jenem Kalkherde identisch ist, welcher am Sagittalbilde an der 6. vorderen Rippe, am Frontalbilde (*d*) in dem rechten Mittellappen liegt.

rechts verbreitert. In der unteren Hälfte der rechten Lunge ist ein dreieckiger, nach oben scharf begrenzter Schatten erkennbar (SLUKAsches *Dreieck*), welcher auf dem Frontalbilde der Epituberkulose des Mittellappens entspricht. Hier ist auch die mächtige Vergrößerung der perihilären Lymphknoten feststellbar. Auf dem nach 6 Jahren aufgenommenen sagittalen Röntgenbilde sehen wir in beiden Lungenhälften mehrere stecknadelkopfgroße verkalkte Herde, dabei sind in beiden Hilusgegenden, besonders aber in den rechten, mehrere Kalkflecken erkennbar. Da die ausgeprägtesten Röntgenveränderungen sich in dem Mittellappen abspielten, ist es sehr wahrscheinlich, daß der Primärherd mit jenem Kalkherde identisch ist, welcher am Sagittalbilde an der 6. vorderen rechten Rippe liegt. Auch hier finden wir sowohl in der Hilusgegend wie auch prätracheal mehrere Kalkflecken, was soviel bedeutet, daß auch diese Lymphknotengruppen stärker angegriffen waren. Es handelte sich also in diesem Falle um eine stärkere tuberkulöse Infektion, welche mit Bronchialeinbruch (Epituberkulose) und hämatogener Frühstreuung einherging, schließlich aber in Heilung überging.

Bevor wir noch den zerfallenen Primärherd besprechen, soll vorerst noch die Frage der *Aufflackerungen besprochen werden*. Es wurde schon im pathologischen Teil erwähnt, daß es vorkommen kann, daß der Primärherd schon im Heilungsstadium ist, wenn plötzlich, durch irgendwelche interkurrente Krankheit, der ganze Prozeß aufflackert, wodurch eine Progression entsteht, welche zum Zerfall des Primärherdes und zur Perforation der endothorakalen Lymphknoten führen kann. In diesen Fällen kann die Aufflackerung viel schwerer ausfallen, als die erste Infektion selbst.

Erstens muß die Frage aufgeworfen werden, *ob diese Aufflackerungen häufig vorkommen oder nicht*. Nach der Ansicht einiger Autoren sind die Aufflackerungen keine Seltenheiten. So schreibt SIMON in seiner Monographie im Jahre 1940: ,,Diese Schübe (so nennt er die Aufflackerungen) sind immerhin so häufig, daß man einen geradlinigen, störungsfreien Verlauf von der Infektion über die Primärinfiltrierung zum Primärkomplex geradezu für eine Ausnahme erklären muß." Dagegen behauptet WALLGREN in seinem Buche im Jahre 1939, daß die Aufflackerungen nicht sehr oft vorkommen. Wir glauben, daß WALLGREN vollkommen recht hat, da auch nach unseren Erfahrungen *die Aufflackerungen nicht so häufig sind*.

Es muß aber noch der Begriff der ,,Aufflackerung" etwas besser beleuchtet werden. Wenn wir 4 bis 6 Monate nach einer Primärinfektion die Bildung eines epituberkulotischen Schattens bemerken, welcher auch mit gewissen klinischen Symptomen einhergeht, so kann dieser Prozeß noch nicht ganz einfach als eine Aufflackerung betrachtet werden, da es leicht vorkommen kann, daß er zu solchen pathophysiologischen Prozessen gehört, dessen Ziel die Evakuierung der verkästen Massen, der Lymphknoten ist. Dies geschieht, wie es schon im pathologischen Teil ausführlich beschrieben wurde, durch Einbruch der verkästen Lymphknoten in die benachbarten Bronchien (GÖRGÉNYI-GÖTTCHE und KASSAY). Auch SIMON gibt zu, daß die Ursache dieser ,,Aufflackerungen" in 75% der Fälle unbekannt ist. Wir glauben, daß die Aufflackerungen unbekannter Ursache meist zu den obenerwähnten pathophysiologischen Prozessen gehören, deswegen können sie nicht als wahre Aufflackerungen betrachtet werden. *Die Frage der Aufflackerungen muß also nach den Ergebnissen der neueren Forschung einer Revision unterzogen werden*.

Es kommen natürlich auch ,,wahre" Aufflackerungen vor. Darin sind sich alle Autoren einig, daß diese wahren Aufflackerungen *meist nur bei frischen tuberkulösen Prozessen vorkommen*, bei älteren Prozessen sind sie schon viel seltener, obwohl nach SIMON eine Aufflackerung ,,noch weit in dem Verkalkungsstadium vorkommen kann, besonders wenn es sich um vielfältige Kalkablagerungen handelt". Was die Ursache dieser Aufflackerungen anbelangt, werden fast einstimmig in erster Linie die *Masern* beschuldigt. Außerdem wurden *Scharlach, Keuchhusten, Röteln, Varicellen*, mannigfaltige *Infektionen*, sogar *banale Erkältungskrankheiten* als Auslösungsursachen gefunden. Die Rolle der „*interkurrenten Infektionen*" ist also besonders bei frischen tuberkulösen Prozessen sehr wichtig, deswegen müssen, besonders bei frischen Fällen von Tuberkulose, alle prophylaktischen Maßnahmen zur Vermeidung solcher interkurrenter Infektionen ergriffen werden, damit nicht nach einer Infektionskrankheit, besonders nach Ablauf der Masern, solch eine Aufflackerung entdeckt werde.

Was die *Klinik* und *Röntgendiagnostik dieser Aufflackerungen anbelangt*, tritt dabei erneut eine Temperaturerhöhung auf, welche sogar die Höhe des Initialfiebers erreichen kann, dabei entwickeln sich wieder die allgemeinen Krankheitssymptome (Blässe, Appetitlosigkeit, Schwäche usw.), wozu sich meist auch ein Husten hinzugesellt. Was die Röntgenveränderungen anbelangt, hängt es davon ab, welche anatomischen Veränderungen sich dabei abspielen. Es können durch Aufflackerung beide Komponenten des Primärkomplexes progredieren, der Primärherd kann in eine Kaverne zerfallen, die Lymphknoten können in die Nachbarorgane, besonders in die Bronchien, einbrechen.

Fall Nr. 13. Sz. J., 3 Jahre altes Mädchen. Das Mädchen wurde an unserer Abteilung zuerst wegen E. n. tuberkulosum behandelt. Die Tuberkulinprobe (mit 0,01 mg A. T.) fiel positiv aus, die S. R. war 60 mm. Das Kind fieberte 2 Wochen lang, danach wurde es nach Hause gebracht. Zu Hause entwickelte sich 2 Monate später eine Epituberkulose in den basalen Segmenten des rechten Unterlappens. Damals bestanden nur kleinere Temperaturerhöhungen, welche später auch aufhörten, und 4 Monate nach dem Erscheinen der E.-n.-Knötchen war das Kind fieberfrei mit einer S. R. von 15 mm. Der epituberkulotische Schatten blieb noch unverändert. Jetzt bekam das Kind Masern. Die Masern liefen in einer Woche ab, nach 4tägigem fieberfreiem Intervall bekam das Kind plötzlich hohes Fieber, es wurde sehr verfallen und hustete sehr stark. Der Husten war anfangs nur ein starker Reizhusten, wozu sich später dyspnoische Anfälle und exspiratorischer Stridor gesellten. Die jetzt gemachte Röntgenaufnahme zeigte, daß die Verschattung des rechten Unterlappens viel stärker war als früher, auch die rechte paratracheale Verschattung war viel intensiver geworden, dabei entstand in der Spitze des Schattens eine erbsengroße Höhle. Im Magenspülwasser konnten schon im Ausstrichpräparat Tuberkelbacillen gefunden werden. Die S. R. bewegte sich zwischen 80 bis 100 mm. Es handelte sich also hier wahrscheinlich *sowohl um eine Kavernenbildung, wie es das Röntgenbild zeigte, als auch um eine Bronchusperforation*, worauf die klinischen Symptome hinwiesen. Damals wagten wir in diesem schweren Zustande noch keine Bronchoskopie auszuführen, sie war auch nicht nötig, denn die Symptome der Obturation eines Hauptbronchus fehlten. Dieser schwere Zustand dauerte 3 Monate lang, das Fieber, welches sich 2 Monate lang zwischen 37,8 und 39⁰ C bewegte, fiel langsam lytisch ab, das Kind bekam langsam wieder Leben und nach 4 Monaten fiel die S. R. auf 15 mm herab. Die Epituberkulose löste sich nach 5 Monaten, die Kaverne verschwand schon früher. Das Mädchen stand noch 3 Jahre lang unter unserer Beobachtung. Während dieser Zeit verschwand die Epituberkulose vollkommen, so daß das Mädchen schon als geheilt betrachtet werden konnte.

Wir sehen also, daß auch nach einer so schweren Aufflackerung eine völlige Heilung eintrat. *Die Aufflackerungen sind meist gutartig, wenn es sich nicht um ganz junge Säuglinge handelt oder wenn nach der Aufflackerung keine Miliartuberkulose oder Meningitis tuberculosa entsteht.*

Wird der Primärherd nicht völlig eingekapselt, *so kann er weiterwachsen*. Je größer der Primärherd ist, desto größer ist auch die *Verkäsung*. Bei progredienten Primärherden verfällt ein Teil des verkästen Gebietes *einem proteolytischen Prozeß*, wodurch dieser Teil *verflüssigt* wird. Das verflüssigte Material enthält zahlreiche Tuberkelbacillen. Bricht dieses verflüssigte Material in einen Bronchus ein, so werden die zahlreichen Tuberkelbacillen mit dem verflüssigten Material in den Lungen *intrakanalikulär überallhin verschleppt*. An der Einbruchstelle bleibt eine Höhle zurück, welche *Primärkaverne* genannt wird. Diese Kaverne entsteht also in einem verkästen Lungenteil und hat in 60% der Fälle nach GHON eine käsige Wand. Es können verschieden große Kavernen entstehen, je jünger die Kinder sind, desto größer sind meist auch die Kavernen. Diese großen Kavernen heilen nicht mehr aus, sondern verursachen bronchogene Herdbildungen, wodurch eine tödliche Phthise entsteht, welche auch *Primärphthise* genannt wird. Bricht das verflüssigte Material in die Mitte eines größeren Bronchus ein, so entsteht in dem durch den Bronchus versorgten Segmente

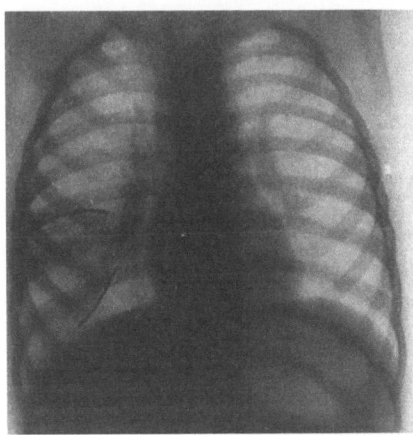 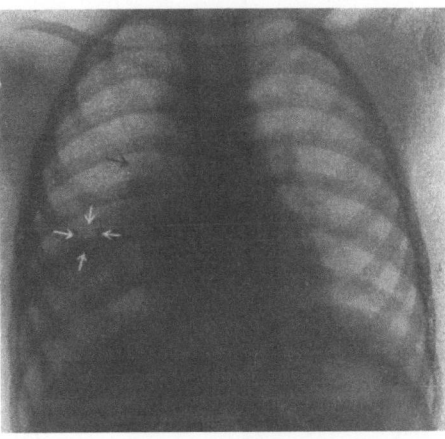

a *b*

Fall Nr. 13. Aufflammen des epituberkulotischen Prozesses nach Masern.
Das Sagittalbild (*a*) zeigt 4 Monate nach der Erstinfektion eine Epituberkulose in dem axillarenbasalen Segmente des rechten Unterlappens. Nach Masern ist der epituberkulotische Schatten (*b*) viel stärker geworden, dabei entstand in der Spitze des Schattens eine erbsengroße Höhle. Auch die rechte paratracheale Verschattung ist viel intensiver geworden. Ausgang nach 3 Monate lang dauerndem schweren Zustand in Heilung.

eine keilförmige kaseöse Pneumonie. Diese keilförmigen kaseösen Pneumonien entsprechen vollkommen jenen kaseösen Pneumonien, welche nach Einbruch verkäster Lymphknoten in die Bronchien entstehen. Bei einem homogenen, scharfrandigen, keilförmigen Segmentschatten wissen wir eigentlich nicht, ob es sich hier um die Perforation eines Primärherdes oder eines Lymphknotens handelt. *Es ist aber sicher, daß Primärherde solche Segmentveränderungen viel seltener verursachen als Bronchialeinbrüche*. Da die zerfallenen Primärherde meist in das Ende der Bronchien perforieren, bleiben größere retrograde Aspirationen aus. Einige Teile dieser keilförmigen kaseösen Pneumonien können sich später auch verflüssigen, wodurch in dem keilförmigen Gebiet mehrere Kavernen entstehen können. Solche schwere Veränderungen kommen aber *fast ausschließlich im Säuglingsalter* vor.

Die Primärkavernen älterer Kinder sind schon viel kleiner, sie sind meist nur kirsch- oder pflaumenkerngroß. *Diese Kavernen sind schon gutartig*, da sie sich meist verschließen und ausheilen (KLARE, SIMON, WALLGREN, DUKEN, VIETHEN usw.). Die Primärkavernen sind also bei älteren Kindern bei weitem nicht so gefährlich wie bei Säuglingen.

Fall Nr. 14. K. S., Knabe, 2 Monate alt. Das Kind wurde wegen hohen Fiebers auf die Abteilung aufgenommen. Es hustete sehr stark, war appetitlos und

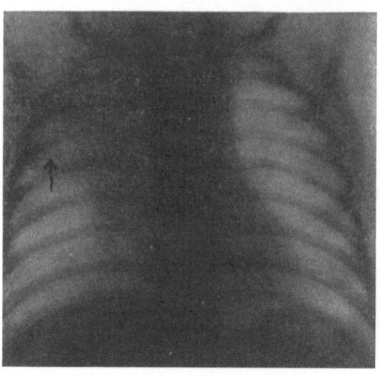
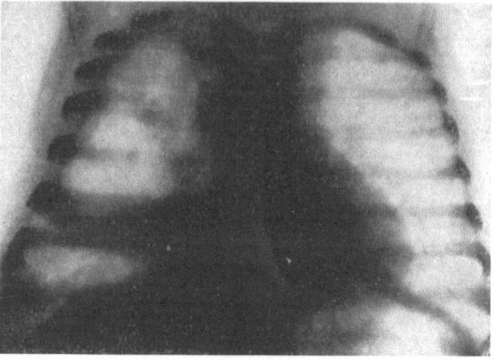

a   b

Fall Nr. 14. Umwandlung eines ganzen Lungenlappens in eine riesige Primärkaverne bei einem 2 Monate alten Säugling.
Das erste Röntgenbild (a) zeigt die homogene Verschattung des rechten Oberlappens, dabei erscheint aber zwischen der 2. und 3. vorderen Rippe schon eine pflaumenkerngroße Aufhellung (Pfeil). Das zweite Röntgenbild (b), welches 5 Wochen später gemacht wurde, zeigt, daß der ganze rechte Oberlappen in eine riesige Höhle umgewandelt ist, dabei können in beiden Lungen miliare Herde beobachtet werden. Die Sektion zeigte, daß es sich tatsächlich um eine kavernöse Umwandlung des ganzen rechten Oberlappens handelte, außerdem bestand auch eine Miliartuberkulose.

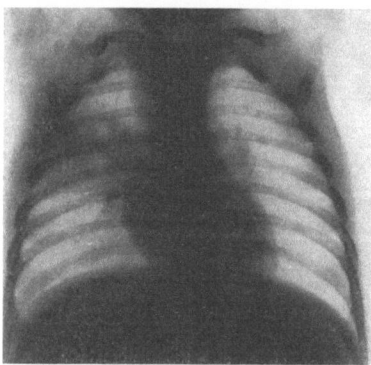

Fall Nr. 15. Multiple Primärkavernen bei einem 7 Monate alten Säugling.
Das Röntgenbild zeigt eine epituberkulotische Verschattung des rechten axillaren Subsegmentes mit verschieden großen Höhlen. Der Mittelschatten ist nach rechts schornsteinartig verbreitet. Es handelte sich wahrscheinlich um einen Einbruch in den axillaren Bronchus, welcher zu einer Epituberkulose des axillaren Subsegmentes führte, danach entstanden in dem angegriffenen Segmente verschiedene Einschmelzungen. Es ist leicht möglich, daß der Primärherd selbst in den axillaren Bronchus einbrach. Die Sektion wurde nicht bewilligt.

sehr blaß. Die Tuberkulinproben (bis 1 mg. A. T.) fielen *negativ* aus. Physikalisch konnte über dem rechten Oberlappen eine Dämpfung mit abgeschwächtem Atmen festgestellt werden. Die Röntgenaufnahme zeigte, daß der ganze rechte Oberlappen homogen verschattet war, dabei konnte in dem unteren lateralen Teil des Oberlappens eine pflaumenkerngroße Aufhellung beobachtet werden. Da im Magenspülwasser Tuberkelbacillen schon im Ausstrichpräparat nachgewiesen werden konnten, war es klar, daß es sich um einen zerfallenen tuberkulösen Prozeß handelte. Das Fieber war ständig hoch, der Säugling nahm überhaupt nicht zu, er hustete sehr stark und es konnte über dem rechten Oberlappen bald Bronchialatmen mit fein- und mittelblasigen Rasselgeräuschen gehört werden. Die 5 Wochen später gemachte Röntgenaufnahme zeigte, daß der ganze rechte Oberlappen sich in eine Riesenkaverne umgewandelt hatte, dabei konnten überall in beiden Lungen feine Herde beobachtet werden. Bei der Sektion zeigte es sich, daß der rechte Oberlappen sich tatsächlich in eine Riesenkaverne umgewandelt hatte, welche mit verflüssigtem Material erfüllt war, dabei bestand auch eine Miliartuberkulose. Solch eine Riesenkaverne bei einem 3 Monate alten Säugling haben wir nie gesehen.

Fall Nr. 15. K. S., Knabe, 7 Monate alt. Der Knabe wurde wegen hohen Fiebers, Appetitlosigkeit und starken Husten auf die Abteilung gebracht. Die Tuberkulinprobe fiel mit 0,1 mg A. T. positiv aus. Es konnten über dem rechten Oberlappen feine, kleinblasige Rasselgeräusche gehört werden. Die Röntgenuntersuchung zeigte, daß der Mittelschatten rechts schornsteinartig verbreitert war, dabei konnte in dem unteren Teil des rechten Oberlappens (Segmentum axillare) ein intensiver, scharfrandiger Schatten beobachtet werden, in welchem *mehrere Aufhellungen nachweisbar waren*. Das Magenspülwasser enthielt käsig-schleimiges Material, worin Tuberkelbacillen im Ausstrichpräparat nachgewiesen werden konnten. Es handelte sich also in diesem Falle um einen Einbruch in den Bronchus axillaris, welcher zur Verkäsung des axillaren Subsegmentes führte. Es entstanden aber in dem verkästen Segmente mehrere Höhlen, ein Teil des verkästen Materials war also verflüssigt und wurde ausgehustet.

Fall Nr. 16. G. D., Knabe, 6 Monate alt. Das Kind wurde im moribunden Zustande auf die Abteilung aufgenommen, hatte hohes Fieber und war stark dyspnoisch. Über beiden Lungen konnten verschiedene Rasselgeräusche gehört werden. Die Tuber-

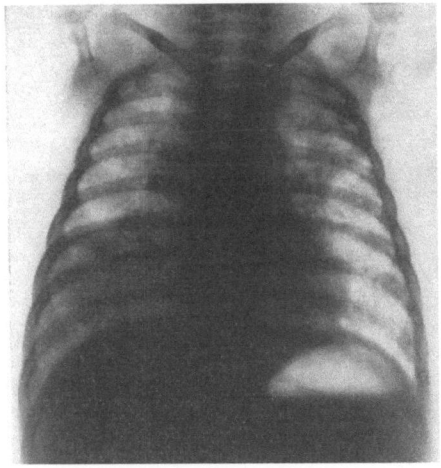
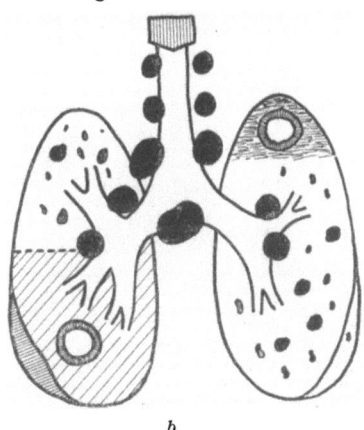

a   *b*

Fall Nr. 16. Primärphthise bei einem 6 Monate alten Säugling.
Die sagittale Röntgenaufnahme (*a*) zeigt, daß der Mittelschatten beiderseits stark verbreitert ist, im linken Oberlappen ist ein unregelmäßiger Schatten mit fleckiger Struktur erkennbar. Auch der rechte Mittellappen ist stark verschattet, hier endet der Schatten nach oben scharfrandig. Die Struktur des Schattens ist inhomogen. Die Sektionsskizze (*b*) zeigt, daß es sich in diesem Falle um zwei Primärkavernen handelte. Die erste lag im linken Oberlappen, die zweite im rechten Mittellappen, welcher übrigens vollkommen verkäst war. Die Veränderungen der endothorakalen Lymphknoten sind aus der Skizze ersichtlich, außerdem bestand sowohl eine bronchogene wie auch eine hämatogene Streuung.

kulinprobe (bis 1 mg A. T.) fiel *negativ* aus. Die Röntgenuntersuchung zeigte, daß der Mittelschatten beiderseits stark verbreitert war, im linken Oberlappen war ein unregelmäßiger Schatten mit fleckiger Struktur zu sehen. Der rechte Mittellappen war auch stark verschattet, hier endete der Schatten nach oben scharfrandig, seine Struktur war nicht ganz homogen, denn es konnten in dem verschatteten Bezirk verschiedene Schattenflecke beobachtet werden. Die bald ausgeführte Sektion zeigte, wie es aus der Skizze ersichtlich ist, zwei Kavernen. Die eine lag im linken Oberlappen, die andere in dem rechten Mittellappen, welcher übrigens vollkommen verkäst war. Die Veränderungen der Lymphknoten sind aus der Skizze ersichtlich. Es bestand außerdem sowohl eine bronchogene wie auch eine hämatogene Streuung. In diesem Falle handelte es sich *um zwei Primärherde, welche sich beide kavernös umgewandelt und eine bronchogene Primärphthise verursacht hatten.*

Primärphthise kommt meist nur bei Säuglingen vor, bei älteren Kindern wird sie schon viel seltener beobachtet. Hier soll es noch erwähnt werden, daß es auch bei Primärkavernen vorkommen kann, daß *Blutgefäße arrodiert werden,* wodurch

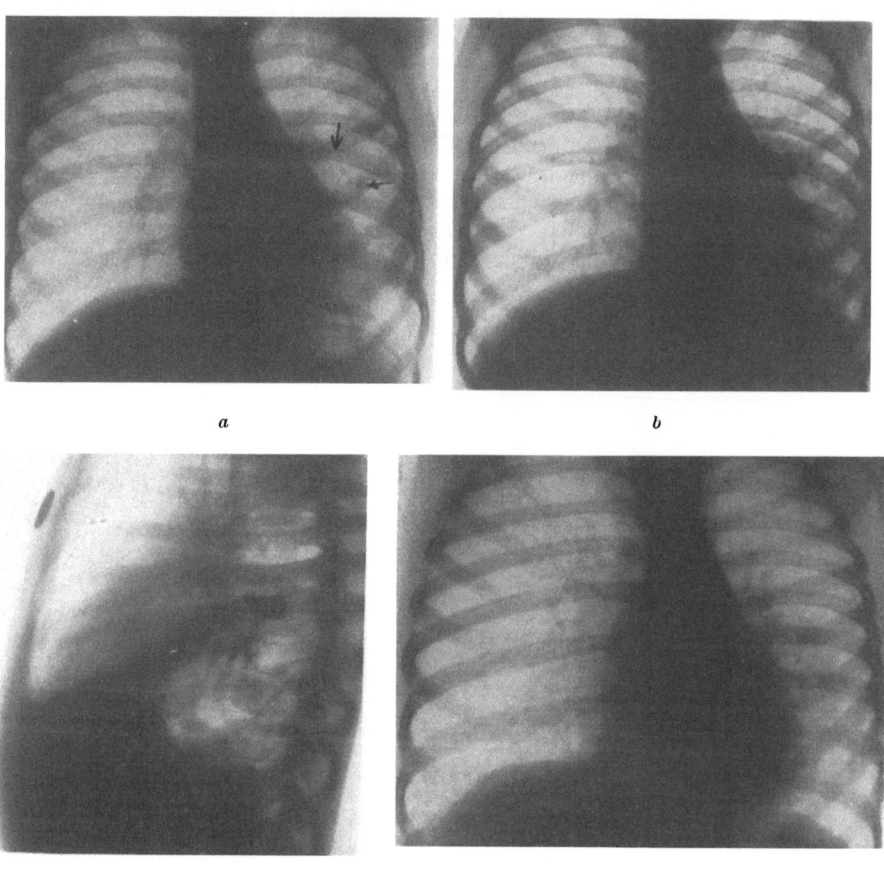

Fall Nr. 17. Gutartige Primärkaverne bei einem 7 Jahre alten Mädchen.
Die erste Aufnahme (a) zeigt eine pfenniggroße Höhle in der linken Hilusgegend. Die Bronchographie zeigt, daß es sich an dieser Stelle tatsächlich um eine pfenniggroße Höhle handelte. Die Aufnahmen b und c zeigen die Ergebnisse der Bronchographie in sagittaler und in frontaler Richtung.
Auf 4 Monate später angefertigten Röntgenaufnahmen (d) ist die Höhle verschwunden.

eine *Lungenblutung* entsteht, welche meist ein Signum mali ominis bedeutet. Der kavernöse Prozeß kann auch in den *Pleuraraum einbrechen,* wodurch das tragische Ende bedeutend beschleunigt wird.

An unserer Abteilung kamen *34 Fälle von Primärkavernen zur Sektion,* darunter waren 26 Fälle (76,4%) Säuglinge. Auch die übrigen 8 Kinder waren unter 3 Jahren. Von den über 3 Jahre alten Kindern kam unter den 1037, welche an unserer Abteilung wegen Tuberkulose behandelt wurden, kein einziger mit Primärkavernen zur Sektion.

Bei älteren Kindern erscheinen die Primärkavernen *nicht mehr in der Mitte eines großen verkästen Bezirkes, sondern in einer viel weniger angegriffenen Umgebung.* Diese Kavernen können schon *scharfrandige Wände* haben, ebenso wie die Kavernen im Erwachsenenalter.

Fall Nr. 17. W. M., 7 Jahre altes tuberkulinpositives Mädchen, wurde von einer Fürsorgestelle auf dem Lande mit der Diagnose „Primärkaverne in der linken Hilusgegend" zu uns geschickt. Bei der Röntgenuntersuchung konnte tatsächlich gleich unter der linken Hilusgegend eine pfenniggroße Höhle beobachtet werden. Das Mädchen war fieberfrei, hustete gar nicht, die S. R. war 10 mm. Das Kind war also klinisch vollkommen gesund. Tuberkelbacillen konnten im Magenspülwasser nur durch Züchtung nachgewiesen werden. Wir waren aber neugierig, ob es sich tatsächlich um eine Kaverne handelte oder nicht, und führten in die Höhle Jodöl ein. Wie es aus den Kontrastbildern ersichtlich ist, konnte tatsächlich eine pfenniggroße Höhle festgestellt werden, welche besonders im Frontalbilde gut zum Vorschein kommt. Auf der 4 Monate später ausgeführten Röntgenaufnahme kam die Kaverne nicht mehr zum Vorschein. *In diesem Falle handelte es sich also um eine gutartige Primärkaverne bei einem 7 Jahre alten Mädchen.*

Bisher wurden nur solche Fälle demonstriert, wo die Röntgenveränderungen das Bestehen einer oder mehrerer Kavernen klar feststellten. Es kommen aber auch Fälle vor, wo auch auf den Röntgenbildern kein kavernöser Zerfall entdeckt werden kann.

Fall Nr. 18. Cz. J., 1 Jahr altes Mädchen. Das Mädchen wurde mit der Diagnose Meningitis tbk. auf die Abteilung aufgenommen. Die Tuberkulinprobe (0,1 mg A. T.) fiel positiv aus. Die Röntgenuntersuchung zeigte eine homogene, nach unten scharfrandige Verschattung des rechten Oberlappens. *Dieses homogene Röntgenbild entspricht den harmlosesten Epituberkulosefällen.* Ebensolche Röntgenbilder wurden seinerzeit von ELIASBERG und NEULAND als typisch gutartige „epituberkulotische Infiltrierungen" demonstriert. Die Sektion erfolgte 7 Tage später. Es zeigte sich, daß der Primärherd kavernös zerfallen war, in den rechten Oberlappenbronchus einbrach und eine kaseöse Pneumonie des rechten Oberlappens verursachte. Von all diesen Prozessen zeigte das Röntgenbild gar nichts, es erschien ebenso „gutartig" als die leichtesten Fälle von Epituberkulose.

Fall Nr. 18. Kaseöse Pneumonie unter dem Röntgenbilde der Epituberkulose.
Das Röntgenbild zeigt eine homogene, nach unten scharfrandige Verschattung des rechten Oberlappens. Das Röntgenbild entspricht einer harmlosen Epituberkulose. Die 7 Tage später erfolgte Sektion zeigte, daß der Primärherd kavernös zerfiel, in den rechten Oberlappenbronchus einbrach und eine kaseöse Pneumonie im rechten Oberlappen verursachte.

Es ist vom praktischen Standpunkte sehr wichtig zu wissen, *wann wir bei einem scheinbar gutartigen homogenen Röntgenschatten an einen bösartigen Prozeß denken sollen?*

1. Zuerst kommt das *Alter* des Kindes in Betracht. *Je jünger das Kind ist, desto größer ist die Gefahr, daß sich hinter dem homogenen Schatten ein bösartiger Prozeß abspielt.*

2. Das ständig *hohe Fieber,* der *starke Husten,* die *Abmagerung* und *Appetitlosigkeit* sprechen bei jungen Kindern für einen bösartigen Prozeß. Das Fehlen

dieser Symptome schließt aber die Möglichkeit eines bösartigen Prozesses noch nicht aus.

3. Das Erscheinen der *Rasselgeräusche* an einer lokalisierten Stelle, welche mit den Röntgenveränderungen zusammenfällt, spricht sehr für eine Kavernenbildung. Dieses Symptom kann aber nur im positiven Sinne bewertet werden.

4. Auch die *ständig hohe S. R. spricht für sehr aktive Prozesse*, es soll aber nicht vergessen werden, daß auch gutartige frische Prozesse anfangs mit hoher S. R. einhergehen.

5. Der *Nachweis der Tuberkelbacillen* spricht nur dann für eine „offene" Tuberkulose, wenn die Tuberkelbacillen schon im Ausstrichpräparat nachweisbar sind. Durch das Züchtungsverfahren oder durch Meerschweinchenversuche sind auch bei ganz gutartigen Fällen Bacillen nachweisbar.

6. Bei Verdacht auf kavernösen Zerfall liefert das *Schichtverfahren* die beste Hilfe. Durch das Schichtverfahren kann die Kavernenbildung auch in dem homogenen „epituberkulotischen" Schatten meist nachgewiesen werden.

XIII. Die Tuberkulose der endothorakalen Lymphknoten.

Zum Krankheitsbilde der primären Lungeninfektion gehört auch die tuberkulöse Erkrankung der endothorakalen Lymphknoten, welche hier die regionären Lymphknoten des Primärherdes sind. Alle tuberkulösen *Lungenerkrankungen des kindlichen Typus kennzeichnen sich durch die tuberkulöse Erkrankung der endothorakalen Lymphknoten, deswegen ist die genaue Kenntnis der tuberkulösen Veränderungen dieser Lymphknoten sehr wichtig.* Es wurde schon erwähnt, daß jene Lymphknoten am stärksten erkranken, welche in der Nachbarschaft des Primärherdes liegen, je ferner sie in der Stromrichtung liegen, desto weniger erkranken sie. Es wurde aber ebenfalls schon erwähnt, daß es auch *Ausnahmen* gibt, denn es kommt öfters vor, daß zwischen mäßig veränderten Lymphknoten stark vergrößerte und veränderte eingeschaltet sind. Es kommt sogar vor, daß diese „unregelmäßig" stark erkrankten Lymphknoten nicht an der Seite liegen, wo der Primärherd ist, sondern auf der gegenüberliegenden, *da die Lymphknoten durch Bifurkationslymphknoten auch seitwärts miteinander verbunden sind.* Es wurde ebenfalls schon betont, daß je jünger die Kinder sind, desto *ausgedehnter* die Teilnahme der endothorakalen Lymphknoten an der tuberkulösen Erkrankung der Lungen ist. Aber auch bei älteren Kindern ist die tuberkulöse Erkrankung der endothorakalen Lymphknoten fast immer viel ausgeprägter als die tuberkulöse Erkrankung der Lungen selbst, *deswegen ist ihre Vergrößerung, Verkäsung und auch Verkalkung fast immer ausgeprägter als die Veränderungen des Primärherdes.*

Die Tuberkulose der endothorakalen Lymphknoten ist also eigentlich nur eine *Teilerscheinung* der ersten tuberkulösen Infektion, da sie nur einen Teil des RANKEschen Primärkomplexes bildet. Trotzdem wird sie als ein *selbständiges Krankheitsbild* behandelt, und zwar aus folgenden Gründen:

1. Der Primärherd ist meist so klein, daß er klinisch gar keine Symptome macht, er ist oft auch auf dem Röntgenbilde nicht auffindbar, so daß wir schon am Beginn der Infektion nur die Erkrankung der regionären Lymphknoten feststellen können. Dazu liefern die an E. n. tuberkulosum erkrankten Kinder ein klares Beispiel. Wir konnten nämlich bei der Röntgenuntersuchung unserer E.-n.-tuberkulosum-Fälle in 75% nur Veränderungen der endothorakalen Lymphknoten feststellen, der Primärherd konnte nur in 5% gefunden werden (in 20% waren überhaupt keine klaren pathologischen Veränderungen nachweisbar). Wir sehen also, daß bei einem so charakteristischen Krankheitsbilde der primären

tuberkulösen Infektion, welches mit hohem Fieber, mit ausgesprochenen Allgemeinerscheinungen, mit charakteristischen Hautveränderungen und mit ausgesprochenen endothorakalen Lymphknotenveränderungen einhergeht, wo es sich also um eine stärkere primäre Infektion handelt, der Primärherd selbst nur in 5% der Fälle nachweisbar war, dagegen spielten die tuberkulösen Veränderungen der endothorakalen Lymphknoten die Hauptrolle.

2. Wurde es schon bei der Besprechung der Aufflackerungen erwähnt, daß neben dem Primärherde auch die endothorakalen Lymphknoten aufflackern können. Jenseits des Säuglingsalters wird die Aufflackerung des Primärherdes immer seltener, so daß *meist nur die endothorakalen Lymphknoten aufflackern*. Die Aufflackerung der endothorakalen Lymphknoten führt meist zu Bronchialeinbrüchen.

3. Bronchialeinbrüche kommen aber auch ohne Aufflackerungen vor. Es wurde schon erwähnt, daß die stark verkästen Lymphknoten sich von ihrem nekrotischen Inhalte zu befreien trachten, sie brechen in die benachbärten Bronchien ein, um ihren käsigen Inhalt dorthin zu entleeren. Diese Einbrüche kommen sehr oft in jenem Stadium der Infektion vor, wo der Primärherd sich schon ganz beruhigte. In diesen Fällen sind die endothorakalen Lymphknoten gewissermaßen *selbständig geworden, welche ihren eigenen Weg verfolgen.*

4. Es wurde schon bei der Einteilung der Tuberkulose erwähnt, daß es bei einigen Formen der Tuberkulose vom Erwachsenentypus vorkommen kann, daß die Lungen die Veränderungen des Erwachsenentypus zeigen (apikokaudaler Fortschritt mit Kavernenbildung usw.) und trotzdem auch die endothorakalen Lymphknoten stark verändert sind. Dies kommt besonders bei Kindern im Pubertätsalter („Pubertätsphthise" Aschoffs) und bei erwachsenen Negern vor, also bei jenen Personen, welche gegen die tuberkulöse Infektion weniger resistent sind.

Die klinischen Symptome bei der Tuberkulose der endothorakalen Lymphknoten können in *allgemeine* und in *lokale* Symptome eingeteilt werden.

Die *allgemeinen Symptome* sind mit jenen klinischen Systemen identisch, welche schon bei der Manifestation der ersten tuberkulösen Ansteckung beschrieben wurden (Fieber, Blässe, Benommenheit, Appetitlosigkeit usw.). Es erübrigt sich hier, diese Symptome wieder zu besprechen. Wir erwähnten es schon dort, daß wir fast nie in der Lage sind, aus diesen Symptomen allein die richtige Diagnose zu stellen, sie dienen nur dazu, unsere Aufmerksamkeit auf die Möglichkeit einer tuberkulösen Infektion zu lenken.

Was die *lokalen Symptome* anbelangt, soll hier an erster Stelle der *Husten* besprochen werden. Bei der primären tuberkulösen Infektion der Lungen kommt ein Husten zwar hie und da vor, er ist aber überhaupt nicht charakteristisch. Ebenso ist der Husten auch bei der Tuberkulose der endothorakalen Lymphknoten nicht charakteristisch, wenigstens solange nicht, *bis keine Bronchialstenose eingetreten ist*. Da die Bronchialstenose in der überwiegenden Mehrzahl der Fälle nur den ersten Schritt des Bronchialeinbruches bedeutet, so können von dem Entstehen der Bronchialstenose bis zum Entleeren der verkästen Lymphknotenstücke verschiedene Hustenformen entstehen (Reizhusten, toux bitonale, metallisch klingender Husten), welche sich mit verschiedenen Atmungsgeräuschen vergesellschaften („exspiratorisches Keuchen", „asthmatoid wheese"). Diese Erscheinungen werden aber erst nach der ausführlichen Besprechung der Bronchialeinbrüche verständlich, deswegen werden sie dort besprochen. *Die bloße Vergrößerung der endothorakalen Lymphknoten geht also mit keinem charakteristischen Husten einher, sie kann höchstens nur einen stärkeren trockenen Husten verursachen*, welcher aber für die Kinder auch sehr unangenehm sein kann. Es kommen aber auch starke Lymphknotenveränderungen vor, wo überhaupt kein Husten besteht.

Zu den lokalen Symptomen gehören auch die durch *Auskultation* und *Perkussion* gewonnenen Ergebnisse. Diese sind aber sehr gering und spielen praktisch fast gar keine Rolle. Die endothorakalen Lymphknoten liegen in der Mitte des Thorax, sie sind der Perkussion und Auskultation demzufolge nicht zugänglich. Höchstens kommt es vor, daß die vorderen und hinteren mediastinalen Lymphknoten bei sehr starker Vergrößerung in der Nähe des Sternums oder der Wirbelsäule physikalisch nachweisbar sind. Solche Fälle sind aber große Seltenheiten. Auch die von DE LA CAMP und D'ESPINE beschriebenen Zeichen sind heute nur von historischem Interesse. Beide Zeichen bestanden darin, daß man bei Beklopfen oder Auskultieren der Wirbelsäule pathologische Veränderungen feststellen wollte.

Trotzdem dürfen wir die Auskultation und Perkussion in keinem Falle unterlassen. Die ältere Ärztegeneration klagt schon ohnehin darüber, daß die jüngeren Ärzte sich um den kindlichen Thorax gar nicht bekümmern, sie betrachten nur die Röntgenbilder. Es steht außer Zweifel, daß bei den Lungenerkrankungen des Kindesalters die Röntgenuntersuchung die größte Hilfe leistet, trotzdem können die Auskultation und Perkussion die Röntgenbefunde bedeutend *ergänzen* und es gibt Zustände, wo sie in der Diagnosestellung *auch heute noch unentbehrlich sind*.

Vor der Besprechung der Röntgenveränderungen bei der Tuberkulose der endothorakalen Lymphknoten soll von neuem die Wichtigkeit der *Tuberkulindiagnostik* betont werden. Wenn wir die Wichtigkeit der Tuberkulindiagnostik mit der Wichtigkeit der Röntgendiagnostik vergleichen wollen, müssen wir den Vorrang der Tuberkulindiagnostik ohne weiteres anerkennen. Daß wir für diese Behauptung alle Gründe haben, wird noch später ersichtlich. Um Mißverständnissen vorzubeugen, möchte ich es betonen, auf dem Gebiete der Röntgendiagnostik der verschiedenen kindlichen Erkrankungen schon ziemlich viel Erfahrung zu haben. Ich begann meine röntgenologische Tätigkeit gleichzeitig mit meiner kinderärztlichen Ausbildung und erhielt die röntgenologische Ausbildung bei *Holzknecht* in Wien. Später leitete ich neben meiner Kinderabteilung jahrzehntelang Röntgenlaboratorien in Kinderkliniken und Kinderspitälern und befasse mich mit der Röntgendiagnostik der endothorakalen Lymphknoten seit 25 Jahren. Nach soviel Erfahrung mußte ich zu der obigen Feststellung gelangen.

Die Tatsache aber, daß neben der Tuberkulindiagnostik die Röntgenuntersuchung in der Erkennung der Veränderungen der tuberkulös erkrankten endothorakalen Lymphknoten die größte Rolle spielt, ist auch unleugbar. Deswegen ist aber auch die *Verantwortung* der Röntgenologen sehr groß. Vor der Besprechung der Röntgenveränderungen sollen noch zwei wichtige Punkte betont werden:

1. Die Röntgenuntersuchung gibt meist *keine ätiologische Diagnose.* Wir werden es noch sehen, daß es fast keine tuberkulöse Lungenveränderungen des Kindesalters auf den Röntgenbildern gibt, welche bei nichttuberkulösen Prozessen nicht vorkommen könnten.

2. Die durch die Röntgenuntersuchung gewonnenen Ergebnisse bleiben *hinter den pathologisch-anatomischen Befunden weit zurück.* Man ist immer wieder erstaunt, welche Fülle von anatomischen Veränderungen (besonders was die tuberkulösen Veränderungen der endothorakalen Lymphknoten anbelangt) auf den Röntgenbildern unsichtbar bleiben. Dies beruht aber nicht auf der Unfähigkeit des Röntgenologen, sondern auf der Unzulänglichkeit des Röntgenverfahrens als diagnostische Methode. Dies müssen wir zur Kenntnis nehmen und aus den

Röntgenbildern nur soviel herauslesen, was den anatomischen Befunden entspricht. *Der Unzulänglichkeit der Methode hilft die Phantasie des Röntgenologen nicht ab, sie diskreditiert nur das Verfahren.*

Als wir im Jahre 1932 im Handbuche von ENGEL und SCHALL die Tuberkulose der endothorakalen Lymphknoten beschrieben, teilten wir die hierbei auftretenden Veränderungen, unseren damaligen Kenntnissen entsprechend, in folgende Gruppen ein: 1. Tumoröse Form. 2. Entzündliche Form. 3. Hilitis. 4. Occulte Tuberkulose. Heute ist diese Einteilung schon unhaltbar. Es zeigte sich nämlich in den verflossenen 18 Jahren, daß die indirekten Veränderungen, welche bei der Tuberkulose der endothorakalen Lymphknoten entstehen, in der Diagnosestellung eine sehr wichtige Rolle spielen. Es kommt sogar öfters vor, daß die direkten Veränderungen, also die Lymphknotenvergrößerungen, überhaupt fehlen, wir können aber aus den indirekten Veränderungen auf die Tuberkulose der endothorakalen Lymphknoten folgern. Aus diesem Grunde werden die Lymphknotenveränderungen in zwei Gruppen eingeteilt.

1. *Direkte Veränderungen.*
2. *Indirekte Veränderungen.*

Zu den direkten Veränderungen gehören:

1. Die tumoröse Form.
2. Die vermehrte Hiluszeichnung.
3. Die occulte Tuberkulose.

Zu den indirekten Veränderungen gehören:

1. Die zirkumskripten pleuralen Veränderungen.
2. Der Bronchialeinbruch.
3. Die Bronchialstenose.
4. Die Epituberkulose.
5. Die Zwerchfellähmung.

A. Die direkten Veränderungen der endothorakalen Lymphknoten.

1. Die tumoröse Form.

Diese Form kann als die „klassische" Form betrachtet werden und bedeutet eine bohnen- oder sogar nußgroße ovale, scharfrandige, homogene Vergrößerung der endothorakalen Lymphknoten. Solche eindeutige Vergrößerungen werden fast ausschließlich bei den „hilären" bronchopulmonalen, höchstens bei einigen tracheobronchialen Lymphknoten beobachtet.

Diese tumorartig vergrößerten Lymphknoten wurden neuerlich in zwei Gruppen eingeteilt: 1. Markige Schwellung. 2. Totale Verkäsung. Die markige Schwellung bedeutet soviel, daß die Lymphknoten noch nicht ganz verkäst sind, deswegen kann ihre Vergrößerung später noch zurückgehen. Die markig geschwollenen Lymphknoten geben noch keinen so prägnanten Schatten wie die total verkästen, sie sind eher „durchsichtig". Die verkästen Lymphknoten sind zwar meist kleiner, geben aber einen dichteren, dunkleren, markanteren Schatten.

Die markige Schwellung kann am besten bei Fällen von E. n. tuberkulosum studiert werden, da in diesen Fällen die Lymphknoten die jüngsten Veränderungen zeigen.

Fall Nr. 19. N. Zs., 9 Jahre alter Knabe. Der Knabe wurde wegen E. n. auf die Abteilung aufgenommen. Die Tuberkulinprobe (mit 0,01 mg A. T.) fiel stark positiv aus, die S. R. war 80 mm. Auf dem Sagittalbilde ist ein nußgroßer ovaler, homogener Lymphknotenschatten erkennbar. In der Umgebung bestehen keine pathologischen Veränderungen. Solche

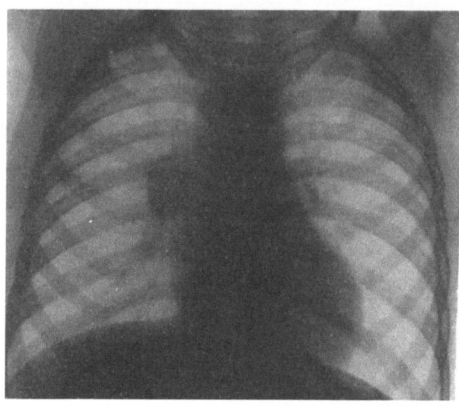
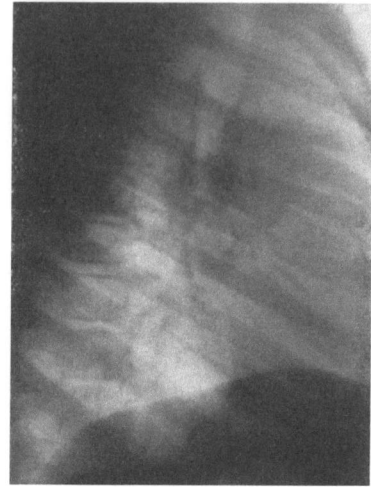

a b

Fall Nr. 19. Frische tuberkulöse Veränderung der Lymphknoten in der Hilusgegend.
Auf dem Sagittalbilde (a) ist ein nußgroßer, ovaler, homogener Lymphknotenschatten erkennbar, welcher auf dem Frontalbilde (b) noch größer erscheint. Solche isoliert auftretende große Lymphknotenschatten kommen fast ausschließlich bei ganz frischen tuberkulösen Prozessen, besonders bei Erythema nodosum tuberkulosum vor. Auch dieser Fall zeigte die typischen Hauterscheinungen des E. nodosum tuberkulosum.

isoliert auftretende große Lymphknotenschatten kommen fast ausschließlich bei ganz frischen Prozessen vor. Das Frontalbild zeigt einen sehr großen Lymphknotenschatten, welcher hier in die Bifurkationsgegend projiziert ist und tatsächlich sehr „durchsichtig" erscheint.

Fall Nr. 20. N. J., Knabe, 10 Jahre alt. Der Knabe hatte ebenfalls ein E. n. tuberkulosum. Die Tuberkulinprobe (mit 0,01 mg A. T.) war positiv, die S. R. war erhöht (50 mm). Physikalisch konnte — wie in den meisten Fällen — nichts Pathologisches festgestellt werden. Das sagittale Röntgenbild zeigt einen nußgroßen ovalen Schatten in der rechten Hilusgegend, welcher auch auf dem Frontalbilde, vor dem Br. intermedius liegend, klar ersichtlich ist. Auf dem Schichtbilde in der Hilusschichte kommt aber der vergrößerte Lymphknoten am deutlichsten zur Darstellung. Hier sehen wir in der rechten Bronchusgabel den vergrößerten Lymphknoten sehr deutlich.

In jenen Fällen, wo die Diagnose schon aus dem sagittalen oder frontalen Übersichtsbilde klar festgestellt werden kann, ist es natürlich überflüssig, auch Schichtaufnahmen zu machen, *in zweifelhaften Fällen leisten dagegen die Schichtaufnahmen auch hier die größte Hilfe.*

Fall Nr. 21. B. J., 10 Jahre alter tuberkulinpositiver Knabe. Hier konnte auf dem sagittalen Röntgenbilde eine stark vermehrte Hiluszeichnung festgestellt werden, die Konturen eines vergrößerten Lymphknotens kamen aber nicht deutlich zum Vorschein. Das Frontalbild zeigte einen homogenen Schatten, welcher auch nicht die deutliche Figur eines vergrößerten Lymphknotens zeigte. Das Schichtbild zeigte dagegen sehr deutlich die Konturen eines bohnengroßen Lymphknoten.

Die tumoröse Form.

Hier ist der Lymphknotenschatten gewissermaßen von dem Schatten der Art. pulmonalis gedeckt, trotzdem kommt der ovale Lymphknotenschatten sehr klar zum Vorschein. In diesem Falle bestand also der rechte Hilusschatten teils aus starker Hyperämie, teils aus dem vergrößerten Lymphknoten, wie es aus dem Schichtbilde klar abzulesen ist. Solche Fälle, wo neben frisch vergrößertem Lymphknoten auch eine starke Hyperämie der Hilusgegend besteht, sind keine Seltenheiten, sie kommen auch bei Fällen von E. n. tuberkulosum öfters vor.

Fall Nr. 22. B. A., 4 Jahre alter tuberkulinpositiver Knabe. Der Knabe wurde mit Temperaturerhöhung, Blässe, Appetitlosigkeit und erhöhter S.R. (60 mm) auf die Abteilung aufgenommen. Die physikalische Untersuchung zeigte nichts Pathologisches. Das sagittale Röntgenbild zeigte in der rechten Hilusgegend einen homogenen, scharfrandigen Schatten, welcher in der Mitte eingekerbt erschien. Aus dem Schichtbilde ist es klar ersichtlich, daß es sich in diesem Falle um die Vergrößerung zweier nebeneinanderliegender Lymphknoten handelte.

Es ist aber nicht so leicht, die markige Schwellung von der totalen Verkäsung zu unterscheiden. In Fällen, wo die klinischen Symptome oder die Anamnese klar zeigen, daß es sich um einen ganz frischen Prozeß handeln kann, ist es

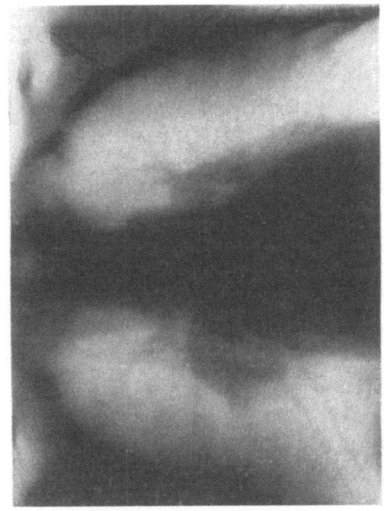

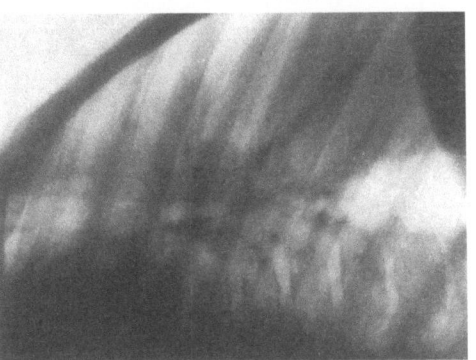

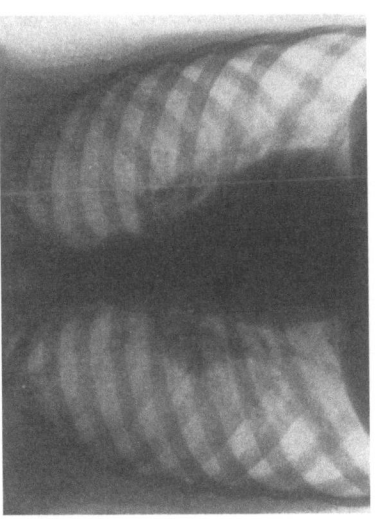

Fall Nr. 20. Die tumoröse Vergrößerung der Lymphknoten wird meist auf dem Schichtbilde am klarsten dargestellt. Bei dem an E. n. t. leidenden 10 Jahre alten Knaben zeigt das Sagittalbild (*a*) einen nußgroßen, ovalen Schatten in der rechten Hilusgegend, welcher auch auf dem Frontalbilde (*b*) vor dem Br. intermedius liegend klar ersichtlich ist. Am klarsten kommt der vergrößerte Lymphknoten aber auf dem Schichtbilde in der Hilusschichte (*c*) zur Darstellung.

leicht festzustellen, daß auch die Lymphknotenveränderungen ganz frisch sind, bei systematisch beobachteten Fällen kann man manchmal auch das Stadium der Lymphknotenveränderungen aus dem Röntgenbilde ablesen. Aus einem einzigen Röntgenbilde hingegen ist es ohne anamnestische oder klinische Hilfe schon sehr gewagt, feststellen zu wollen, ob es sich um eine markige Schwellung oder um Verkäsung handelt. Wir dürfen nicht vergessen, daß es von der markigen Schwellung zur totalen Verkäsung fließende Übergänge gibt, so daß die Differenzen sehr verwaschen sein können.

Fall Nr. 23. P. K., 8 Jahre alter tuberkulinpositiver Knabe. Der Knabe wurde mit Zeichen einer schwereren tuberkulösen Infektion aufgenommen. Die Temperatur war bis 38,5°C erhöht. Die S. R. schwankte zwischen 50 bis 60 mm. Der Knabe war sehr blaß und appetitlos. Das sagittale Röntgenbild zeigte einen charakteristischen bohnengroßen, homogenen Lymphknotenschatten in der rechten Hilusgegend. Aus diesem einzigen Röntgenbilde kann aber nicht festgestellt werden, ob es sich hier um eine markige Schwellung oder um eine Verkäsung handelt. Aus der Tatsache, daß auch der Mittelschatten rechts verbreitert ist, kann hingegen schon auf die Möglichkeit eines längeren Bestehens gefolgert werden, da der breite Mittelschatten die Teilnahme der paratrache-

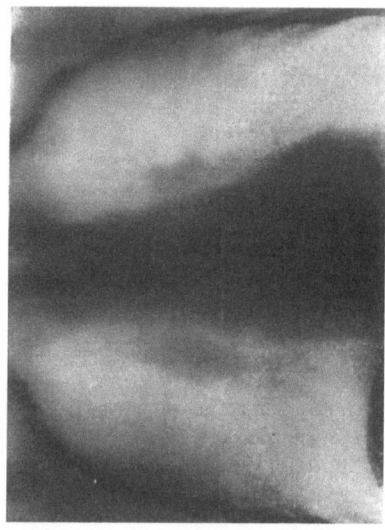

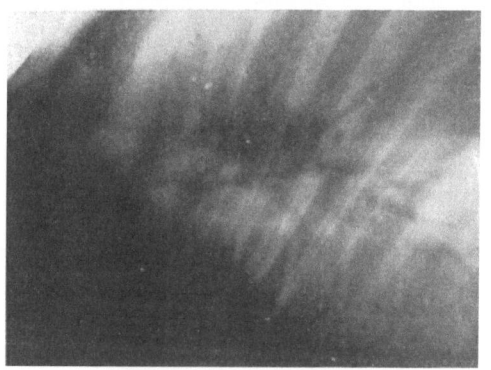

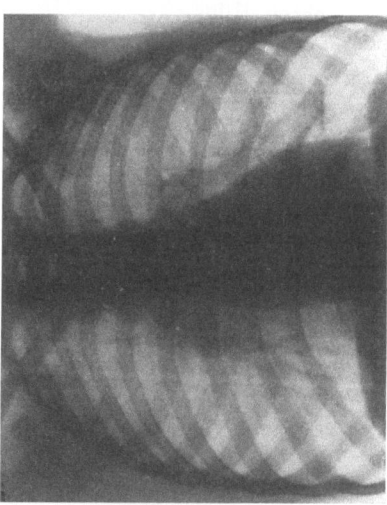

Fall Nr. 21. Es kommt öfters vor, daß der eigentliche Lymphknotenschatten erst auf dem Schichtbilde erkennbar wird. Das Sagittalbild (a) zeigt nur eine vermehrte Hiluszeichnung. Das Frontalbild (b) zeigt einen homogenen Schatten, welcher aber auch nicht das „klassische" Röntgenbild eines vergrößerten Lymphknotens gibt. Das Schichtbild (c) zeigt dagegen die klassischen Konturen eines bohnengroßen Lymphknotens. In diesem Falle bestand der rechte Hilusschatten aus teils starker Hyperämie, teils aus dem vergrößerten Lymphknoten. Solche Fälle, wo neben dem frisch vergrößerten Lymphknoten auch eine starke Hyperämie der Hilusgegend besteht, ist keine Seltenheit, sie kommen auch in Fällen von E. n. t. öfters vor.

Die tumoröse Form. 131

alen Lymphknoten bedeutet, welche bei einem 8 Jahre alten Kinde meist erst später erkranken. Diese Tatsache spricht also dafür, daß es sich wahrscheinlich

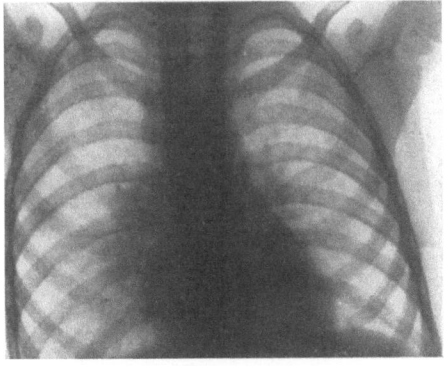
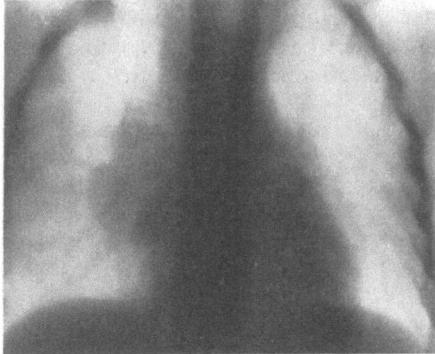

a   b

Fall Nr. 22. Ein weiteres Beispiel der Bedeutung des Schichtverfahrens in der Darstellung der Vergrößerung der endothorakalen Lymphknoten.
Das Sagittalbild zeigt in der rechten Hilusgegend einen homogenen, scharfrandigen Schatten, welcher in seiner Mitte etwas eingekerbt ist (a). Das Schichtbild (b) zeigt klar, daß es sich in diesem Falle um eine Vergrößerung zweier, nebeneinander liegender Lymphknoten handelt.

um einen älteren Prozeß handelt, weswegen auch mit einer stärkeren Verkäsung gerechnet werden kann. Ganz sicher ist es aber nicht.

Wir wollten mit diesem Falle demonstrieren, wie weit man mit der Röntgendiagnose gehen kann und wie schwer, ja sogar unmöglich es manchmal ist, den richtigen Prozeß zu bestimmen.

Es ist eine altbekannte Tatsache, daß Röntgenveränderungen, welche auf den sagittalen Röntgenbildern als Hilusveränderungen erscheinen, *nicht immer in der Hilusgegend liegen müssen,* sie können sowohl vor wie auch hinter der Hilusgegend liegen, sie sind nur dorthin projiziert. Bei der systematischen Anwendung der *Frontalbilder* werden solche „Hilusprojektionen" natürlich gleich entsprechend gewürdigt. Auch die *Schichtaufnahmen* zeigen es klar, in welcher Schichte die Veränderungen liegen.

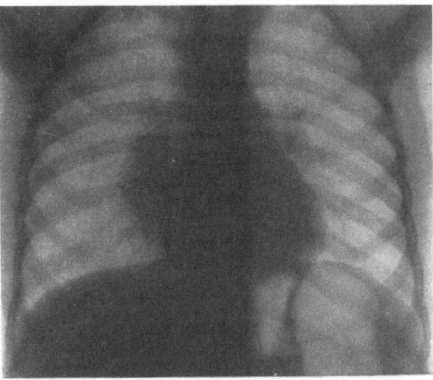

Fall Nr. 23. Tumoröse Vergrößerung der hilären Lymphknoten mit Verbreiterung des Mittelschatten.
In der rechten Hilusgegend liegt ein bohnengroßer Lymphknoten, dabei ist auch der Mittelschatten nach rechts verbreitert. Die Verbreiterung des Mittelschattens spricht dafür, daß auch die mediastinalen Lymphknoten ergriffen sind. Die mediastinalen Lymphknoten werden aber meist später angegriffen als die hilären Lymphknoten, aus diesem Grunde kann dieser Fall nicht als eine ganz frische tuberkulöse Infektion aufgefaßt werden.

Fall Nr. 24. Sz. A., 9 Monate altes tuberkulinpositives Mädchen. Hier sehen wir auf dem sagittalen Röntgenbilde einen nußgroßen homogenen Schatten, welcher in der rechten Hilusgegend liegt und einem stark vergrößerten Lymphknoten entspricht. Aus dem Frontalbilde ist es aber klar ersichtlich, daß es sich um die Epituberkulose des rechten pektoralen Segmentes handelt.

Fall Nr. 25. B. E., 4 Jahre altes tuberkulinpositives Mädchen. Das Sagittalbild zeigt in diesem Falle einen nußgroßen, ziemlich „durchsichtigen" ovalen Schatten in der linken Hilusgegend. Der Schatten entspricht vollkommen einem markig geschwollenen Lymphknoten in der linken Hilusgegend. Die Schichtaufnahme in der Hilusschichte zeigt aber, daß der betreffende Schatten überhaupt nicht in der linken Bronchusgabel liegt, sondern viel weiter hinter ihr. Die weiteren Schichtaufnahmen zeigten, daß der

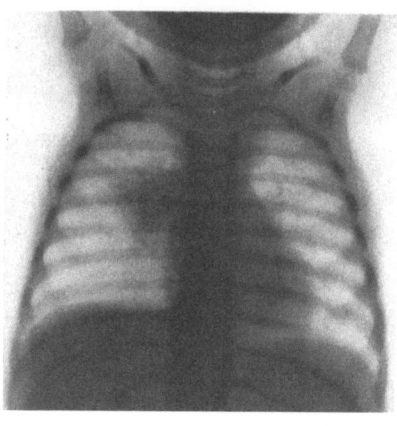
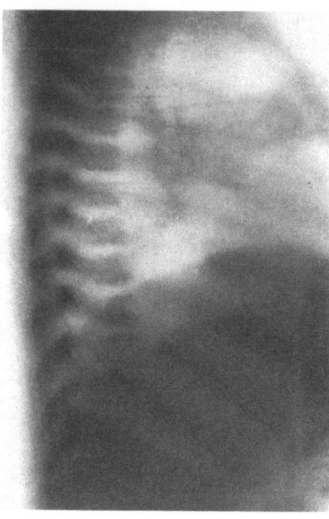

a   *b*

Fall Nr. 24. Der auf dem Sagittalbilde in der Hilusgegend liegende Schatten liegt nicht immer in der Hilusgegend, er ist nur dorthin projiziert.
Das Sagittalbild (*a*) zeigt einen nußgroßen, halbovalen, homogenen Schatten in der rechten Hilusgegend, welcher einem stark vergrößerten Lymphknoten zu entsprechen scheint. Das Frontalbild (*b*) zeigt aber klar, daß es sich um die Epituberkulose des rechten pectoralen Segmentes handelt. Die Veränderungen des pectoralen Segmentes projizieren sich auf den Sagittalbildern oft in die Hilusgegend und werden mit Hilusveränderungen verwechselt.

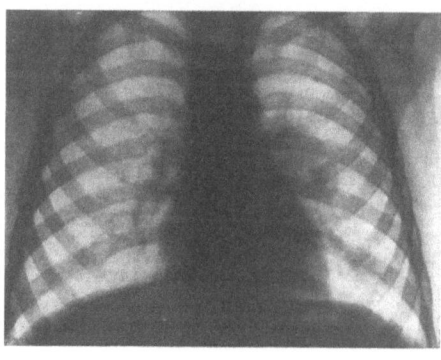
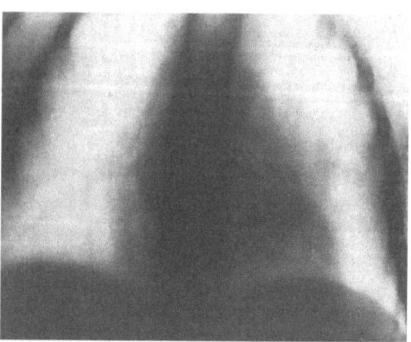

a   *b*

Fall Nr. 25. Auch die Schichtbilder können entscheiden, ob der betreffende Schatten in der Hilusgegend liegt oder nicht.
Das Sagittalbild (*a*) zeigt einen nußgroßen, ziemlich durchsichtigen, ovalen Schatten in der linken Hilusgegend, welcher einem markig geschwollenen Lymphknoten in der linken Hilusgegend entspricht. Die Schichtaufnahme (*b*) zeigt aber, daß der betreffende Schatten nicht in der Hilusgegend, sondern weit dahinter liegt. Die weiteren Schichtaufnahmen zeigten, daß der Schatten der Epituberkulose des 1. dorsalen Segmentes im linken Unterlappen entsprach.

Schatten in den hintersten Schichten des linken Unterlappens lag und der Epituberkulose des ersten linken dorsalen Segmentes entsprach.

Die *tumorösen Veränderungen der mediastinalen Lymphknoten* lassen sich

Die tumoröse Form.

schon viel schwerer nachweisen als die tumorösen Veränderungen der bronchopulmonalen Lymphknoten. Es wurde schon bei der Topographie der endothorakalen Lymphknoten erwähnt, daß die mediastinalen Lymphknoten von dem Mittelschatten vollkommen verdeckt sind und erst dann nachweisbar sind, wenn sie so stark vergrößert sind, daß sie entweder den Mittelschatten verbreitern oder seine Konturen verändern. Mit Recht betont LENK, der große Kenner des Mediastinums, daß die „Röntgendiagnostik des Mediastinums eigentlich eine Konturdiagnostik ist".

Die häufigste Form, welche bei der Vergrößerung der paratrachealen Lymphknoten entsteht, ist die *Verbreiterung des Mittelschattens*. Diese Verbreiterung kann einseitig oder doppelseitig sein. Dies hängt davon ab, ob die paratrachealen

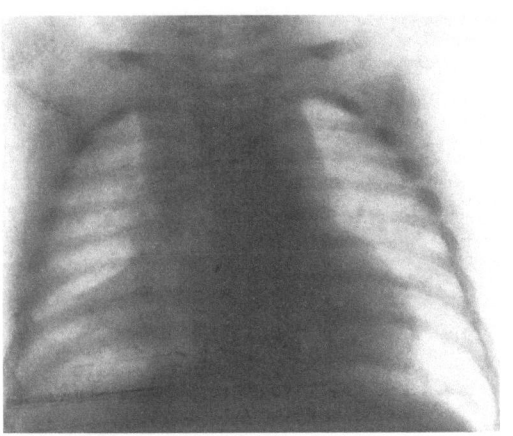 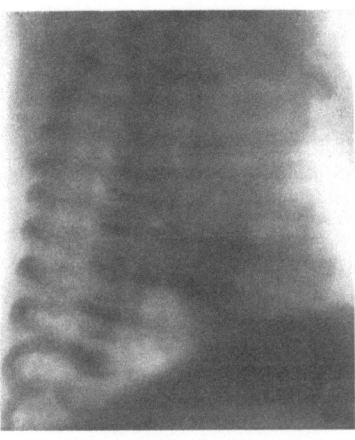

a   *b*

Fall Nr. 26. Tumoröse Vergrößerung der mediastinalen Lymphknoten bei einem 7 Monate alten Säugling.

Das Sagittalbild (*a*) zeigt einen sehr ausgeprägten, doppelseitigen Schornsteinschatten. Solch eine tumoröse Vergrößerung der paratrachealen Lymphknoten kommt bei der Tuberkulose nur im Säuglingsalter vor. Auf der unteren Seite der rechten Lunge ist noch ein dreieckiger, homogener Schatten wahrnehmbar. Das Frontalbild (*b*) zeigt, daß die mächtig vergrößerten paratrachealen, Bifurkations- und bronchopulmonalen Lymphknoten zusammenfließen und einen intensiven Schatten geben, welcher den ganzen prätrachealen Raum von der Spitze bis zum Zwerchfell ausfüllt und nach vorne beinahe bis zum Sternum reicht. Durch Sektion bestätigt.

Lymphknoten einseitig oder doppelseitig vergrößert sind. Bei der Verbreiterung des Mittelschattens zeigt sein verbreiterter Rand eine senkrechte gerade Linie, wodurch der ganze Mittelschatten einem „*Schornstein*" ähnelt. Deswegen wird dieser Schatten „*Schornsteinschatten*" oder „*Kaminschatten*" genannt. Bei dem Entstehen des Schornsteinschattens vergrößern sich meist mehrere paratracheale Lymphknoten, welche die Pleura mediastinalis lateralwärts schieben, deswegen ist der Schornsteinschatten besonders bei kleinen Kindern sehr ausgeprägt.

In Fällen, wo nur ein paratrachealer Lymphknoten vergrößert ist, kann eine halbrunde oder halbovale Vorwölbung des Mittelschattens beobachtet werden. Diese Schattenfigur wurde besonders von ASSMANN studiert, deswegen nennen wir sie „ASSMANNsche *Vorwölbung*". Da die Veränderungen der mediastinalen Lymphknoten sich in der Nähe der Pleura mediastinalis abspielen, ist es verständlich, daß die Entzündung auch auf die Pleura mediastinalis übergreift. Die zirkumskripten Veränderungen der Pleura mediastinalis sind diagnostisch sehr wichtig und werden bei den zirkumskripten, pleuralen Veränderungen noch ausführlich behandelt.

Der Mittelschatten muß im Kindesalter bei tuberkulinpositiven Kindern immer sehr sorgfältig studiert werden, denn es kommt ziemlich oft vor, daß in der Hilusgegend keine pathologischen Veränderungen wahrnehmbar sind, dagegen die Veränderungen des Mittelschattens ausgeprägt sind, wodurch auch die Diagnose entschieden wird.

Fall Nr. 26. F. P., 7 Monate altes tuberkulinpositives Mädchen. Das kleine Mädchen wurde wegen Meningitis tbk. auf unsere Abteilung aufgenommen. Auf dem sagittalen Röntgenbilde sehen wir einen sehr ausgeprägten doppelseitigen Schornsteinschatten. Solch eine große tumorartige Vergrößerung der paratrachealen Lymphknoten kommt bei Tuberkulose nur im Säuglingsalter vor. Im späteren Kindesalter werden solch ausgedehnte Lymphknotenveränderungen nur bei bösartigen Tumoren oder bei Lymphogranulomatose beobachtet. Auf der unteren Seite der rechten Lunge ist noch ein dreieckiger homogener Schatten wahrnehmbar. Das Frontalbild zeigt, daß die mächtig vergrößerten paratrachealen, Bifurkations- und bronchopulmonalen Lymphknoten zusammenfließen und einen intensiven Schatten geben, welcher den ganzen prätrachealen Raum von der Spitze bis zum Zwerchfell ausfüllt und nach vorne beinahe bis zum Sternum reicht. Der Röntgenbefund wurde durch die Sektion vollkommen bestätigt.

Fall Nr. 27. K. S. Der 6 Monate alte tuberkulinpositive Knabe wurde auf die Abteilung wegen Meningitis tbk. aufgenommen. Das sagittale Röntgenbild zeigt auch hier einen doppelseitigen Schornsteinschatten, welcher hier aber bei weitem

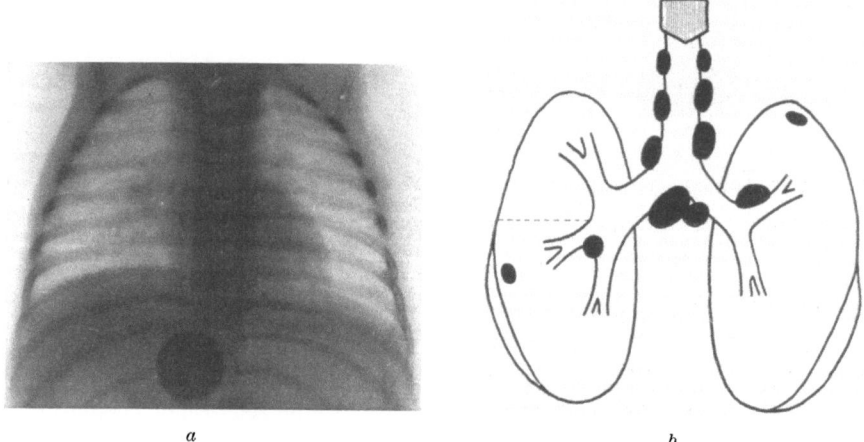

a *b*

Fall Nr. 27. Doppelseitiger Schornsteinschatten mit mäßigen Hilusveränderungen. Das Sagittalbild (*a*) zeigt eine doppelseitige Verbreiterung des Mittelschattens. Die Hilusveränderungen sind überhaupt nicht ausgeprägt. In der linken Lungenspitze sehen wir ein dem bipolären Stadium entsprechendes Röntgenbild. Die Sektionsskizze (*b*) zeigt, daß die doppelseitige Verbreiterung des Mittelschattens tatsächlich durch doppelseitig vergrößerte Lymphknoten verursacht wurde. Es bestanden zwei Primärherde. Der eine lag in der linken Lungenspitze und entsprach jenem Röntgenschatten, welcher in der linken Lungenspitze gefunden wurde. Der zweite Primärherd lag in dem rechten Mittellappen und kam auf dem Röntgenbilde überhaupt nicht zum Vorschein.

nicht so breit ist als im früheren Falle. Hier sehen wir in der linken Lungenspitze noch ein dem bipolaren Stadium ähnliches Röntgenbild. Der pfenniggroße Primärherdschatten, welcher in der linken Lungenspitze liegt, ist durch breitere Stränge mit der linken Hilusgegend verbunden. Die Skizze zeigt den pathologisch-anatomischen Befund. Es ist ersichtlich, daß die doppelseitige Verbreiterung des Mittelschattens tatsächlich durch doppelseitig vergrößerte Lymphknoten

Die tumoröse Form.

verursacht wurde. Es wurden zwei Primärherde gefunden. Der eine lag in der linken Lungenspitze und entsprach tatsächlich jenem Röntgenschatten, welcher in der linken Lungenspitze gefunden wurde. Der zweite Primärherd lag in dem rechten Mittellappen, er kam aber auf dem Röntgenbilde nicht zum Vorschein.

Fall Nr. 28. R. J., 8 Jahre alter tuberkulinpositiver Knabe. Die klinischen Erscheinungen und die erhöhte S. R. (40 mm) sprachen für einen aktiven tuberkulösen Prozeß. Bei der Röntgenuntersuchung zeigte die rechte Hilusgegend einen auf vergrößerte Lymphknoten verdächtigen Schatten. Der Mittelschatten zeigte rechts eine ausgesprochene Vorwölbung, welche wahrscheinlich einem stark vergrößerten paratrachealen Lymphknoten entsprach.

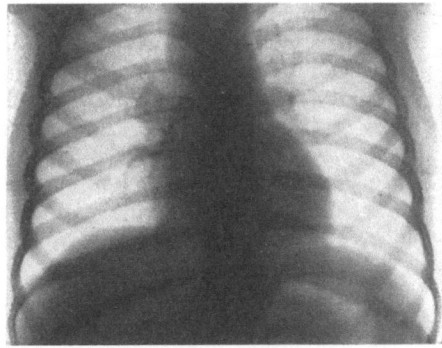

Fall Nr. 28. ASSMANNsche Vorwölbung. Die rechte Hilusgegend zeigt einen bohnengroßen Lymphknotenschatten. Der Mittelschatten zeigt rechts eine ausgesprochene Vorwölbung, welche ebenfalls einem stark vergrößerten paratrachealen Lymphknoten entspricht.

Die *paratrachealen* und auch die *tracheobronchialen* Lymphknoten können auf Schichtbildern meist viel besser konstatiert werden als auf den gewöhnlichen Übersichtsbildern, *da auf den Schichtbildern die Homogenität des Mittelschattens gewissermaßen aufgelöst werden kann.* Im Falle Nr. 7 wurde schon ein linksseitiger tracheobronchialer Lymphknoten demonstriert, welcher nur auf dem Schichtbilde festzustellen war. In dem folgenden Fall wird die Schichtdarstellung eines rechtsseitigen paratrachealen Lymphknotens demonstriert.

Fall Nr. 29. E. M., 7 Jahre alter tuberkulinpositiver Knabe. Es konnte bei dem sonst klinisch gesunden Knaben (S. R. 30 mm) rechts zwischen den 2. und 3. vorderen Rippen ein dreieckiger homogener Schatten konstatiert werden,

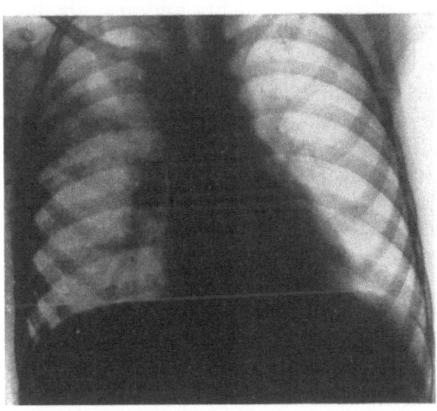
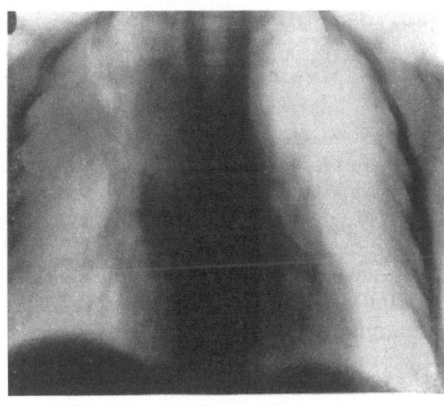

a   b

Fall Nr. 29. Auch die Vergrößerung der mediastinalen Lymphknoten kann oft erst auf den Schichtbildern festgestellt werden.
Das Sagittalbild (a) zeigt eine keilförmige Verschattung des rechten axillaren Subsegmentes. Auch die rechte paratracheale Hilusgegend ist verschattet, ohne daß die nähere Analyse dieses Schattens möglich wäre. Das Schichtbild (b) zeigt die Epituberkulose des rechten axillaren Subsegmentes, auch die Verstopfung des rechten axillaren Bronchus ist gut ersichtlich. Der rechte paratracheale Schatten entspricht einem stark vergrößerten, paratrachealen Lymphknoten. Auch in der rechten Bronchusgabel ist ein stark vergrößerter Lymphknoten ersichtlich.

daneben war auch die rechte paratracheale Hilusgegend verschattet, ohne daß die nähere Analyse dieses Schattens möglich wäre. Die Schichtaufnahme in der Hilusschichte zeigte, daß der dreieckige Schatten der Epituberkulose des rechten axillaren Segmentes entsprach. Es konnte sogar die Verstopfung des axillaren Bronchus festgestellt werden. Der rechte, neben dem Mittelschatten liegende, auf dem Sagittalbilde unanalysierbare Schatten entsprach auf dem Schichtbilde einem stark vergrößerten, paratrachealen Lymphknoten. Es konnte weiterhin auch in der rechten Bronchusgabel ein vergrößerter Lymphknoten gefunden werden.

Es kommt bei der Tuberkulose der endothorakalen Lymphknoten sehr oft vor, daß die Röntgenveränderungen eine größere Zeit lang *unverändert bleiben*. Wenn in diesen Fällen die klinischen Symptome schon abgeklungen sind, dann hilft bei der Beurteilung der Aktivität des Prozesses meist *nur die systematische Untersuchung der S. R.* Es kommt nämlich öfters vor, daß trotz unveränderten Röntgenveränderungen die S. R. ständig kleiner wird, was soviel bedeutet, daß der Prozeß sich trotz unverändertem Röntgenbefunde ständig bessert.

2. Die vermehrte Hiluszeichnung.

In den bisher demonstrierten Fällen waren die Röntgenveränderungen so ausgeprägt, daß kein Zweifel bestand, daß sie pathologisch sind. Nicht alle Fälle sind aber so eindeutig. Wir begegnen im praktischen Leben sehr oft Fällen, *wo die Röntgenveränderungen an der Grenze des Normalen stehen und es sehr schwer ist, zu entscheiden, ob diese Veränderungen schon pathologisch sind oder nicht*. In dieser Hinsicht spielt besonders die „Hilusgegend" die größte Rolle. Hier ist es tatsächlich oft sehr schwer zu entscheiden, ob die hier gefundene Hiluszeichnung schon pathologisch ist oder nicht. Diese Frage hat schon viel Kopfzerbrechen verursacht und hat zu sehr viel falschen Diagnosen geführt, so daß die Röntgendiagnostik ihren Kredit eben auf diesem Gebiete jahrzehntelang verlor.

Der Ausdruck „vermehrte Hiluszeichnung" bedeutet nichts anderes, als daß die Hilusgegend *stärker verschattet ist als sonst*. Es gab eine Zeit, wo man diese vermehrte Hiluszeichnung mit aller Gewalt weiteranalysieren wollte. Deswegen schrieben wir im Jahre 1932 im Handbuche von Engel und Schall, daß „die nähere Analyse dieser Hilusgegenden nicht mehr den Naturwissenschaften angehört, sondern Phantasie ist, da sich hier die verschiedenen Gebilde aufeinanderprojizieren und eine genauere Analyse nicht zulassen". Diese Zeit ist aber schon vorüber. Heute wissen die Fachleute es schon, wie weit man mit der Analyse der „vermehrten Hiluszeichnung" gehen kann.

In unserer Einteilung im Jahre 1932 bezeichneten wir die unbestimmten Veränderungen der Hilusgegend laut dem Vorschlage Engels mit dem Ausdruck „Hilitis". Heute wissen wir aber, daß zur Vermehrung des Hilusschattens keine Entzündung, also keine „itis" nötig ist.

Sowohl die Untersuchungen von Assmann wie auch die Schichtbilder zeigen es klar, daß in der Vergrößerung des Hilusschattens die *Hyperämie* die größte Rolle spielt. Diese Hyperämie kann schon durch einfache *Stauung* verursacht werden. Dabei können einfache *Bronchitiden* auch zu vermehrter Hiluszeichnung führen, ohne daß dazu die Entzündung der Hilusgegend nötig wäre. Eben Engel hat die „*Schmetterlingfigur*" beschrieben, welche für nichtspezifische Bronchitiden sprechen soll. Die Schmetterlingfigur bedeutet soviel, daß von den beiderseits symmetrisch vergrößerten Hilusschatten sich nach oben und unten Schattenstränge ziehen, welche die Flügel des Schmetterlings bilden.

Die vermehrte Hiluszeichnung.

Natürlich kann in der Hilusgegend *auch das Lungengewebe* erkranken, so bei Pneumonien, beim Keuchhusten usw. Bei der Beurteilung der Hilusgegend muß immer auch das *Alter des Kindes* in Betracht gezogen werden, denn es wurde schon erwähnt, daß mit zunehmendem Alter sich auch der Hilusschatten physiologisch vermehrt.

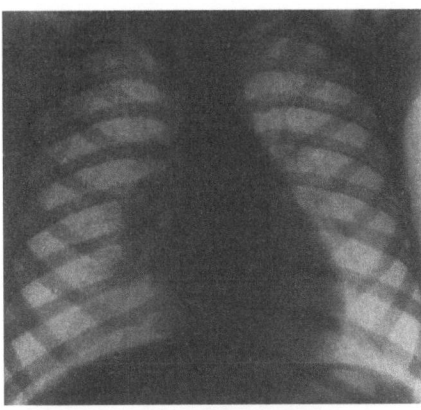
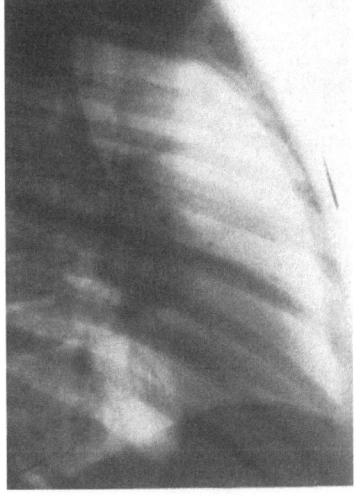

a   *b*

Fall Nr. 30. Es kommt oft vor, daß, während das Sagittalbild nur eine vermehrte Hiluszeichnung zeigt, dagegen am Frontalbild vergrößerte Lymphknoten zu erkennen sind.
Auf dem Sagittalbilde (*a*) sehen wir rechts nur eine vermehrte Hiluszeichnung, das Frontalbild (*b*) zeigt dagegen deutlich, daß vor dem Br. intermedius ein vergrößerter Lymphknoten liegt.

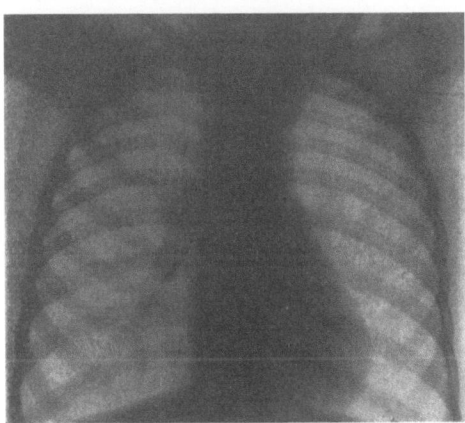
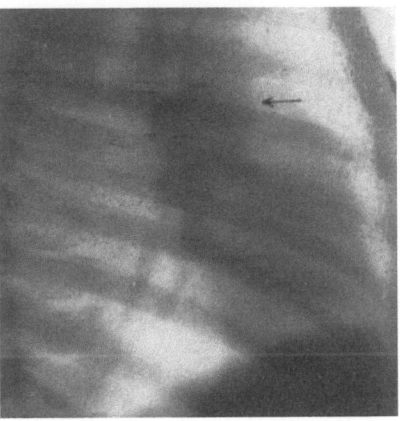

a   *b*

Fall Nr. 31. Ein weiterer Beitrag zur Bedeutung des Frontalbildes.
Das Sagittalbild (*a*) zeigt eine fast normale Hiluszeichnung. Das Frontalbild (*b*) zeigt aber auch hier einen nußgroßen, markig geschwollenen Lymphknoten.

Zu diesen nichtspezifischen Veränderungen gesellen sich noch die spezifischen. Es kommt tatsächlich vor, daß die vergrößerten Lymphknoten in der Hilusgegend nicht zum Vorschein kommen, teils weil die Lymphknoten *nicht die Größe der Röntgendarstellbarkeit erreichen*, teils weil die entsprechend vergrößerten

Lymphknoten *durch die zahlreichen auf die Hilusgegend projizierten anderweitigen Schattengebilde verdeckt sind.* In diesen letzteren Fällen können die Frontal- oder Schichtbilder noch große Hilfe leisten.

Fall Nr. 30. K. S., 8 Jahre alter tuberkulinpositiver Knabe. Der Knabe wurde mit E. n. tuberkulosum auf die Abteilung aufgenommen. Das Sagittalbild zeigte nur eine vermehrte Hiluszeichnung, das Frontalbild aber auch einen mächtig vergrößerten Lymphknoten.

Fall Nr. 31. K. F., 6 Jahre altes tuberkulinpositives Mädchen. Auch dieses Kind wurde wegen E. n. tuberkulosum auf die Abteilung aufgenommen. Hier war auf dem Sagittalbilde die Hiluszeichnung so wenig ausgeprägt, daß sie auch als normal angesehen werden konnte. Das Frontalbild zeigte aber auch hier einen nußgroßen, markig geschwollenen Lymphknoten.

3. Okkulte Tuberkulose.

Unter okkulter Tuberkulose verstehen wir jene Form der Tuberkulose der endothorakalen Lymphknoten, *bei welcher weder klinische noch röntgenologische Zeichen einer tuberkulösen Infektion nachweisbar sind.* Zu dieser Gruppe gehören eigentlich alle Kinder, welche eine leichte tuberkulöse Infektion durchmachten und als gesund betrachtet werden können. Es kommen aber auch solche Fälle vor, wo die Tuberkulinprobe positiv ausfällt und die klinischen Symptome für einen aktiven tuberkulösen Prozeß sprechen

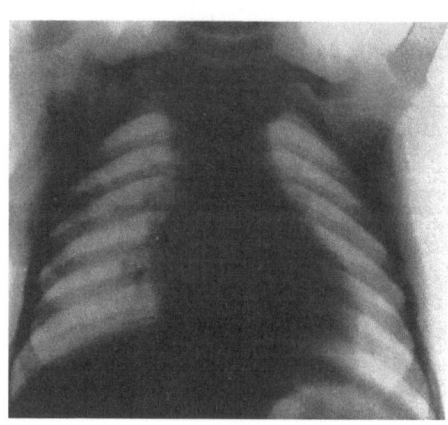
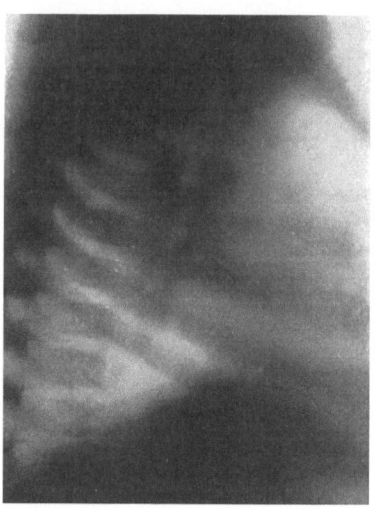

a   *b*

Fall Nr. 32. Scheinbare ,,okkulte" Tuberkulose.
Das Sagittalbild (*a*) zeigt einen vollkommen normalen Lungenbefund, das Frontalbild (*b*) dagegen ausgesprochene Veränderungen, welche hauptsächlich in der ,,Kaminform" der prätrachealen Lymphknoten zum Ausdruck kommen. Das 19 Monate alte Kind litt an Meningitis tbk.

und wir bei der Röntgenuntersuchung trotzdem nichts Pathologisches finden. Hier taucht die Frage auf: *Kann eine aktive Tuberkulose der endothorakalen Lymphknoten so ablaufen, daß wir an den Röntgenbildern keine pathologische Veränderung finden?* Eine kurze Antwort auf diese Frage kann nur *bejahend sein.* Obwohl die Röntgendiagnostik auf diesem Gebiete in den letzteren Jahren einen großen Fortschritt gemacht und die Zahl der ,,okkulten Fälle" sich wesentlich vermindert hat, können wir bei positiver Tuberkulinprobe und fieberhaftem Zustand auf Grund des negativen Röntgenbefundes eine aktive Tuberkulose der endothorakalen Lymphknoten doch nicht ausschließen. Man soll nicht glauben, daß die röntgennegativen Prozesse milder wären als die röntgenpositiven. Wir studierten die Röntgenveränderungen der Lungen solcher Kinder, welche an Meningitis tbk., also

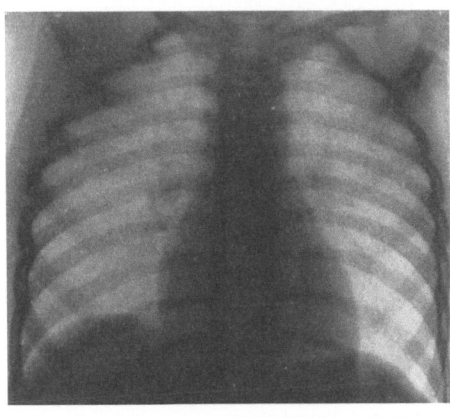
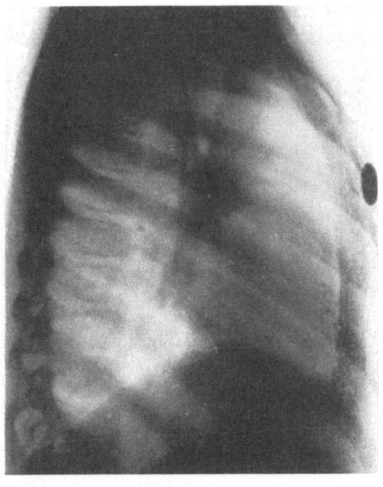

a b

Fall Nr. 33. Ein weiterer Beitrag zur scheinbaren ,,okkulten" Tuberkulose.
Das sagittale Röntgenbild eines 8 Jahre alten Mädchens, welches an Meningitis tbk. litt, zeigt vollkommen normale Verhältnisse (a). Dagegen zeigt das Frontalbild (b) eine markige Schwellung eines Bifurkationslymphknotens.

an der schwersten Komplikation der tuberkulösen Infektion des Kindesalters, erkrankten und fanden, daß von 100 Kindern mit Meningitis tbk. in 15 Fällen das sagittale Röntgenbild gar keine pathologischen Veränderungen zeigte. Wenn wir das Alter unserer Patienten betrachteten, erwies es sich, daß bei Kindern von 0 bis 3 Jahren der Röntgenbefund in 8%, bei Kindern von 3 bis 15 Jahren in 24% normale Verhältnisse zeigte. Gleichzeitig stellten wir aber fest, daß durch Zuhilfenahme des Frontalbildes die Zahl der röntgennegativen Fälle sich auf 4% verminderte. Die Benutzung der Frontalbilder ist also auch bei diesen ,,röntgennegativen Fällen" sehr wichtig. In unserer damaligen Arbeit, welche im Jahre 1942 erschien, wurden mehrere ähnliche Fälle demonstriert. Im folgenden erwähnen wir nur zwei einschlägige Fälle:

Fall Nr. 32. V. K., 19 Monate alter tuberkulinpositiver Knabe wurde mit ausgesprochenen Zeichen einer Meningitis tbk. auf unsere Abteilung aufgenommen. Das Sagittalbild ergab einen vollkommen normalen Lungenbefund, das Frontalbild zeigte dagegen ausgesprochene Veränderungen, welche hauptsächlich in der ,,Kaminform" der prätrachealen Lymphknoten bestanden. Die Sektion wurde nicht bewilligt.

Fall Nr. 33. Gy. E., 8 Jahre altes tuberkulinpositives Mädchen, wurde ebenfalls mit ausgesprochenen Zeichen einer Meningitis tbk. aufgenommen. Auch hier zeigte das Sagittalbild gar keine pathologischen Veränderungen, dagegen zeigte das Frontalbild die bekannten Veränderungen eines stark vergrößerten Lymphknotens, welcher in der Bifurkationsgegend lag.

Die Einführung der Frontalbilder hat die Zahl der röntgennegativen Fälle zwar bedeutend herabgesetzt, *das Problem der röntgennegativen Fälle ist aber damit noch keineswegs gelöst. Es ist eigentlich unlösbar, da es in der Natur der pathologischen Veränderungen liegt, daß nicht alle pathologisch veränderten Lymphknoten die Größe der Röntgendarstellbarkeit erreichen, so daß es immer röntgennegative Fälle geben wird.* In dieser Hinsicht brachten auch die Schichtaufnahmen keinen bedeutenden Fortschritt. Die Schichtaufnahmen

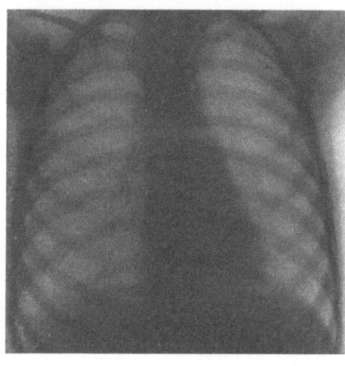
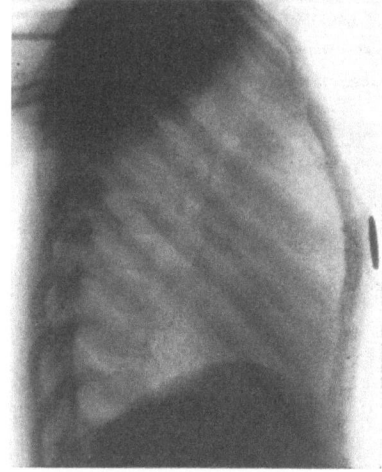

a b

Fall Nr. 34. Typische „okkulte" Tuberkulose.
Das 4 Jahre alte Mädchen starb an Meningitis tbk. Sowohl das Sagittalbild (a) wie auch das Frontalbild (b) zeigen vollkommen normale Verhältnisse. Es können in keiner Richtung die geringsten pathologischen Lymphknotenveränderungen festgestellt werden.

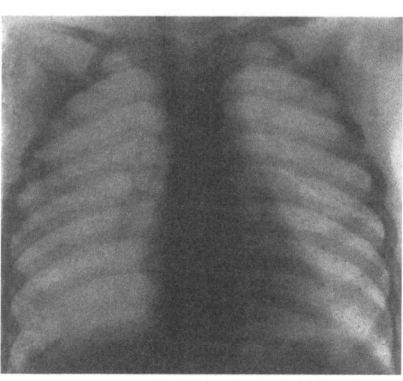
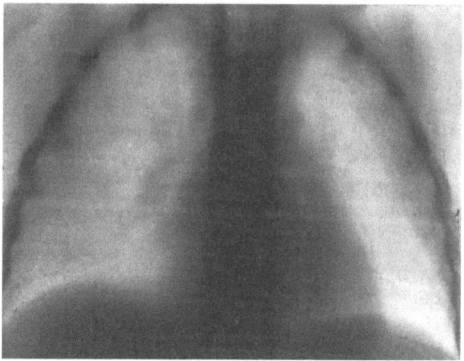

a b

Fall Nr. 35. Es gibt Fälle von „okkulter Tuberkulose", wo auch die Schichtaufnahmen keine pathologischen Veränderungen nachweisen lassen.
Bei dem 2 Jahre alten Mädchen, welches an Meningitis tbk. starb, zeigten sowohl das Sagittalbild (a), das Frontalbild wie auch die Schichtbilder (b) vollkommen normale Verhältnisse. Das Schichtbild in der Hilusschichte zeigt sozusagen den idealen Typus eines normalen Schichtbildes. Es sind sowohl der Aortenknopf, der Azygosschatten, der Schatten des rechten Vorhofes, der normale Verlauf der Trachea, der Bifurkation, der Hauptbronchien sowie die Hauptstämme der Art. pulmonalis gut sichtbar, pathologische Veränderungen sind aber nirgends feststellbar.

ermöglichen das klare Studium jener Lymphknoten, welche die Röntgendarstellbarkeit erreichten, die kleineren bleiben aber vor unseren Augen auch weiterhin verborgen.

Im folgenden zeigen wir zwei Fälle von Meningitis tbk., wo sowohl die Sagittal- und Frontalbilder wie auch die Schichtbilder *gar keine pathologischen Veränderungen der Lungen zeigten,* trotzdem starben die Kinder an Meningitis tbk. Wir glauben, daß es sehr lehrreich ist, auch solche Fälle zu demonstrieren, um zu zeigen, wie weit unsere röntgendiagnostische Fähigkeit reicht.

Fall Nr. 34. Cs. E., 4 Jahre altes tuberkulinpositives Mädchen. Das Mädchen starb an Meningitis tbk. Sowohl das Sagittalbild wie auch das Frontalbild zeigen vollkommen normale Verhältnisse, es können in keiner Richtung die geringsten pathologischen Lymphknotenveränderungen festgestellt werden.

Fall Nr. 35. G. E., 2 Jahre altes tuberkulinpositives Mädchen. Das Mädchen wurde mit den typischen Zeichen von Meningitis tbk. auf die Abteilung aufgenommen. Sowohl das Sagittal- und Frontalbild wie auch die Schichtbilder zeigten vollkommen normale Verhältnisse, trotzdem starb das Mädchen an Meningitis tbk. Das Schichtbild in der Hilusschichte zeigt sozusagen den idealen Typus eines normalen Schichtbildes. Es sind sowohl der Aortenknopf, der Azygosschatten, der Schatten des rechten Vorhofes, der normale Verlauf der Trachea, der Bifurkation der Hauptbronchien sowie die Hauptstämme der Art. pulmonalis deutlich sichtbar, pathologische Veränderungen sind aber nirgends feststellbar.

B. Die indirekten Veränderungen bei der Tuberkulose der endothorakalen Lymphknoten.

1. Die zirkumskripten pleuralen Veränderungen.

Die zirkumskripten pleuralen Veränderungen sind deswegen so wichtig, weil sie zeigen, daß in ihrer Nähe sich pathologische Prozesse abspielen oder abspielten. Die pleuralen Erkrankungen kommen nämlich *immer sekundär vor*, wenn die primären Lungen- oder Mediastinalveränderungen auf die benachbarte Pleura übergreifen. Die zirkumskripten pleuralen Erkrankungen müssen aber überhaupt nicht spezifisch sein, sie kommen bei nichtspezifischen Lungenkrankheiten, besonders bei Pneumonien, ebensooft vor wie bei tuberkulösen Prozessen. Bei jenen tuberkulinpositiven Kindern hingegen, bei welchen die Anamnese keinen Anhaltspunkt für eine nichtspezifische Lungenerkrankung bietet, können diese zirkumskripten pleuralen Veränderungen als durch spezifische Prozesse verursacht angesehen werden. Diese zirkumskripten pleuralen Veränderungen spielen sich nämlich entweder in der Nähe des Primärherdes oder viel häufiger in der Nähe der endothorakalen Lymphknoten ab.

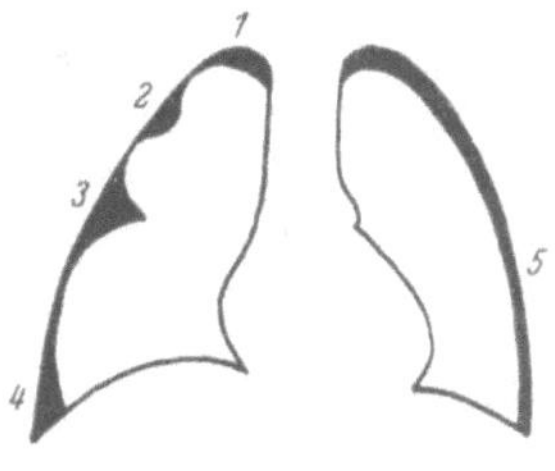

Die zirkumskripten pleuralen Veränderungen sind fast ausnahmslos *nur röntgenologisch feststellbar*, da sie klinisch meist gar keine Symptome verursachen. Wir wollen aber hier auf die ausführliche Beschreibung dieser zirkumskripten pleuralen Veränderungen nicht eingehen, wir erwähnen nur solche, welche bei der Tuberkulose der endothorakalen Lymphknoten von *diagnostischer Bedeutung sind*.

Abb. 21. Zirkumskripte pleurale Veränderungen bei Pleuritis costalis. 1 = Zirkumskripte Spitzenpleuritis; 2 = Zirkumskripte Wandpleuritis; 3 = Zirkumskripte Wandpleuritis bei Beginn der horizontalen interlobären Schwarte; 4 = Zirkumskripte Pleuritis im Sinus phrenicocostalis; 5 = Randpleuritis, welche von der Spitze bis zum Zwerchfell reicht.

Was die Veränderungen bei *Pleuritis costalis* anbelangt, wird die mit größerem Exsudat einhergehende seröse Pleuritis in einem besonderen Kapitel sowohl klinisch wie auch röntgenologisch noch eingehend behandelt. Hier erwähnen wir nur jene zirkumskripten costopleuralen Veränderungen, welche bei tuberkulösen Lungenprozessen vorkommen. Diese sind in einer Skizze dargestellt (Abb. 21).

Diese costalen Veränderungen kommen bei Tuberkulose der endothorakalen Lymphknoten seltener vor, da die Lymphknoten entweder im Mediastinum oder in der Hilusgegend liegen. Neben der Pleura costalis liegen die *Primärherde*. Die zirkumskripten costopleuralen Veränderungen deuten also darauf hin, *daß der Primärherd in ihrer Nähe liegen kann*. Liegt z. B. der Primärherd in der Spitze, so kann eine zirkumskripte Spitzenpleuritis entstehen (auf der Skizze mit 1 bezeichnet), liegt der Primärherd tiefer, so kommen verschiedene Wandverdickungen (2) vor. Die auf der Skizze mit 3 und 4 bezeichneten Schattenfiguren bedeuten schon ausgedehntere pleurale Veränderungen. So kommt am Beginn der horizontalen Interlobärspalte ein dreieckiger Schatten vor (3), welcher auch in eine interlobäre Haarlinie übergehen kann. Sehr oft kommen dreieckige Schattenfiguren in dem phreniko-costalen Winkel vor (4), welche auch auf zirkumskripte pleurale Veränderungen hindeuten, sie können aber auch als Reste größerer Exsudate noch eine lange Zeit bestehen. Am Beginn und am Ende eines pleuralen Exsudates erscheint ein Schattenband, welches zuerst von RACH beschrieben wurde. Dieses Schattenband reicht manchmal von der Spitze bis zum Zwerchfell (5). Das Schattenband kann aber auch dann erscheinen, wenn kein größeres, sondern nur ein wenig „fibroplastisches" Exsudat gebildet wird. Ist das pleuritische Substrat sehr spärlich (*lamelläre Pleuritis* FLEISCHNERS), so ist die pleuritische Veränderung häufig überhaupt nur durch eine von der Thoraxwand durch eine schmale helle Zone getrennte *pleuritische Randlinie* zu erkennen.

Aus diesen pleuralen Veränderungen kann man aber *nicht erkennen, ob es sich um frische oder ausgeheilte Prozesse handelt*. Die ausgeheilten Prozesse werden pleurale Schwarten genannt. Diese Schwarten können noch sehr lange nach der Ausheilung der Pleuritis zirkumskripta sichtbar bleiben.

Die zirkumskripten pleuralen Veränderungen bei *Pleuritis diaphragmatica* sind sehr gering. Es können manchmal im Zusammenhang mit anderen Zeichen pleuritische Adhäsionen, zeltförmige Erhebungen des Zwerchfellbogens, beobachtet werden. Diese ragen mit spitzem Winkel in das Lungenfeld hinein. Im Seitenbilde verlaufen diese Haarlinien meist entsprechend der großen Lappenspalte und sind nichts anderes als Adhäsionen zwischen der diaphragmalen und den unteren Abschnitten der Interlobärpleura, die als Restbefunde übrigbleiben (FLEISCHNER).

Die *Pleuritis interlobaris* spielt bei der Tuberkulose der endothorakalen Lymphknoten schon eine sehr wichtige Rolle, da die hinteren bronchopulmonalen Lymphknoten in unmittelbarer Nachbarschaft der Interlobärspalten liegen, deswegen wurden sie auch von ENGEL „Lgl. interlobares" genannt. Die tuberkulösen Veränderungen dieser Lymphknoten verursachen sehr leicht in der nächstliegenden interlobären Pleura zirkumskripte Entzündungen.

Die schmälsten interlobären Veränderungen werden „*Haarlinien*" genannt. Diese Haarlinien sollen auch bei vollkommen normalen Kindern vorkommen, im praktischen Leben kommen sie aber meist bei pathologischen Prozessen vor. Was die Röntgenfigur dieser zirkumskripten interlobären Pleuritiden anbelangt, müssen wir es bekennen, daß diese Frage auch heute noch nicht vollkommen gelöst ist. Als in den zwanziger Jahren die interlobären Pleuritiden in Mode kamen, *hat man alle möglichen Schattenfiguren, welche in der Nähe der Pleuraspalten vorkamen, für interlobäre Pleuritiden gehalten*. Es wurden sehr oft auch Probepunktionen gemacht, welche aber immer negativ ausfielen. Kühnere Ärzte gingen sogar zu operativen Eingriffen über, um diese interlobären Exsudate abzulassen. Solch einer schlechten Diagnose verdanken wir *die erste histologische Untersuchung der Epituberkulose*. Dieser Fall war der damals so oft zitierte Fall

Die zirkumskripten pleuralen Veränderungen. 143

von RUBINSTEIN, welcher in unserem pathologisch-anatomischen Teil ausführlich besprochen wurde. Später ist man schon kritischer geworden. So behauptete FLEISCHNER, daß nur jener Schatten in der Nähe der Pleuraspalten als interlobäres Exsudat betrachtet werden kann, welcher beiderseits scharf begrenzt ist und eine Band-, Spindel- oder Keilform zeigt. Es zeigte sich aber später, daß auch andere Lungenveränderungen, besonders Atelektasen, Epituberkulosen, welche sich segmentartig lokalisieren, doppelseitig scharf begrenzt sein können. Was die verschiedenen Formen dieser interlobären Exsudate

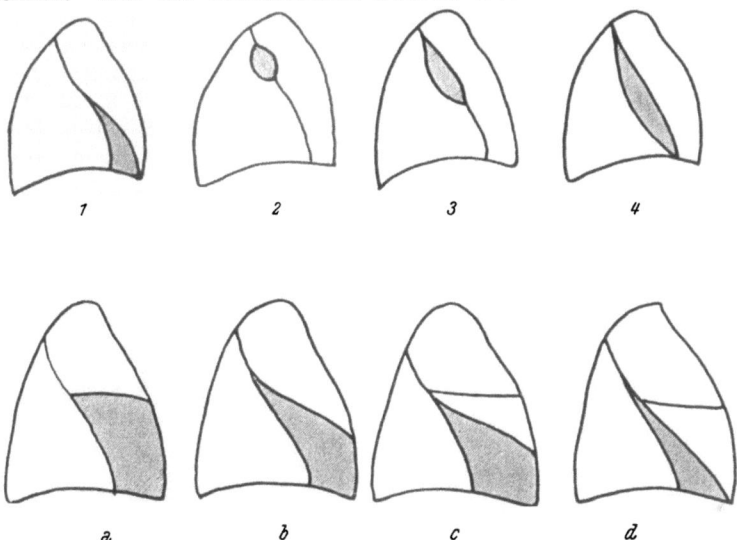

Abb. 22. Die verschiedenen Erscheinungsformen der interlobären Pleuritis in der großen Schrägspalte.

1 bis 4 = die Skizze von SOLOFF. a bis d = die Skizze von SCHÖNFELD. Die Skizze von SOLOFF zeigt die typischen Band-, Spindel- und Keilformen. Die Skizze von SCHÖNFELD zeigt die Schwierigkeit der Differentialdiagnose zwischen Mittellappenveränderungen (a, b) und interlobärem Exsudat (c, d). In den zwei letzteren Fällen ist die Differentialdiagnose eigentlich nur durch das Vorhandensein der horizontalen Pleuraschwarten möglich.

anbelangt, geben wir hier die Skizzen von SOLOFF und SCHÖNFELD wieder (Abb. 22). Beide zeigen jene Formen, welche in der großen Schrägspalte für interlobäre Pleuritiden gehalten werden. Sie zeigen tatsächlich Band-, Spindel- und Keilformen. *Am häufigsten kommt die Spindel- und besonders die Keilform vor.* Schon die Skizze SCHÖNFELDs zeigt, daß eine Mittellappenveränderung (in der Skizze mit a und b bezeichnet) eine ganz ähnliche Figur geben kann, wie ein interlobäres Exsudat (c, d). Hier war die Differenzierung nach SCHÖNFELD nur dadurch möglich, daß auch die horizontale interlobäre Pleura sichtbar war, welche dann die Diagnose zugunsten eines interlobären Exsudates entschied. Der horizontale Pleuraschatten erscheint aber sehr selten! SCHÖNFELD betonte deswegen schon im Jahre 1932 sehr richtig, daß „die Differentialdiagnose zwischen einem Mittellappenschatten und einer interlobären Pleuritis in der unteren Hälfte der großen schrägen Pleuraspalte nicht selten unmöglich ist".

Seitdem man sich mit der Frage der Atelektasen immer ausführlicher beschäftigte, erwies es sich, daß der Mittellappen, wenn er *atelektatisch* wird, *so schmal sein kann, daß seine Form sogar einem bandförmigen Schatten in der Nähe der großen Pleuraspalte entsprechen kann.* Weitere Untersuchungen haben gezeigt (JAKOBÄUS, WALLGREN usw.), daß diese fraglichen Schatten meist intrapulmonale

Prozesse sind und keine interlobären Exsudate. Nach der heutigen Auffassung sind größere interlobäre Pleuritiden große Seltenheiten, dagegen sollen die oben schon behandelten Schattenfiguren in der Nähe der großen schrägen Pleuraspalte für intrapulmonale Prozesse (Atelektasen, Epituberkulose usw.) gehalten werden.

Es ist sehr schwer, in jedem Falle eine exakte Diagnose zu stellen, da es sich meist nur um Röntgenfiguren ohne irgendwelche klinische Veränderungen handelt und die Röntgenfiguren können sehr vieldeutig sein. Wir nehmen eine interlobäre Pleuritis nur dann mit einer gewissen Sicherheit an, wenn die interlobären Veränderungen sich auch auf *andere pleurale Partien fortsetzen*. Es können sich nämlich nicht selten die interlobären Veränderungen sowohl auf die Pleura diaphragmatica, auf die Pleura costalis oder auch auf die Pleura mediastinalis fortsetzen. In diesen Fällen ist es sehr wahrscheinlich, daß es sich auch in der interlobären Pleuraspalte um pleuritische Veränderungen handelt.

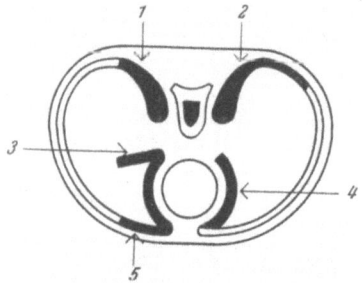 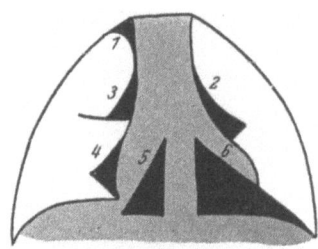

Abb. 23. Die zirkumskripten mediastinalen Pleuritiden im sagittalen Schnitte nach SCHÖNFELD. *1* = Pl. mediastinalis posterior; *2* = Pl. costomediastinalis posterior; *3* = Pl. mediastinointerlobaris; *4* = Pl. mediastinalis anterior; *5* = Pl. costomediastinalis anterior.

Abb. 24. Die verschiedenen Röntgenformen der Pleuritis mediastinalis circumscripta nach SCHÖNFELD. *1* = Pl. costomediastinalis anterior-superior; *2* = Pl. mediastino-interlobaris anterior-superior; *3* = Dieselbe, hier geht aber der dreieckige Schatten in eine interlobäre Haarlinie über; *4* = Pl. mediastino-interlobaris anterior-inferior; *5* = Pl. mediastinalis inferior; *6* = Dieselbe, hier ragt der Mittelschatten in das Lungengewebe hinein.

Auch dann denken wir an eine interlobäre Pleuritis, wenn die ganze interlobäre Pleura nicht nur in ihrer unteren Hälfte Veränderungen zeigt. Ohne diese Zeichen sind wir leider *sehr oft nicht in der Lage, die Zugehörigkeit eines fraglichen Schattens in der Nähe der großen schrägen Pleuraspalte, besonders in ihrem unteren Teil, also zwischen Mittel- und Unterlappen, zu entscheiden*. Ergänzende Untersuchungen können aber zum Ziele führen, besonders die *Kontrastfüllung der Bronchien*. Diese fraglichen Schatten sind aber meist so harmlos, daß man sich nicht so leicht zu einer Kontrastfüllung der Bronchien entschließen kann. Es müssen also noch mehrere exakt beobachtete, womöglich mit guter Sektionstechnik kontrollierte Fälle gesammelt werden, um diese Frage endgültig zu klären.

Als *Pleuritis mediastinalis* werden entzündliche Prozesse bezeichnet, welche sich im mediastinalen Pleuraspalt, das heißt, zwischen dem mediastinalen Pleurablatt und der Facies mediastinalis pulmonis abspielen. Die zirkumskripten mediastinal-pleuritischen Veränderungen werden nach topographisch-anatomischen Gesichtspunkten in folgende Gruppen eingeteilt: 1. *Pl. mediast. anterior*, 2. *Pl. mediast. posterior*. Diese zwei Gruppen werden noch in eine *obere und untere Untergruppe* geteilt. Für die Einteilung in vordere und hintere Pl. mediastinalis ist das *Lig. pulmonale* maßgebend. Jene mediastinal-pleuritischen Prozesse, welche sich vor dem Lg. pulmonale abspielen, sind die vorderen, jene, welche sich hinter ihm abspielen, sind die hinteren mediastinal-pleuritischen Veränderungen. Prozesse, welche oberhalb der Lungenwurzel liegen, gehören zu den oberen, die übrigen zu den unteren Untergruppen. So unterscheidet man z. B. eine Pl. med. anterior superior, welche über der Lungenwurzel liegt und eine Pl. med. ant. inferior, welche unter der Lungenwurzel liegt. Die Skizze von SCHÖNFELD zeigt im sagittalen Schnitte jene Möglichkeiten, welche bei der zirkumskripten Pleuritis mediastinalis vorkommen können (Abb. 23). Was die *Röntgendarstellbarkeit* dieser zirkumskripten mediastinal-pleuritischen Veränderungen anbelangt, sind die häufigsten Formen auch in einer Skizze dargestellt (Abb. 24). Nr. 1 zeigt auf der Skizze eine zirkumskripte Pl. costomediastinalis anterior superior. Hier geht also die mediastinale pleurale Veränderung in eine costale über, welche bei der Tuberkulose der endothorakalen Lymphknoten keine große Seltenheit ist. Nr. 2 zeigt einen aus dem Mittelschatten herausragenden dreieckigen Schatten, welcher zuerst im Jahre 1928 von ENGEL beschrieben wurde. Dieser Schatten bedeutet eine mediastino-interlobäre Pleuritis (*Pl. mediastino-interlobaris anterior superior*), wo die Entzündung von der mediastinalen Pleura auf die interlobäre Pleura übergeht. Nr. 3 zeigt einen ähnlichen Schatten, mit dem Unterschied, daß hier der dreieckige Schatten in eine interlobäre Haarlinie übergeht und der Dreieckschatten eher zipfelförmig ist. Diese von ENGEL beschriebenen mediastino-interlobären Veränderungen kommen sowohl bei *Oberlappenpneumonien* wie auch bei der *Tuberkulose* der obenliegenden mediastinalen Lymphknoten (Lgl. paratracheales, Lgl. tracheobronchiales) vor und leisten uns bei der indirekten Diagnose der Tuberkulose der endothorakalen Lymphknoten sehr oft wertvolle diagnostische Hilfe. Bei Säuglingen kann auch der *Thymusschatten* eine ähnliche Schattenfigur geben. Hier hilft differentialdiagnostisch die Tuberkulinprobe.

Der „*Schornsteinschatten*", welcher schon bei der tumorösen Form der mediastinalen Lymphknoten erwähnt wurde, gehört gewissermaßen auch hierher, da der äußere Rand des „Schornsteins" durch die Pleura mediastinalis gebildet wird, sie braucht aber in diesen Fällen nicht entzündet zu sein, sie ist nur durch die stark vergrößerten mediastinalen Lymphknoten lateralwärts gedrängt.

Was die unter der Lungenwurzel sich abspielenden mediastinal-pleuritischen Entzündungen anbelangt, zeigt Nr. 4 eine *Pleuritis mediastino-interlobaris anterior inferior*, welche zuerst im Jahre 1924 von FLEISCHNER beschrieben wurde. Zur näheren Analyse dieser Veränderung hat FLEISCHNER damals die „*Kreuzhohlstellung*" gebraucht. Wir verwenden die Kreuzhohlstellung schon seit langem nicht mehr, da die Pl. mediastino-interlobaris ant. inf. *auf Frontalbildern sehr gut darstellbar ist*. Hier kann man es noch besser feststellen, wie sich die Keilform an der distalen Seite auch gegen das Sternum aufwärts verbreitet, welche Verbreitung *zur Charakteristik der Pl. mediastino-interlobaris ant. inf. gehört*. Es kommt weiterhin vor, daß wir auf dem Sagittalbilde nur einen „besenartigen" Schatten in dem rechten Herz-Zwerchfell-Winkel feststellen können, welcher Schatten dann auf dem Frontalbild als die oben beschriebene Veränderung erscheint.

Nun sollen jene *Dreieckschatten* besprochen werden, welche auf der Skizze mit Nr. 5 und Nr. 6 bezeichnet sind. Hier sehen wir zwei Dreieckschatten, worunter der eine von dem Herzschatten vollkommen verdeckt ist, der andere dagegen schon aus dem Herzschatten herausragt. Beide Dreiecke liegen neben der Wirbelsäule, ihre Basis wird durch das Zwerchfell gebildet, sie können aber noch unterhalb des Zwerchfellschattens erkennbar sein, wie es auch an der Skizze ersichtlich ist. Nach oben reichen sie nie über die Hilusgegend. Ihre Breite hingegen variiert erheblich, sie kann so schmal sein (Nr. 5), daß sie vom Herzschatten vollkommen gedeckt bleiben, sie können aber auch so breit sein, daß sie bis zum Phrenikokostalwinkel reichen. Die sichere Lokalisation dieses Dreieckschattens können wir nur durch *Drehung des Kindes vor dem Röntgenschirme* erreichen, auf diese Weise erkennt man erst, ob es sich um vordere oder hintere mediastinal-pleuritische Veränderungen handelt. Auch diese Dreieckschatten können sich mit diaphragmalen oder costalen pleuralen Veränderungen vergesellschaften, so daß in diesen Fällen auch der phrenico-costale Winkel einbezogen werden kann und man auch die costale Mitbeteiligung beobachten kann. Es steht außer Zweifel, daß solche mediastinal-pleuritischen Veränderungen tatsächlich vorkommen, diese können am besten an solchen Fällen studiert werden, wo es sich nicht nur um eine zirkumskripte Dreieckveränderung handelt, sondern wo auch andere pleurale Partien mitbeteiligt sind. *In anderen Fällen dagegen, wo nur ein isolierter Dreieckschatten sichtbar ist, bleibt es immer sehr fraglich, was dieser Schatten bedeutet.* Die Frage ist hier dieselbe wie bei der interlobären Pleuritis. Zuerst hat man nur mediastinal-pleuritische Veränderungen diagnostiziert. Die späteren Beobachtungen zeigten aber, daß Fälle vorkommen, wo diese basal liegenden Dreieckschatten *intrapulmonalen Prozessen* entsprachen, so konnten Pneumonien, Bronchiektasen usw. *im accessorischen Lungenlappen* (Lobus cardiacus) beobachtet werden, welche denselben dreieckigen Schatten gaben. Später erwies es sich, daß auch *basale Segmentveränderungen* auf den sagittalen Röntgenbildern denselben Röntgenschatten geben können. Diese Segmentveränderungen können sowohl durch nichtspezifische wie auch durch spezifische Prozesse (besonders Epituberkulose) verursacht werden. Die weiteren Beobachtungen zeigten, daß die intrapulmonalen Prozesse viel häufiger zu den obenbeschriebenen Schattenbildern führen, als die mediastinal-pleuritischen Prozesse selbst. Es zeigte sich weiterhin, daß nicht nur die Veränderungen der retrocardialen Segmente, sondern auch andere basale Segmentveränderungen in beiden Unterlappen zu denselben Röntgenbildern führen können, *so daß, wenn wir heute einen isolierten Dreieckschatten hinter dem Herzschatten bemerken, wir zuerst an eine Segmentveränderung denken und uns bestreben, durch verschiedene Drehung der Kinder diese Dreieckschatten womöglich zu identifizieren.* *Hier helfen die Frontal- und die Schichtaufnahmen sehr viel, es kommen aber auch hier Fälle vor, wo eine sichere Diagnose unmöglich ist.* Wir sehen also, daß auch die Frage dieser basalen dreieckigen Röntgenveränderungen noch nicht genügend geklärt ist und noch weitere gutbeobachtete Fälle gesammelt werden müssen, um die Frage zu lösen.

Es wurde schon betont, daß wir bei zirkumskripten pleuralen Veränderungen es meist nicht entscheiden können, ob es sich um frische oder schon ausgeheilte Prozesse handelt. Hier hilft nur die *systematische Beobachtung, wo aber auch alle klinischen Erscheinungen und das Verhalten der S. R. ständig zu Hilfe genommen werden müssen.* Bleiben die ausgeheilten pleuralen Veränderungen

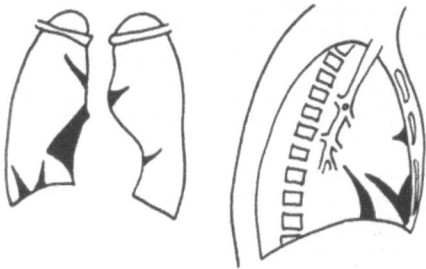

Abb. 25. Schwarten, welche nach interlobären und mediastinalen Pleuritiden zurückbleiben, nach TWINNING.

auf den Röntgenbildern noch sehr lange Zeit hindurch bestehen, so bedeuten diese pleuralen Schwarten natürlich schon ausgeheilte Prozesse. Sehr lehrreich veranschaulicht die Skizze von TWINNING diese Schwarten, welche nach interlobären und mediastinalen Pleuritiden zurückbleiben, deswegen geben wir sie hier auch wieder (Abb. 25). Es muß aber noch einmal betont werden, *daß aus einem einzigen Röntgenbilde nicht entschieden werden kann, ob es sich um eine Schwarte* oder um eine noch frische zirkumskripte Pleuritis handelt, selbst dann nicht, wenn das Röntgenbild die in der TWINNINGschen Skizze angegebene Schwartenfiguren zeigt. Auch die frischen Veränderungen müssen sich nicht auf die ganze Spalte erstrecken, es können nur einzelne Teile der interlobären oder mediastinalen Pleura erkranken, wodurch der Röntgenschatten vollkommen einer Schwarte ähnelt.

Fall Nr. 36. K. S., 5 Jahre alter tuberkulinpositiver Knabe. Der Knabe war klinisch gesund, die S. R. war aber erhöht (30 mm). Auf dem sagittalen Röntgenbilde sehen wir einen dreieckigen homogenen, beiderseits scharf begrenzten Schatten, welcher „SLUKA*scher Dreieckschatten*" genannt wird. Dieser SLUKAsche Dreieckschatten wird bei der Epituberkulose

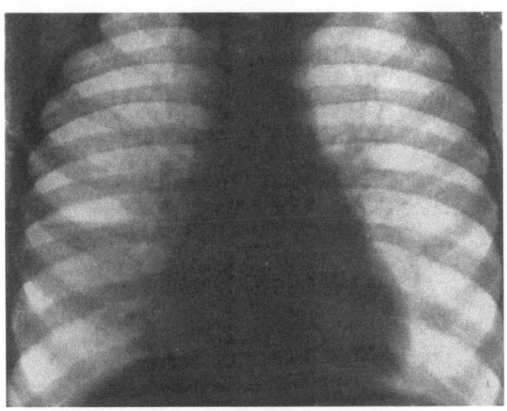
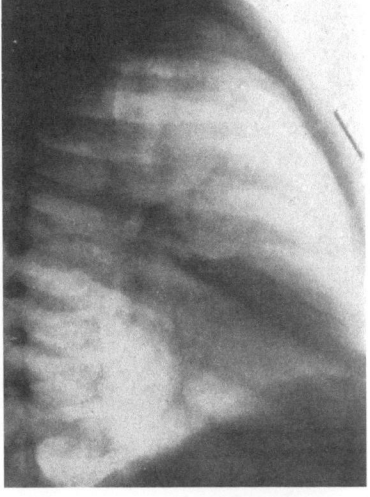

a b

Fall Nr. 36. Pleuritis interlobaris zwischen dem rechten Mittel- und Unterlappen.
Das Sagittalbild (a) zeigt einen typischen „SLUKAschen Dreieckschatten". Das Frontalbild (b) zeigt einen homogenen, doppelseitig scharf begrenzten Bandschatten, welcher an seiner oberen Grenze Unregelmäßigkeiten zeigt, wie bei dem Ausguß der Pleuraspalte. Der Schatten geht vorne distal in eine kleine diaphragmale und retrosternale Ausbreitung über.

noch ausführlich behandelt. Das Frontalbild zeigt einen homogenen, doppelseitig scharf begrenzten Bandschatten, welcher aber an seiner oberen Grenze Unregelmäßigkeiten zeigt, wie bei dem Ausguß der Pleuralspalte. Dabei geht der Schatten vorne distal in eine kleine diaphragmale und retrosternale Ausbreitung über, so daß wir glauben, daß es sich hier um eine *interlobäre Pleuritis zwischen Mittel- und Unterlappen* handelt.

Fall Nr. 37. K. A., 4 Jahre altes tuberkulinpositives Mädchen. Das Kind wurde gegen Gonitis tbk. behandelt. Das sagittale Röntgenbild zeigt neben vermehrter Hiluszeichnung einen „besenförmigen" Schatten neben dem rechten Herzrande. Das Frontalbild zeigt, daß es sich um einen homogenen, doppelseitig scharf begrenzten Keilschatten handelt, welcher sich aber an der vorderen distalen Seite retrosternal so charakteristisch verbreitert, wie es bei Fällen von *Pleuritis mediastino-interlobaris anterior inferior* vorkommt. Damit war auch die Diagnose entschieden. Vor und hinter dem Bronchus intermedius sind mehrere vergrößerte Lymphknoten erkennbar.

Fall Nr. 38. K. I., 2 Jahre altes tuberkulinpositives Mädchen. Das Mädchen wurde wegen Meningitis tbk. auf die Abteilung aufgenommen. Wir sehen auf dem sagittalen Röntgenbilde die Verbreitung des Mittelschattens nach rechts.

Der Schattenrand verläuft aber hier nicht, wie bei dem Schornsteinschatten, senkrecht, sondern verbreitert sich auf- und lateralwärts und geht in eine Spitzenpleuritis über. Es handelt sich also in diesem Falle um eine typische *Pleuritis costo-mediastinalis anterior superior dextra*. Bei der Sektion zeigte es sich, daß ein

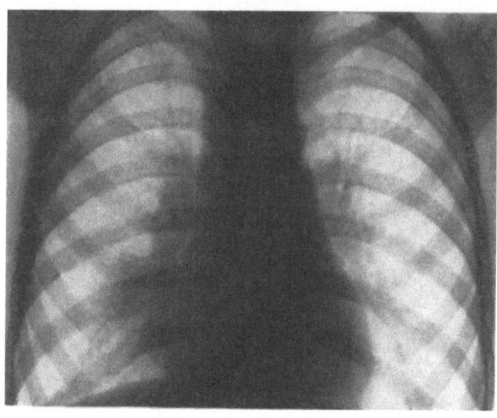
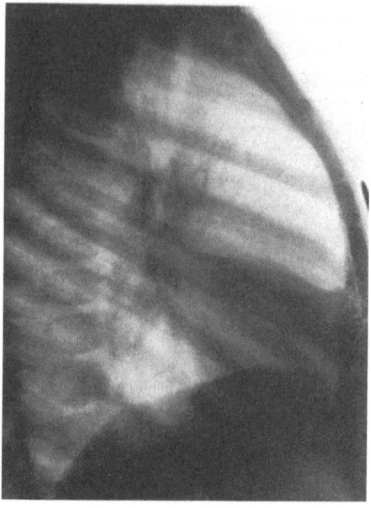

a *b*

Fall Nr. 37. Pleuritis mediastino-interlobaris anterior-inferior.
Das Sagittalbild (*a*) zeigt neben der vermehrten Hiluszeichnung einen ,,besenförmigen" Schatten neben dem rechten Herzrande. Das Frontalbild (*b*) einen homogenen, doppelseitig scharf begrenzten Keilschatten, welcher an der vorderen distalen Seite sich gegen das Sternum stark verbreitert.

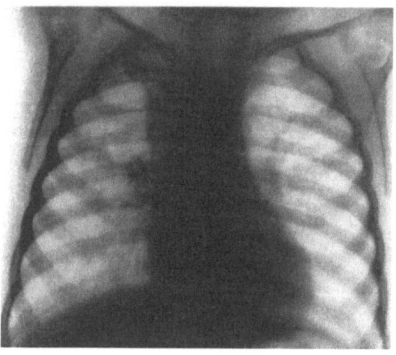
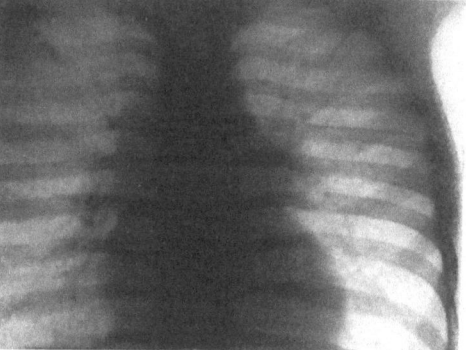
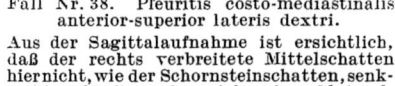

Fall Nr. 38. Pleuritis costo-mediastinalis anterior-superior lateris dextri.
Aus der Sagittalaufnahme ist ersichtlich, daß der rechts verbreitete Mittelschatten hier nicht, wie der Schornsteinschatten, senkrecht verläuft, sondern sich auf- und lateralwärts verbreitert und in eine Spitzenpleuritis übergeht. Bei der Sektion stellte es sich heraus, daß ein bohnengroßer, verkäster, paratrachealer Lymphknoten rechts mit der Pleura mediastinalis verwachsen war und neben ihm, also in dem vorderen costomediastinalen Winkel, sich ein kleines fibroplastisches Exsudat entwickelte.

Fall Nr. 39. Pleuritis mediastino-interlobaris anterior-superior lateris sinistri.
Auf dem sagittalen Röntgenbilde sehen wir rechts die schornsteinartige Verbreiterung des rechten Mittelschattens, welcher hier etwas transparenter erscheint. Links sehen wir in der linken Hilusgegend den ENGELschen dreieckigen Zipfel, welcher dem Schatten der Pl. mediastino-interlobaris ant.-sup. entspricht. Diese pleuralen Veränderungen deuten also darauf hin, daß hier eine beiderseitige Tuberkulose der oberen mediastinalen Lymphknoten besteht.

bohnengroßer verkäster paratrachealer Lymphknoten rechts mit der Pleura mediastinalis verwachsen war und sich rechts in dem vorderen oberen costomediastinalen Winkel ein kleines fibroplastisches Exsudat entwickelte.

Fall Nr. 39. Z. M., 6 Jahre alter tuberkulinpositiver Knabe. Der Knabe zeigte klinisch die allgemeinen Symptome einer aktiven Tuberkulose. Die S. R. war 40 mm. Das sagittale Röntgenbild zeigte rechts den bekannten Schornsteinschatten, welcher hier etwas transparent erschien. Links sehen wir den von ENGEL beschriebenen *dreieckigen Zipfel* in der linken Hilusgegend. Die Röntgenveränderungen deuten also darauf hin, daß hier eine beiderseitige Tuberkulose der oberen mediastinalen Lymphknoten besteht. Der linksseitige Zipfel entspricht einer *Pleuritis mediastino-interlobaris anterior superior lat. sinistri*.

2. Der Bronchialeinbruch.

Bevor wir uns mit den klinischen und röntgenologischen Symptomen der Bronchialeinbrüche beschäftigen, halten wir es für zweckmäßiger, zunächst einige typische Fälle von Bronchialeinbrüchen ausführlicher zu beschreiben und erst anschließend ihre klinischen und röntgenologischen Eigentümlichkeiten zusammenzufassen.

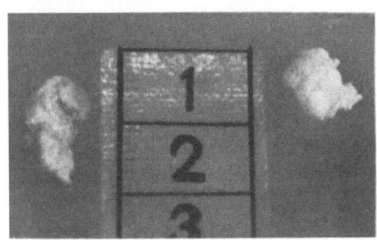

Fall Nr. 40. R. J., Knabe, 2 Jahre alt. Das Kind kam auf die Abteilung mit

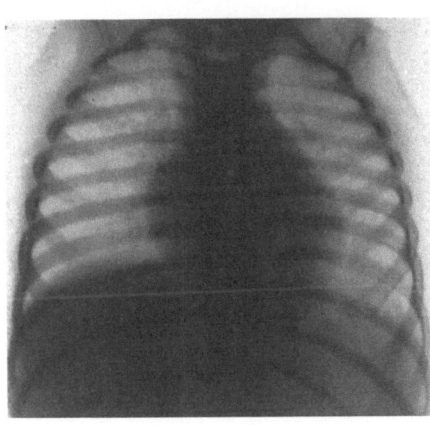

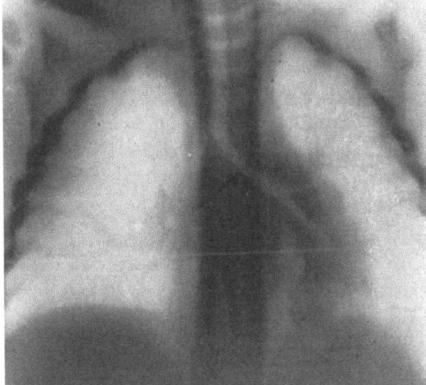

Fall Nr. 40. Unter dem Krankheitsbilde der Fremdkörperaspiration verlaufender Bronchialeinbruch in den linken Hauptbronchus bei einem 2 Jahre alten Knaben.
Das Sagittalbild zeigt die Atelektase der linken Lungenhälfte (a) mit „entblößter" Wirbelsäule. Bei tiefer Inspiration wanderten die Mediastinalorgane stark nach links, das HOLZKNECHT-JAKOBSONsche Phänomen war also positiv. Die durch Bronchoskopie entfernten käsigen Stücke (b). 3 Tage nach der Bronchoskopie kehrten die normalen Verhältnisse zurück (c). Das Schichtbild (d) zeigt 2 Wochen nach der Bronchoskopie noch eine zirkumskripte Stenose des linken Hauptbronchus.

der Vorgeschichte, daß es sich vor 3 Tagen plötzlich unwohl fühlte, hohes Fieber bekam, das Bewußtsein verlor und in den Gliedern tonisch-klonische Zuckungen auftraten. Der behandelnde Arzt schickte das Kind mit der Diagnose ,,Gelegenheitskrämpfe wegen hohen Fiebers" zu uns. Bei der klinischen Untersuchung stellten wir beschleunigte Atmung, eine kleine Dämpfung über der linken Lunge bei gleichzeitiger Abschwächung der Atmung an derselben Seite fest. Die *Röntgenuntersuchung* zeigte, daß die Trachea und die Mediastinalorgane stark nach links gezogen waren und die Wirbelsäule quasi ,,*entblößt*" dastand (,,naked spinal column). Die linke Lunge war besonders in ihrem unteren Teil stark verschattet, das linke Zwerchfell stand bedeutend höher als das rechte, die rechte Lunge war aufgebläht, bei der Inspiration zogen sich die Mediastinalorgane stark nach links. *Das* HOLZKNECHT-JAKOBSON*sche Phänomen war also positiv*. Es war also klar, daß es sich hier um eine Atelektase der linken Lunge, verursacht durch die Stenose des linken Hauptbronchus, handelte. Da die klinischen Symptome ganz plötzlich entstanden und Fieber erst später auftrat, dachten wir an eine Fremdkörperaspiration und entschlossen uns zu einer sofortigen Bronchoskopie.

Bei der *Bronchoskopie*, welche durch KASSAY ausgeführt wurde, zeigte es sich, daß die Innenseite des linken Hauptbronchus mit einem weichen Gebilde von schmutziggrauer Farbe ausgefüllt war. Mit der Pinzette konnten zwei bohnengroße elastische Gewebestücke entfernt werden, welche sich laut der histologischen Untersuchung des Path.-Anat. Inst. der Univ. Budapest als *nekrotische, käsige Massen* erwiesen. Die *Tuberkulinprobe* mit 0,1 mg A. T. wurde inzwischen positiv. Es war also klar, daß es sich hier um den Einbruch eines tuberkulösen Lymphknotens handelte, wobei die eingebrochenen Massen den linken Hauptbronchus plötzlich versperrten.

Das Kind wurde 3 Tage nach Entfernung der Verstopfung fieberfrei, die linke Lunge hellte sich auf, das Mediastinalwandern hörte auf, so daß das Röntgenbild wieder ganz normale Verhältnisse zeigte. Das Kind lag noch zwei Wochen auf der Abteilung und wurde in vollkommen geheiltem Zustande entlassen. Die späteren Untersuchungen zeigten dauernde Heilung. Bevor das Kind die Abteilung verließ, wurde eine *Schichtaufnahme* gemacht, welche deutlich zeigte, daß der linke Hauptbronchus gerade an der Stelle, wo die eingebrochenen käsigen Massen gefunden wurden, eine ausgeprägte *zirkumskripte Stenose* aufwies.

Epikrise: Plötzlicher Einbruch verkäster Lymphknotenstücke *in den linken Hauptbronchus* mit Atelektase der linken Lungenhälfte. Es entwickelte sich in den versperrten Bronchien eine Entzündung, welche sich durch hohes Fieber kundgab. Nach Entfernung der Lymphknotenstücke wurden die normalen Verhältnisse gleich wieder hergestellt. Der Bronchialeinbruch setzte ohne irgendwelche vorangegangene Symptome plötzlich ein, weswegen die Annahme einer Fremdkörperaspiration begründet erschien. Das Schichtbild zeigte nach Entfernung der eingebrochenen käsigen Stücke an der Einbruchstelle eine zirkumskripte Stenose des linken Hauptbronchus.

Fall Nr. 41. A. K., Mädchen, 4 Jahre alt. Das Mädchen hatte 6 Monate vor ihrer Spitalseinweisung hohes Fieber, welches 3 Wochen lang andauerte. Die damals vorgenommene Röntgenuntersuchung zeigte in den Lungen normale Verhältnisse. Trotzdem ist es wahrscheinlich, daß die primäre tuberkulöse Infektion sich damals in der Form eines Initialfiebers manifestierte. Das Kind wurde in das Spital mit der Klage eingeliefert, daß es seit 2 Wochen hohes Fieber hatte und stark hustete. Bei der *klinischen Untersuchung* fanden wir über der linken Lunge eine ziemlich ausgesprochene Dämpfung mit abgeschwächtem Atem. Die *Tuberkulinprobe* (0,1 mg A. T.) war positiv. Die *Röntgenuntersuchung* zeigte eine „Epituberkulose" der linken Lunge. Die ganze linke Lungenhälfte, besonders aber ihr unterer Teil, war verdunkelt, das Herz und die Mediastinalorgane stark nach links gezogen und die Wirbelsäule stand „entblößt" da. Das linke Zwerchfell stand hoch und in der rechten Lunge war ein kompensatorisches Emphysem festzustellen. Bei tiefem Einatmen wanderten die Mediastinalorgane nach links, das HOLZKNECHT-JAKOBSONsche Phänomen war also positiv. Unsere Diagnose war: Bronchialeinbruch in den linken Hauptbronchus mit Stenose desselben und Epituberkulose in der linken Lungenhälfte. Die Bronchoskopie (KASSAY) zeigte, daß der rechte Hauptbronchus intakt und frei war, dagegen fanden wir im linken Hauptbronchus 0,5 cm von der Carina rosafarbenes Granulationsgewebe, welches die Innenseite des Bronchus vollkommen ausfüllte. Das Gewebe hing mit der medialen Wand des Bronchus zusammen und die Atmung stellte sich erst wieder ein, als wir dieses Gebilde von der lateralen Wand des Bronchus entfernt hatten. An die radikale Entfernung des Granulationsgewebes wagten wir uns damals noch nicht heran, da wir eine Blutung befürchteten.

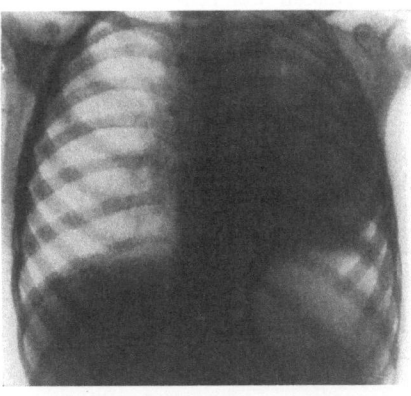

Fall Nr. 41. Bronchialeinbruch in den linken Hauptbronchus mit Stenose desselben und mit „Epituberkulose" der linken Lungenhälfte bei einem 4 Jahre alten Mädchen.
Die ganze linke Lungenhälfte, besonders aber ihr unterer Teil ist ganz verschattet, das Herz und die Mediastinalorgane sind stark nach links gezogen und die Wirbelsäule steht „entblößt" da. Das linke Zwerchfell steht hoch und die rechte Lunge zeigt ein kompensatorisches Emphysem. Bei Inspiration war das HOLZKNECHT-JAKOBSONsche Phänomen positiv. Bei der Bronchoskopie wurde der linke Hauptbronchus mit Granulationsgewebe ausgefüllt gefunden.

Nach der Bronchoskopie trat beim Kinde natürlich keine Veränderung ein und es verließ das Spital in unverändertem Zustande. Wir sahen das Mädchen erst nach einem Jahre wieder. Es fühlte sich ganz wohl, war ständig fieberfrei und hustete nur sehr wenig. Die Dämpfung und das geschwächte Atmen der linken Lunge waren aber noch immer vorhanden und auch die Röntgenuntersuchung zeigte dasselbe Röntgenbild wie vor einem Jahr. Es wurde von KASSAY neuerdings eine Bronchoskopie vorgenommen. Jetzt zeigten beide Hauptbronchien ganz normale Verhältnisse. *Der Bronchialeinbruch war also vorüber, seine Folgen bestanden aber noch immer.* Aus der Tatsache aber, daß das Mädchen sich klinisch wohlfühlte, glaubten wir hoffen zu können, daß auch diese Folgeerscheinungen sich noch bessern würden.

Epikrise: Bei einem 4 Jahre alten Mädchen entstand 4 Monate nach der Manifestation der primären tuberkulösen Ansteckung mit den klinischen Zeichen einer Bronchostenose eine „Epituberkulose" der linken Lungenhälfte mit Stenose des linken Hauptbronchus. Die Bronchoskopie zeigte, daß die Ursache der Stenose und der Epituberkulose *der Einbruch eines linksseitigen Bifurkationslymphknotens in den linken Hauptbronchus* war. Der Einbruch verlief nicht spurlos, da noch nach einem Jahre in der linken Lunge Veränderungen bestanden, welche auf spezifische oder unspezifische Prozesse zeigten. Der gute klinische Zustand des Kindes spricht dafür, daß diese Folgeerscheinungen nicht ernster Natur sein konnten.

Fall Nr. 42. D. F., Mädchen, 3 Jahre alt. Es wurde mit der Angabe auf die Abteilung eingeliefert, daß vor einem Monate eine „Hilustuberkulose" festgestellt wurde und es seit dieser Zeit immer stärker hustet und hohes Fieber hat. Seit zwei Wochen entwickelte sich ein starker Reizhusten, die Atmung wurde röchelnd. Bei dem gut entwickelten und ernährten Mädchen fanden wir bei der *klinischen Untersuchung* über dem rechten Oberlappen eine Dämpfung mit abgeschwächtem, kaum hörbarem Atem, die übrigen Lungenpartien zeigten normale Verhältnisse. Der Husten war schmerzhaft, heiser, manchmal mit metallischem Klang. Das Atmen war mühsam und beim Abhorchen wie aus der Ferne hörbar. Die *Röntgenuntersuchung* zeigte den ganzen rechten Oberlappen homogen verschattet und nach unten mit einer scharfen Grenzlinie begrenzt. Beim Einatmen wanderten die Mediastinalorgane stark nach rechts. Das HOLZKNECHT-JAKOBSON*sche*

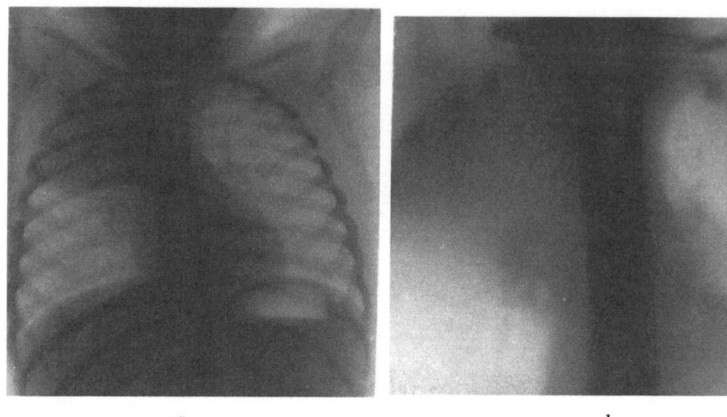

a *b*

Fall Nr. 42. Bronchialeinbruch in den rechten Hauptbronchus mit Stenose desselben und mit Epituberkulose des rechten Oberlappens bei einem 3 Jahre alten Mädchen.
Auf dem Sagittalbilde (a) erscheint der ganze rechte Oberlappen homogen verschattet und ist nach unten mit einer scharfen Grenzlinie begrenzt. Beim Einatmen wanderten die Mediastinalorgane stark nach rechts, das HOLZKNECHT-JAKOBSONsche Phänomen war also positiv. Die Schichtaufnahme (b) zeigte, daß der Normalschatten des rechten Hauptbronchus kurz nach der Bifurkation plötzlich aufhört, dagegen ist der Verlauf des linken Hauptbronchus in seinem vollen Umfange gut verfolgbar. Die Tatsache, daß der rechte Mittel- und Unterlappen mit Luft gefüllt sind, spricht dafür, daß die Verstopfung des rechten Hauptbronchus nicht vollkommen sein kann. Auch im rechten Oberlappen sind einige mit Luft gefüllte Bronchien feststellbar. Bei der Bronchoskopie wurde der rechte Hauptbronchus mit einer käsigen Masse ausgefüllt gefunden.

Phänomen war also positiv. Die *Schichtaufnahme* zeigte, daß der Normalschatten des rechten Hauptbronchus kurz nach der Bifurkation plötzlich aufhörte, dagegen der Verlauf des linken Hauptbronchus in vollem Umfange gut verfolgbar war. Daß trotzdem Luft in den rechten Mittel- und Unterlappen gelangen konnte, bewies der Umstand, daß diese Lungenteile nicht nur lufthaltig, sondern sogar aufgebläht erschienen. Auf der Schichtaufnahme waren auch im rechten Oberlappen einige mit Luft gefüllte und etwas erweiterte Bronchien feststellbar, beweisend, daß etwas Luft auch hier hereinkam.

Die *Tuberkulinprobe* (0,1 mg A. T.) war positiv und die S. R. sehr hoch (116 mm). Das Kind hatte auch im Spital hohes Fieber (bis 39° C täglich). Da das Atmen immer schwerer wurde, dachten wir an einen plötzlich einsetzenden Bronchialeinbruch und entschlossen uns zu einer Bronchoskopie, welche von KASSAY ausgeführt wurde. Der rechte Hauptbronchus war mit einer käsigen Masse ausgefüllt. Aber die teils rosafarbene, teils graue Masse, welche das Lumen verlegte, konnte mit Ansaugung nicht entfernt werden und wir mußten die Bronchoskopie wegen der drohenden Asphyxie unterbrechen. Der Zustand des Kindes blieb nach der Bronchoskopie eine Zeitlang unverändert, später blieben die Temperaturerhöhungen aus, der Husten besserte sich und das Röcheln hörte auf. Der Zustand der Lunge blieb aber sowohl klinisch wie auch röntgenologisch unverändert. Das Mädchen wurde in diesem Zustande nach einem 6 Wochen langen Spitalsaufenthalt entlassen.

Epikrise: Bei einem 3 Jahre alten Mädchen traten neben einem einen Monat lang dauernden Reizhusten später Röcheln, *Epituberkulose im rechten Oberlappen und Stenose des rechten Hauptbronchus auf.* Das Röntgenbild zeigte beinahe das „klassische" Bild der Epituberkulose, da damals von ELIASBERG und NEULAND ähnliche Röntgenbilder als typische Beispiele der Epituberkulose demonstriert wurden. *Die Bronchoskopie zeigte einen Bronchialeinbruch, indem der rechte Hauptbronchus mit Granulationsgewebe und käsigen Massen erfüllt war.*

Fall Nr. 43. D. P., Knabe, 21 Monate alt. Das Kind wurde wegen der Tuberkulose seiner Mutter zur Untersuchung zu uns geschickt, um festzustellen, ob es auch mit Tuberkulose infiziert sei oder nicht. Die Anamnese ergab, daß das Kind seit einem Monate stark hustete, sehr oft Temperaturerhöhungen hatte und in der letzten Zeit etwas schwerer atmete. Auf der Abteilung atmete das Kind noch schwerer, doch war es dabei fieberfrei und wenn die Atmungsschwierigkeiten aussetzten, war es sehr lebhaft und hatte guten Appetit. Die *Tuberkulinprobe* (mit 0,01 mg A. T.) war positiv, die *S. R.* war nicht hoch, sie bewegte sich bei den wöchentlichen Untersuchungen zwischen 28 bis 30 mm. *Klinisch* konnte nichts Pathologisches gefunden werden. Auf dem *Röntgenbild* fiel die starke Vorwölbung der Trachea nach rechts auf. Der linke Oberlappen war homogen verschattet mit einer scharfen Grenzlinie am unteren Ende. Der Mittelschatten war rechts breiter und zeigte einen typischen Schornsteinschatten. In dem linken Unterlappen bestand ein kompensatorisches Emphysem. Beim Einatmen verschoben sich Herz und Mediastinalorgane stark nach links, das HOLZKNECHT-JAKOBSONsche *Phänomen* war also positiv. Nach der klinischen und röntgenologischen Untersuchung dachten wir an eine Epituberkulose im linken Oberlappen und an eine Stenose des linken Hauptbronchus, weshalb eine *Bronchoskopie* vorgenommen wurde. Dabei konnte (KASSAY) festgestellt werden, daß die Luftröhre tatsächlich stark nach rechts verdrängt war. In der lateralen Wand der Luftröhre, noch vor Abzweigung des rechten Hauptbronchus, konnte unerwartet ein *linsengroßes rosafarbenes Gebilde festgestellt werden,* welches mit der Pinzette leicht entfernt werden konnte. Die *histologische Untersuchung* des Path.-Anat. Inst. der Univ. Budapest zeigte, daß es sich um tuberkulöses Granulationsgewebe handelte. Der linke Hauptbronchus konnte wegen der starken Krümmung der Luftröhre nicht untersucht werden, die klinischen und röntgenologischen Zeichen sprachen aber dafür, daß es sich um einen Bronchialeinbruch in den linken Hauptbronchus handelte. Hier bestand also ein doppelter Bronchialeinbruch.

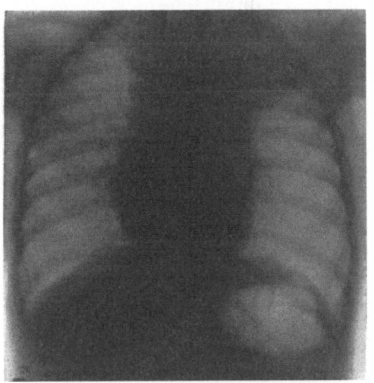

Fall Nr. 43. Doppelter Bronchialeinbruch bei einem 21 Monate alten Knaben mit Stenose des linken Hauptbronchus und „Epituberkulose" des linken Oberlappens.

Die Röntgenaufnahme zeigt, daß der Mittelschatten nach rechts verbreitert und die Trachea nach rechts gedrängt ist. Der linke Oberlappen zeigt eine typische „Epituberkulose". Beim Einatmen wanderten die Mediastinalorgane stark nach links, das HOLZKNECHT-JAKOBSONsche Phänomen war also positiv. Die Bronchoskopie entdeckte in der rechten Wand der Luftröhre linsengroßes Granulationsgewebe. Der linke Hauptbronchus konnte wegen der starken Krümmung der Trachea nicht untersucht werden. In diesem Falle bestand also ein doppelter Bronchialeinbruch, der erste erfolgte in die Luftröhre, der zweite in den linken Hauptbronchus.

154 Die Tuberkulose der endothorakalen Lymphknoten.

Anläßlich der ein Jahr später vorgenommenen *Kontrolluntersuchung* fühlte sich das Kind ganz wohl und der epituberkulotische Schatten des linken Oberlappens war schon fast völlig aufgelöst.

Epikrise: Bei einem 21 Monate alten Knaben trat neben starkem Reizhusten und dyspnoischen Anfällen *Epituberkulose im linken Oberlappen und Stenose im linken Hauptbronchus auf. Es konnte ein doppelter Bronchialeinbruch festgestellt werden, der erste erfolgte in die Luftröhre, der zweite in den linken Hauptbronchus.*

Fall Nr. 44. B. L., Knabe, 4 Jahre alt. Der Knabe lag erst auf einer anderen Spitalsabteilung, wo er gegen ,,Hilustuberkulose" behandelt wurde. Dort hustete er immer stärker und in der letzten Woche trat röchelndes Atmen auf. Das Kind wurde auf unsere Abteilung überwiesen. Die *Tuberkulinprobe* war (mit 0,01 mg A. T.) positiv. Wir fanden das Kind fieberfrei, die *S. R.* war erhöht und schwankte bei den wöchentlichen Untersuchungen zwischen 50 bis 60 mm. Die *physikalische Untersuchung* zeigte keine pathologische Veränderung. Das Atmen war etwas erschwert, der Husten ein ausgesprochener Reizhusten, manchmal mit metallischem Klange, dabei war hie und da ein ausgesprochenes Röcheln hörbar. Die *Röntgenuntersuchung* zeigte, daß der linke Oberlappen mit einem scheinbar nicht homogenen Schatten vollkommen bedeckt war. Der Schatten reichte unregelmäßig tief herunter. Der rechte Oberlappen war ebenfalls tief

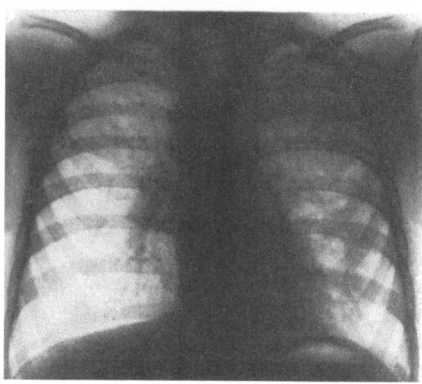 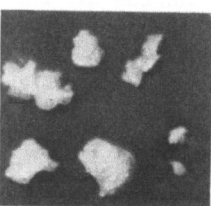

a *b*

Fall Nr. 44. Doppelseitiger Bronchialeinbruch bei einem 4 Jahre alten Knaben mit ,,Epituberkulose" beider Oberlappen.
Die Röntgenaufnahme zeigt, daß der linke Oberlappen mit einem scheinbar nicht homogenen Schatten vollkommen bedeckt ist. Diese Verschattung erwies sich auf dem Frontalbilde als eine homogene Verschattung des linken Oberlappens. Der rechte Oberlappen ist ebenfalls verschattet und endet mit einer scharfen Begrenzungslinie (*a*). Durch Bronchoskopie wurden aus dem rechten Hauptbronchus mehrere käsige Stücke (*b*) entfernt. Aus dem linken Hauptbronchus konnte 5 Monate später eitriger Schleim angesaugt werden.

verschattet, jedoch nicht so intensiv. Der Schatten des rechten Oberlappens endete mit einer scharfen Begrenzungslinie. Im rechten Unter- und Mittellappen war ein kompensatorisches Emphysem festzustellen. Auch der linke Unterlappen war aufgebläht. Dies konnte aber nur im Frontalbilde festgestellt werden. Die Verschattung in dem oberen Teile der linken Lunge erwies sich auf dem Frontalbilde als eine homogene Verschattung des linken Oberlappens. Beim Einatmen zeigten die Mediastinalorgane keine Bewegung. Nach unserer Anschauung bestand in beiden Oberlappen eine Epituberkulose, die des linken Oberlappens war ausgeprägter. Die klinischen Stenoseerscheinungen und der röntgenologische Befund bewogen uns zu einer *Bronchoskopie*, welche von Kassay ausgeführt wurde. Der linke Hauptbronchus zeigte keine pathologischen Veränderungen, dagegen fanden wir in der medialen Wand des rechten Hauptbronchus 0,5 cm distalwärts von der Carina ein weißgraues Gebilde, welches mit der Bronchuswand nur ganz locker zusammenhing, so daß es teilweise ausgesaugt werden konnte, teilweise vom Kinde ausgehustet wurde. Das entfernte Gebilde war insgesamt von *Bohnengröße*. Nach Entfernung dieses Gebildes wurden alle Teile des rechten Hauptbronchus, sogar seine Verzweigungen, gut sichtbar. Die *histologische Untersuchung* (Path.-Anat. Inst. der Univ. Budapest) zeigte, daß es sich um verkästes tuberkulöses Gewebe handelte.

Nach Entfernung dieses Gebildes hörte das Röcheln auf und das Kind verließ die Abteilung nach fünfwöchigem Aufenthalt in gebessertem Zustand.

Nach 5 Monaten wurde das Kind neuerdings auf die Abteilung gebracht, da es seit einigen Wochen wieder schlecht atmete, sehr stark hustete und beim Husten viel *eitrigen Schleim* entleerte. Dabei war das Allgemeinbefinden sehr gut, das Kind fieberfrei. Die klinische Untersuchung zeigte im allgemeinen dieselben Symptome wie vor 5 Monaten. Die erneute Röntgenuntersuchung zeigte den Schatten des linken Oberlappens unverändert, dagegen war der Schatten des rechten Oberlappens, aus welchem 5 Monate früher eingebrochene Gewebestücke entfernt wurden, ganz verschwunden. Beim Einatmen wanderten Herz und Mediastinalorgane nach links, *das* HOLZKNECHT-JAKOBSON*sche Phänomen war demnach jetzt positiv.* Vor 5 Monaten war dieses Phänomen noch negativ gewesen, wahrscheinlich, weil infolge der doppelseitigen Bronchusstenose die Mediastinalorgane in keine Richtung wandern konnten, jetzt aber, nach einseitiger Heilung, der Weg zur Linkswanderung frei wurde. KASSAY machte jetzt *erneut eine Bronchoskopie* und fand, daß die Schleimhaut des linken Hauptbronchus mit eitrigem Schleim erfüllt war, welcher mit dem Saugapparat leicht entfernt werden konnte. Ein Bronchialeinbruch konnte nicht gefunden werden. Im rechten Hauptbronchus waren jetzt keine pathologischen Veränderungen mehr zu finden. Nach Entfernung des Schleims besserte sich die Atmung zusehends und das Röcheln hörte vollkommen auf. Die Epituberkulose des linken Oberlappens blieb zwar unverändert, das HOLZKNECHT-JAKOBSON*sche Phänomen* verschwand aber und das Kind verließ die Abteilung in einem wesentlich besseren Zustande.

Epikrise: Bei einem 4 Jahre alten Knaben trat 6 Monate nach der ersten tuberkulösen Ansteckung eine Epituberkulose in beiden Oberlappen auf. Bei der ersten Bronchoskopie fanden wir *im rechten Hauptbronchus ein linsengroßes Granulationsgewebe*, welches anzeigte, daß an dieser Stelle ein *rechtsseitiger Bifurkationslymphknoten in das Lumen perforierte*. Die Annahme des Einbruches eines Bifurkationslymphknotens lag auf der Hand, weil das Granulationsgewebe an der medialen Wand des rechten Hauptbronchus saß. Durch den Eingriff wurde die Stenose des rechten Hauptbronchus gelöst. Im linken Hauptbronchus fanden wir damals noch keine pathologischen Veränderungen, so daß wir annahmen, daß die Epituberkulose des linken Oberlappens *durch eine Perforation in dem linken Oberlappenbronchus* verursacht wurde. Bei der nach 5 Monaten vorgenommenen Bronchoskopie war der rechte Hauptbronchus vollkommen gesund, der linke dagegen mit eitrigem Schleim erfüllt. Dieser wahrscheinlich *aus dem linken Oberlappen stammende Schleim* füllte den linken Hauptbronchus aus und verursachte durch seine Menge eine Bronchusstenose. Es lag also auch in diesem Falle ein *doppelter Bronchialeinbruch* vor.

Fall Nr. 45. Sz. J., Knabe, 8 Wochen alt. Der kleine Säugling, welcher in der 4. bis 5. Lebenswoche einige Tage lang hohes Fieber hatte, bekam in der 6. Lebenswoche plötzlich Erstickungsanfälle, so daß die Mutter an das Verschlucken eines Fremdkörpers dachte und den Säugling in das Spital brachte. Bei dem gut entwickelten und ernährten Säugling war die Atmung etwas erschwert, über der linken Lunge bekamen wir bei der Perkussion einen tympanitischen Schall mit abgeschwächtem Atem. Die *Röntgenuntersuchung* zeigte das Herz

156   Die Tuberkulose der endothorakalen Lymphknoten.

und die Mediastinalorgane stark nach rechts verzogen, die linke Lungenhälfte auffallend hell und aufgebläht, das linke Zwerchfell sehr tief stehend, die Interkostalräume erweitert. Auf Grund dieser Symptome dachten wir an eine *linksseitige Ventilstenose*. Da die Erstickungsanfälle sich nicht besserten und die

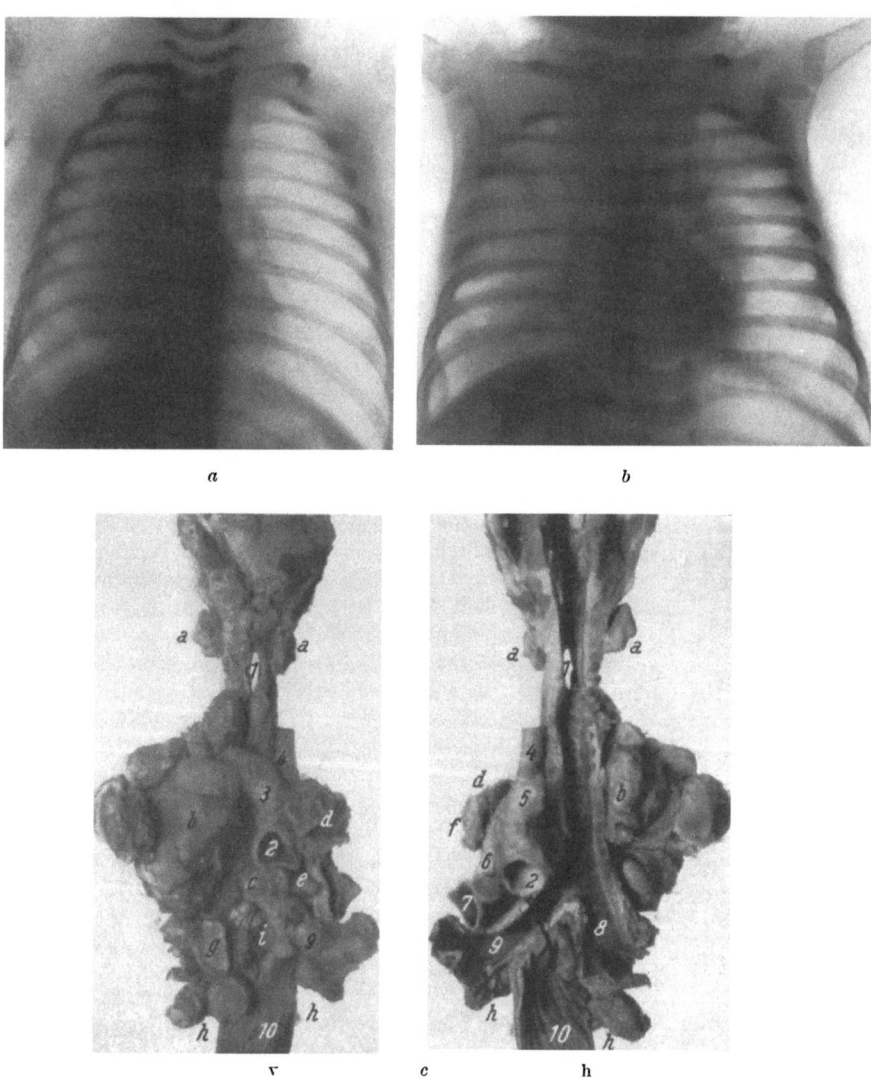

Fall Nr. 45. Doppelseitiger Bronchialeinbruch bei einem 8 Wochen alten Säugling mit Ventilstenose des linken Hauptbronchus und mit oesophago-bronchialer Fistel.
Die erste Sagittalaufnahme (a) zeigt, daß das Herz und die Mediastinalorgane stark nach rechts verzogen sind, die linke Lungenhälfte ist auffallend hell und aufgebläht, das linke Zwerchfell steht tief, die Interkostalräume sind erweitert. Die zweite Sagittalaufnahme (b) zeigt, daß die Ventilstenose nach der Bronchoskopie verschwand. Das pathologisch-anatomische Präparat (c) zeigt die Hals- und Mediastinalorgane von vorne (v) und von hinten (h): 1 = Tracheostoma; 2 = Aorta; 3 = A. anonyma; 4 = A. carotis comm. sin.; 5 = A. subclavia sin.; 6 = Ductus Botalli; 7 = A. pulm. sin.; 8 = der rechte Hauptbronchus; 9 = der linke Hauptbronchus; 10 = Oesophagus; a = paratracheale; b = rechtsseitige tracheobronchiale; c = prätracheale Lymphknoten; f = Lymphknoten der Ductus Botalli; g = Bifurkationslymphknoten (aufgeschnitten); h = bronchopulmonale Lymphknoten; i = Lymphknotenkaverne im Bifurkationslymphknoten. Die zwei eingeführten Haare zeigen die Einbruchstellen.

Tuberkulinprobe (bis 1,0 mg A. T.) negativ ausfiel, folgerten wir auf eine Fremdkörperaspiration und entschlossen uns zur *Bronchoskopie*, welche von KASSAY ausgeführt wurde. Das Rohr des Bronchoskops rutschte durch die kleine Stimmritze ohne besondere Schwierigkeiten (es handelte sich um einen 7 Wochen alten Säugling!). Im rechten Hauptbronchus konnte nichts Pathologisches gefunden werden, auch der linke schien auf den ersten Blick gesund zu sein, die Atmung war aber hier *erschwert*. Die Ursache dieses Atmungshindernisses konnte nicht eruiert werden, da das Bronchoskop in den schmalen linken Hauptbronchus nicht eingeführt werden konnte. Trotzdem verminderte sich die Ventilstenose auf der linken Seite, da, wie dies auf dem Röntgenbilde ersichtlich ist, der Mittelschatten beinahe auf die Mittellinie zurückkehrte.

Die Bronchoskopie wurde von dem Säugling gut überstanden, das Fieber blieb aber hoch und die Asphyxie wurde immer stärker, so daß KASSAY in Äthernarkose eine *Tracheotomie* machen mußte. Noch vor dem Eröffnen der Luftröhre hörten wir einen *scharfen, pfeifenden Klang*, welcher andeutete, daß in den Luftwegen irgendwo eine Öffnung bestand. Nach der Tracheotomie konnten beim Entfernen des Saugrohres zwei linsengroße schmutziggraue Gebilde auf dem Rohr klebend gefunden werden. *Die histologische Untersuchung dieser Gebilde* (Path.-Anat. Inst. der Univ. Budapest) zeigte, daß es sich um ein *käsiges tuberkulöses Gebilde handelte, in welchem auch Tbc.-Bacillen nachweisbar waren*. So wurde es sichergestellt, daß bei dem 8 Wochen alten Säugling die Atmungsschwierigkeiten trotz negativer Tuberkulinprobe durch einen *Bronchialeinbruch in den linken Hauptbronchus verursacht wurden*, wodurch eine linksseitige Ventilstenose entstand. Nach der Tracheotomie wurde die Atmung zwar etwas erleichtert, der Zustand des Kindes verschlechterte sich aber immer mehr und am 19. Tage regurgitierte die Milch bei der Fütterung durch die Kanüle als Zeichen einer *Ösophago-Bronchial-Fistel*. *Es entstand also hier zuerst ein Einbruch eines linksseitigen Bifurkationslymphknotens in den linken Hauptbronchus und später in den Ösophagus*. Dieser hoffnungslose Zustand dauerte nicht lange und nach 5 Tagen starb der Säugling.

Der *pathologisch-anatomische Befund* zeigte, daß die Bifurkationslymphknoten sowohl mit dem linken Hauptbronchus wie mit dem Ösophagus verwachsen waren. Sie waren von Haselnußgröße und ein Teil ihres ganz nekrotisierten Inhaltes fehlte. Aus der so entstandenen Höhle führte eine schmale Fissur in den linken Hauptbronchus. Dieselbe lag 0,5 cm distalwärts von der Bifurkation, ihre Mündung war glattrandig und der Knorpel war nur an der Öffnung entsprechenden Stelle zerstört. Von der obenerwähnten *Lymphknotenkaverne* führte eine andere runde, glattrandige Fissur auch in den Ösophagus. Rechts in dem tracheobronchialen Winkel waren 10 erbsengroße, völlig verkäste Lymphknoten sichtbar. Die linksseitigen paratrachealen Lymphknoten waren nur im mäßigeren Umfange verkäst.

Epikrise: Bei einem 6 Wochen alten Säuglinge traten plötzlich Erstickungsanfälle auf, welche den Verdacht einer Fremdkörperaspiration erweckten und es entwickelte sich eine linksseitige Ventilstenose. Die Bronchoskopie konnte die Ursache der Atmungsschwierigkeiten nicht feststellen, nur die später ausgeführte Tracheotomie zeigte, daß es sich um einen Bronchialeinbruch handelte. Dem Bronchialeinbruch folgte bald eine Ösophagusperforation und es entstand eine *ösophago-bronchiale Fistel*, welche alsbald zum Tode führte. *Der Bronchialeinbruch erfolgte 6 Wochen nach der Geburt.*

Fall Nr. 46. G. M., Mädchen, 8 Jahre alt. Das Kind wurde mit der Anamnese zu uns gebracht, daß es seit Wochen etwas hustet, der Atem etwas erschwert sei und das Kind sehr bald ermüde. Der behandelnde Arzt schickte das Kind mit der Diagnose ,,Struma nodosum" zur Aufnahme. Bei der Untersuchung fiel die *Tuberkulinprobe* (0,1 mg A. T.) positiv aus und bei der Perkussion fanden wir eine kleine Dämpfung über der linken Lungenhälfte mit abgeschwächtem Atmen. Die *Röntgenuntersuchung* zeigte in der linken Hilusgegend einen dreieckigen Zipfel (pl. mediastino-interlobaris ant. sup.), welcher auf eine Tuberkulose der linken tracheobronchialen Lymphknoten hinwies. Bei tiefer Inspiration zogen sich das Herz und die Mediastinalorgane nach links, *das* HOLZKNECHT-JAKOBSON-*sche Phänomen war also positiv*. Diese Organe kehrten aber bei Exspiration nach rechts zurück. Bei der Exspiration verblieb die Luft in der linken Lunge, so daß dieselbe dann viel mehr Luft enthielt als die rechte, dabei war links das

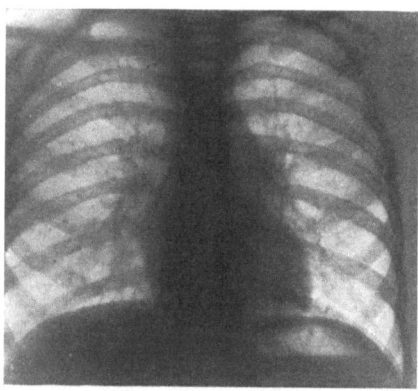
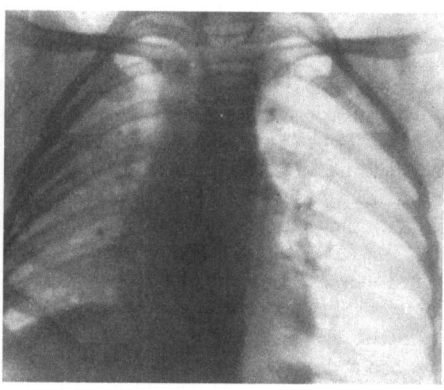

a   *b*

Fall Nr. 46. Bronchialeinbruch in den linken Hauptbronchus bei einem 8 Jahre alten Mädchen mit Ventilstenose des linken Hauptbronchus.
Die erste Röntgenaufnahme zeigt die Situation in Inspirationsstellung (*a*). Hier ist nur ein dreieckiger Zipfel in der linken Hilusgegend (Pl. mediastino-interlob. ant. sup.) als pathologische Veränderung sichtbar. Die Röntgenaufnahme in Exspirationsstellung (*b*) zeigt, daß die linke Lungenhälfte stark mit Luft gefüllt ist, das Zwerchfell steht tief, die Interkostalräume sind erweitert und die Mediastinalorgane nach rechts verzogen. Bei der Inspiration wanderten dagegen die Mediastinalorgane stark nach links und kehrten erst während der Exspiration nach rechts zurück.
Das HOLZKNECHT-JAKOBSONsche Phänomen war also positiv.

Zwerchfell abgeflacht und die Interkostalräume links viel breiter als rechts. Es handelte sich also auch hier um eine *Ventilstenose*, welche am besten auf den bei In- und Exspiration aufgenommenen Röntgenbildern demonstriert werden konnte. Da das Atmen etwas erschwert und dabei Pfeifen hörbar war und bei der Röntgenuntersuchung Mediastinalwandern und Ventilstenose festgestellt wurde, dachten wir, trotzdem Erstickungsanfälle fehlten, an eine Perforation in dem linken Hauptbronchus und entschlossen uns zu einer *Bronchoskopie*.

In der Luftröhre und in dem rechten Hauptbronchus konnte KASSAY bei der Bronchoskopie nichts Pathologisches finden. Das Lumen des linken Bronchus war 1 cm distal von der Carina mit einem rosafarbenen Gebilde ausgefüllt, welches, wahrscheinlich durch den Druck des Bronchoskops abgerissen, vom Kinde explosionsartig ausgehustet wurde. Das Gebilde war bohnengroß, mit glatter Oberfläche und bestand laut der Untersuchung des Path.-Anat. Inst. der Universität Budapest aus *tuberkulösem Granulationsgewebe*.

Bei der am nachfolgenden Tage unternommenen Röntgenuntersuchung konnte das Verschwinden des Mediastinalwanderns und der Ventilstenose festgestellt werden. Das Mädchen erschien öfters zur Kontrolluntersuchung, fühlte sich immer vollständig wohl und die Röntgenuntersuchung zeigte ständig normale Verhältnisse.

Epikrise: In den bisherigen Fällen waren die klinischen Symptome der Bronchostenose sehr ausgeprägt, *in dem folgenden Falle aber überhaupt nicht. Die wahre Situation konnte deswegen nur durch die Röntgenuntersuchung festgestellt werden, da das Mediastinalwandern und die kaum ausgeprägte Ventilstenose zeigten, daß der linke Hauptbronchus verengt war. Die Bronchoskopie zeigte, daß es sich auch hier um einen Bronchialeinbruch handelte, welcher aber unter viel leichteren klinischen Symptomen verlief, als die früher erwähnten Einbrüche. Nach Entfernung der eingebrochenen Gewebestücke verschwanden die Röntgenzeichen der Bronchostenose auch in diesem Falle sofort.*

Fall Nr. 47. K. K., Knabe, 3 Jahre alt. Das Kind wurde mit der Diagnose „Otitis media chronica" zur Spitalsbehandlung zu uns geschickt. Die *klinische Untersuchung* zeigte über den Lungen nichts Pathologisches. Die *Tuberkulinprobe* (0,1 mg A. T.) war positiv, die *S. R.* war 7 mm, also normal. Die *Röntgen-*

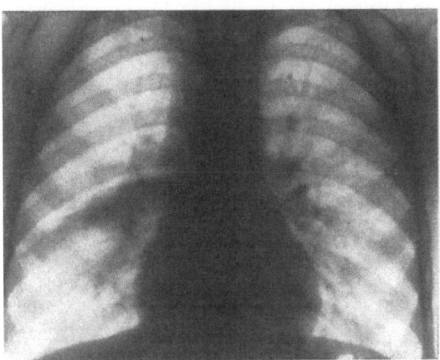 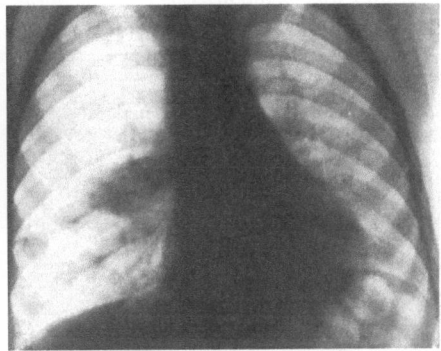

a *b*

Fall Nr. 47. Bronchialeinbruch in den rechten Hauptbronchus mit Ventilstenose desselben bei einem 3 Jahre alten Knaben.

Die Röntgenaufnahme in Inspirationsstellung (a) zeigt, daß der Mittelschatten etwas nach rechts verbreitert ist, dabei zieht sich ein besenartiger Schatten rechts von der Hilusgegend in das rechte Lungenfeld hinein, welcher sich bei der frontalen Untersuchung als Interlobärschatten erwies. Die Röntgenaufnahme in Exspirationsstellung (b) zeigt, daß die rechte Lungenhälfte einen vermehrten Luftgehalt besitzt, die Interkostalräume sind breiter und die Mediastinalorgane nach links verzogen. Bei der Inspiration wanderten die Mediastinalorgane stark nach rechts, das HOLZKNECHT-JAKOBSONsche Phänomen war also positiv. Die Bronchoskopie stellte fest, daß der rechte Hauptbronchus mit Granulationsgewebe ausgefüllt war, welches leicht entfernt werden konnte, worauf das Mediastinalwandern und die Ventilstenose schnell verschwanden.

untersuchung ergab, daß der Mittelschatten nach rechts verbreitert war und einen Schornsteinschatten zeigte, dabei zog sich ein besenartiger Schatten von der rechten Hilusgegend in das Lungenfeld hinein, welcher sich bei der frontalen Untersuchung als Interlobärschatten erwies. *Das* HOLZKNECHT-JAKOBSON*sche Phänomen war aber auch hier sehr ausgeprägt*, und zwar zogen sich die Mediastinalorgane beim Inspirium nach rechts, dagegen wanderten sie beim Exspirium nach links, die rechte Lunge blieb beim Exspirium erweitert, das Zwerchfell abgeflacht, so daß auch hier eine *rechtsseitige Ventilstenose* angenommen werden mußte. Auf den während des Ein- und Ausatmens gemachten Röntgenaufnahmen kann obiges schön demonstriert werden. Bei der *Bronchoskopie* (KASSAY) war die Luftröhre frei und der linke Hauptbronchus auch normal, dagegen konnte in der medialen Wand des rechten Hauptbronchus 0,5 cm distal von der Carina rotes *Granulationsgewebe* gefunden werden. Dasselbe ließ sich mit Kürette und Saugapparat leicht entfernen, wodurch das Lumen des Bronchus vollkommen frei wurde. Die *histologische Untersuchung* der entfernten Gewebestücke (Path.-Anat. Inst. der Universität Budapest) wies *tbk. Granulationsgewebe* nach. 6 Tage nach der Bronchoskopie verschwand das HOLZKNECHT-JAKOBSONsche *Phänomen* und auch die Ventilstenose. Das Kind verließ die Abteilung in ausgezeichnetem Zustande.

Epikrise: Die Bronchialstenose war in diesem Falle so wenig ausgeprägt, daß niemand daran dachte. Das Kind hustete gar nicht und wir konnten erst nach längerem Beobachten bemerken, daß die Atmung etwas erschwert war. Für die Feststellung der richtigen Diagnose waren das HOLZKNECHT-JAKOBSON*sche Phänomen und die Ventilstenose von ausschlaggebender Bedeutung.* Dieselben bewiesen, daß beim Kinde, welches eigentlich wegen Otitis media chronica zu uns geschickt wurde, ein Bronchialeinbruch in den rechten Hauptbronchus bestand.

Fall Nr. 48. D. E., Mädchen, 7 Jahre alt. Das Kind brachten seine Eltern mit der Klage zu uns, daß es seit 3 Wochen leicht ermüde, beim Laufen keine Luft bekomme und dann starkes Herzklopfen habe. Das Kind war vollkommen fieberfrei und die *physikalische Untersuchung* der Lungen zeigte nichts Pathologisches. Die *Tuberkulinprobe* (0,1 mg A. T.) fiel positiv aus, die *S. R.* war 20 mm. Das

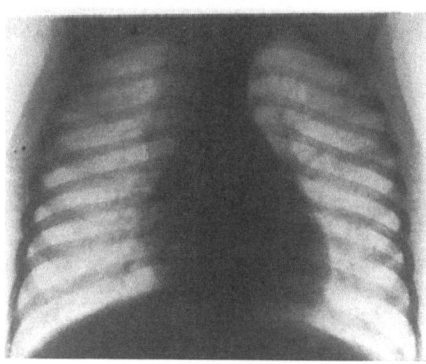
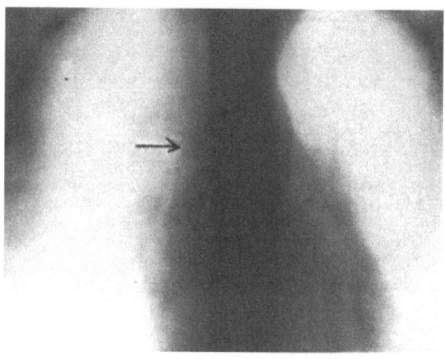

a   *b*

Fall Nr. 48. Bronchialeinbruch mit einfacher Stenose des rechten Hauptbronchus bei einem 7 Jahre alten Mädchen.
Das Sagittalbild (*a*) zeigt nur einen Schornsteinschatten in der rechten paratrachealen Gegend. Bei tiefer Inspiration wanderten die Mediastinalorgane stark nach rechts, das HOLZKNECHT-JAKOBSONsche Phänomen war also positiv. Das Schichtbild (*b*) zeigt in der lateralen Wand des rechten Hauptbronchus einen erbsengroßen Schatten, welcher den rechten Hauptbronchus stark verengt. Die Bronchoskopie erwies, daß an dieser Stelle ein Bronchialeinbruch stattfand.

Kind hustete sehr wenig, so daß wir bei der Untersuchung unser Augenmerk auf die Herzbeschwerden richteten, jedoch nichts Pathologisches fanden. Bei der Röntgenuntersuchung fanden wir Form und Größe des Herzens normal, es konnte aber in der rechten paratrachealen Gegend ein Schornsteinschatten gefunden werden, was schon für Tuberkulose der rechtsseitigen paratrachealen Lymphknoten sprach. Beim tiefen Inspirium wanderten Herz und Mediastinalorgane stark nach rechts. *Das* HOLZKNECHT-JAKOBSON*sche Phänomen war also positiv.* Andere pathologische Veränderungen waren in den Lungen nicht nachweisbar. Jetzt wurden *Schichtaufnahmen* gemacht. Die Schichtaufnahme in der Hilusgegend zeigte, daß in der lateralen Wand des rechten Hauptbronchus sich ein erbsengroßer Lymphknotenschatten vorwölbte, wodurch das Lumen stark verengt war. Der linke Hauptbronchus war bei der *Bronchoskopie* (KASSAY) frei, dagegen fanden wir in dem rechten, genau an der Stelle, wo es die Schichtaufnahme zeigte, ein *schmutziggraues Gebilde*, welches mit dem Saugapparat leicht ausgesaugt werden konnte. Es wurden insgesamt 5 bis 6 solcher Gewebestücke ausgesaugt, welche sich bei der *histologischen Untersuchung* des Path.-

Anat. Inst. der Universität Budapest als *tuberkulöses Granulationsgewebe* erwiesen. Nach Entfernung dieses Granulationsgewebes hörte das Mediastinalwandern sofort auf und das Kind verließ die Abteilung bei vollständigem Wohlbefinden.

Epikrise: Die Diagnose der Herzbeschwerden, mit welchen das Kind in das Spital kam, war nicht ganz unbegründet, *da die Atmungsschwierigkeiten bei schneller Bewegung tatsächlich Herzbeschwerden verursachten. Die Ursache dieser Herzbeschwerden war aber die Stenose des rechten Hauptbronchus. Das einzige Symptom dieser Stenose war das positive* HOLZKNECHT-JAKOBSONsche *Phänomen, welches nur durch die Röntgenuntersuchung festgestellt werden konnte.* Solche Fälle können als „einfache Stenosen" bezeichnet werden, *da ihre Diagnose nur durch die Feststellung des Mediastinalwanderns möglich ist.* Die Ursache dieser einfachen Stenose war auch ein Bronchialeinbruch, und zwar der Einbruch *eines rechtsseitigen tracheobronchialen Lymphknotens* in den rechten Hauptbronchus, wodurch der Luftweg teilweise versperrt wurde. Nach Entfernen des tuberkulösen Granulationsgewebes verschwand die Stenose vollkommen und das Kind verließ das Spital in einem völlig befriedigenden Zustande.

Fall Nr. 49. F. M., Mädchen, 11 Jahre alt. Das Mädchen wurde zur Spitalsaufnahme mit der Beschwerde geschickt, daß es seit 3 Monaten Atmungsschwierigkeiten habe und öfters fiebert. Die *Tuberkulinprobe* (0,1 mg A. T.) war positiv, die *S. R.* war 18 mm. Die *physikalische Untersuchung* zeigte keine pathologischen Veränderungen, das Kind hustete sehr wenig, doch war bei der Exspiration ein leichtes Pfeifen hörbar. Es konnte weiterhin in dem 4. Metacarpalknochen in der rechten Hand eine *Spina ventosa* festgestellt werden. Da die Spina ventosa

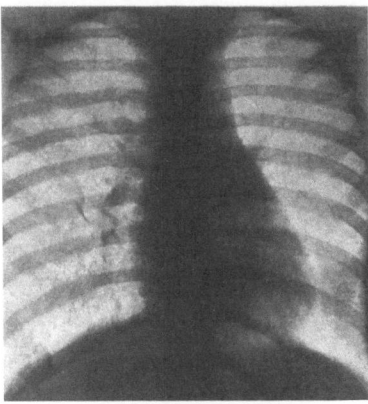
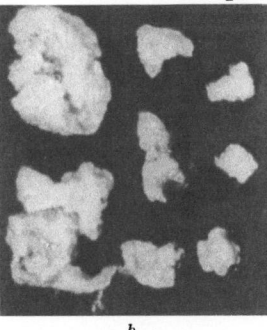

a   b

Fall Nr. 49. Bronchialeinbruch mit einfacher Stenose des linken Hauptbronchus bei einem 11 Jahre alten Mädchen.
Das Sagittalbild (a) zeigt nur einen nußgroßen Schatten in der linken Hilusgegend, welcher aber durch den Herzschatten größtenteils verdeckt ist. Beim Inspirium wanderten die Mediastinalorgane stark nach links, das HOLZKNECHT-JAKOBSONsche Phänomen war also positiv. Außer dem Mediastinalwandern konnten also in der Lunge eigentlich keine ausgesprochenen krankhaften Veränderungen gefunden werden. Die Bronchoskopie eröffnete einen eben eingebrochenen Lymphknoten, aus welchem sich zahlreiche käsige Stücke (b) entleerten.

zu den späteren Streuungsherden der primären Tuberkulose gehört, mußte die Infektion mindestens als seit einem halben Jahre bestehend betrachtet werden. Die *Röntgenuntersuchung* zeigte nur einen nußgroßen kompakten Schatten in der linken Hilusgegend, welcher zwar größtenteils durch den Herzschatten verdeckt war, doch trotzdem durchschimmerte. Bei tiefer Inspiration wanderten die Mediastinalorgane stark nach links, *das* HOLZKNECHT-JAKOBSON*sche Phänomen war also positiv* und wies auf eine Stenose des linken Hauptbronchus hin. Sonst konnten in den Lungen keine pathologischen Veränderungen gefunden werden, so daß es sich auch hier um eine *einfache Stenose* handelte, welche sich nur durch Mediastinalwandern manifestierte.

Nach Einführung des *Bronchoskops* fand KASSAY in der medialen Wand des linken Hauptbronchus ein *erbsengroßes graues Gebilde* mit wulstiger Oberfläche. Das Gebilde machte den Eindruck eines Granulationsgewebes. Als mit der Pinzette die Oberfläche entfernt wurde, entleerten sich plötzlich erbsen-, bohnen- und haselnußgroße, käsige Massen in das Lumen des Bronchus. *Wir eröffneten also einen käsigen Lymphknoten, welcher eben vor dem Einbruch stand.* Die eingebrochenen käsigen Stücke konnten mit der Pinzette und dem Saugapparat leicht entfernt werden, wodurch das Lumen vollkommen frei wurde. Die *histologische Untersuchung* (Path. Anat. Inst. der Universität Budapest) ergab, daß es sich tatsächlich um *verkäste tuberkulöse Gewebestücke handelte.* Das Kind verließ 4 Tage nach der Bronchoskopie die Abteilung bei vollständigem Wohlbefinden. Das HOLZKNECHT-JAKOBSONsche *Phänomen* war bei der Entlassung noch positiv. Bei der Kontrolluntersuchung 2 Monate später war das Kind in einem vollkommen guten Zustande, hustete gar nicht, hatte so wenig Atmungsbeschwerden, daß es, wie die Mutter klagte, fortwährend auf Bäume kletterte. Die Röntgenuntersuchung zeigte normale Verhältnisse und das HOLZKNECHT-JAKOBSONsche *Phänomen* war verschwunden.

Epikrise: Auch in diesem Falle waren die Beschwerden so bedeutungslos und die physikalische Untersuchung fiel so negativ aus, daß die Stenose des linken Hauptbronchus nur durch die Röntgenuntersuchung bzw. durch den Nachweis des Mediastinalwanderns festgestellt werden konnte. Die Bronchoskopie führte zu dem interessanten Ergebnis, daß bei Entfernen des eingewachsenen tuberkulösen Granulationsgewebes ein linksseitiger Bifurkationslymphknoten eröffnet wurde, welcher eben vor dem Einbruch stand.

Fall Nr. 50. H. F., Knabe, 5 Jahre alt. Derselbe bekam 2 Monate nach dem Tode seines an Tuberkulose verstorbenen Großvaters hohes Fieber; die *Tuberkulinprobe* wurde in der Fürsorgestelle, wo das Kind untersucht wurde, positiv gefunden. Die Röntgenuntersuchung zeigte damals normale Verhältnisse. Später fühlte

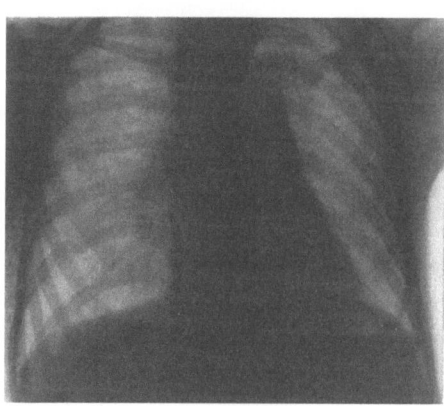
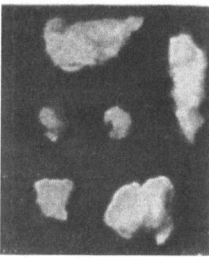

a   *b*

Fall Nr. 50. Bronchialeinbruch mit einfacher Stenose des rechten Hauptbronchus bei einem 5 Jahre alten Knaben.
Das Sagittalbild (*a*) zeigt nur eine kleine Vergrößerung des rechten Hilusschattens. Bei tiefer Inspiration wanderten aber die Mediastinalorgane stark nach rechts, das HOLZKNECHT-JAKOBSONsche Phänomen war also positiv. Bei der Bronchoskopie erwies sich der rechte Hauptbronchus mit linsen-, erbsen- und bohnengroßen käsigen Massen ausgefüllt (*b*).

sich das Kind ganz wohl und war fieberfrei. 5 Monate später fing es an zu husten. Der Husten wurde immer stärker und sobald sich das Kind etwas schneller bewegte, fing es an zu keuchen. Mit diesen Beschwerden wurde es zu uns gebracht. Bei der Perkussion konnte nichts Pathologisches gefunden werden, dagegen hörten wir bei der Auskultation über der rechten Lunge etwas abgeschwächtes Atmen, auch wurde bei der Exspiration leichtes Pfeifen und Keuchen beobachtet. Die *S. R.* blieb ständig normal, sie bewegte sich zwischen 7 und 12 mm. Die *Röntgenuntersuchung* zeigte nur eine kleine Vergrößerung des rechten Hilusschattens. Der lebhafte Knabe drehte sich bei der Röntgenaufnahme ständig nach links, deshalb ist das Herz auf der Aufnahme nach links gedreht. Beim Einatmen wanderten aber die Mediastinalorgane stark nach rechts, welcher Umstand auf eine Stenose des rechten Hauptbronchus wies. Das HOLZKNECHT-JAKOBSONsche *Phänomen* war also positiv.

Der linke Hauptbronchus war bei der *Bronchoskopie* (KASSAY) frei, dagegen war der rechte Hauptbronchus mit *linsen-, erbsen- und bohnengroßen käsigen Massen ausgefüllt*, welche teils mit der Pinzette entfernt, teils von dem Knaben durch die Röhre des Bronchoskops ausgehustet wurden. An der hinteren Wand des Bronchus blieb aber noch Granulationsgewebe zurück, welches mit der Kürette entfernt wurde, wonach der rechte Hauptbronchus vollkommen frei wurde. Nach 2 Tagen verschwand das Mediastinalwandern und das Kind verließ das Spital in einem vollkommen zufriedenstellenden Zustande. Die *histologische Untersuchung* des Path.-Anat. Inst. der Universität Budapest zeigte, daß es sich auch hier um *tuberkulöse käsige Gewebestücke* handelte.

Epikrise: In diesem Falle waren die Klagen ebenfalls unbedeutend. Die scharf beobachtende Mutter entdeckte aber, daß das Kind *beim Laufen etwas keuchte und die Lunge etwas „pfiff".* Obwohl das Kind nur wenig hustete und sich sonst ganz wohl fühlte, brachte sie dasselbe zur ärztlichen Untersuchung, welche *einen Bronchialeinbruch feststellte. Hier war neben den obenerwähnten feinen klinischen Symptomen wieder nur das* HOLZKNECHT-JAKOBSONsche *Phänomen positiv. Die Bronchoskopie führte zu dem interessanten Ergebnis, daß trotz der geringen Symptome der rechte Hauptbronchus fast ganz obturiert war.*

Fall Nr. 51. Sz. J., Knabe, 4 Jahre alt. Das Kind wurde mit typischen Klagen einer tuberkulösen Infektion zu uns gebracht. Klinisch fanden wir aber nichts Pathologisches. Die *Tuberkulinprobe* fiel positiv aus (0,1 mg A. T.), die *S. R.* war sehr hoch: 79 mm, was für einen aktiven Prozeß sprach. Die *Röntgenuntersuchung* zeigte, daß der untere Teil des rechten Oberlappens homogen verschattet war und nach unten mit einer scharfen Grenzlinie endete. Das Frontalbild verriet eine homogene Verschattung *des rechten axillaren Segmentes.* Beim Einatmen bewegten sich die Mediastinalorgane nicht, *das* HOLZKNECHT-JAKOBSONsche *Phänomen war also negativ*. Obwohl weder klinische noch röntgenologische Zeichen einer Bronchostenose bestanden, entschlossen wir uns schon aus Forschungszwecken zu einer *Bronchoskopie* (KASSAY), *fanden jedoch nirgends pathologische Veränderungen. Wir dachten an eine Perforation in dem axillaren Ast des Oberlappenbronchus*, dies konnte aber nicht bewiesen werden, da wir mit dem Bronchoskop nicht in den rechten Oberlappen gelangen konnten. Das Kind blieb auf der Abteilung, weil es sich noch immer unwohl fühlte und die Temperatur ständig stieg. Der Lungenbefund blieb unverändert. Einen Monat nach der Bronchoskopie bekam das Kind starken Kopfschmerz und es entwickelte sich in Kürze eine *Meningitis tbk.*, der das Kind bald erlag.

Das Ergebnis der *Obduktion* war folgendes: Am lateralen Rande des rechten Oberlappens lag ein verkäster pflaumengroßer Primärherd (auf der Skizze mit 2 bezeichnet), welcher im Inneren schon käsig zerfallen war. *Im axillaren Aste des rechten Oberlappenbronchus wurde ein Einbruch festgestellt (auf der Skizze mit 1 bezeichnet), welcher fast das ganze Lumen versperrte, den ein eingebrochener bohnen-*

großer bronchopulmonaler Lymphknoten verursachte. Das axillare Subsegment war atelektatisch. In der rechten Hilusgegend, wie auch rechts paratracheal, wurden noch mehrere bohnengroße paratracheale Lymphknoten gefunden. Das *Gehirn* zeigte typische Veränderungen einer tuberkulösen Gehirnhautentzündung und fast in allen Organen wurden feine *Miliartuberkel* gefunden. Auch im Kleinhirn war ein erbsengroßer tuberkulöser Herd nachweisbar.

Epikrise: Das axillare Subsegment des rechten Oberlappens ergab einen homogenen, scharf begrenzten Schatten ohne irgendwelche Zeichen von Bronchostenose. Wegen der Epituberkulose dieses Segmentes machten wir die Bronchoskopie, jedoch ohne

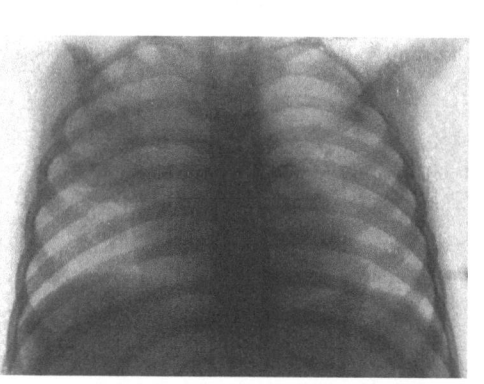 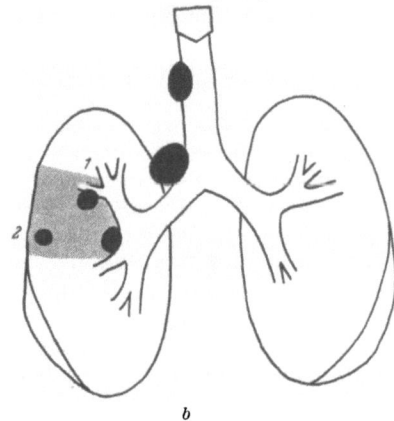

a *b*

Fall Nr. 51. Bronchialeinbruch in den axillaren Ast des rechten Oberlappenbronchus mit „Epituberkulose" des rechten axillaren Subsegmentes.
Die Röntgenaufnahme (a) zeigt eine homogene, nach unten scharfrandige Verschattung der unteren Teile des rechten Oberlappens, welche auf dem Frontalbilde der Verschattung des rechten axillaren Segmentes entsprach. Die Bronchoskopie zeigte in dem rechten Hauptbronchus keine pathologischen Veränderungen. Die nach einem Monat erfolgte Sektion (b) stellte fest, daß es sich tatsächlich um einen Einbruch eines bohnengroßen verkästen Lymphknotens (*1*) in den axillaren Ast handelte. Der Primärherd (*2*) lag in dem atelektatischen Segmente und zeigte einen käsigen Zerfall.

pathologische Veränderungen zu finden. Einen Monat später entwickelte sich eine Meningitis tbk., welche den Tod des Kindes herbeiführte. Die Sektion erwies, daß dem Röntgenschatten eine Atelektase zugrunde lag, welche durch den Einbruch in den axillaren Ast des rechten Oberlappenbronchus verursacht wurde.

Überblicken wir diese Fälle, so sehen wir, daß von den mit schwersten dyspnoischen Attacken einhergehenden Krankheitsbildern (Fall Nr. 40, 42, 43, 45) *bis zu den leichtesten, klinisch kaum erkennbaren Fällen* (Fall Nr. 46, 47, 48, 49, 50) *eine so breite Skala klinischer und röntgenologischer Symptome vorkommt, daß wir uns tatsächlich wundern müssen, daß alle diese divergenten Krankheitsbilder eine gemeinsame Ursache hatten: den Einbruch verkäster Lymphknoten in die Bronchien.*

Es wurde schon in dem pathologischen Teil erwähnt, daß die Pathologen die Bronchialeinbrüche in der überwiegenden Mehrzahl der Fälle für lebensgefährliche Prozesse halten, da die eingebrochenen käsigen Massen entweder einen plötzlichen Suffokationstod verursachen sollten oder durch bronchogene Streuung zu einer tödlichen Phthise führen. *Aus den oben demonstrierten Fällen ist es aber klar ersichtlich, daß diese Meinung vollkommen unhaltbar ist. Wir fanden bei unseren sezierten Fällen, daß der Bronchialeinbruch in 62,5% ohne irgendwelche Folgen verlief, ja, wir fanden bei unseren bronchoskopisch untersuchten Fällen, daß der Bronchialeinbruch in 77,7% der Fälle sogar ohne irgendwelche Komplikationen ausheilte. Die Untersuchungen zeigen also, daß die Bronchialeinbrüche überhaupt nicht so bösartig sind, wie es bisher allgemein angenommen* wurde, im Gegenteil halten wir mit KASSAY den Bronchialeinbruch für einen alltäglichen, gutartigen pathophysiologischen Prozeß, wobei die endothorakalen Lymphknoten ihren nekrotischen, also für den Organismus überflüssigen Inhalt, in die Bronchien entleeren und durch Husten aus den Luftwegen vollkommen zu entfernen versuchen.

Bei unseren pathologischen Untersuchungen mit KÁLLÓ stellten wir weiterhin fest, daß die Bronchialeinbrüche überhaupt nicht solche Raritäten sind, wie man es bisher glaubte, da wir bei der Sektion der an Tuberkulose gestorbenen Kinder in 47,1% der Fälle Bronchialeinbrüche feststellen konnten. Wir stellten dabei fest, daß auch mehrfache Bronchialeinbrüche keine Seltenheiten sind. Bei unseren pathologischen Untersuchungen mit KÁLLÓ fanden wir in 17,6% doppelte Einbrüche, bei den bronchoskopischen Untersuchungen mit KASSAY fanden wir in 16,0% unserer bronchoskopisch untersuchten Fälle auch doppelte Bronchialeinbrüche.

Den klaren pathophysiologischen Weg zeigen auch jene Berichte, welche von Spontanentleerung käsiger (OEKONOMIDES, JUNDELL, MALMBERG, DÜGGELI, GÖRGÉNYI-GÖTTCHE) sogar verkalkter Lymphknotenstücke (BEITZKE, FLEISCHNER) berichten. Es ist historisch interessant, daß das erste am Leben gebliebene Kind, worüber OEKONOMIDES im Jahre 1882 berichtete, durch spontanes Aushusten der eingebrochenen käsigen Stücke am Leben blieb.

In dem pathologischen Teil beschäftigen wir uns auch mit dem *Mechanismus* dieser Bronchialeinbrüche sehr ausführlich und erwähnten, *daß der Ausgang der Bronchialeinbrüche davon abhängt, wie groß die Einbruchstelle ist, in welcher Phase der Verkäsung der Einbruch erfolgt und welche Menge in die Bronchien gelangt.* Dort wurde es ebenfalls betont, daß, wenn im Bronchuslumen nur *Granulationsgewebe* erscheint, dies keine größere Gefahr bedeutet. Die eingebrochenen *käsigen Massen* sind meist nur als *mechanische Hindernisse* gefährlich, da sie sich in der Stimmritze einkeilen können und die Luftröhre und die Hauptbronchien so verstopfen können, daß ein plötzlicher Erstickungstod eintreten kann. *Solche Fälle sind aber glücklicherweise große Seltenheiten.* Den älteren Ärzten waren aber nur diese Fälle bekannt, daher kommt es, daß die Ärzte auch heute, wenn sie von einem Bronchialeinbruch hören, immer nur an diese seltenen tragischen Fälle denken. Die größte Gefahr bedeuten die *verflüssigten Lymphknoten,* da dieselben *sehr viele Tuberkelbacillen enthalten,* welche nach Einbruch durch intrakanalikuläre Verschleppung in die verschiedensten Teile der Lungen neue Herde bilden können, wodurch eine bronchogene Streuung entsteht, welche glücklicherweise auch eine Seltenheit ist, wie es schon aus unseren Zusammenstellungen ersichtlich ist.

Wir betonten bei unseren pathologischen Untersuchungen weiterhin, *daß ein negativer bronchoskopischer Befund die Möglichkeit eines Bronchialeinbruches nicht ausschließt, da es Bronchialeinbrüche gibt, welche für das Bronchoskop unerreichbar sind.*

Es schien uns praktisch sehr wichtig, die *Zeitspanne* zu bestimmen, welche zwischen der Manifestation der primären tuberkulösen Ansteckung und dem Bronchialeinbruch liegt. Wir konnten aus unseren eigenen Fällen und aus der Literatur nur 16 Fälle sammeln, wo beide Termine exakt feststellbar waren und stellten dabei fest, daß die meisten Einbrüche (8 von den Fällen) *4 bis 6 Monate nach der ersten Manifestation der ersten Ansteckung erfolgten.* Je jünger das Kind ist, desto schneller kann der Einbruch erfolgen. In unserem Falle, Nr. 45, bei einem 8 Wochen alten Säugling, erfolgte der Einbruch schon 6 Wochen nach der Ansteckung. Derselbe kann aber auch später stattfinden, in diesen Fällen *zeigt die Primärinfektion meist keinen komplikationslosen Verlauf.* Diese Frage kann natürlich auf Grund so weniger Fälle nicht als endgültig geklärt betrachtet werden, dazu müssen noch mehrere exakt beobachtete Fälle gesammelt werden.

Was die *klinischen* und *röntgenologischen Symptome* der Bronchialeinbrüche anbelangt, können wir über keine neueren Symptome berichten, da die Klinik und Röntgendiagnostik der Bronchialeinbrüche durch ausgezeichnete Beobachter der vorigen Generation vollkommen ausgearbeitet ist. *Die Bewertung dieser Symptome verlangt aber eine gewisse Revision.* Es ist bekannt, daß die Kinder bei Bronchialeinbruch verschiedenartig *husten.* Dieser Husten ist manchmal ein ausgesprochener *Reizhusten* und kann sehr leicht mit *Keuchhusten* verwechselt werden, manchmal hat er einen „*metallischen Klang*" oder einen „*bitonalen*" Charakter (toux bitonale). Reizhusten besteht meist nur am Beginn des Einbruches, in diesen Fällen handelt es sich meist um eine Bronchusstenose, dabei können die Kinder so stark husten, daß sie tatsächlich Hustenanfälle bekommen, wodurch es fast unmöglich ist, diesen Husten von den Hustenparoxysmen des Keuchhustens klinisch zu differenzieren. Es ist bekannt, daß in diesen Fällen ein *Zungenbändchengeschwür* ebenso entstehen kann wie in Fällen von Keuchhusten. Deswegen wird dieser Husten seit Barety „*coqueluchoide*" genannt. Bei diesem Husten ist zwar keine Sekretion vorhanden („Catarrhe sec"), der starke Husten kann aber sehr oft zu *Brechreiz* führen. Je näher der Zeitpunkt des Bronchialeinbruches heranrückt, um so schärfer prägt sich der „*metallische*" *Charakter des Hustens aus, und am Ende entwickelt sich der bitonale Husten, welcher auch sehr schmerzhaft sein kann.* Früher hat man alle diese drei Formen des Hustens mit der Irritation der „tussogenen Zone" zu erklären versucht. Später wurden sie als Kompressionserscheinungen aufgefaßt. Beide Erklärungen halten wir mit Kassay für ungenügend.

Es ist leichtverständlich, daß bei der Vorwölbung der Lymphknoten in die Luftwege ein Reizhusten entstehen kann, aber *womit können wir den metallischen Klang und den zweitönigen Charakter des Hustens erklären?* Wir glauben, daß dies nur so möglich ist, daß in den Luftwegen schon *Fremdkörper vorhanden sind, welche eine zweite „Stimmritze" bilden, welche mit ihrer Vibration dem Husten eine verschiedene Färbung geben kann. Diese Fremdkörper sind bei Bronchialeinbrüchen entweder Granulationsgewebe oder käsige Massen.* Deswegen halten *wir einen jeden Fall, wo wir neben Reizhusten auch metallischen Klang oder sogar bitonalen Husten beobachten, für einen schon erfolgten Bronchialeinbruch, wo die Charakterveränderung des Hustens mindestens von Granulationsgewebe verursacht ist.*

Die Beobachtung der *Atmung* ist auch sehr wichtig. Setzt der Bronchialeinbruch *plötzlich* ein, so werden größere Bronchien plötzlich verstopft und es entsteht *akuter Lufthunger.* Jene Fälle, wo die Kinder minutenlang um Luft schnappen, wo *asthmaartige Anfälle* auftreten, sind natürlich so schreckerregend, daß sie leicht erkannt werden. Solche schwere dyspnoische Fälle mit „Pseudoasthma" wurden schon im Jahre 1876 von Widerhofer beschrieben. Trotz der Schwere der Erkrankung erfolgt aber meist eine spontane Heilung, da die eingebrochenen käsigen Stücke langsam ausgehustet werden. Heute warten wir es natürlich nicht mehr ab, bis eine Spontanheilung eintritt, sondern wenden in diesen Fällen die Bronchoskopie gleich als Heilverfahren an. Brechen die käsigen Massen nur *langsam* in die Bronchien ein, so bleiben die schreckerregenden klinischen Erscheinungen aus, die Bronchien sind aber auch in diesen Fällen nicht ganz leer, *deswegen kann die Atmung auch hier behindert werden.* Dies zeigt sich besonders beim *schnellen Gehen, beim Laufen, also bei angestrengten Körperbewegungen.* So wurde das 7 Jahre alte Mädchen, in unserem Falle Nr. 48, mit der Klage zu uns gebracht, daß es „seit drei Wochen leicht ermüdet, beim Laufen keine Luft bekommt und starkes Herzklopfen hat".

In diesen Fällen kann das erschwerte Atmen *nur durch geübte Augen erkannt werden:* das Nasenflügelatmen fehlt, die Kinder atmen nicht schneller und doch findet der scharf Beobachtende, daß das Kind anders atmet als sonst. Sehr wichtig ist, daß bei angestrengter Körperbewegung das Atmen *sofort* viel schwerer wird.

Sehr wichtige klinische Symptome sind das *„exspiratorische Pfeifen"* und *„Keuchen"*. Das exspiratorische Pfeifen wurde im Jahre 1918 besonders von JACKSON gewürdigt und „asthmatoid wheese" genannt, welches besonders bei offenem Munde nach tiefer Inspiration gut hörbar ist. Wir halten das exspiratorische Pfeifen für ein klinisches Zeichen des stattgefundenen Bronchialeinbruches, welches aber schon durch eingewachsenes Granulationsgewebe verursacht sein kann.

Das von SCHICK im Jahre 1910 beschriebene *„exspiratorische Keuchen"* kommt auch bei banalen Bronchitiden, besonders bei Bronchiektasen vor, wenn die Bronchien mit Sekret gefüllt sind. Tritt es aber in Gesellschaft von Stenoseerscheinungen auf, so bedeutet auch dieses Symptom einen Bronchialeinbruch. Das exspiratorische Keuchen war besonders im Falle Nr. 50 ausgeprägt. Hier wurde der fünfjährige Knabe mit der Klage zu uns gebracht, daß er trotz vollständigem Wohlbefinden und nur wenig Husten, doch sehr merkwürdig „keuchte". Die Bronchoskopie stellte dann fest, daß der rechte Hauptbronchus mit erbsen- bis bohnengroßen Stücken so gefüllt war, daß alle Gründe dieses merkwürdigen Keuchens vorhanden waren.

Auch das Verhalten der *Temperatur* bei Bronchialeinbrüchen muß ausführlich besprochen werden. Wir lesen über Fälle, wo vor dem Einbruch langdauernde Temperaturerhöhungen bestanden, in anderen Fällen erfolgte der Einbruch bei normaler Temperatur, und endlich gibt es Fälle, wo die Temperaturerhöhungen erst nach dem Bronchialeinbruch einsetzten. Unsere Beobachtungen haben alle drei Möglichkeiten bestätigt. Zur genauen Beurteilung der Situation genügt aber die Beobachtung der Temperatur allein nicht, man muß sich *den ganzen Krankheitsprozeß, besonders seine „Aktivität", vor Augen halten, wozu die systematische Beobachtung der S. R. unerläßlich ist.* Bei Betrachtung aller Möglichkeiten unterscheiden wir *drei Typen:*

1. Das Kind hat vor dem Bronchialeinbruch *schon längere Zeit hohes Fieber* und die S. R. ist ständig hoch. In diesen Fällen erfolgte der Bronchialeinbruch *infolge eines ständig aktiven Prozesses,* worauf die hohe Temperatur und die hohe S. R. hinweisen. Dies sind jene schweren Fälle, wo die aktive Tuberkulose der endothorakalen Lymphknoten die Hauptrolle spielt, der Einbruch selbst ist nur eine Phase dieses aktiven Prozesses. Die Prognose dieser Fälle ist auch ohne Bronchialeinbruch sehr ernst, und zwar wegen der aktiven Tuberkulose der endothorakalen Lymphknoten. In diesen Fällen pflegen auch *mehrfache Einbrüche* aufzutreten, die bronchogene Streuung ist am häufigsten. Solche Fälle kommen *meist bei Säuglingen und kleineren Kindern vor,* können aber hie und da auch bei älteren Kindern vorkommen.

2. Zu dem zweiten Typus gehören jene Fälle, wo vor dem Bronchialeinbruch *kein Fieber bestand und die S. R. ständig niedrig war. Dieser Typus kam in 61,1% unserer Fälle vor. Sie zeigen am klarsten, daß das Ziel des Einbruches hier die Evakuierung des überflüssigen, nekrotischen Inhaltes der Lymphknoten war. Diese Fälle bilden die Mehrheit.*

3. Zum dritten Typus sind jene Fälle zu zählen, bei denen das Fieber *entweder während oder erst nach dem Bronchialeinbruch aufzutreten pflegt.* Hier kann es sich um zweierlei pathologische Prozesse handeln: a) Die eingebrochenen käsigen Stücke *verstopfen die Luftwege* und verursachen in den versperrten Lungenteilen,

ganz so wie bei Fremdkörperaspiration, Entzündungen. b) Entsteht durch retrograde Aspiration der käsigen Massen *ein spezifischer Prozeß.*

Nichtspezifische Lungenentzündungen kommen nach Bronchialeinbrüchen wahrscheinlich viel öfter vor als wir es bisher glaubten, dieselben sind aber fast nie so gefährlich wie bei Fremdkörperaspirationen. Diese Entzündungen spielen aber wahrscheinlich *in der Pathogenese der Bronchiektasen eine wichtige Rolle,* wie es noch bei der Epituberkulose besprochen wird.

Was die *retrograde Aspiration der eingebrochenen Massen* anbelangt, wurde dies teils schon im pathologischen Teil besprochen, teils werden wir dies noch bei der Epituberkulose schildern. Hier erwähnen wir nur soviel, *daß in den atelektatischen Lungenteilen nach Bronchialeinbruch sehr verschiedene spezifische Krankheitsprozesse entstehen können, von einfachen Desquammationspneumonien mit spärlicher Tuberkelbildung bis zu schweren kaseösen Pneumonien.* Aber auch diese Prozesse sind meist gutartig und heilen mit der Zeit aus. Es können dabei aber monatelang dauernde Temperaturerhöhungen mit erhöhter S. R. bestehen.

Oft sehen wir es, daß viele Autoren nach Feststellung der Bronchialeinbrüche *dafür eine Erklärung suchen.* Meist werden dafür die „*Aufflackerungen*" beschuldigt. Es wurde schon bei der Besprechung der Aufflackerung des Primärherdes erwähnt, daß die Frage der „Aufflackerungen" einer Revision unterzogen werden muß, da das Feststellen eines Bronchialeinbruches nicht unbedingt durch irgendwelche „interkurrente Infektion" verursacht werden muß, sondern nur einen pathophysiologischen Prozeß bedeutet. Dort erwähnten wir ebenfalls die Auffassung WALLGRENS, welche mit unserer Meinung vollkommen identisch ist, daß diese Aufflackerungen überhaupt ziemlich selten vorkommen. Bei unseren 18 pathologisch-anatomisch festgestellten und 50 mit KASSAY bronchoskopisch festgestellten Bronchialeinbrüchen *konnte in keinem einzigen Falle eine „Aufflackerung" als auslösende Ursache festgestellt werden.*

Zum Schluß der Besprechung der klinischen Symptome soll noch betont werden, *daß wir in der Kenntnis des Krankheitsbildes der Bronchialeinbrüche noch ganz im Anfangsstadium sind und heute nur die alarmierenden Fälle diagnostiziert werden,* wie dies auch aus der Literatur aller Länder ersichtlich ist. Wenn wir aber das Krankheitsbild des Bronchialeinbruches sorgfältiger studieren, sehen wir, daß es neben den bisher bekannten alarmierenden auch *weniger auffallende Fälle* gibt, welche schon viel schwerer erkennbar sind, es gibt außerdem noch viele „*stille*" Fälle — *und diese bilden wahrscheinlich die Mehrheit.*

Die *Röntgenuntersuchung* ist bei vielen Fällen von Bronchialeinbruch *sehr wichtig,* denn es kommt sehr oft vor, daß der Bronchialeinbruch *nur aus den Röntgensymptomen diagnostiziert werden kann.* Auch wegen der Labilität und Vieldeutigkeit der meist klinischen Symptome *ist eine exakte Diagnose des Bronchialeinbruches ohne Röntgenuntersuchung unvorstellbar.*

Die Röntgendiagnostik ist hier eigentlich ein *indirektes* Verfahren, da wir damit nur die Bronchusstenose feststellen können, nicht aber den Einbruch selbst.

Mit einer Folge der Bronchusstenose, mit der *Epituberkulose,* werden wir uns noch in einem besonderen Kapitel befassen und auch die verschiedenen *Form- und Lageveränderungen der oberen Luftwege* werden in einem besonderen Kapitel behandelt, hier erwähnen wir nur zwei wichtige Röntgenzeichen, welche schon bei der Durchleuchtung feststellbar sind: *das Mediastinalwandern* und die *Ventilstenose.*

Unter *Mediastinalwandern* (HOLZKNECHT-JAKOBSONsches Phänomen) verstehen wir jene Bewegung der Mediastinalorgane, *wobei dieselben bei tiefer Inspiration nach der Richtung der Stenose wandern.* Dieses Röntgensymptom haben HOLZKNECHT und JAKOBSON unabhängig voneinander im Jahre 1899 beschrieben.

Es ist selbstverständlich, daß das HOLZKNECHT-JAKOBSONsche Phänomen nicht nur bei tuberkulösen Bronchusstenosen, sondern auch bei *anderen Bronchusstenosen* vorkommt, so bei Fremdkörperaspirationen, Tumoren usw. Nach unseren Untersuchungen entsteht ein Mediastinalwandern nur dann, *wenn die Stenose entsprechend schwer ist und ein Hauptbronchus verengt ist: das positive* HOLZKNECHT-JAKOBSONsche *Phänomen bedeutet also nach unseren Untersuchungen soviel, daß an der Seite, wohin die Mediastinalorgane bei tiefer Inspiration wandern, der Hauptbronchus verengt ist. Besteht nur eine Stenose eines Lappenbronchus, so bleibt das Mediastinalwandern aus. Da die Verengung eines Hauptbronchus schon eine lebensgefährliche Situation bedeuten kann, bedeutet für uns das positive* HOLZKNECHT-JAKOBSONsche *Phänomen eine absolute Indikation zum Eingriff.* Wir wissen es sehr gut, daß die überwiegende Mehrzahl der Kinder auch ohne Eingriff am Leben bleibt und der Einbruch ohne ernste Folgen ablaufen kann, wenn wir es aber in Betracht ziehen, welcher Gefahr ein Kind beim Bronchialeinbruch in einen Hauptbronchus ausgesetzt ist, dürfen wir das Kind heute nicht mehr ruhig seinem guten Schicksal überlassen, sondern müssen Sorge tragen, daß die eingebrochenen Massen schnell und womöglich radikal entfernt werden.

Es soll aber betont werden, daß das HOLZKNECHT-JAKOBSONsche *Phänomen auch allein, ohne alle übrigen klinischen Symptome, eine Indikation zum bronchoskopischen Eingriff bildet.* In unseren hier demonstrierten Fällen Nr. 48, 49, 50 wurde der bronchoskopische Eingriff *nur wegen des röntgenologisch festgestellten Mediastinalwanderns ausgeführt und in einem jeden Fall ein Einbruch festgestellt.*

Wenn man aber genau vorgehen will, sollten eigentlich nach Feststellung des Mediastinalwanderns vor der Bronchoskopie noch *Schichtaufnahmen* gemacht werden, um womöglich festzustellen, *was die Ursache der Stenose ist und wo das Hindernis liegt.* Wenn der große Filmmangel nicht mehr ein Hindernis sein wird, wird dieses Vorgehen selbstverständlich sein. Es kann auch eine *Kontrastfüllung der stenotisierten Bronchien* vorgenommen werden, doch halten wir dieses Verfahren bei einer Bronchusstenose für bedenklich, dagegen ist das Schichtverfahren vollkommen harmlos.

Ist der Einbruch vorüber, so kann das Mediastinalwandern noch eine Zeitlang beobachtet werden, denn die Stenose kann noch eine Zeitlang bestehen, wie es auch in unseren Fällen Nr. 40 und Nr. 45 vorkam. *In den meisten Fällen verschwand aber das Mediastinalwandern in 24 bis 48 Stunden nach dem radikalen Entfernen der eingebrochenen Massen.*

Ein negatives HOLZKNECHT-JAKOBSONsches *Phänomen schließt aber die Möglichkeit eines Einbruches in die Hauptbronchien nicht immer aus.* Auch wir beobachteten einige Fälle. In diesen Fällen bestand aber immer eine besondere Ursache, weshalb das Mediastinalwandern ausblieb. So blieb das HOLZKNECHT-JAKOBSONsche *Phänomen*, in unserem Falle Nr. 44, deswegen aus, weil ein beiderseitiger Einbruch bestand, im Falle Nr. 45 wieder, weil die Mediastinalorgane durch die sehr starke linksseitige Ventilstenose so stark auf der rechten Seite fixiert waren, daß sie sich auch beim Inspirium nicht nennenswert bewegen konnten. Solche Fälle sind aber große Seltenheiten.

Endlich noch einige Worte über die *Ventilstenose* („*obstructive pulmonary emphysema*"). *Die Diagnose der Ventilstenose ist meist auch nur eine Röntgendiagnose. Die Ventilstenose besteht darin, daß einer der Hauptbronchien so verengt ist, daß die Luft beim Einatmen zwar hineingelangen, beim Ausatmen aber nicht hinauskommen kann. Infolgedessen vermehrt sich die Luft in der Lunge und es entsteht ein Emphysem.* Die Lunge hinter dem stenotisierten Bronchus wird also *aufgebläht*, die *Interkostalräume* verbreitern sich, das *Zwerchfell* wird verflacht und bei der *Exspiration wandern Herz und Mediastinalorgane auf die gesunde*

Seite. Die Röntgensymptome der Ventilstenose wurden von ARNSBERGER im Jahre 1904 und von ZIEGLER im Jahre 1913 beschrieben. Beide Autoren beobachteten die Ventilstenose besonders nach Fremdkörperaspirationen. Das Krankheitsbild der Ventilstenose nach Bronchialeinbrüchen ist noch immer sehr wenig bekannt, was am deutlichsten aus der Zusammenstellung von SPIVEK ersichtlich ist. SPIVEK konnte bis zum Jahre 1936 nur 18 Fälle von Ventilstenose nach Bronchialeinbruch in der Literatur finden, worunter 4 Fälle SPIVEKs eigene Beobachtungen waren. Wir beobachteten in den letzten 3 Jahren 4 Fälle von Ventilstenose (so z. B. Fall Nr. 45, 46, 47). Unter unseren Fällen war nur der Fall Nr. 45 so charakteristisch wie die in der Literatur bisher veröffentlichten, die anderen 3 Fälle waren viel weniger charakteristisch, solche Fälle können sehr leicht übersehen werden. Wir machten mit KASSAY in allen unseren 4 Fällen eine bronchoskopische Untersuchung und fanden in jedem Falle einen Bronchialeinbruch in einen Hauptbronchus. Bei unseren 4 Fällen war das HOLZKNECHT-JAKOBSONsche Phänomen bei der Inspiration in 3 Fällen positiv, in einem Falle nicht. Dies war der Fall Nr. 45, wo die Mediastinalorgane auf der gesunden Seite dermaßen fixiert waren, daß sie sich nicht bewegen konnten. Solche Fälle haben wir auch bei Fremdkörperaspirationen beobachtet. Es kommt also vor, daß wir einfach nicht entscheiden können, ob z. B. in der rechten, verdunkelten Seite eine Atelektase besteht oder nur die Mediastinalorgane hierher fixiert sind, da in der linken Lunge ein sehr starkes Emphysem als Folge der Ventilstenose des linken Hauptbronchus besteht. *In diesen zweifelhaften Fällen leistet die Auskultation die größte Hilfe, da über der kranken Seite entweder gar kein Atmen oder nur sehr abgeschwächtes Atmen zu hören ist.*

Mit der *bronchoskopischen Untersuchung* wollen wir uns hier nicht mehr länger befassen, da wir diesem Verfahren ein ganzes Kapitel widmeten, eben um seine Wichtigkeit zu betonen. In diesem Kapitel sind sowohl die technischen Einzelheiten wie auch die Indikationen und Kontraindikationen aufgezählt. Hier betonen wir nur soviel, *daß es heute in die Mode zu kommen scheint, auch bei einer kleinen Segmentveränderung, wo von Lebensgefahr keine Rede ist, gleich eine Bronchoskopie auszuführen. Dies ist nicht nur überflüssig, sondern auch schädlich.* Die Bronchoskopie ist doch ein Eingriff, welchem ein Kind nicht unnötig ausgesetzt werden soll. Wir betonten schon, daß kleinere Einbrüche, besonders in den Oberlappen, für das Bronchoskop nicht zugänglich sind. Wir können es ruhig eingestehen, daß anfangs auch wir mit KASSAY bei einer jeden kleinen Segmentveränderung eine Bronchoskopie ausführten, öfters fanden wir nichts Pathologisches, dagegen stellte die später erfolgte Sektion doch fest, daß die Einbrüche nicht fehlten. Wir verfügen über 4 Fälle, wo die Bronchoskopie keine pathologische Veränderungen zeigte, dagegen konnte bei der Sektion der Einbruch in einen kleineren Bronchus festgestellt werden. Ein entsprechender Fall ist unser Fall Nr. 51.

Wie es aus unseren 12 demonstrierten Fällen ersichtlich ist, *kann der Bronchialeinbruch sehr verschiedene Krankheitsbilder verursachen*, so zeigten die Fälle Nr. 40, 41 das Befallensein einer ganzen Lungenhälfte, in den Fällen Nr. 42, 43, 44 bestanden verschiedene ,,Epituberkulosen", die Fälle Nr. 45, 46, 47 waren Ventilstenosen, dagegen zeigten die Fälle Nr. 48, 49, 50 einfache Stenosen der Hauptbronchien, Fall Nr. 51 zeigte eine Segmentepituberkulose, wo der Bronchialeinbruch nur bei der Sektion festgestellt werden konnte. Aus dem Gesagten geht schon hervor, wie es übrigens in dem pathologischen Teil schon betont wurde, *daß die Epituberkulose und die verschiedenen Formen der Bronchostenosen eigentlich nur Teilerscheinungen der Bronchialeinbrüche sind.* Deswegen wurden erst einmal die Bronchialeinbrüche besprochen und nun kehren wir zur Besprechung der Klinik und Röntgendiagnostik der Bronchostenosen und der Epituberkulose zurück. Zum Schluß möchten wir aber nochmals betonen, *daß die Klinik und Röntgendiagnostik der Lungentuberkulose im Kindesalter meist nichts anderes als die verschiedenen Phasen der Bronchialeinbrüche bedeutet.*

3. Die Form und Lageveränderungen der Trachea und der Bronchien sowie ihre Stenosen.

Die vergrößerten und käsig veränderten endothorakalen Lymphknoten können sowohl an der Trachea wie auch an den Bronchien verschiedene Form- und Lageveränderungen verursachen. *Es kommt dabei nicht so selten vor, daß die Lymphknoten selbst, welche diese Veränderungen verursachten, auf den Röntgenbildern unsichtbar bleiben, ihre Folgen dagegen gut erkennbar sind.* So bedeuten diese Veränderungen der Trachea und der Bronchien ein *indirektes diagnostisches Mittel*, indem aus den Form- und Lageveränderungen der Trachea und der Bronchien auf *die krankhafte Vergrößerung der benachbarten endothorakalen Lymphknoten gefolgert werden kann.* Diese sekundären Veränderungen der Trachea und der Bronchien müssen natürlich nicht immer durch tuberkulös veränderte Lymphknoten verursacht sein, auch andere Krankheitsprozesse können zur Vergrößerung der endothorakalen Lymphknoten führen, so z. B. die *Lymphogranulomatose*, welche im Kindesalter keine große Seltenheit ist, außerdem bösartige Geschwülste, in erster Linie das *Lymphosarkom*. Bei Säuglingen kann noch die vergrößerte *Thymus* auf die Form und Lage der Trachea von Einfluß sein, auch die vergrößerte *Thyreoidea* kann ähnliche Veränderungen hervorrufen, *in der überwiegenden Mehrzahl der Fälle sind aber die tuberkulös veränderten endothorakalen Lymphknoten die Ursache.*

Es wurde schon bei der Besprechung der Bronchialeinbrüche erwähnt, daß die verkästen Lymphknoten zuerst mit der Bronchialwand verwachsen sind und so von außen her gegen das Bronchuslumen wachsen. Diese Möglichkeit besteht bei den Form- und Lageveränderungen der Trachea und der Bronchien natürlich auch, so daß ein Teil dieser Veränderungen als das *Vorspiel* des später erfolgenden Einbruches betrachtet werden kann. Dies ist aber keine Regel, denn die Form- und Lageveränderungen können auch ohne Bronchialeinbruch entstehen und brauchen nicht unbedingt zum Einbruch zu führen, obwohl diese Möglichkeit immer besteht. Besonders ausgeprägt sind diese Veränderungen, wenn mehrere Lymphknoten vergrößert sind, diese können die Luftwege so stark umfassen, daß dieselben sozusagen eingemauert sind. Eine Lageveränderung kann aber auch durch einen einzigen stark vergrößerten Lymphknoten verursacht sein.

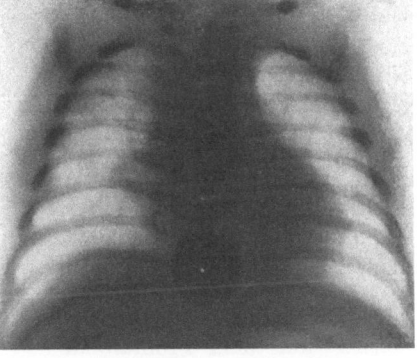

Fall Nr. 52. Verdrängung der Luftröhre durch einen paratrachealen Lymphknoten.
Die Röntgenaufnahme zeigt, daß die Luftröhre stark nach rechts verdrängt ist. Außerdem ist der Mittelschatten doppelseitig stark verbreitert. Die Sektion ergab, daß ein linksseitiger, stark verkäster, paratrachealer Lymphknoten die Luftröhre verdrängte.

Fall Nr. 52. K. P., 3 Monate alter tuberkulinpositiver Knabe. Hier sehen wir auf dem Sagittalbilde, daß der Mittelschatten beiderseits verbreitert ist; davon abgesehen bestehen keine ausgesprochen pathologischen Veränderungen, mit Ausnahme der Lageveränderung der Trachea, welche sehr stark nach rechts gedrängt erscheint. Die bald erfolgte Sektion zeigte, daß die Luftröhre mit einem haselnußgroßen linksseitigen paratrachealen Lymphknoten zusammengewachsen war, welcher die Luftröhre stark nach rechts verschob. Der Lymphknoten war stark verkäst und stand vor dem Einbruch.

Fall Nr. 53. H. K., 2 Jahre alter tuberkulinpositiver Knabe, wurde mit den typischen Zeichen von Meningitis tbk. auf die Abteilung aufgenommen. Das Sagittalbild zeigte nur eine kleine Verbreiterung des Mittelschattens, sonst war kein pathologischer Befund zu konstatieren. Am Frontalbild sieht man vor der Luftröhre ein transparentes Schattenband, welches einem „*frontalen Schornsteinschatten*" entspricht. Die Luftröhre zeigte in der Höhe der 3. Rippe *eine ausgesprochene Knickung*, von da abwärts ist sie viel schmäler und scheint zwischen Lymphknoten eingemauert zu sein. Bei der bald erfolgten Sektion wurde, wie aus der Skizze ersichtlich, rechts paratracheal ein mandelgroßer, links ein nußgroßer verkäster Lymphknoten gefunden. Beide erscheinen auf dem Frontalbilde vor der Luftröhre. Der hintere Bifurkationslymphknoten, welcher auf dem Frontalbilde von dem Arcus Aortae gedeckt ist, war nußgroß. Der untere Teil der Trachea war also tatsächlich eingemauert. Außerdem fanden wir noch einige linsengroße Lymphknoten in der linken Lunge. Der Primärherd war erbsengroß und lag im linken Unterlappen.

In diesem Falle konnte die Veränderung der Trachea *nur auf dem*

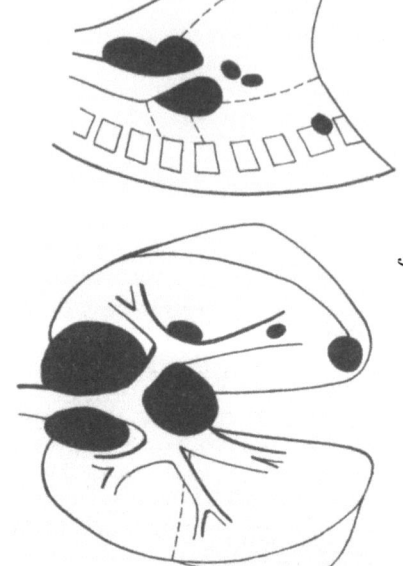

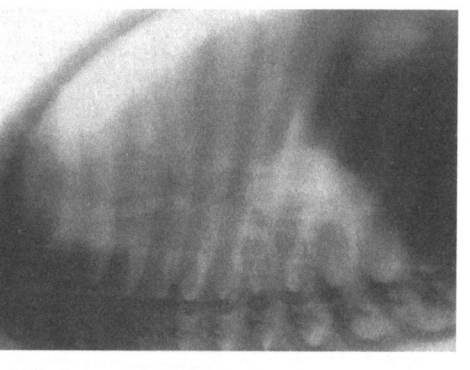

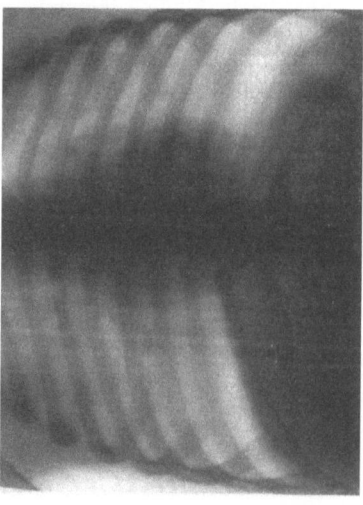

Fall Nr. 53. Das „Trachealsymptom" nach GÖRGÉNYI-GÖTTCHE. Das Sagittalbild (*a*) zeigt nur eine kleine Verbreiterung des Mittelschattens. Das Frontalbild (*b*) hingegen zeigt, daß die Luftröhre in der Höhe der 3. Rippe eine ausgesprochene Knickung besitzt. Von da abwärts ist sie viel schmäler und scheint zwischen den Lymphknoten eingemauert zu sein. Die Sektionsskizze (*c*) ergab, daß rechts paratracheal ein mandelgroßer, links ein nußgroßer Lymphknoten lag. Der hintere Bifurkationslymphknoten, welcher auf dem Frontalbilde von dem Arcus Aortae gedeckt ist, war nußgroß. Der untere Teil der Trachea war also tatsächlich eingemauert.

Frontalbilde studiert werden. Dies kommt nicht so selten vor. Wir beschäftigten uns im Jahre 1942 eingehend mit den Trachealveränderungen, welche nur auf den Frontalbildern vorkommen, und stellten fest, daß diese Trachealveränderungen keine Seltenheiten sind und uns ein wichtiges Röntgenzeichen für die Tuberkulose der paratrachealen Lymphknoten liefern. *Diese Röntgenveränderungen wurden von uns damals „Trachealsymptome" genannt.*

Das souveräne Mittel zur Darstellung der Form- und Lageveränderungen der Trachea und der Bronchien sowie auch der Bifurkationsgegend ist aber das *Schichtverfahren* und die Kontrastfüllung. Mit der Kontrastfüllung beschäftigen wir uns hier nicht, da dieses Verfahren erstens sehr ausgearbeitet ist, zweitens glauben wir, *daß an Stelle der Kontrastfüllung ohnehin das Schichtverfahren treten wird, da letzteres ganz harmlos ist, keine Unannehmlichkeiten verursacht und auch bei den kleinsten Säuglingen gut ausführbar ist.* Es bedeutet für Kinder nicht mehr als eine gewöhnliche Röntgenaufnahme.

Fall Nr. 54. F. J., 7 Jahre alter tuberkulinpositiver Knabe. Der Knabe würde eigentlich zwecks Tonsillektomie auf die Abteilung aufgenommen. Da die Tuberkulinprobe positiv ausfiel, wurde eine Röntgendurchleuchtung vorgenommen. Es

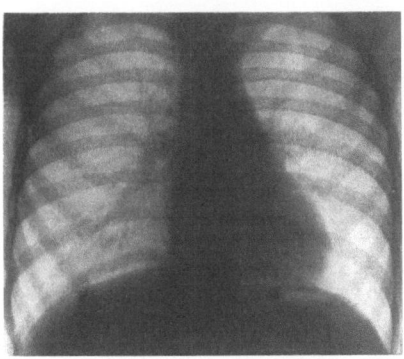 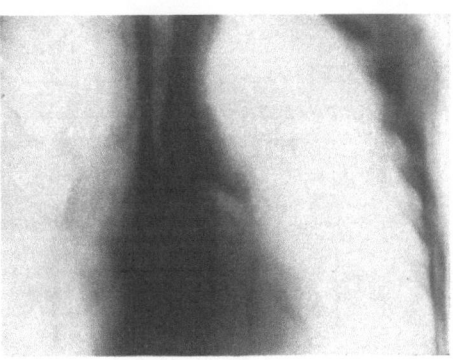

a   *b*

Fall Nr. 54. Stenose des linken Hauptbronchus.
Auf dem Sagittalbilde (a) sind keine pathologischen Veränderungen sichtbar. Die Mediastinalorgane wanderten aber bei der Inspiration stark nach links. Das HOLZKNECHT-JAKOBSONsche Phänomen war also positiv. Das Schichtbild (b) zeigt, daß der linke Hauptbronchus gleich nach der Bifurkation stark verengt ist. Die Bronchoskopie ergab keine Veränderungen. Es ist sehr wahrscheinlich, daß diese zirkumskripte Stenose durch einen kurz vorher abgelaufenen Bronchialeinbruch entstand.

wurden weder in der Hilusgegend noch paratracheal pathologische Veränderungen gefunden. Bei der Inspiration verzogen sich aber die Mediastinalorgane stark nach links, das HOLZKNECHT-JAKOBSONsche *Phänomen* war also positiv. Die klinische Untersuchung ergab keine pathologischen Veränderungen, die S. R. war 12 mm. *Das Schichtbild zeigte, daß der linke Hauptbronchus gleich nach der Bifurkation stark verengt war. Die Bronchoskopie zeigte keine pathologischen Veränderungen* (KASSAY).

Es wurde schon im vorigen Kapitel erwähnt, daß das HOLZKNECHT-JAKOBSONsche Phänomen nicht immer gleich nach erfolgtem Bronchialeinbruch zu verschwinden braucht, wie es auch in unserem Fall Nr. 40 demonstriert wurde. Die zirkumskripte Stenose des linken Hauptbronchus kann in diesem Falle nur so aufgefaßt werden, daß es sich hier um einen *abgeschlossenen Bronchialeinbruch* handelte, wo die Einbruchstelle noch eine kleine zirkumskripte Stenose verursachte, welche aber noch immerhin stark genug war, um ein Mediastinalwandern zu verursachen.

Fall Nr. 55. B. B., 9 Jahre alter tuberkulinpositiver Knabe. Der Knabe, welcher sehr mager war, wurde wegen „allgemeiner Körperschwäche" aufgenommen. Die Tuberkulinprobe (0,1 mg A. T.) fiel positiv aus, die S. R. war erhöht: 80 mm. Das Kind war sehr verfallen und apathisch. Das Sagittalbild zeigte beiderseits einen verbreiterten Mittelschatten, außerdem konnte in der rechten Hilusgegend ein bohnengroßer ovaler, scheinbar aus mehreren Lymphknoten bestehender Schatten festgestellt werden. Bei der Inspiration wanderten die

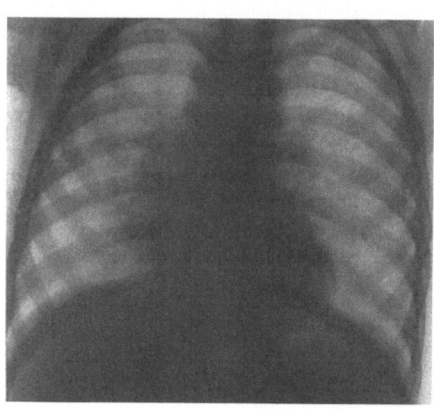 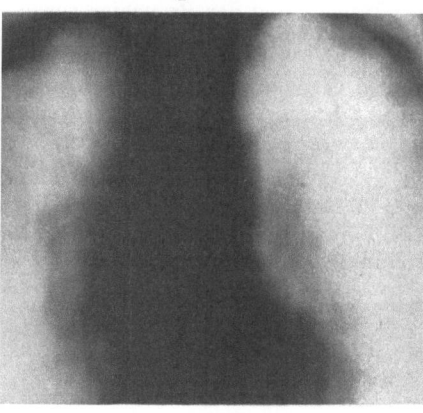

a *b*

Fall Nr. 55. Stenose des rechten Hauptbronchus und Bronchus intermedius.
Das Sagittalbild (*a*) zeigt einen beiderseits verbreiterten Mittelschatten, außerdem kann in der rechten Hilusgegend ein bohnengroßer, ovaler, scheinbar aus mehreren Lymphknoten bestehender Schatten festgestellt werden. Bei der Inspiration wanderten die Mediastinalorgane stark nach rechts, das HOLZKNECHT-JAKOBSONsche Phänomen war also positiv. Die Schichtaufnahme (*b*) zeigt, daß sowohl der rechte Hauptbronchus wie auch der Bronchus intermedius sehr verengt sind, so daß sie nur als ein sehr schmaler heller Faden erscheinen. Hier waren die Bronchien in die vergrößerten Lymphknoten eingemauert.

Mediastinalorgane stark nach rechts. Es wurde sofort eine Schichtaufnahme gemacht, welche zeigte, *daß der rechte Hauptbronchus sowie der Bronchus intermedius sehr verengt waren, so daß sie auf den Schichtbildern nur als ein sehr schmaler, heller Faden erschienen.* Hier waren beide Bronchien in den vergrößerten Lymphknoten, welche auf den Schichtbildern auch ganz klar zum Vorschein kamen, tatsächlich „eingemauert". Ob auch ein Bronchialeinbruch bestand oder nicht, konnten wir nicht entscheiden, da wir einerseits keine Bronchoskopie ausführten, anderseits sich sehr bald die Zeichen einer Meningitis tbk. entwickelten und das Kind sterbend nach Hause gebracht wurde.

Solche Bronchostenosen sind keine Seltenheiten, sie kommen ziemlich oft vor und sind klinisch meist vollkommen „stumm", da die Kinder weder husten noch erschwertes Atmen zeigen, sie werden auch auf den Schichtbildern meist nur zufällig diagnostiziert.

Fall Nr. 56. V. D., 4 Jahre alter tuberkulinpositiver Knabe. Der Knabe wurde mit hohem Fieber und starkem Husten auf unsere Abteilung aufgenommen. Die Tuberkulinprobe war positiv (0,01 mg A. T.), die S. R. war bei wöchentlich ausgeführten Untersuchungen ständig erhöht, sie bewegte sich zwischen 50 bis 70 mm. Der Knabe hustete sehr stark, *sein Gesicht war gedunsen, seine Lippen blau verfärbt.* Alle diese Zeichen wiesen darauf hin, daß es sich hier um eine *Stauung auf dem Gebiete der Vena cava superior handelte. Diese Stauung wurde sehr wahrscheinlich durch den Druck eines Lymphknotens auf die Vena cava verursacht. Dieses Krankheitsbild wurde noch im Jahre 1876 von dem ausgezeichneten Kliniker* WIDERHOFER *beschrieben.*

Das sagittale Röntgenbild zeigte einen doppelseitig verbreiterten Mittelschatten, dabei konnte rechts neben dem Herzrande ein nußgroßer, ziemlich homogener, scharfrandiger Schatten beobachtet werden, welcher am ehesten noch einer vergrößerten Lymphknotengruppe entsprach. Am Frontalbilde zeigte es sich, daß vor und hinter der Trachea in der Bifurkationsgegend je ein vergrößerter Lymphknoten lag. Der Mittellappen zeigte besonders in seinem lateralen Teil eine homogene Verschattung, welche *dem sternocardialen Segmente des Mittellappens* entsprach, der Schatten war nach unten mit der Interlobarlinie scharf begrenzt. Es handelte sich also hier um die Epituberkulose des sternocardialen Segmentes. Der Husten wurde immer stärker, der Knabe bekam apnoische Anfälle und konnte kaum liegen, er saß ständig in seinem Bette mit gedunsenem, blauem Gesicht aufrecht, konnte kaum atmen, und hustete sehr stark und schmerzhaft. Der Husten hatte schon damals einen bitonalen Charakter. Die *Schichtuntersuchung* zeigte, daß die *Bifurkationsgegend sehr stark verbreitert war. Diese Verbreiterung der Bifurkationsgegend wurde zuerst im Jahre 1941 von* GREINEDER *beschrieben.* Im Falle GREINEDERS handelte es sich um einen 32 Jahre alten Mann mit „Bronchialcarcinoid", welches zur tumorösen Vergrößerung der Bifurkationslymphknoten führte. In diesem Falle handelte es sich, wie es schon auf dem Frontalbilde nachgewiesen wurde, um die tuberkulöse Vergrößerung der Bifurkationslymphknoten, welche aber erst auf dem Schichtbilde klar zum

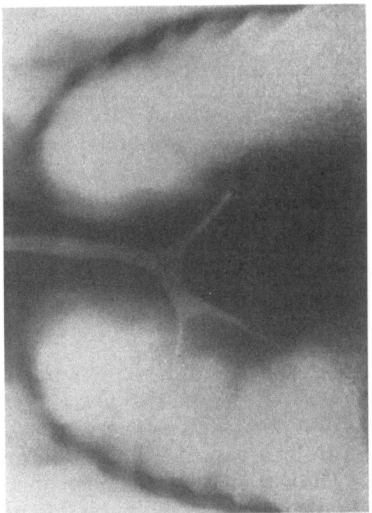
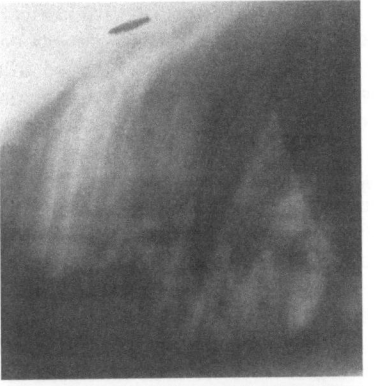
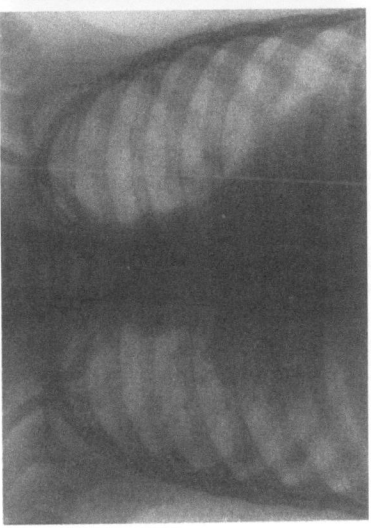

Fall Nr. 56. Verbreiterung der Bifurkationsgegend durch einen vergrößerten Bifurkationslymphknoten. Das Sagittalbild (a) zeigt einen doppelseitig verbreiterten Mittelschatten und eine vergrößerte Lymphknotengruppe neben dem rechten Herzrande. Am Frontalbild (b) sehen wir vor und hinter der Trachea in der Bifurkationsgegend je einen vergrößerten Lymphknoten. Das Frontalbild zeigt außerdem die Epituberkulose des Mittellappens. Das Schichtbild (c) zeigt, daß die Bifurkationsgegend stark verbreitert ist. Diese Verbreiterung spricht für eine tumoröse Vergrößerung der Bifurkationsgegend.

Vorschein kam. Dabei konnten auch in der rechten Bronchusgabel stark vergrößerte und konfluierende Lymphknotenschatten festgestellt werden. Damals waren wir noch am Beginn unserer Untersuchungen und machten noch keine bronchoskopische Untersuchung. Heute sind wir aber überzeugt, daß es sich dabei höchstwahrscheinlich um den *Einbruch eines Bifurkationslymphknotens handelte*. Der schwere Zustand des Kindes dauerte 2 Monate, dann begann sich sein Zustand zu bessern und nach 5 Monaten erholte es sich vollkommen.

Die Bronchostenosen können vom mechanischen Standpunkte aus in drei Gruppen geteilt werden:

1. Einfache Stenosen.
2. Transitorische Stenosen.
3. Dauernde Stenosen.

Die *einfachen Stenosen* der kleineren Bronchien sind meist sehr schwer zu erkennen. Die einfachen Stenosen der Hauptbronchien werden meist nur durch das Mediastinalwandern diagnostiziert, unsere Fälle Nr. 48, 49, 50 waren einfache Stenosen, alle wurden durch das Mediastinalwandern, also durch das HOLZKNECHT-JAKOBSONsche *Phänomen*, diagnostiziert, welches im vorigen Kapitel schon ausführlich beschrieben wurde. Klinisch können diese einfachen Stenosen meist auch sehr schwer erkannt werden. Im vorigen Kapitel haben wir schon die große Bedeutung der *körperlichen Anstrengungen betont, welche die Atmung meist stark erschweren*. Ist die Stenose schwer, so können schwere dyspnoische Anfälle auftreten, welche so erschreckend wirken, daß daran die Bronchostenose gleich erkannt wird. *Die Schwere der Krankheitserscheinungen geht also mit der Schwere der Stenose parallel.* Stenosen kommen natürlich auch bei anderen Prozessen vor, so nach Fremdkörperaspirationen usw., heute wissen wir aber, daß sie meist nach Einbruch verkäster Lymphknoten entstehen.

Zu den *transitorischen Stenosen* gehören die *Ventilstenosen*, welche im vorigen Kapitel ebenfalls sehr ausführlich besprochen wurden, unsere Fälle Nr. 45, 46, 47 zeigen ausgesprochene Ventilstenosen nach Bronchialeinbruch.

Die *dauernden Stenosen* verursachen *Atelektasen*, welche im Kindesalter bei der Tuberkulose der endothorakalen Lymphknoten auch eine sehr große Rolle spielen, sie werden aber in dem nächsten Kapitel, bei der *Epituberkulose*, ausführlich besprochen.

4. Epituberkulose.

Im pathologisch-anatomischen Teil beschäftigten wir uns mit der pathologischen Anatomie der Epituberkulose sehr ausführlich, da wir großes Gewicht darauf legten, daß diese früher so rätselhaften Röntgenveränderungen pathologisch-anatomisch ausführlich besprochen werden. *Deswegen raten wir vor dem Durchlesen dieses Kapitels, die pathologisch-anatomischen Veränderungen der Epituberkulose noch einmal durchzunehmen.* Im pathologisch-anatomischen Teil stellten wir schon fest, daß die „Epituberkulose" eigentlich als eine *Teilerscheinung* des Bronchialeinbruches aufgefaßt werden kann und daß der Name „Epituberkulose" eigentlich ein *Sammelbegriff* ist, worunter *mehrere Prozesse* zusammengefaßt sind, Prozesse, welche aber weder klinisch noch röntgenologisch voneinander getrennt werden können. Eben deshalb behielten sowohl RÖSSLE und RICH wie auch *wir* diesen veralteten historischen Namen, *weil wir keinen besseren fanden, welcher alle Krankheitsprozesse in sich schließt*.

Wir sahen im pathologischen Teil, daß ein epituberkulotischer Röntgenschatten auch dann entstehen kann, wenn die vergrößerten endothorakalen

Lymphknoten einen Bronchus so *zusammendrücken*, daß der Bronchus vollkommen atelektatisch wird. *Das atelektatische Gebiet gibt dann einen homogenen, keilförmigen Schatten, also das typische Röntgenbild der Epituberkulose.* Der Bronchus braucht nicht immer vollkommen zusammengedrückt zu sein, es kann vorkommen, daß in dem stark verengten Bronchus ein *Schleimtröpfchen* das Lumen versperrt, wodurch auch eine Atelektase entstehen kann. Wir erwähnten es aber schon öfters, daß das Zusammendrücken des Bronchus meist nur das *Vorspiel* des späteren Bronchialeinbruches bedeutet. Ist der Einbruch eingetreten, so können die eingebrochenen Gewebestücke das Bronchuslumen wieder so *verstopfen*, daß dadurch ein keilförmiger, homogener Schatten entsteht, welcher hier noch einer reinen Atelektase entspricht. Werden die eingebrochenen Massen aber in dem atelektatischen Gebiete *retrograd aspiriert*, so können neben der Atelektase auch *verschiedene spezifische tuberkulöse Prozesse entstehen.* Man findet Fälle, wo nur eine *Desquammationspneumonie* mit spärlicher Tuberkelbildung auftrat, in anderen Fällen treten aber die tuberkulösen Prozesse mehr in den Vordergrund, besonders wenn die retrograd aspirierten, eingebrochenen Massen *viele Tuberkelbacillen* enthalten. In diesen Fällen können die zahlreichen Tuberkel eine starke *Bindegewebewucherung* hervorrufen, es können weiterhin *kaseöse Pneumonien* entstehen, welche auch *zum Zerfall und zur Kavernenbildung* führen können. Wir sehen also, daß in jenem homogenen, keilartigen Röntgenschatten, welcher Epituberkulose genannt wird, sich teils atelektatische, teils spezifische Prozesse abspielen, welche aber weder klinisch noch röntgenologisch voneinander getrennt werden können, denn es können selbst die homogensten atelektatischen Röntgenschatten mehrere Tuberkel enthalten, welche aber in dem homogenen Röntgenschatten vollkommen verborgen sind.

Was die *Zeitfolge* der Entwicklung der Epituberkulose betrifft, entsteht am Beginn fast immer eine Atelektase, welche auch später die eigentliche Grundlage der Epituberkulose ist. RÖSSLE hat unbedingt recht, wenn er die große Rolle der Atelektasen bei der Epituberkulose betont.

Wir beschäftigten uns bisher mit den Atelektasen nicht und wollen dies auch weiterhin nicht tun, da dies nicht unsere Aufgabe ist. Einige wichtige Kennzeichen der Atelektase müssen aber zum besseren Verstehen der Epituberkulose doch erwähnt werden.

Das erste Kennzeichen der Atelektase ist die *Volumenverminderung* der kollabierten Gebiete, welche sich auf $1/8$ bis $1/10$ ihres ursprünglichen Volumens zusammenziehen können. Die Luft wird nämlich aus den verstopften Lungenteilen *aufgesaugt* und da durch die versperrten Bronchien in die Alveolen keine neue Luft hineingelangt, so ziehen sich die luftarmen Lungenpartien zusammen. Später vergrößern sie sich aber wieder, da in die luftarmen Gebiete später *Flüssigkeit* einsickert. Was die Ursache dieser Flüssigkeitsbildung ist, wissen wir noch nicht genau. Nach FLEISCHNER soll die Ursache der Flüssigkeitsbildung *die Verletzung der Blutgefäße*, nach WALLGREN *die Stauung* des Blutstromes in dem atelektatischen Gebiet sein. Nach R. W. MÜLLER ist diese Flüssigkeit kein Transsudat, sondern eher ein *Exsudat*, welches das Resultat einer Entzündung ist. Wir wollen in dieser Frage noch nicht Stellung nehmen, *es scheint uns aber keineswegs unwahrscheinlich, daß zuerst ein Transsudat entsteht, welches später in ein Exsudat übergeht.* Es ist bekannt, daß bei Atelektasen, welche sich schnell lösen, sich fast immer *eine Restitutio ad integrum einstellt.* Bei längerdauernden Atelektasen *ist eine solche komplette Heilung schon eine Ausnahme*, da sich in diesen Fällen meist *eine stärkere Fibrose und eine Bronchiektasenbildung entwickelt hat.* Die Fibrose und die Bronchiektasien entstehen *ohne irgendwelche spezifischen Prozesse, sie gehören zum Wesen der längerdauernden Atelektasen, sie sind also nichtspezifische Prozesse.* Wir werden noch in diesem Kapitel bei Besprechung der Bronchiektasen in Fällen von Epituberkulose sehen, daß sowohl die Lungenfibrose wie auch die Bronchiektasen sehr wahrscheinlich *die Folgen einer chronischen Entzündung sind,* deswegen halten wir es für sehr wahrscheinlich, daß die in dem atelektatischen Gebiete entstandene Flüssigkeit nach gewisser Zeit nicht mehr ein Transsudat, sondern ein Exsudat ist, *also das Produkt der chronischen Entzündung. Es ist aber möglich, daß nur ein Exsudat entsteht.*

Die Lungen stellen das Gleichgewicht bei Atelektasen dadurch her, daß in den gesunden Lungenteilen ein *kompensatorisches Emphysem* entsteht, wodurch sie ihr Volumen vergrößern. Das kompensatorische Emphysem ist auf den Röntgenbildern durch den *stark vermehrten Luftgehalt der aufgeblähten Lungenteile erkennbar.* Das kompensatorische Emphysem genügt aber meist nicht zur Herstellung des Gleichgewichtes in den Lungen, deswegen steht auch das *Zwerchfell auf der atelektatischen Seite höher* und bewegt sich bei der Inspiration entweder *gar nicht* oder zeigt *paradoxe Bewegungen.* Das Herz und die Mediastinalorgane sind *gegen die kranke Seite gezogen.* Ein ausgesprochenes Mediastinalwandern kommt aber, wie wir es schon öfters betonten, nur bei der Stenose der Hauptbronchien vor. Dies waren die charakteristischen, sozusagen die „klassischen" Röntgenzeichen der Atelektasen. Früher erkannte man nur jene Fälle als Atelektasen an, wo diese klassischen Röntgenzeichen vorhanden waren, später mehrten sich aber Beobachtungen, welche zeigten, daß eine Atelektase *auch ohne die obigen klassischen Röntgenzeichen vorkommen kann.* Heute wissen wir, daß die obigen Röntgenzeichen eigentlich nur bei Atelektasen *größerer Lungenteile, und zwar einer Lungenhälfte oder eines Lungenlappens vorkommen, bei Atelektasen der Segmente dagegen vollkommen fehlen können. Das Fehlen eines kompensatorischen Emphysems, des Zwerchfellhochstandes und des Hinüberziehens der Mediastinalorgane schließt also die Möglichkeit einer Atelektase, besonders einer Segmentatelektase, überhaupt nicht aus.*

Trotzdem es allgemein bekannt ist, daß bei dem Entstehen des epituberkulotischen Schattens, besonders am Beginn, die Atelektase die größte Rolle spielt, sprechen wir bei diesen Fällen *nie von einer Atelektase, da wir einfach nicht wissen, ob diese Fälle nur reine Atelektasen sind oder ob es sich bei ihnen auch schon um tuberkulöse Prozesse handelt, wir gebrauchen daher vorsichtshalber nur den Sammelnamen „Epituberkulose", worin natürlich alle möglichen Prozesse, welche sich hinter dem homogenen keilförmigen Schatten abspielen können, inbegriffen sind.* Wir sprechen höchstens von einer „Epituberkulose, bei welcher die atelektatischen Prozesse wahrscheinlich vorherrschen".

Das charakteristische, homogene, keilförmige Röntgenbild der Epituberkulose *kann monate-, sogar jahrelang unverändert bleiben, während welcher Zeit sich aber hinter diesem homogenen Röntgenschatten verschiedene Krankheitsprozesse abspielen können, welche auf dem Röntgenbilde unsichtbar bleiben.* In diesen Fällen können wir unsere Folgerungen nur aus der klinischen Beobachtung und aus dem Verhalten der S. R. ziehen.

Was die *Klinik* der Epituberkulose anbelangt, betonen wir nochmals, daß die Epituberkulose eine Teilerscheinung des Bronchialeinbruches ist, deswegen bezieht sich das dort Gesagte auch auf die Epituberkulose. Was den *Beginn* der Epituberkulose anbelangt, ist er mit dem Beginn des Bronchialeinbruches identisch: Die Epituberkulose kann entweder bei einer stark progressiven Tuberkulose der endothorakalen Lymphknoten entstehen, wo schon vor ihrem Beginn hohes Fieber und hohe S. R. bestanden, oder sie kann nur ein Teil des beruhigten pathophysiologischen Prozesses sein, dessen Ziel die Evakuierung der verkästen Lymphknoten ist. Im ersten Falle, welcher besonders bei Säuglingen und Kleinkindern vorkommt, kann man hinter dem homogenen Schatten *mit einem starken spezifischen Prozesse*, im zweiten Falle mit *einem weniger spezifischen und gutartigen Prozeß* rechnen. *Die Epituberkulose wird aber nach dem Bronchialeinbruch gewissermaßen selbstverständlich, da schon die einfache Atelektase solche Verhältnisse schafft, welche für den Organismus eine besondere Aufgabe bedeuten. Es können nämlich durch die Tatsache des Bronchusverschlusses, respektive des Abschlusses eines Lungensegmentes allein spezielle pathologische Prozesse entstehen, welche von dem Bronchialeinbruch unabhängig sind und nur durch den mechanischen Abschluß verursacht sind (chronische Entzündung der Bronchien und des Lungenparenchyms, Bronchiektasenbildung).* Deshalb wissen wir bei der Epituberkulose meist nicht, ob die etwaige *Temperaturerhöhung* oder die erhöhte S. R. einen spezifischen oder einen nichtspezifischen Prozeß bedeuten. Hohe Temperaturen, stark erhöhte S. R., schlechtes Allgemeinbefinden des Kindes, eventuelle Gewichtsabnahme sprechen aber dafür, daß sich hinter dem epituberkulotischen Schatten *ein schwerer kaseöser Prozeß entwickelte*. Dieser Zustand kann monatelang stationär bleiben, später kann sich aber der spezifische Prozeß doch beruhigen und endlich in Heilung übergehen. *In diesen Fällen sind auch die lokalen Symptome von Wichtigkeit.*

Größere epituberkulotische Schattenveränderungen können schon *physikalisch* nachgewiesen werden. Bei der *Perkussion* finden wir in diesen Fällen meist eine Dämpfung, bei der *Auskultation* meist abgeschwächtes Atmen, hie und da kommt es aber vor, daß das Atmen verschärft ist und sogar einen bronchialen Charakter hat. Sehr wichtig sind die *Geräusche*. In den meisten Fällen hören wir über den epituberkulotischen Lungenteilen überhaupt keine Geräusche; wenn wir aber welche hören, so müssen dieselben mit *besonderer Sorgfalt* beobachtet und erwogen werden. Geräusche können wir bei der Lösung der Epituberkulose, beim Entstehen der Bronchiektasen und endlich beim kavernösen Zerfall hören. Unter diesen Prozessen sind natürlich die letzteren die gefährlichsten. Aus dem Charakter der Geräusche kann man aber *meist nicht vieles folgern*, da das Entstehen der Bronchiektasen zu denselben Geräuschen führen kann, wie eine beginnende Kavernenbildung. Wenn man Geräusche feststellt, muß man in erster Linie den weiteren Verlauf mit der größten Aufmerksamkeit verfolgen und zur Klärung der Situation *Schichtaufnahmen* machen. *Es kommt nämlich ziemlich häufig vor, daß trotz vollkommen homogenen Schattens der Übersichtsbilder die Schichtaufnahmen schon entweder eine beginnende Bronchiektasenbildung oder einen beginnenden Zerfall aufdecken.*

Auch die Beobachtung des *Hustens* ist sehr wichtig. Da die Epituberkulose eine Teilerscheinung des Bronchialeinbruches ist, so ist es verständlich, *daß die dort besprochenen Hustenformen sowie die respiratorischen Geräusche auch hier hörbar sind*. Es ist aber nicht immer sicher, daß diese Husten- und Respirationsphänomene sich an derselben Stelle entwickeln, wo wir den epituberkulotischen Schatten finden, denn es können auch *mehrfache Bronchialeinbrüche* vorkommen. Auch wir sahen Fälle, wo sowohl der Husten als auch die Respirationsphänomene sofort aufhörten, als nach der Bronchoskopie die eingebrochenen Lymphknotenstücke aus einem Hauptbronchus entfernt wurden, dagegen blieb der epituberkulotische Schatten in der anderen Lungenhälfte unverändert.

Es kann also vorkommen, daß trotzdem der homogene, keilförmige Schatten keine Veränderung zeigt, der Prozeß sich ständig verschlimmert und alle klinischen Symptome darauf hinweisen, daß hier ein schwerer aktiver Prozeß besteht, welcher auch tödlich enden kann. An unserem Material kamen 14 Fälle zur Sektion, bei welchen die kurz vor dem Tode aufgenommenen Röntgenbilder nur einen typischen epituberkulotischen Schatten zeigten, die Sektion aber verschiedene

Einbrüche mit kaseösen Pneumonien und Zerfallserscheinungen feststellte. Doch müssen wir bemerken, daß alle obenerwähnten 14 Fälle noch aus der Zeit stammen, wo wir noch keine Schichtaufnahmen machten.

Mit diesen 14 Fällen wollten wir nur zeigen, *wie wenig Auskunft der homogene, keilförmige epituberkulotische Schatten uns für die Prognose geben kann.* Glücklicherweise kommen solche Fälle nicht so oft vor, viel häufiger ist dagegen die Heilung der Epituberkulose, so daß man auch bei der Epituberkulose behaupten kann, *daß die Heilung die Regel und der ungünstige Ausgang die Ausnahme ist.*

Die *beginnende Heilung* kann aber aus dem homogenen Röntgenschatten nicht abgelesen werden, hier muß uns die klinische Beobachtung helfen. Wenn wir sehen, daß das Kind fieberfrei ist, die S. R. ständig sinkt, der Husten des Kindes aufhört, das Allgemeinbefinden sich ständig bessert, so können wir hoffen, daß sich hinter dem homogenen Schatten jetzt eine Heilung abspielt. Der Rückgang des epituberkulotischen Schattens äußert sich zuerst *durch Verminderung seiner Ausdehnung. Die Aufhellung beginnt an der Peripherie und zieht von da gegen die Hilusgegend, was selbstverständlich ist, da sich die stärksten Veränderungen in der Hilusgegend abspielen und auch der Bronchialeinbruch meist hier stattfand.* Der homogene Schatten verschwindet aber nicht sogleich vollkommen, es bleiben vorerst noch *Schattenstränge, punktförmige Schattenflecke und auf Bronchiektasen hinweisende größere Ringschatten zurück.* Dieses Röntgenbild wurde von SIMON und REDEKER „Indurationsfeld" genannt. SIMON und REDEKER verstanden darunter die Heilung ihrer „Infiltrierungen". Ihre klinische und röntgenologische Beobachtung war aber vollkommen richtig. Sie hielten die Schattenstränge für Bindegewebswucherungen, was auch von RÖSSLE vollauf bestätigt wurde. Nach RÖSSLE entsprechen nämlich diese Schattenstränge „einer elephantiasisartigen Sklerose des Bindegewebes um die Blutgefäße und Bronchien". Mit der Zeit verschwinden aber auch die meisten Schattenstränge und am Ende wird der befallene Lungenteil auf dem Röntgenbilde vollkommen hell. *Am längsten bleiben noch Reste des Indurationsfeldes in der Hilusgegend erhalten.* Lag der Primärherd in dem epituberkulotisch veränderten Gebiete, *was sehr häufig vorkommt, aber doch nicht obligat ist* (wie es sowohl RÖSSLE wie auch RICH betonen), so entwickelt sich während der Heilung das „bipolare Stadium", welches schon bei der Klinik und Röntgendiagnostik des Primärherdes ausführlich besprochen wurde. Später können sowohl der Primärherd wie auch der Lymphknoten verkalken und es bleibt ein verkalkter Primärkomplex zurück, welchen noch Reste der Bindegewebswucherung umgeben können. War auch die benachbarte Pleura angegriffen, so können die Röntgenzeichen dieser zirkumskripten, pleuralen Entzündung in Form von pleuralen Schwarten sehr lange sichtbar bleiben.

Fall Nr. 57. Bei dem 22 Monate alten tuberkulinpositiven Knaben K. P. sehen wir auf dem sagittalen Röntgenbilde eine typische Segmentepituberkulose des linken axillaren Subsegmentes. Nach 2 Jahren ist der homogene Schatten vollkommen verschwunden und es blieben nur in der Spitze der linken Hilusgegend die medialen Reste des Indurationsfeldes zurück. Weiterhin können auch einige Ringschatten beobachtet werden, die Spuren des Primärherdes sind aber ganz verschwunden.

In den folgenden Fällen wollen wir *die verschiedenen Lokalisationen der epituberkulotischen Veränderungen* demonstrieren. Wir betonen dabei, daß zur exakten Röntgendarstellung dieser epituberkulotischen Veränderungen erstmals zwei „Übersichtsbilder" nötig sind, und zwar ein sagittales und ein frontales, damit wir die Veränderungen räumlich gut darstellen können, zweitens ein Schichtbild, welches die Situation des zuführenden Bronchus zeigt. Dieses Schichtbild muß aber aus *mehreren Schichtbildern* ausgewählt werden, zu welchem

Zweck in der Bronchusgegend mehrere Schichtaufnahmen von höchstens 0,5 cm Dicke gemacht werden müssen, um den Verlauf, Form und Lage des entsprechenden Bronchus gut studieren zu können. *Erst so ist es möglich, festzustellen, ob der zuführende Bronchus intakt, verengt oder sogar obturiert ist.*

Es wurde schon erwähnt, daß auch ganze *Lungenhälften* sich epituberkulotisch verändern können. Hier handelt es sich meist um die Verstopfung eines *Haupt-*

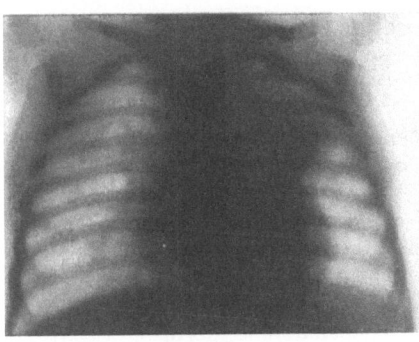 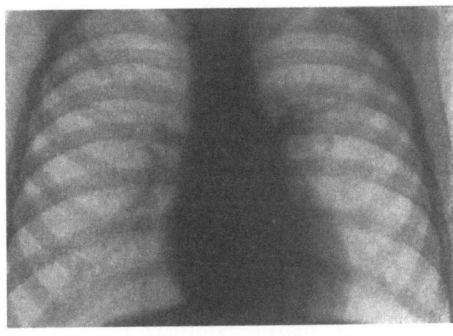

a b

Fall Nr. 57. Heilung der Epituberkulose.

Das erste Bild (a) zeigt eine Epituberkulose des linken axillaren Subsegmentes. Nach 2 Jahren ist der homogene Schatten vollkommen verschwunden (b) und es blieben nur in der Spitze der linken Hilusgegend die medialen Reste des Indurationsfeldes zurück. Weiteres können auch einige Ringschatten beobachtet werden, die Spuren des Primärherdes sind aber vollkommen verschwunden.

bronchus, was oft mit stürmischen oder wenigstens mit auffallenden klinischen Erscheinungen vor sich geht (Dyspnoe, bitonaler Husten, exspiratorisches Keuchen oder Pfeifen usw.). In unseren Fällen Nr. 40 und 41 demonstrierten wir schon ähnliche Fälle. Im folgenden zeigen wir einen Fall mit Epituberkulose der rechten Lungenhälfte, wo schon aus dem sagittalen Röntgenbilde der ganze Prozeß abgelesen werden kann:

Fall Nr. 58. K. P., 4 Jahre alter tuberkulinpositiver Knabe. Derselbe wurde uns vom Lande mit der Klage zugeschickt, daß er schon seit einigen Wochen Temperaturerhöhungen habe und die Tuberkulinprobe positiv ausfiel. Die klinische Untersuchung zeigte Temperaturerhöhungen (bis 38,2° C), die S. R. bewegte sich zwischen 40 bis 50 mm, es konnte also ein aktiver Prozeß vermutet werden. Das Kind hustete zwar ein wenig, der Husten war aber nicht charakteristisch. Über der rechten Lunge fanden wir eine kleine Dämpfung mit abgeschwächtem

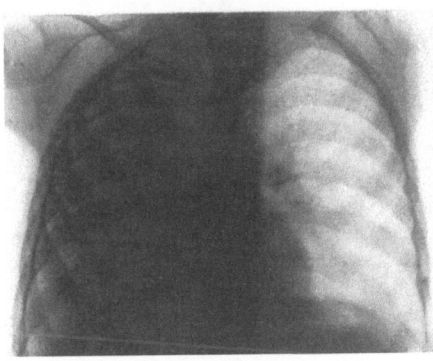

Fall Nr. 58. Auch aus dem einfachen Sagittalbilde kann manchmal die Pathogenese der Epituberkulose abgelesen werden.

Die ganze rechte Lunge ist homogen verschattet, das Herz und die Mediastinalorgane sind stark verzogen, die Trachea liegt in der rechten Lungenhälfte. Hier kann der Verlauf der Trachea, die Bifurkation und der Verlauf der Hauptbronchien gut verfolgt werden, so daß wir schon aus diesem einzigen Röntgenbilde allein feststellen können, daß der rechte Hauptbronchus gleich nach der Bifurkation vollkommen verstopft ist.

Atmen. Das sagittale Röntgenbild brachte auch uns eine Überraschung: die ganze rechte Lunge war homogen verschattet, das Herz und die Mediastinalorgane waren stark nach rechts gezogen, die Trachea lag in der rechten

Lungenhälfte. Auf dem Sagittalbilde konnte zufälligerweise der Verlauf der Trachea, die Bifurkation und sogar der Verlauf der größeren Bronchien gut verfolgt werden, daß wir schon aus dieser Aufnahme feststellen konnten, *daß der rechte Hauptbronchus gleich hinter der Bifurkation vollkommen verstopft sei,* da sein heller Streifen gleich hinter der Bifurkation ohne vorangehende Verengung plötzlich aufhörte. Hier saß also der Bronchialeinbruch. Dies alles konnte auf dem einfachen Sagittalbilde mit der Pünktlichkeit einer Schichtaufnahme festgestellt werden. Leider verweigerten die Eltern die Bronchoskopie und so wurde das Kind nach Hause getragen. Nach brieflicher Mitteilung des Vaters fühlt sich das Kind jetzt, nach 3 Jahren, vollkommen wohl und besucht die Schule.

Was die epituberkulotischen Veränderungen *der Oberlappen* anbelangt, wurden solche Fälle schon bei den Bronchialeinbrüchen demonstriert (Fall Nr. 42, 43, 44), wo gleichzeitig auch die Ergebnisse der bronchoskopischen Untersuchungen behandelt wurden. *Die epituberkulotischen Veränderungen der einzelnen Segmente der Oberlappen kommen aber viel häufiger, vor als die Epituberkulose der ganzen Oberlappen selbst.* Öfters können wir es aber nicht entscheiden, ob es sich um eine Epituberkulose des ganzen Oberlappens oder nur eines seiner Segmente (besonders des apikalen) handelt. In jenen Fällen, wo neben dem keilförmigen Schatten in der Lungenspitze gleichzeitig noch Zwerchfellhochstand, kompensatorisches Emphysem, Hinüberziehen der Mediastinalorgane besteht, ist es sehr wahrscheinlich, daß es sich um eine Epituberkulose *des ganzen Oberlappens* handelt, denn diese kompensatorischen Erscheinungen kommen bei Segmentveränderungen unseres Wissens nach nie vor. Das Fehlen dieser kompensatorischen Röntgenzeichen schließt aber die Möglichkeit einer ganzen Lappenepituberkulose noch nicht aus, deshalb können wir es möglicherweise nur aus dem späteren Verlauf entscheiden, ob es sich um eine Lappenepituberkulose oder um eine Segmentepituberkulose handelte. Hier ist uns das Verhalten der *horizontalen Haarlinie* von besonderer Hilfe. Ist dieselbe z. B. anfangs sehr hochgezogen und auf den unteren Teil des fraglichen Schattens begrenzt, so ist eine Lappenepituberkulose sehr wahrscheinlich, besonders falls die horizontale Haarlinie später nach Lösung des Schattens *an ihre normale Stelle zurückkehrt.*

Epituberkulotische Veränderungen der *apikalen Segmente* kommen ziemlich oft vor. Es ist aber meist sehr schwer, sogar unmöglich, festzustellen, ob es sich um ein *vorderes oder ein hinteres apikales Segment handelt.* Am besten könnte dies noch aus den Frontalbildern entschieden werden, aber diese Lungengebiete sind zur Röntgendarstellung in der frontalen Richtung am wenigsten geeignet, da die Skapulae und Humeri hierher projiziert sind, deswegen sprechen wir meist nur von „apikalen Segmenten".

Fall Nr. 59. Sz. M., 2 Jahre altes tuberkulinpositives Mädchen. Das Mädchen wurde eigentlich wegen chronischer Dyspepsie auf die Abteilung aufgenommen, da aber die Tuberkulinprobe positiv ausfiel (0,01 mg A. T.) und die S. R. stark erhöht war (40 mm), wurde eine Röntgenuntersuchung vorgenommen, welche aber nur vermehrte Hiluszeichnung zeigte. Das Mädchen war subfebril und hustete ziemlich stark, aber ohne sichere Zeichen eines Bronchialeinbruches. Die Dyspepsie heilte bald aus, das Mädchen fühlte sich schon ganz wohl, als eines Morgens plötzlich starke Dyspnoe auftrat. Die sofort vorgenommene Röntgenuntersuchung zeigte einen keilförmigen, homogenen Schatten in der rechten Lungenspitze. Das Mädchen war durch 24 Stunden stark dyspnoisch, nach 48 Stunden verschwand die Dyspnoe vollständig und die jetzt vorgenommene Röntgenuntersuchung zeigte, daß der keilförmige Schatten vollkommen verschwunden war. Das Mädchen wurde inzwischen fieberfrei, die S. R. sank bis

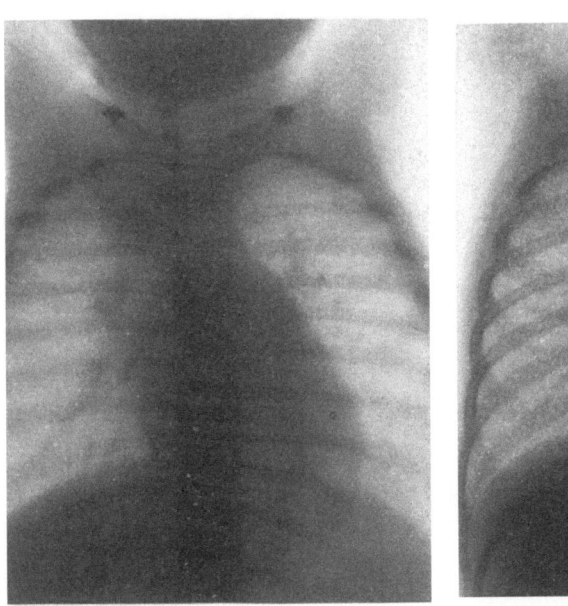

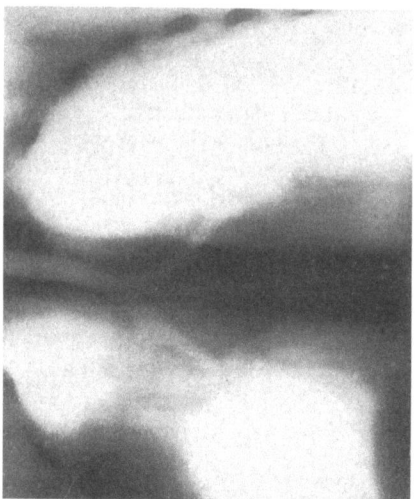
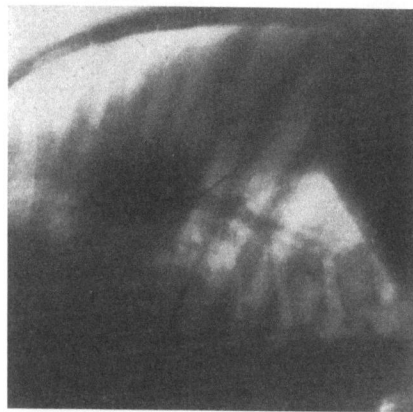
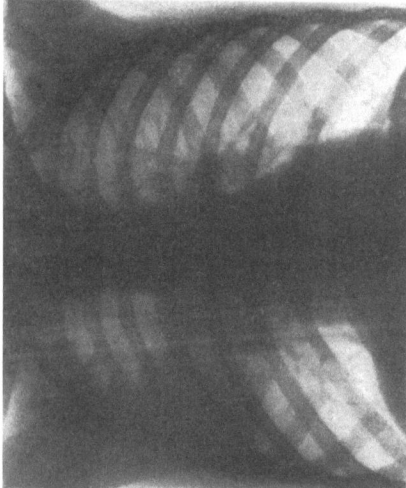

Fall Nr. 60. Epituberkulose des rechten axillaren Subsegmentes.

Das Sagittalbild (a) zeigt einen dreifingerbreiten, homogenen Schatten, welcher von der Hilusgegend bis zu der lateralen Thoraxwand reicht. Der Schatten ist in zwei Teile geteilt, der mediale Teil entspricht einem Lymphknotenschatten, der laterale dem epituberkulotischen Schatten. Das Frontalbild (b) zeigt die typische homogene Verschattung des rechten axillaren Subsegmentes. Aus dem Schichtbild (c) ist zu sehen, daß der keilförmige Schatten tatsächlich aus zwei Teilen besteht, aus dem Lymphknotenschatten und aus dem epituberkulotischen Schatten. Das Schichtbild zeigt aber weiterhin ganz deutlich, daß der rechte Oberlappenbronchus obturiert ist, da sein heller Streifen in dem großen Lymphknotenschatten blind endet.

haben nicht recht, wenn sie kein axillares Segment anerkennen wollen, da diese Segmente im alltäglichen Leben sehr oft krankhafte Veränderungen zeigen. So sahen wir in unserem Falle Nr. 15 eine axillare Subsegmentveränderung, wo auch Zerfallserscheinungen bestanden. In unserem Falle Nr. 29 wurde auf dem Schichtbilde eine axillare Epituberkulose mit einem vergrößerten paratrachealen Lymphknoten demonstriert. Im Falle Nr. 51 wurde eine axillare Epituberkulose nach Bronchialeinbruch auch durch die Sektion bestätigt. Im Falle Nr. 57 wurde die Heilung der Epituberkulose des linksseitigen axillaren Subsegmentes demonstriert.

Fall Nr. 60. K. J., 8 Jahre alter tuberkulinpositiver Knabe. Der Knabe wurde mit der Klage auf unsere Abteilung geschickt, daß er seit zwei Wochen Temperaturerhöhungen habe und die Tuberkulinprobe bei ihm positiv ausfiel, dabei zeigte die Röntgenuntersuchung eine „aktive Hilustuberkulose". Klinisch fanden wir nichts Pathologisches. Die Tuberkulinprobe fiel tatsächlich positiv aus (0,01 mg A. T.), die S. R. war erhöht: 50 mm. Das Kind hustete überhaupt nicht. Das sagittale Röntgenbild zeigte einen dreifingerbreiten, homogenen Schatten, welcher von der Hilusgegend bis zur lateralen Thoraxwand reichte. Der Schatten war aber schon auf dem sagittalen Röntgenbilde in zwei Teile geteilt, und zwar in einen medialen Teil, welcher einem Lymphknotenschatten entsprach und in einen lateralen Teil, welcher einer Epituberkulose glich. Das Frontalbild zeigte, daß der Schatten *eine typische axillare Segmentlokalisation* hatte. Die Schichtbilder zeigten, daß der Schatten tatsächlich aus zwei Teilen bestand, der mediale Lymphknotenschatten lag in der rechten Bronchusgabel, der laterale Keilschatten hingegen begann erst hinter dem Lymphknotenschatten. Das Schichtbild zeigte aber ganz deutlich, *daß der rechte eparterielle Bronchus vollkommen obturiert war*, da sein heller Streifen in dem großen Lymphknotenschatten blind endete. So war hier die Situation ganz klar: der auf dem Röntgenbilde gut erkennbare Lymphknoten versperrte den eparteriellen Bronchus und verursachte dadurch eine Epituberkulose in dem rechten axillaren Segmente.

Wir bemerken häufig, daß trotz der Obturation eines größeren Bronchus nicht das ganze durch denselben versorgte Gebiet epituberkulotisch verändert ist, sondern nur ein Teil desselben. Dies kann nur so erklärt werden, daß *die Obturation nicht ganz komplett ist*, einige Teile bekommen noch Luft, es ist aber immer ein Segment vorhanden, welches keine Luft bekommt und epituberkulotisch verändert ist, wie auch in diesem Falle. Da auf dem Schichtbilde der ganze eparterielle Bronchus verstopft zu sein scheint, könnte man erwarten, den ganzen rechten Oberlappen epituberkulotisch verändert zu finden. Dies war aber nicht der Fall, nur das axillare Segment war verändert.

In der kinderärztlichen Literatur spielt der „SLUKAsche *Dreieckschatten*" seit mehr als 40 Jahren eine große Rolle. Der Wiener SLUKA, der damals ESCHERICHS Assistent war, beschrieb im Jahre 1904 einen dreieckigen, homogenen Röntgenschatten, welcher mit seiner Basis auf dem Mittelschatten sitzt und dessen Spitze nach außen gerichtet ist. Dieser homogene Dreieckschatten kommt sowohl bei tuberkulinpositiven wie auch bei tuberkulinnegativen Kindern ziemlich häufig vor, deswegen erweckte dieser Schatten immer großes Interesse und wurde bei jeder Wendung der Röntgendiagnostik oder Tuberkuloseforschung anders erklärt. SLUKA selbst dachte an ein „Übergreifen des tuberkulösen Prozesses von der Drüse durch die Kapsel zur Lungenerkrankung". Unter diesem „Übergreifen" verstand SLUKA den Einbruch eines Lymphknotens in einen Bronchus und dadurch die Verkäsung der benachbarten Lungenpartien, wie es WEIGERT, der ausgezeichnete Pathologe, schon damals betonte. Heute sehen wir, daß SLUKA bei der Erklärung seines Röntgenschattens *im großen und ganzen vollkommen recht hatte*. Damals konnte man es aber nicht verstehen, daß während die Sektion in einer gewissen Zahl der Fälle von SLUKAschen Dreieckschatten so schwere pathologisch-anatomische Veränderungen zeigte, wie Bronchialeinbruch, Verkäsung der benachbarten Lungenpartien usw., auch solche Fälle beobachtet wurden, wo der SLUKAsche Dreieckschatten nach einiger Zeit vollkommen verschwand und die Kinder sich vollkommen erholten und eben diese gutartigen Fälle bildeten die überwiegende Mehrheit.

Die Differenz zwischen den pathologisch-anatomischen und klinischen Beobachtungen wollte RACH so ausgleichen, daß er einen „bleibenden" und einen „transitorischen" SLUKAschen Dreieckschatten unterschied. Diese Einteilung war richtig, trug aber zum Verstehen des Wesens der Veränderungen nicht wesentlich bei. Später wollte EISLER alle SLUKAsche Dreieckschatten als eine *interlobäre Pleuritis* betrachten. Diese Auffassung verbreitete sich in den zwanziger Jahren sehr schnell und da damals die interlobäre Pleuritiden in der Mode waren, wurde fast auf der ganzen Welt der SLUKAsche Dreieckschatten als eine interlobäre Pleuritis in der unteren Hälfte der großen schrägen Pleuralspalte aufgefaßt. Es wurden damals viele *Probepunktionen*, sogar *operative Eingriffe* gemacht, wie im Falle RUBINSTEIN. Später behaupteten SIMON und REDEKER, daß die

SLUKAschen Dreieckschatten nichts anderes als „*Sekundärinfiltrierungen*" sind. WALLGREN äußerte sich im Jahre 1939 sehr vorsichtig, aber sehr treffend, als er sagte: „Nach der Ansicht der meisten Autoren werden heute die SLUKAschen Dreieckschatten nicht als interlobäre Pleuritiden, sondern als intrapulmonale Prozesse aufgefaßt, wobei auch die Atelektasen eine große Rolle spielen."

Wir erwähnten schon, daß nach der Ansicht vieler Autoren (JAKOBÄUS, FLEISCHNER, SCHÖNFELD, GÖRGÉNYI-GÖTTCHE) die Differentialdiagnose zwischen einem Mittellappenprozeß und einer interlobären Pleuritis oft sehr schwer, sogar einfach unmöglich ist. Dies wurde schon bei Besprechung der interlobären Pleuritiden erwähnt. Es steht aber außer Zweifel, daß EISLER in der Hinsicht voll-

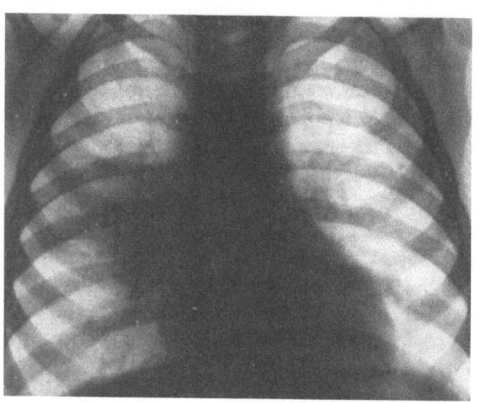
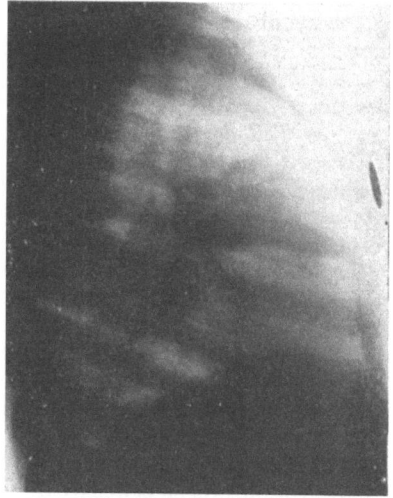

a b

Fall Nr. 61. Der „SLUKAsche *Dreieckschatten*", welcher auf dem Frontalbilde der Epituberkulose des rechten pectoralen Segmentes entspricht.
Das Sagittalbild zeigt einen typischen „SLUKAschen *Dreieckschatten*" (*a*). Am Frontalbild (*b*) sehen wir eine homogene Verschattung des rechten pectoralen Segmentes. Gleichzeitig können starke Lymphknotenveränderungen vor und hinter dem Br. intermedius wahrgenommen werden.

kommen recht hatte, als er meinte, daß dem SLUKAschen Dreieckschatten *auch* eine interlobäre Pleuritis zugrunde liegen kann, wie es z. B. unser Fall Nr. 36 zeigt. *Doch kommt derselbe auch bei anderen intrapulmonalen Prozessen vor*, wie es unsere folgenden Fälle zeigen:

Fall Nr. 61. K. D., 3 Jahre alter tuberkulinpositiver Knabe. Das sagittale Röntgenbild zeigt einen typischen SLUKAschen Dreieckschatten. Am Frontalbild sehen wir deutlich, daß es sich um *eine Epituberkulose des rechten pektoralen Segmentes handelt*. Gleichzeitig können starke Lymphknotenvergrößerungen vor und hinter dem Bronchus intermedius wahrgenommen werden. In diesem Falle bedeutet also der SLUKAsche Dreieckschatten die Epituberkulose des rechten pektoralen Segmentes.

Es wurde schon ein Fall mit Epituberkulose des rechten pektoralen Segmentes demonstriert, Fall Nr. 24, wo das pektorale Segment auf dem Sagittalbilde als ein vergrößerter hilärer Lymphknoten imponierte. *Epituberkulotische Veränderungen des rechten pektoralen Segmentes sind keine Seltenheiten, sie müssen aber immer aus zwei Richtungen betrachtet werden, sonst kommen grobe Fehler vor, wie es unser Fall Nr. 24 zeigt.*

Fall Nr. 62. J. J., 8 Jahre altes tuberkulinpositives Mädchen. Auch hier sehen wir auf dem sagittalen Röntgenbilde einen typischen SLUKAschen Dreieckschatten, welcher auf dem Frontalbilde der *Epituberkulose dem ersten dorsalen Segmente entsprach*. Die Lymphknotenveränderungen um den Bronchus intermedius sind auch hier sehr ausgeprägt. Der SLUKAsche Dreieckschatten wurde also in diesem Falle durch die Epituberkulose des ersten dorsalen Segmentes verursacht.

Die Rolle des ersten dorsalen Segmentes ist sehr wichtig, da dieses Segment sehr oft der Sitz verschiedener pathologischer Prozesse ist, und auch als selbständiger akzessorischer Lappen erscheinen kann (POHLscher Lappen). Es gibt Autoren (JACKSON und HUBER), die den Unterlappen in zwei Teile teilen, in einen

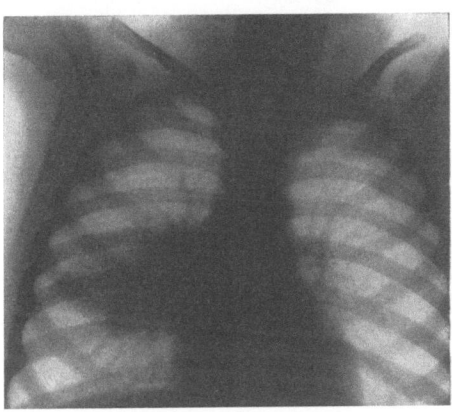
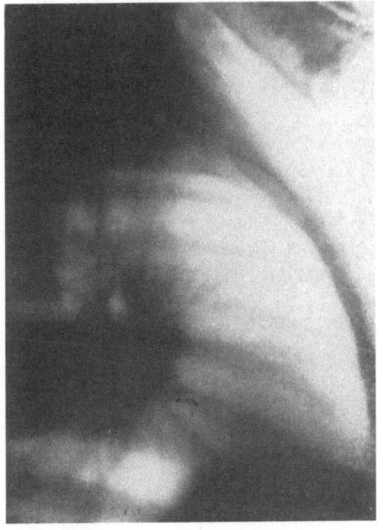

a   b

Fall Nr. 62. Der „SLUKAsche *Dreieckschatten*" erweist sich auf dem Frontalbilde als eine Epituberkulose des rechten 1. dorsalen Segmentes.
Das Sagittalbild (a) zeigt einen scharf ausgeprägten, typischen „SLUKAschen *Dreieckschatten*", welcher hier etwas tiefer liegt als im vorigen Falle. Das Frontalbild (b) zeigt die homogene Verschattung des ersten dorsalen Segmentes. Die Lymphknotenveränderungen um den Br. intermedius sind auch hier sehr ausgeprägt.

„oberen", welcher die beiden dorsalen Segmente umfaßt, und einen „unteren", wohin die basalen Segmente gehören. Diese Einteilung ist richtig und entspricht den klinischen Beobachtungen, denn es kommt öfters, besonders bei Pneumonien, vor, daß nur der obere oder nur der untere Teil des Unterlappens erkrankt.

Fall Nr. 63. B. A., 17 Monate alter tuberkulinpositiver Knabe mit typischen Zeichen von Meningitis tbk. auf die Abteilung aufgenommen. Das sagittale Röntgenbild zeigte auch hier einen typischen SLUKAschen Dreieckschatten, dabei war rechts auch der Mittelschatten verbreitert. Am Frontalbild sahen wir an der Stelle des Mittelschattens einen viel schmäleren homogenen, nach aufwärts konvexen Schatten, als der normale Schatten des Mittellappens zu sein pflegt. Die nach einigen Tagen vorgenommene Sektion zeigte, wie aus der Skizze ersichtlich ist, daß es sich um *eine Epituberkulose des Mittellappens handelte*. Der auf der Skizze mit einem Pfeil bezeichnete Lymphknoten brach in den Mittellappenbronchus ein, wodurch eine Atelektase und eine käsige Pneumonie in dem rechten Mittellappen entstand. Die Lage der Lymphknoten ist auf der Skizze klar demonstriert. In diesem Falle lag also dem SLUKAschen Dreieckschatten eine Epituberkulose des rechten Mittellappens zugrunde.

Fall Nr. 64. K. S., Mädchen, 6 Jahre alt. Auch hier sehen wir auf dem sagittalen Röntgenbilde einen typischen SLUKAschen Dreieckschatten. Auf dem Frontalbilde ist nur der mediale Teil des Mittellappens verschattet. Wir beobachteten das Kind von dem Momente seiner Erkrankung an. Dasselbe erkrankte mit Schüttelfrost und bekam sofort hohes Fieber. Klinisch konnten wir über den Lungen nichts Pathologisches feststellen. Da die Atmung etwas beschleunigt war, wurden Sulphathyazolpräparate verordnet. Die Temperatur fiel nach 48 Stunden auf die Norm herab. Jetzt wurde das Mädchen zur Röntgenuntersuchung ins Spital gebracht, wo wir die beigefügten

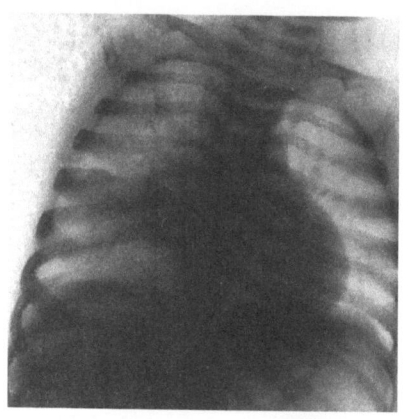
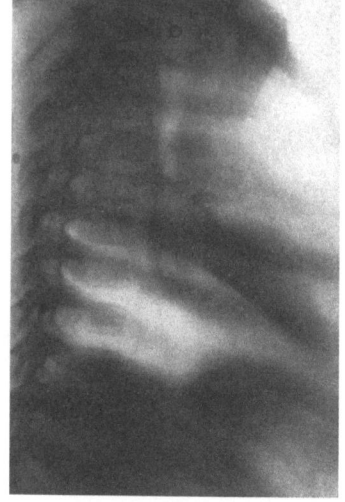

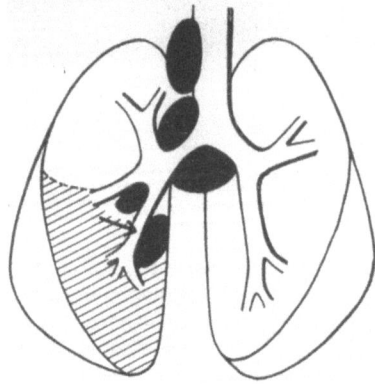
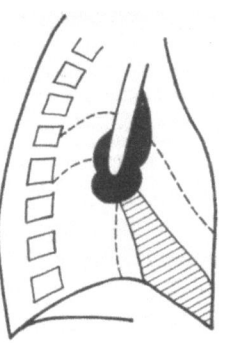

Fall Nr. 63. Der „SLUKAsche *Dreieckschatten*" entspricht auf dem Frontalbilde der Epituberkulose des rechten Mittellappens.
Das Sagittalbild zeigt auch in diesem Falle einen typischen „SLUKAschen Dreieckschatten". Der Mittelschatten ist nach rechts verbreitert (*a*). Am Frontalbild sehen wir (*b*) an Stelle des Mittelschattens einen viel schmäleren Schatten als der normale Schatten des Mittellappens zu sein pflegt, der homogen und nach aufwärts konvex ist. Die Sektionsskizze zeigt, daß es sich um die Epituberkulose des Mittellappens handelte (*c*). Der mit einem Pfeil bezeichnete Lymphknoten brach in den Mittellappenbronchus ein, wodurch eine Atelektase und eine käsige Pneumonie des Mittellappens entstand.

Röntgenbilder sahen. Es wurden sofort Tuberkulinproben gemacht, dieselben fielen aber immer negativ aus (bis 1 mg A. T.). Es war also klar, daß es sich hier um eine Pneumonie des rechten pectoralen Segmentes handelte. Der ganze Schatten verschwand in 3 Wochen vollkommen. *Hier verursachte also eine Pneumonie den SLUKAschen Dreieckschatten.* Aus diesen Fällen ist schon klar ersichtlich, welche verschiedene Veränderungen zu demselben Röntgenbilde, zu dem SLUKAschen Dreieckschatten führen können. *Zusammenfassend kann der SLUKAsche Dreieckschatten durch folgende Prozesse verursacht werden:*

Epituberkulose.

1. *Pleuritis interlobaris in dem unteren Teil der großen schrägen Pleuralspalte oder Pleuritis mediastino-interlobaris anterior inferior.*
2. *Epituberkulose oder Pneumonie des a) pektoralen Segmentes, b) des Mittellappens, c) des ersten dorsalen Segmentes.*

Auch die linke Lingula zeigt öfters epituberkulotische Veränderungen.

Fall Nr. 65. K. A., 10 Jahre alter tuberkulinpositiver Knabe. Derselbe hatte seit einigen Wochen Temperaturerhöhungen und hustete. Da die Tuberkulinprobe positiv ausfiel (0,1 mg A. T.), wurde er auf unsere Abteilung geschickt. Physikalisch konnte nichts Pathologisches fest-

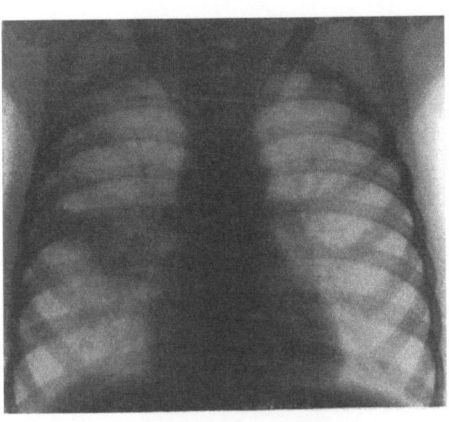
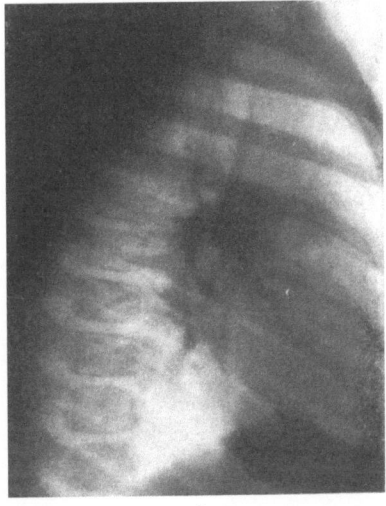

a   b

Fall Nr. 64. „SLUKAscher *Dreieckschatten*", welcher der Pneumonie des rechten pectoralen Segmentes entsprach.
Das Sagittalbild (a) zeigt auch hier einen typischen „SLUKAschen *Dreieckschatten*". Am Frontalbild (b) sehen wir eine homogene Verschattung des pectoralen Segmentes der rechten Lunge. Der klinische Verlauf und die negativen Tuberkulinproben zeigten, daß es sich hier um eine Pneumonie handelte.

gestellt werden, die S. R. war erhöht: 50 mm. Das Sagittalbild zeigte einen dreifingerbreiten, homogenen Schatten, welcher von der lateralen Thoraxwand nach unten und medialwärts verlief, das Frontalbild zeigte *die typische Lokalisation des Schattens* in der Lingula. Das Schichtbild zeigte, daß auch dieser Schatten keilförmig ist und auch hier beginnt der keilförmige Schatten hinter dem obturierenden Lymphknoten.

Was die *basalen Segmentveränderungen* der Unterlappen anbelangt, können wir Raummangels wegen hier nicht alle epituberkulotischen basalen Segmentveränderungen aufzählen, wir erwähnen nur, daß auch die einzelnen Segmentveränderungen der basalen Segmente gut dargestellt werden können, doch kommt es vor, daß wir nicht entscheiden können, um welche basalen Segmentveränderungen es sich handelt. Besonders schwer ist das *hintere basale Segment* von dem *axillaren basalen Segmente* zu unterscheiden. Es können aber gleichzeitig auch mehrere Segmente angegriffen werden, besonders bei Pneumonien, so daß man es hier nur beiläufig abschätzen kann, um welche Segmente es sich handelt.

Schon bei der Besprechung der Pleuritis mediastinalis erwähnten wir jene *dreieckige Schatten, welche in den unteren Teilen des Mittelschattens vorkommen* und teils von dem Mittelschatten vollkommen gedeckt sind, teils in das freie Lungenfeld hinausragen. Früher wurden dieselben meistens für Pl. mediastinalis inferior gehalten. *Heute wissen wir, daß diese dreieckigen Schatten meist Veränderungen der basalen Segmente bedeuten.* Diese Veränderungen können auch nur auf Frontalbildern studiert werden. Es kommt aber auch hier, wie bei der Pl. interlobaris vor, daß wir es manchmal *nicht entscheiden können*, ob es sich um eine Pl. medialis inferior oder eine basale Segmentveränderung handelt.

Fall Nr. 66. D. Zs., 4 Jahre altes tuberkulinpositives Mädchen. Dasselbe wurde vom Lande der Abteilung zugewiesen, da es angeblich seit 4 Monaten ständig fieberte, stark hustete, appetitlos war und abmagerte. Die physikalische Untersuchung zeigte perkutorisch nichts Pathologisches, bei der Auskultation konnte hingegen über dem rechten Unterlappen abgeschwächtes Atmen festgestellt werden. Das Mädchen hustete nicht stark, der Husten war nicht charakteristisch. Die S. R. war sehr hoch: 127 mm. Die Tuberkulinprobe (0,01 mg A. T.) fiel positiv aus. Das Sagittalbild zeigte einen homogenen, nach oben scharfrandigen Schatten in dem unteren Teil der rechten Lunge. Der Schatten war so dick, daß er mit dem Leberschatten zusammenfiel und als ein Zwerchfellhochstand imponierte. Auch der obere scharfe Rand des Schattens entsprach dem Verlaufe des Zwerchfells. Das Herz und die Mediastinalorgane waren etwas nach rechts gezogen. Auch auf dem Frontalbilde hatte man auf den ersten Blick den Eindruck, daß es sich um einen Zwerchfellhochstand handelte. Betrachten wir den Verlauf des Zwerchfells aber ge-

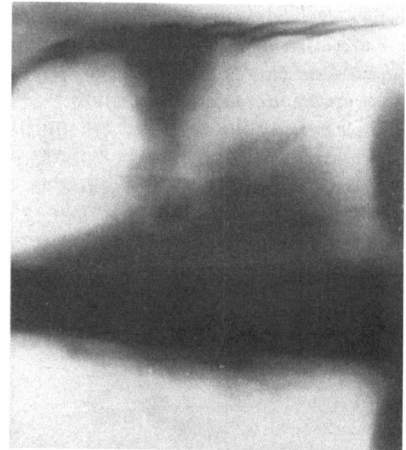
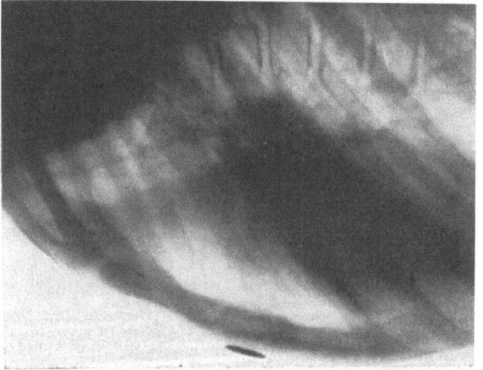
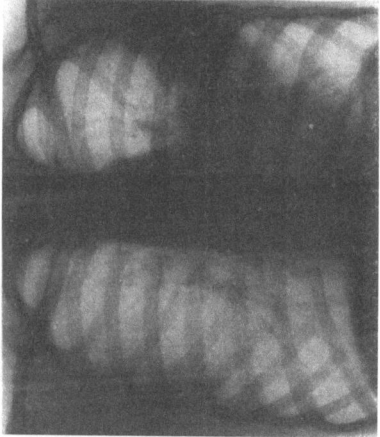

Fall Nr. 65. Epituberkulose der Lingulae. Das Sagittalbild (*a*) zeigt einen dreifingerbreiten, homogenen Schatten, welcher von der lateralen Thoraxwand nach unten und medialwärts verläuft. Auf dem Frontalbilde (*b*) ist die typische Segmentlokalisation des Schattens in der Lingula klar ersichtlich. Das Schichtbild (*c*) zeigt, daß der keilförmige Schatten auch hier hinter dem obturierenden Lymphknoten beginnt.

nauer, so sehen wir, daß es sich um einen homogenen Schatten über dem Zwerchfell in der Gegend des *vorderen basalen Segmentes* handelt. *Das Schichtbild zeigte, daß der Bronchus intermedius vollkommen obturiert ist.* Dieser Zustand des Mädchens

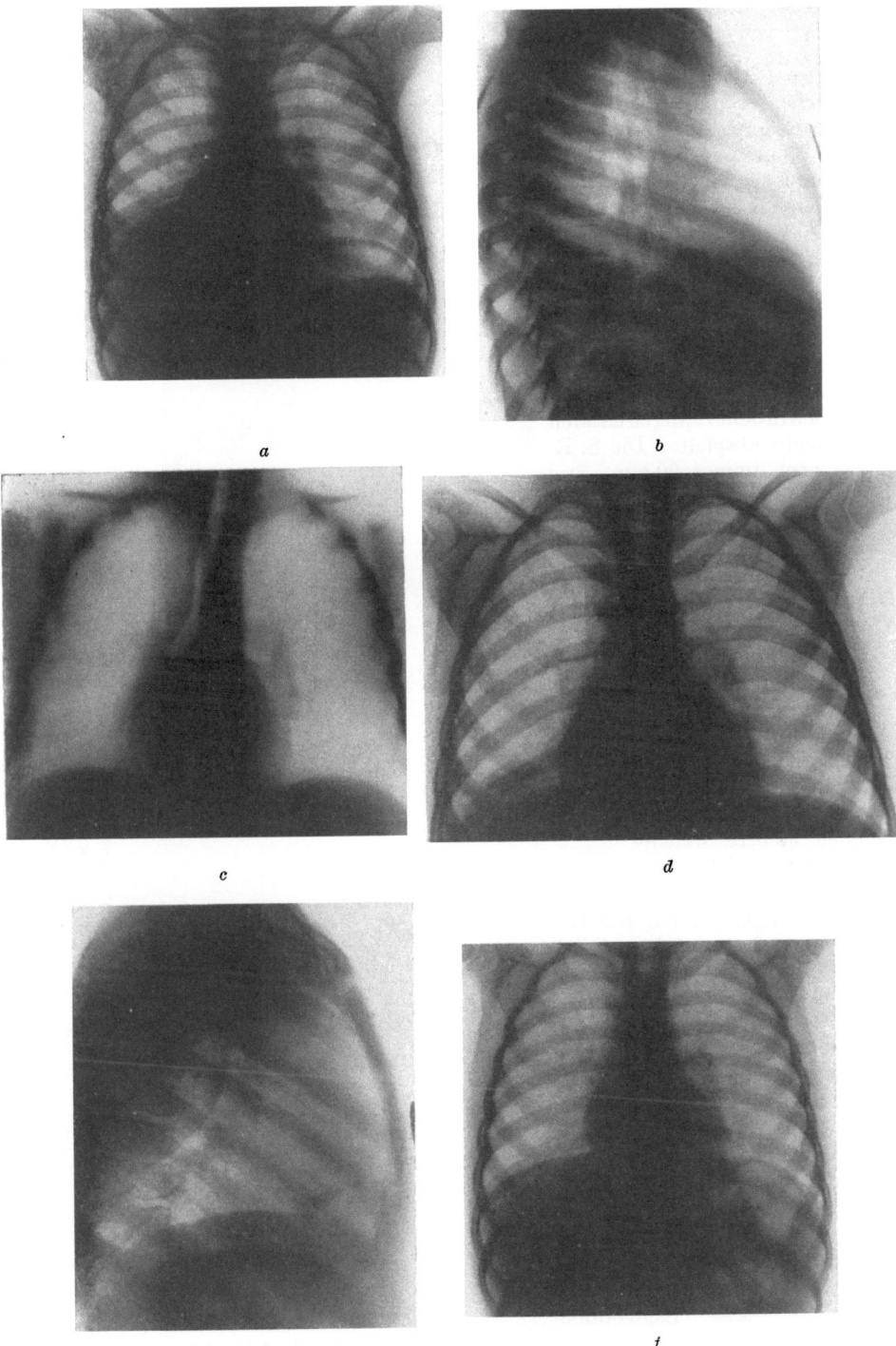

Fall Nr. 66. Epituberkulose des rechten vorderen basalen Segmentes.

Am Sagittalbilde (a) ist in dem unteren Teil der rechten Lunge ein homogener, nach oben scharfrandiger Schatten sichtbar. Der Schatten ist so intensiv, daß er mit dem Leberschatten zusammenfällt und als ein Zwerchfellhochstand imponiert. Auch der obere Rand des Schattens scheint dem Verlaufe des Zwerchfells zu entsprechen. Das Herz und die Mediastinalorgane sind etwas nach rechts verzogen. Auch am Frontalbilde hat man auf den ersten Blick den Eindruck, daß es sich um einen Zwerchfellhochstand handelt (b). Bei genauerer Betrachtung des Frontalbildes stellt es sich aber heraus, daß es sich um die Verschattung des vorderen basalen Segmentes über dem Zwerchfell handelt. Das Schichtbild (c) zeigt, daß der rechte Br. intermedius obturiert ist. Das zweite Sagittalbild (d), welches 6 Wochen später gemacht wurde, zeigt, daß der frühere homogene Schatten fast vollkommen verschwand und nur ein Indurationsfeld zurückblieb. Aus der Lokalisation des Indurationsfeldes am Frontalbilde (e) ist klar ersichtlich, daß es sich tatsächlich um eine Epituberkulose des vorderen basalen Segmentes handelt. Nach weiteren 3 Monaten kehrten die normalen Verhältnisse zurück, wie das jetzt angefertigte Sagittalbild (f) zeigt.

dauerte 1 Monat lang. Nach 6 Wochen konnte aber schon eine Besserung festgestellt werden. Wie es aus dem jetzt aufgenommenen sagittalen Röntgenbilde ersichtlich ist, verschwand der früher homogene Schatten fast vollkommen und es blieb nur ein *Indurationsfeld* zurück. Auf dem Frontalbilde ist dies noch besser ersichtlich, wobei wir gleichzeitig feststellen können, daß sich der Prozeß tatsächlich in dem vorderen basalen Segmente abspielte. Die S. R. war noch immer 90 mm. Das Kind wurde nach 3 Monaten nochmals untersucht. Auf dem neuen Sagittalbilde war auch das Indurationsfeld fast vollkommen verschwunden, das Mädchen fühlte sich ganz wohl und die S. R. war 12 mm.

Fall Nr. 67. K. M., 9 Monate altes tuberkulinpositives Mädchen. Dasselbe wurde wegen hohen Fiebers, welches angeblich schon seit 2 Monaten bestand, auf die Abteilung aufgenommen. Die Tuberkulinprobe (mit 0,1 mg A. T.) fiel positiv aus, das Mädchen war blaß und sehr mager (Körpergewicht 5300 g), dabei stark appetitlos. Der Husten war nicht stark und nicht charakteristisch, die S. R. war 80 mm. Die Temperatur bewegte sich zwischen 38 und 38,5° C. Es konnte also schon aus den klinischen Symptomen auf eine stark aktive Tuberkulose geschlossen werden. Die Auskultation und Perkussion gaben ein negatives Ergebnis. Das Sagittalbild

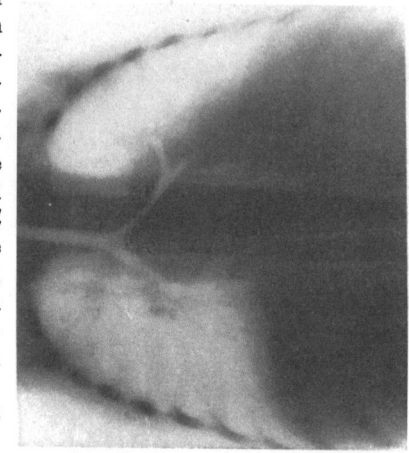
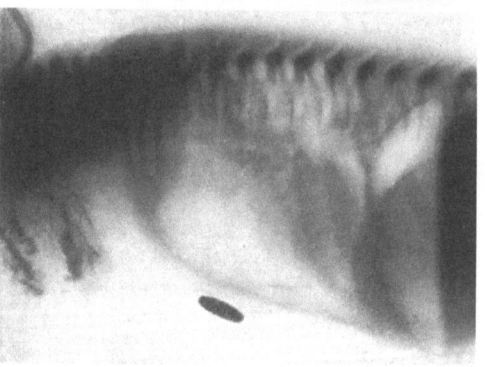
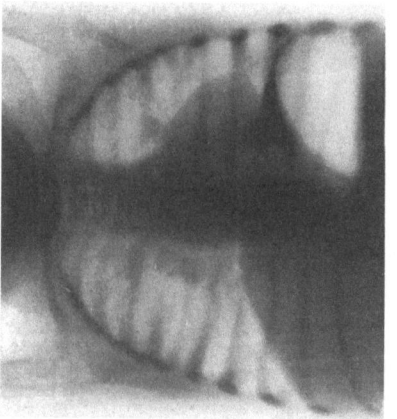

Fall Nr. 67. Epituberkulose des linken hinteren basalen Segmentes. Auf dem Sagittalbilde (*a*) ist nur ein dreieckiger, tieferer Schatten in dem Herzschatten, links von der Wirbelsäule sichtbar. Am Frontalbild (*b*) ist das hintere basale Segment des linken Unterlappens verschattet. Das Schichtbild (*c*) zeigt, daß der Bronchus des linken Unterlappens kurz nach seinem Abgang obturiert ist.

zeigte überraschenderweise keine ausgesprochenen Röntgenveränderungen, nur hinter dem Herzschatten, neben der Wirbelsäule, konnte ein dreieckiger Schatten konstatiert werden. Das *Frontalbild* zeigte die Gegend des hinteren phrenikokostalen Winkels homogen verschattet. Diese Gegend entspricht dem hinteren basalen oder dem axillaren basalen Segmente. Das *Schichtbild zeigte den Unterlappenbronchus kurz nach seinem Abgang vollkommen obturiert.* Die Veränderung entsprach also einer Epituberkulose *des hinteren basalen Segmentes* (deswegen dieses Segmentes, weil dasselbe auf Sagittalbildern ganz medial liegt, wie der Schatten hier). Da alle klinischen Zeichen für eine sehr starke aktive Tuberkulose sprachen und es sich um ein 9 Monate altes Kind handelte, dachten wir an einen kaseösen Prozeß in dem epituberkulotischen Gebiete. Das Kind wurde nach Hause gebracht, wo es nach brieflicher Mitteilung des Vaters 4 Wochen später einer Meningitis tbk. erlag.

Wie aus den demonstrierten Fällen ersichtlich, konnte in einem jeden Falle von Epituberkulose, wo Schichtaufnahmen gemacht wurden, eine Bronchusverstopfung festgestellt werden. Es wurde weiterhin erwähnt, daß die Verstopfung *sehr oft höher, das heißt, in einem größeren Bronchus lag*, als man es nach der Segmentveränderung erwartet hätte. Öfters fanden wir nämlich nur eine Segmentepituberkulose, wo ein Lappenbronchus verstopft zu sein schien, wie z. B. in dem letztdemonstrierten Falle (Nr. 67). Als wir bei den systematischen Schichtbilduntersuchungen feststellten, daß *diese Bronchusobturationen in Fällen von Epituberkulose regelmäßig vorkommen*, gingen wir deren Ursache nach und fanden bei den bronchoskopischen Untersuchungen mit KASSAY als deren Angangspunkt *Bronchialeinbrüche*. Die bronchoskopischen Untersuchungen stellten weiterhin fest, daß diese Einbrüche dort stattfanden, wo es die Schichtbilder zeigten, sie lagen also in größeren Bronchien, als man es aus den Segmentveränderungen geschlossen hätte. Aus dieser Tatsache folgt logisch, daß diese Verstopfungen nicht ganz komplett sein konnten, denn Luft kann nur durch einen nur teilweise obturierten Bronchus in einige Lungensegmente gelangen, während die anderen verschlossenen Segmente dagegen epituberkulotische Veränderungen zeigten. Später stellten wir aber fest, daß es bei einem Bronchialeinbruch überhaupt zu keinen epituberkulotischen Veränderungen kommen muß, wie es schon bei Besprechung der Bronchialeinbrüche ausführlich geschildert wurde. Das systematische Studium der Bronchialeinbrüche führte endlich zu der Feststellung, daß *die Hauptsache der Bronchialeinbruch ist*, dessen Teilerscheinung die Epituberkulose bildet, welche aber *nach erfolgtem Bronchialeinbruch ihren eigenen Weg geht*.

Zum Schluß soll noch die Frage der *Bronchiektasen* bei der Epituberkulose besprochen werden. Es wurde schon in dem pathologisch-anatomischen Teil erwähnt, daß nach BRAUERS Auffassung zur Bildung von Bronchiektasen *eine Schädigung der Bronchuswände und ein Narbenzug von außen nötig sind*. Es fiel sowohl den Pathologen wie auch den Klinikern schon lange auf, daß bei der Epituberkulose sehr oft Bronchiektasen entstehen können (RANKE, SIMON und REDEKER, BLUMENBERG, WALLGREN usw.). Es wurde schon erwähnt, daß nach E. M. JONES in 70% der Fälle von Epituberkulose 3½ Jahre nach dem Verschwinden des epituberkulotischen Schattens Bronchiektasen mit Hilfe der Kontrastfüllung nachgewiesen werden konnten. *Diese Bronchiektasen sind aber meist nicht sehr ausgedehnt, sie sind zylinderförmig, verursachen meist gar keine klinischen Symptome und spielen in dem späteren Leben des Kindes gewöhnlich keine Rolle. Es ist weiterhin sehr wahrscheinlich, daß sie sich mit der Zeit gewissermaßen zurückbilden*. Diese Fälle bilden die Regel, es gibt aber auch Ausnahmen. So konnte WALLGREN auch 8 Jahre nach Verschwinden des epituberkulotischen Schattens mit Hilfe der Kontrastfüllung Bronchiektasen nachweisen, aber auch diese waren vollkommen gutartig. Nach FINDLAY entstehen die Bronchiektasen in den atelektatischen Lungenpartien einfach deswegen, weil der ,,polsterartige Druck" der luftgefüllten Lungenalveolen bei Atelektase ausbleibt. Diese zylindrischen Bronchiektasen werden von FINDLAY ,,kompensatorische Bronchiektasen" genannt. Werden die Lungenalveolen mit Luft gefüllt, so verschwinden mit der Zeit auch diese kompensatorischen Bronchiektasen, so daß in diesen Fällen die Bronchialerweiterung regressionsfähig sei.

Weiters erwähnten wir in dem pathologisch-anatomischen Teil, daß die Ursache der Bronchiektasenbildung wahrscheinlich *eine chronische, nichtspezifische Entzündung ist, welche zur Endobronchitis, Peribronchitis und endlich zur Lungenfibrose führt.* Je länger diese chronische Entzündung besteht, desto ausgeprägter müssen auch ihre Konsequenzen sein, desto eher ist also mit einer Bronchiektasenbildung zu rechnen. Wir konnten nach Entfernung der eingebrochenen käsigen Stücke bei den betreffenden Kindern eine Entleerung *eitrigen Schleims* feststellen. *Dies faßten wir als Produkt der Entzündung auf, welche in den versperrten Bronchien entstand.*

Heute ist der Nachweis der Bronchiektasen mit Hilfe des Schichtverfahrens sehr leicht. Wir stellten mit M. ERDÉLYI noch im Jahre 1944 fest, daß durch das Schichtverfahren auch im Kindes-, sogar im Säuglingsalter die Bronchiektasen sehr leicht nachweisbar sind, wodurch die viel unangenehmere und umständlichere Kontrastfüllung der Bronchien überflüssig wird.

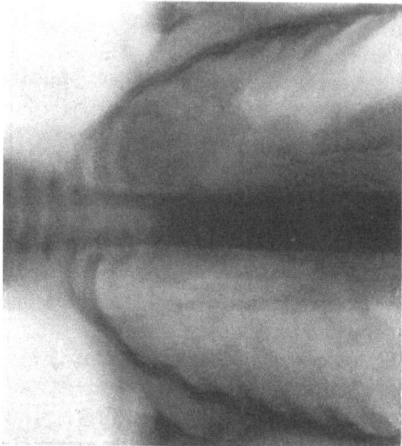

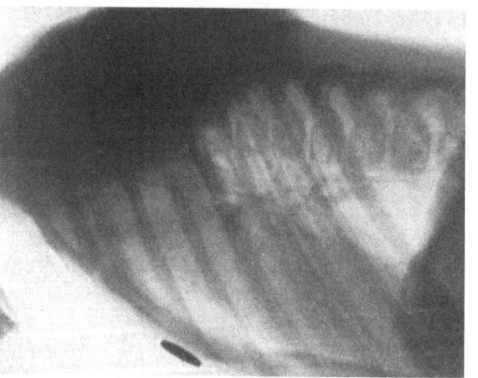

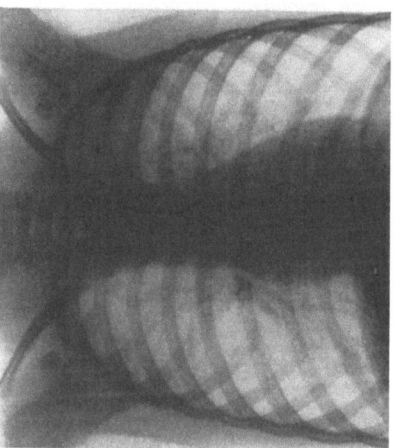

Fall Nr. 68. Bronchiektasenbildung im Verlaufe der Epituberkulose, welche das Bild einer „apikokaudalen Phthise" zeigte. Auf dem Sagittalbild (a) ist der obere Teil des linken Oberlappens mit einem fleckigen Schatten bedeckt. Der Schatten entspricht einer apikokaudalen Phthise. Das Frontalbild (b) zeigt, daß sich der ganze Prozeß auf das linksseitige axillare Subsegment lokalisiert, welches von dem Schatten der Schulterblätter in seinem größten Teil verdeckt ist. Das Schichtbild (c) in der Hilusschichte zeigt für die Bronchiektasien charakteristische, zirkumskripte Aufhellungen.

Es kommt oft vor, daß die Bronchiektasen auf den Übersichtsbildern keine charakteristischen Röntgenveränderungen zeigen. Diese Fälle werden meist verkannt. Sie werden entweder für multiple Kavernen oder mindestens für eine kaseöse Lungentuberkulose gehalten und erst die Schichtbilder klären die Situation.

Fall Nr. 68. Cs. P., 7 Jahre altes tuberkulinpositives Mädchen, wurde vom Lande von einem Kollegen mit der Bemerkung zu uns geschickt, daß er bei dem Mädchen eine tuberkulöse Infektion feststellte und auf dem Röntgenbilde eine „apikokaudale Phthise des linken Oberlappens fand. Einen Prozeß, welchen er bisher nie bei einem Kind in diesem Alter sah." Die Tuberkulinprobe fiel positiv aus (0,01 mg A. T.). Die S. R. war 63 mm, also bedeutend erhöht. Das Blutbild war normal. Das Mädchen hatte ständig Temperaturerhöhungen, welche sich zwischen 37,3 und 38° C bewegten. Der Husten war stark, aber für einen Einbruch nicht charakteristisch. Perkutorisch konnte nichts Pathologisches nachgewiesen werden, dagegen waren bei der Auskultation in der linken Skapulargegend abwechselnd fein- und mittelblasige Rasselgeräusche hörbar. Auf dem Sagittalbild war der linke obere Teil des linken Oberlappens also auch die linke Lungenspitze mit einem fleckigen Schatten bedeckt, welcher tatsächlich den Eindruck einer apikaudalen Phthise machte. Das Frontalbild zeigte, daß sich der ganze Prozeß auf das linke *axillare Segment* lokalisierte (Segmentveränderungen kommen nicht nur bei der Epituberkulose, sondern auch bei Lungentuberkulose vom Erwachsenentypus vor!). *Die Schichtbilder klärten dann die Situation:* Das Schichtbild in der Hilusschichte zeigte, *daß der apikal-axillare Ast des linken Oberlappenbronchus kurz nach seinem Abgang verstopft war*, dabei zeigten sich schon einige für *Bronchiektasen* charakteristische zirkumskripte Aufhellungen, welche in den hinteren Schichten noch deutlicher zum Vorschein kommen. *Es handelte sich also hier um einen seit längerem bestehenden epituberkulotischen Prozeß, welcher schon zur Bronchiektasenbildung geführt hatte.*

Fall Nr. 69. S. Gy., 5 Jahre alter tuberkulinpositiver Knabe. Seine Mutter brachte denselben mit der Klage, daß er seit 2 Monaten stark hustet, seit 3 Wochen fiebert, appetitlos ist und 5 kg abgenommen hat. Die Tuberkulinprobe fiel positiv aus (0,01 mg A. T.), die S. R. war erhöht, sie bewegte sich zwischen 50 und 60 mm.

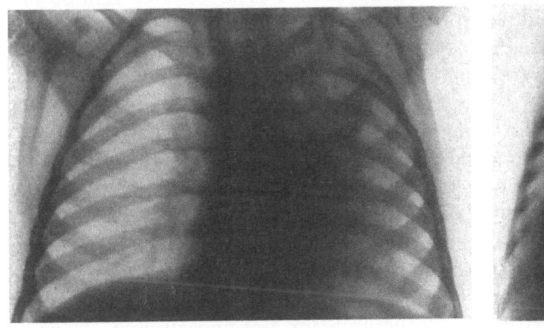
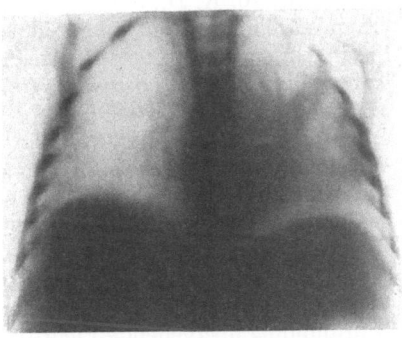

a   b

Fall Nr. 69. Bildung von Bronchiektasien im Verlaufe der Epituberkulose, welche auf dem Sagittalbilde einer Primärtuberkulose imponierten.

Das Sagittalbild (a) zeigt fast über der ganzen linken Lunge Veränderungen. Der linke Oberlappen erscheint fast vollkommen verschattet, außerdem kann zwischen den 2. und 3. vorderen Rippen links eine auf Höhlenbildung verdächtige Aufhellung beobachtet werden. Die Gegend des Herzschattens ist in dem unteren Teile der linken Lunge so stark verschattet, daß die Konturen des Herzens in dem Schatten verschwinden. Das Schichtbild (b) zeigt, daß der linke Oberlappenbronchus gleich nach seinem Abgang obturiert ist. Starke Bronchiektasienbildung im linken Oberlappen.

Die Zahl der weißen Blutzellen war 15000 (Stab: 8%, Segment: 74%, Lymphocyten: 16%, Monocyten: 2%), es bestand eine mäßige Leukocytose mit Linksverschiebung. Die physikalische Untersuchung ergab eine Dämpfung vorne und hinten über dem linken Oberlappen, bei der Auskultation fein- und mittelblasige

Rasselgeräusche, welche stark wechselten. Das sagittale Röntgenbild zeigte *fast an der ganzen linken Lunge verschiedene Veränderungen*. Es konnte in dem fast homogen verschatteten linken Oberlappen, zwischen den 2. und 3. vorderen Rippen, eine auf Höhlenbildung verdächtige Aufhellung beobachtet werden, tiefer war besonders die Gegend des Herzschattens verschattet, so daß auch die Konturen des Herzens nicht scharf hervortraten. Das Frontalbild konnte keine weitere Aufklärung geben. Alle bisherigen klinischen und Röntgenzeichen sprachen für eine apikokaudale Primärphthise mit Kavernenbildung im linken Oberlappen. Die Temperatur bewegte sich zwischen 37,2 und 39,1° C, was für einen sehr aktiven Prozeß sprach. Die Situation wurde auch in diesem Falle durch die *Schichtaufnahmen* geklärt. Die Hilusschichte zeigt, *daß der Oberlappen epituberkulotisch verändert war, wo sich schon sehr ausgedehnte Bronchiektasen entwickelt hatten, der linke Oberlappenbronchus war gleich nach seinem Abgang obturiert*. Der Knabe lag 1 Monat lang auf der Abteilung und verließ sie in unverändertem Zustande. Leider verschwand die Familie aus unseren Augen, so daß wir über das spätere Schicksal des Kindes nichts berichten können.

Es handelte sich also auch in diesem Falle um eine länger bestehende Epituberkulose mit ausgedehnter Bronchiektasenbildung. Wir konnten die Ursache des intermittierenden Fiebers nicht feststellen, dasselbe konnte sowohl durch spezifische Prozesse wie auch durch nichtspezifische Prozesse verursacht sein. Das Blutbild zeigte zwar eine mäßige Leukocytose mit Linksverschiebung, was für einen nicht spezifischen, eitrigen Prozeß sprach, welcher sich in den versperrten Bronchien abspielen konnte, sicher ist dies aber nicht. Im Magenspülwasser konnten durch Meerschweinchenimpfung Tuberkelbacillen nachgewiesen werden, dieser Befund ist aber in keiner Hinsicht beweisend, da bei Epituberkulose mindestens in 80% der Fälle Tuberkelbacillen entweder durch Züchtung oder durch Tierimpfung im Magenspülwasser nachgewiesen werden können.

Fall Nr. 70. K. D., 5 Jahre alter tuberkulinpositiver Knabe. Der Knabe lag schon seit einigen Monaten auf einer Spitalsabteilung, wo er gegen Pleuritis tbk. behandelt wurde, trotzdem die Pleurapunktion keine Flüssigkeit ergab. Die Tuberkulinprobe fiel positiv aus (0,1 mg A. T.), die Temperatur war fast ständig erhöht (bis 38,2° C), dabei hustete der Knabe ziemlich stark und war blaß und appetitlos. Die S. R. war erhöht, sie bewegte sich zwischen 50 und 70 mm. Wir konnten nach Übernahme des Kindes neben den oben angeführten Angaben über der linken Lungenhälfte noch eine kleine Dämpfung und kleinblasige Rasselgeräusche feststellen. Auf dem sagittalen Röntgenbilde war die linke Lungenhälfte etwas geschrumpft, das Herz und die Mediastinalorgane nach links gezogen, die Wirbelsäule stand „entblößt" da und die ganze linke Lungenhälfte war homogen verschattet. Dieser Befund sprach höchstens für eine chronische, in Schrumpfung übergehende Pleuritis, die Probepunktion fiel negativ aus. Danach entschlossen wir uns zu einer *Bronchoskopie*. KASSAY fand bei der Bronchoskopie in dem linken Hauptbronchus viel eitrigen Schleim, welcher leicht ausgesaugt werden konnte. Danach hellte sich der linke Oberlappen auf, der linke Unterlappen blieb aber auch weiterhin verschattet. Jetzt wurden *Schichtaufnahmen* gemacht. Die Hilusschichte zeigte, daß auf dem linken Hauptbronchus ein verkalkter Lymphknoten lag. Wahrscheinlich brach dieser Lymphknoten seinerzeit in den linken Hauptbronchus ein, der Einbruch war also schon lange vorüber, seine Folgen waren aber noch immer da. Jetzt wurde eine Kontrastfüllung vorgenommen, welche *den linken Unterlappen mit zylindrisch erweiterten Bronchien erfüllt zeigte*.

Es handelte sich also in diesem Falle sehr wahrscheinlich um einen alten epituberkulotischen Prozeß, wo die zurückgebliebenen Teile des eingebrochenen

Lymphknotens schon verkalkt waren. Es entwickelte sich aber ein Prozeß, welcher wahrscheinlich zu *Lungenfibrose und zur Bildung von Bronchiektasen führte*. Welche Rolle in diesem Falle die spezifischen Prozesse spielten, wissen wir nicht. Aus dem Gesagten geht aber hervor, daß bei der Bildung von Bron-

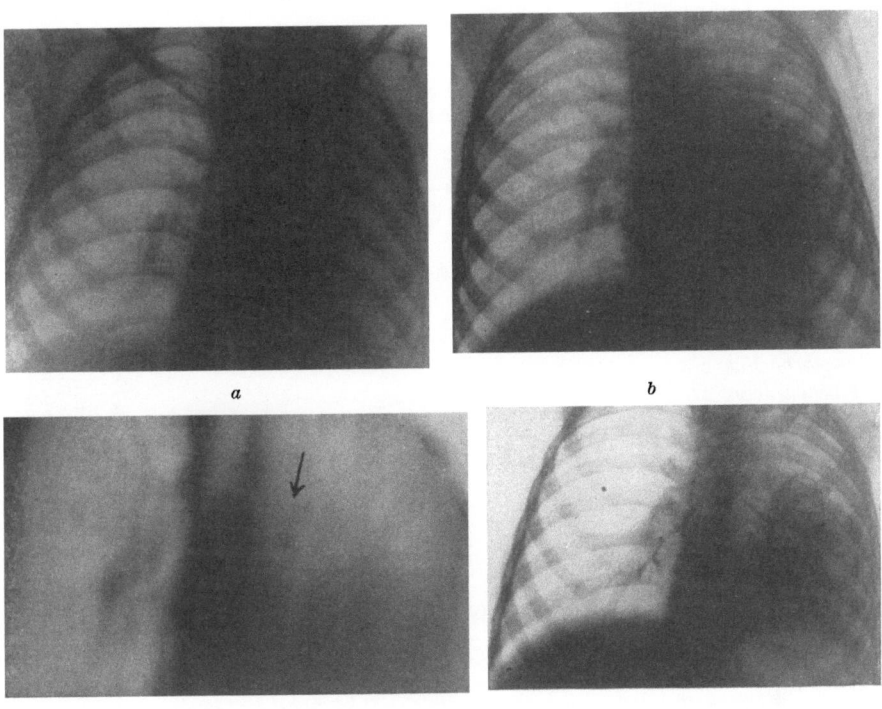

Fall Nr. 70. Alte Epituberkulose, welche zur Bronchiektasenbildung führte.
Das Sagittalbild (a) zeigt, daß die ganze linke Lunge homogen verschattet ist, die Mediastinalorgane sind nach links gezogen, die Wirbelsäule steht entblößt da. Auf der zweiten Sagittalaufnahme, welche nach Bronchoskopie gemacht wurde (b), ist der linke Oberlappen aufgehellt, dagegen blieb der linke Unterlappen weiterhin verschattet. Am Schichtbild (c) ist auf dem linken Hauptbronchus ein verkalkter Lymphknoten ersichtlich. Die Bronchographie (d) zeigt, daß der linke Unterlappen mit zylindrisch erweiterten Bronchiektasen ausgefüllt ist.

chiektasen die Epituberkulose, besser gesagt, der Bronchialeinbruch, eine wichtige Rolle spielt und *in Zukunft in Fällen von Bronchiektasen bei tuberkulinpositiven Kindern auch an die Möglichkeit eines früher erfolgten Bronchialeinbruches gedacht werden muß*, denn dieser Fall zeigt schon klar, daß nach Bronchialeinbruch eine langdauernde Epituberkulose mit Lungenfibrose und starker, vielleicht irreparabler Bronchiektasenbildung entstehen kann.

Fall Nr. 71. F. M., Mädchen, 14 Monate alt. Das Mädchen wurde sehr abgemagert, mit einem Körpergewicht von 4800 g auf unsere Abteilung aufgenommen. Die Mutter starb 6 Monate vor der Spitalsaufnahme des Kindes an Lungentuberkulose. Die Anamnese ergab, daß das Mädchen seit 3 Monaten stark hustete, immer appetitloser wurde, in den letzten Wochen hohes Fieber bekam und in den letzten 2 Wochen rapid an Gewicht abnahm. Es konnte bei dem stark herabgekommenen Mädchen über dem rechten Unterlappen eine kleine Dämpfung mit Bronchialatmen und stark wechselnden fein- und mittelblasigen Geräuschen festgestellt werden. Die Tuberkulinprobe fiel *negativ* aus (1 mg A.T.).

Auf dem Sagittalbilde sehen wir den Mittelschatten rechts verbreitert, dabei zeigen sich neben dem rechten Herzrande, besonders in dem Herzzwerchfellwinkel, einige Höhlen. Das Frontalbild zeigt am ganzen rechten Unterlappen verschiedene *Höhlenbildungen*, welche Bronchiektasen entsprechen. Unter der Bifurkationsgegend sind große Lymphknotenschatten erkennbar. Die 2 Tage später erfolgte Sektion ergab, daß *der rechte Hauptbronchus von stark vergrößerten und verkästen Lymphknoten umfaßt war und, wie es aus der Skizze ersichtlich ist, ein tracheobronchialer Lymphknoten in den rechten Hauptbronchus eingebrochen war.* Der Lymphknoten hatte seinen Inhalt schon fast vollkommen geleert. *Den ganzen rechten Unterlappen nahmen ausgedehnte Bronchiektasen ein, welche mit Eiter gefüllt waren, dabei zeigte sich eine bronchogene Streuung in allen Lungenteilen.*

In diesem Falle verursachte der Bronchialeinbruch bei einem 14 Monate alten Mädchen so starke Bronchiektasenbildung, daß wir, da die Tuberkulinprobe negativ ausfiel, zuerst an eine kongenitale Zystenlunge dachten und erst bei der Sektion sahen, daß es sich auch in diesem Falle um einen Bronchialeinbruch mit Epituberkulose und Bronchiektasenbildung handelte. Hier

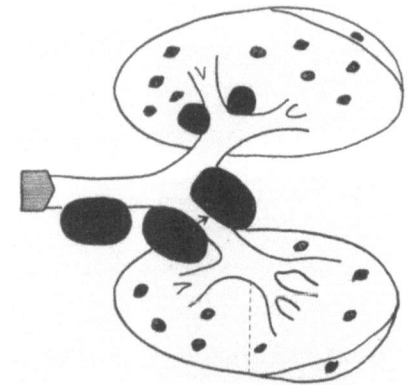

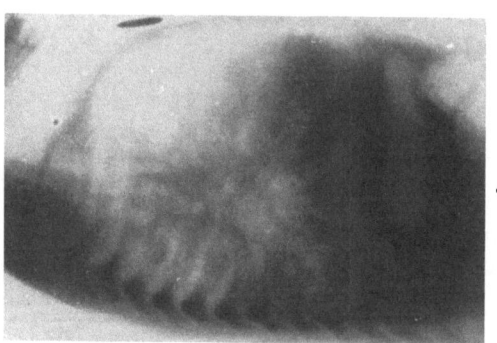

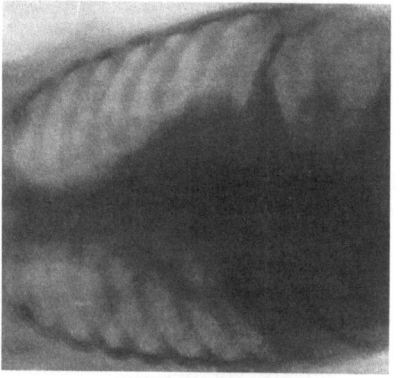

Fall Nr. 71. Starke Bronchiektasenbildung nach Bronchialeinbruch bei einem 14 Monate alten Mädchen. Am Sagittalbild (*a*) ist der Mittelschatten schornsteinartig verbreitert, dabei sind neben dem rechten Herzrande verschiedene Höhlen erkennbar. Am Frontalbild (*b*) sehen wir den ganzen rechten Unterlappen mit auf Bronchiektasen verdächtigen Höhlen ausgefüllt. Die Sektionsskizze (*c*) zeigt, daß der rechte Hauptbronchus von stark vergrößerten und verkästen Lymphknoten umfaßt war und ein tracheobronchialer Lymphknoten (mit Pfeil bezeichnet) in den rechten Hauptbronchus einbrach. Der ganze rechte Unterlappen war voll mit ausgedehnten sackförmigen Bronchiektasen, welche mit Eiter gefüllt waren, dabei bestand auch eine bronchogene Streuung in allen Lungenteilen.

waren aber die Bronchiektasen so ausgeprägt, daß der homogene epituberkulose Schatten zwischen ihnen beinahe vollkommen verschwand. Wir glauben, daß in diesem Falle sowohl die spezifischen wie auch die nicht spezifischen Prozesse eine große Rolle spielten. Daß auch die spezifischen Prozesse eine große Rolle spielen mußten, ist schon aus der bronchogenen Streuung ersichtlich, dabei waren die nicht ektatischen Teile des rechten Unterlappens kaseös. An der Bildung der

Bronchiektasen waren sehr wahrscheinlich die nicht spezifischen Prozesse schuld, da die Bronchien so stark erweitert waren, wie es nach Fremdkörperaspirationen der Fall zu sein pflegt, dabei waren die erweiterten Bronchien mit Eiter gefüllt. Es wurde schon erwähnt, daß wir mit unseren Schichtaufnahmen den Einbruch meist höher liegend fanden als es die Lungenveränderungen vermuten lassen. Dieser path.-anatomisch kontrollierte Fall bestätigt unsere Annahme, *da der Einbruch hier in den rechten Hauptbronchus erfolgte und nur der rechte Unterlappen verändert war*, während der Mittellappen und der Oberlappen nur bronchogene Streuungen aufwies.

5. Die Zwerchfellähmung.

Auch die Zwerchfellähmung gehört zu den *indirekten Zeichen* der Tuberkulose der endothorakalen Lymphknoten. Die vergrößerten endothorakalen Lymphknoten können nämlich auch auf den *Nervus phrenicus* einen so starken Druck ausüben, *daß die Innervation des Zwerchfells von Seite des Nervus phrenicus aufhört, wodurch das Zwerchfell auf der gelähmten Seite höher steht und paradoxe Bewegungen macht*. Die Zwerchfellähmung kommt fast ausschließlich *links* vor und geht mit keinen besonderen klinischen Symptomen einher, so daß wir sie nur bei der Röntgenuntersuchung feststellen können. Nach einer gewissen Zeit verschwindet die Zwerchfellähmung, auch dies erfolgt ohne irgendwelche klinische Symptome und es entsteht eine *Restitution ad integrum*. Wir beobachteten an unserem Krankenmaterial bisher in 3 Fällen eine linksseitige Zwerchfellähmung, welche nach einigen Jahren in allen 3 Fällen spurlos verschwand.

Zwerchfellähmung kommt bei der Tuberkulose der endothorakalen Lymphknoten nicht oft vor, wir konnten dieselbe bei unseren 1000 Fällen nur in 3 Fällen

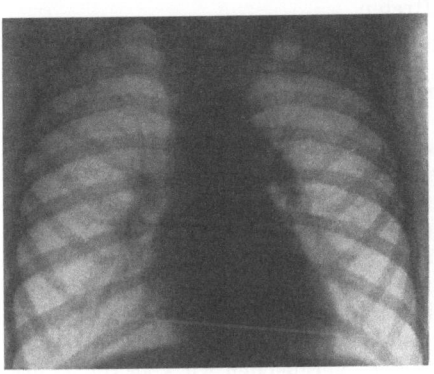 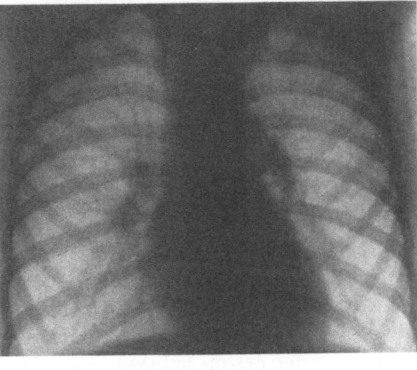

a   *b*

Fall Nr. 72. Linksseitige Zwerchfellähmung bei der Tuberkulose der endothorakalen Lymphknoten. Das Röntgenbild (*a*) zeigt, daß das linke Zwerchfell bedeutend höher steht als das rechte. Das linke Zwerchfell zeigte bei der Inspiration paradoxe Bewegung. In der linken Hilusgegend ist ein ovaler, auf Lymphknoten verdächtiger Schatten erkennbar. Bei der Kontrolluntersuchung nach zwei Jahren (*b*) ist die linksseitige Zwerchfellähmung vollkommen verschwunden.

beobachten. R. W. MÜLLER beobachtete an dem Krankenmaterial der Heilstätte *Wangen* unter 4000 in 6 Fällen eine Zwerchfellähmung, sie kommt also in 0,15 bis 0,3% vor.

Fall Nr. 72. B. A., Mädchen, 8 Jahre alt. Das Mädchen wurde uns zur Untersuchung geschickt, um festzustellen, ob es mit Tuberkulose infiziert sei oder nicht, da der Vater seit mehreren Monaten an offener Tbk. litt. Die Tuberkulinprobe fiel positiv aus (0,01 mg A. T.). Die S. R. war erhöht (46 mm). Wie aus dem Röntgenbilde ersichtlich, stand das Zwerchfell links bedeutend höher als rechts, außerdem zeigte es bei der Inspiration paradoxe Bewegungen. Weiterhin konnte in der linken Hilusgegend ein ovaler, auf Lymphknoten verdächtiger Schatten beobachtet werden. Das Mädchen war fieberfrei, hustete gar nicht und hatte guten Appetit. Bei der Kontrolluntersuchung nach 2 Jahren war die Zwerchfellähmung verschwunden und auch die linke Hilusgegend ganz normal.

XIV. Die Pleuritis tuberculosa.

Zu den häufigsten Komplikationen der tuberkulösen Lungenveränderungen gehört die Pleuritis tuberculosa, welche im allgemeinen in zwei Formen, in einer *zirkumskripten* und in einer *diffusen* Form auftritt.

Die *Pleuritis circumscripta* kann in jeder Phase der Lungentuberkulose auftreten, sie kann ebenso in der Nachbarschaft der frischen Primärherde wie auch in der Nähe alter Kavernen der Erwachsenen nachgewiesen werden. Wir beschäftigten uns schon bei Besprechung der Tuberkulose der endothorakalen Lymphknoten ausführlich mit den zirkumskripten pleuralen Veränderungen, wo wir eines erwähnten, daß das Produkt dieser zirkumskripten pleuralen Veränderungen meistens ein „*fibroplastisches Exsudat*" ist. Gleichzeitig betonten wir die *diagnostische Bedeutung* dieser zirkumskripten pleuralen Veränderungen, da durch sie, als indirektes Zeichen, auf eine tuberkulöse Veränderung der benachbarten endothorakalen Lymphknoten gefolgert werden kann. Wir erwähnten dort ebenfalls, daß die zirkumskripten Entzündungen der *Pleura parietalis* und *diaphragmatica* meistens in der Nähe des Primärherdes, die zirkumskripten Veränderungen der *Pleura interlobaris* und *mediastinalis* dagegen in der Nachbarschaft endothorakaler Lymphknoten auftreten.

Die *Pleuritis diffusa* hat zwei Formen, die trockene und die exsudative Form. Die trockene Form, die *Pleuritis sicca*, kommt im Kindesalter selten vor, sie wird meist in den Pubertätsjahren bei der Lungentuberkulose vom Erwachsenentypus beobachtet.

Die *Pleuritis exsudativa tuberculosa* ist im Kindesalter viel wichtiger. Wenn wir im täglichen Leben über „Rippenfellentzündung" sprechen, verstehen wir darunter meist diese Form. Die seröse Rippenfellentzündung ist fast immer *tuberkulösen Ursprungs*. HAMBURGER wies als erster nach, daß die Tuberkulinproben bei Kindern mit Pleuritis exsudativa *in 100% positiv ausfallen*.

Was die *Intensität* der Tuberkulinproben anbelangt, wies LANDORF, ein Schüler von WALLGREN, nach, daß die Tuberkulinempfindlichkeit bei der Pleuritis exsudativa tuberculosa etwas schwächer ist als während der klinischen Manifestierung der ersten tuberkulösen Ansteckung. Vergleichen wir aber die Tuberkulinempfindlichkeit solcher Kinder, die an Pleuritis exs. tub. leiden, mit der Tuberkulinempfindlichkeit jener Kinder, welche schon Verkalkungen zeigen, so stellt es sich heraus, daß die Kinder mit Pleuritis exs. tub. eine viel größere Tuberkulinempfindlichkeit zeigen als die mit verkalkten Primärkomplexen.

Wenn bei Kindern eine seröse Rippenfellentzündung mit *negativer Tuberkulinprobe* beobachtet wird, kommen zwei Möglichkeiten in Betracht:

1. Die Pleuritis serosa ist die *Begleitpleuritis einer Lungenentzündung*. Sie vereitert zwar nicht, kann aber auch die Vorstufe eines späteren Empyems sein. In diesen Fällen können die *Krankheitserreger* (meistens Pneumokokken) leicht nachgewiesen werden.

2. Sind die Tuberkulinproben negativ und können keine Krankheitserreger nachgewiesen werden, so muß man an die Möglichkeit einer *Tumorbildung* denken.

Wir beobachteten zwei Kinder, welche uns mit der Diagnose Pleuritis exsud. tbc. zugeschickt wurden, bei welchen die Tuberkulinproben ständig negativ ausfielen und auch Bakterien nicht nachgewiesen werden konnten. Es stellte sich später heraus, daß es sich in dem ersten Falle um ein *Lymphosarkom*, im zweiten Falle um ein *Fibrosarkom* handelte. Solche Fälle sind aber große Seltenheiten.

Die Pleuritis serosa zeigt im Kindesalter meist ein scharf umschriebenes Krankheitsbild. Sie ist außerdem gewissermaßen an den Infektionstermin und an das Lebensalter gebunden.

Bei der Besprechung der Miliartuberkulose und der Meningitis tbk. werden wir es noch erwähnen, daß sich diese Krankheitsbilder in der überwiegenden Mehrzahl der Fälle *1 bis 3 Monate nach der klinischen Manifestation der ersten Ansteckung entwickeln.* WALLGREN stellte bei der Pleuritis exs. tbk. weiterhin fest, daß sie in der Mehrzahl der Fälle *3 bis 6 Monate nach der klinischen Manifestierung der ersten Ansteckung (Erythema nodosum tuberculosum)* auftritt. Der „Fahrplan" der tuberkulösen Primärinfektion kann also in folgender Skizze dargestellt werden:

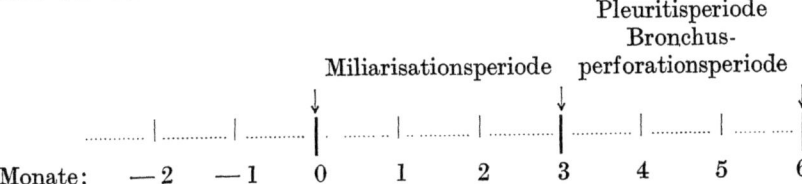

Mit 0 wird der Zeitpunkt des Auftretens der Überempfindlichkeit bezeichnet, die — 2, — 1 Monate bedeuten die tuberkulinnegative Inkubationszeit. Wie aus der Skizze ersichtlich ist, kommt zuerst die „Miliarisationsperiode" und nachher die „Pleuritisperiode", was soviel bedeutet, daß wenn wir bei einem Kinde eine Pleuritis serosa tbk. finden, können wir mit großer Wahrscheinlichkeit damit rechnen, daß das Kind die gefährliche Miliarisationsperiode schon hinter sich hat. Wie unsere bisherigen Beobachtungen zeigen, erfolgen auch die Bronchusperforationen während der „Pleuritisperiode". Es ist aber sehr interessant, daß eine seröse Pleuritis mit einer Bronchusperforation zusammen sehr selten vorkommt. Wir konnten bisher keinen einzigen Fall beobachten, wo neben Bronchusperforation auch eine Pleuritis serosa tbk. bestand.

Weiterhin ist es eine altbekannte Tatsache, daß die Pleuritis exsudativa tuberculosa auch *an das Alter des Kindes gebunden ist,* so kommt sie z. B. im Säuglingsalter recht selten vor. Die Häufigkeit der Pleuritis exs. tbk. steigt nach 2 bis 3 Lebensjahren an und erreicht ihr Maximum zwischen 6 bis 15 Jahren. *Sie ist also meistens eine Krankheit der Schulkinder.* Die Altersverteilung der Fälle von WALLGREN (443 Fälle) und *uns* (193 Fälle) zeigt folgende Skizze (Tab. 2), aus welcher deutlich hervorgeht, daß die Pleuritis exs. tbk. meistens bei Schulkindern vorkommt.

Wie entsteht eine Pleuritis exs. tbk.? Früher glaubte man, die Pl. exs. tbk. sei die Folge einer hämatogenen Streuung. Gegen diese Auffassung nahm WEIGERT schon im Jahre 1883 Stellung. WALLGREN betonte es schon in den zwanziger Jahren, daß eine Pleuritis exs. tbk. bei Miliartuberkulose sehr selten beobachtet wird, trotzdem wir die Pleurablätter bei der Sektion mit Miliartuberkeln übersät finden. WALLGREN stellte weiterhin durch systematische Röntgenuntersuchungen fest, daß sich an der Seite, wo die Pleuritis exs. tbk. entstand, in 75,5% der Fälle primäre Lungenveränderungen vorfanden, meistens natürlich Vergrößerungen der endothorakalen Lymphknoten. Einige Jahre später, wenn der Primärkomplex schon verkalkte, konnte derselbe ebenfalls an der Seite nachgewiesen werden, wo sich seinerzeit die Pleuritis exs. tbk. abspielte. Aus diesen Beobachtungen kam WALLGREN zu der Schlußfolgerung, daß die Pleuritis exs. tbk. mit dem Primärherd oder mit den endothorakalen Lymphknoten in irgendwelcher Beziehung sein muß, da dieselbe fast immer an der Seite entsteht, wo der Primärkomplex liegt.

Tierexperimente zeigen, *daß durch direkte Einverleibung der Tuberkelbacillen in die Blutbahn nie eine Pleuritis exs. tbk. erzeugt werden kann,* es kann sich in diesen Fällen in den Versuchstieren eine schwere Miliartuberkulose entwickeln,

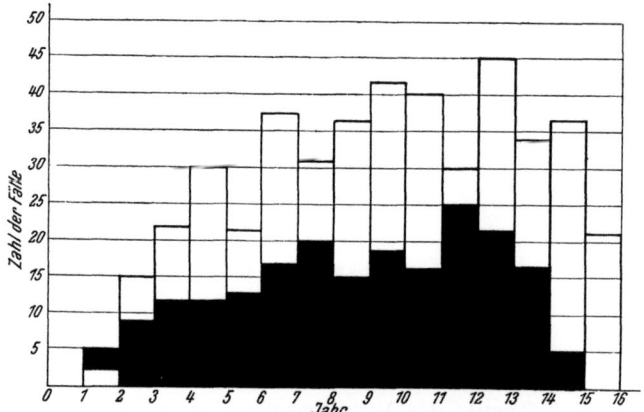

Tab. 2. Die Altersverteilung der Kinder mit Pleuritis serosa tuberkulosa. Die Tabelle umfaßt 443 Fälle von WALLGREN und 193 Fälle von GÖRGÉNYI-GÖTTCHE. Aus der Tabelle ist klar ersichtlich, daß die Pleuritis serosa tbk. meistens bei Schulkindern vorkommt.
☐ = die Fälle von WALLGREN, ■ = die Fälle von GÖRGÉNYI-GÖTTCHE.

auch die Pleurablätter können mit Miliartuberkeln übersät sein, eine Pleuritis exs. tbk. entsteht aber trotzdem nie. Wir werden noch sehen, daß ebenso wie durch direkte Einverleibung der Tuberkelbacillen in die Blutbahn *keine Meningitis tbk. erzeugt werden kann,* so kann auf diesem Weg auch keine Entzündung der serösen Hohlräume hervorgerufen werden. PATERSON wies dagegen schon im Jahre 1918 nach, daß, *wenn wir Tuberkelbacillen direkt in den Pleurasack der überempfindlichen Tiere spritzen,* sich dort reichliches pleurales Exsudat bildet. Diese Versuche wurden im Jahre 1925 von PETROFF und STEWART, und im Jahre 1928 von PINNER bestätigt. DWORSKI, SMITH und GARDNER stellten weiterhin im Jahre 1925 fest, daß auch eine *Peritonitis exsudativa tuberculosa künstlich erzeugt werden kann, wenn Tuberkelbacillen in den Peritonealsack überempfindlicher Tiere gespritzt werden.*

Aus dem Gesagten geht hervor, stellt RICH fest, *daß die serösen Entzündungen der serösen Hohlräume (Pleura, Pericardium, Pritoneum, Gelenkhöhle) dadurch entstehen, daß die in ihrer Nachbarschaft liegenden tuberkulösen Herde in diese Hohlräume einbrechen, wodurch in die serösen Hohlräume Tuberkelbacillen gelangen, welche dort eine seröse Entzündung hervorrufen. Die Entzündungen der serösen Hohlräume und der Meningen entstehen also nach demselben Mechanismus.*

Tierversuche zeigen weiterhin, daß zum Auftreten einer Entzündung nicht nur zahlreiche Tuberkelbacillen in die Hohlräume gelangen müssen, sehr viel hängt auch von der Überempfindlichkeit ab. Beim Einbruch käsiger Herde gelangen nach RICH in die oben erwähnten Hohlräume nicht nur Tuberkelbacillen, sondern auch mit Tuberkuloproteinen stark imprägnierte Gewebestücke, welche die Überempfindlichkeitsreaktion der serösen Häute bedeutend steigern.

Interessante Feststellungen verdanken wir auch JACOBAEUS, dessen thorakoskopische Untersuchungen es schon im Jahre 1930 feststellten, daß die Pleurablätter bei Pleuritis exs. tkb. gerötet und mit fibrinösen Auflagerungen bedeckt sind. Daneben kommen auch kleinere Blutungen und zahlreiche kleinere oder größere *Tuberkel* vor, welch letztere besonders häufig an der Pleura parietalis sitzen. JACOBAEUS konnte weiterhin durch systematische thorakoskopische Untersuchungen die große Variabilität dieser Tuberkel von einer Woche auf die andere und ihr schnelles Verschwinden beobachten. Die pathologisch-anatomischen Veränderungen sind bei der Pleuritis exs. tbk., nach JACOBAEUS, dieselben wie bei Peritonitis exs. tbk.

Hier soll gleich die Frage des *Bacillennachweises bei Pleuritis exs. tbk.* besprochen werden. Bekanntlicherweise können Tuberkelbacillen in einfachen Strichpräparaten fast nie nachgewiesen werden, eben deswegen wird im alltäglichen Leben ein „steriles Exsudat" für tuberkulös gehalten. Nach WALLGREN sollen die Tuberkelbacillen auch durch Tierversuche nur in 25 % der Fälle nachweisbar sein. Dagegen betonte schon ASCHOFF, daß die Tuberkelbacillen im pleuralen Exsudat sehr oft nachgewiesen werden können. Wir untersuchten das pleurale Exsudat in den Jahren 1933/34 mit E. GROH auf Tuberkelbacillen und fanden, daß die Tuberkelbacillen in 70 von 100 Fällen durch Züchtung, sogar durch einmalige Züchtung, leicht nachweisbar waren. Damals wurde die Pleuritis exs. tbk. noch als eine „parallergische Reaktion" aufgefaßt. Wir nahmen damals zu dieser Frage nur insofern Stellung, als wir behaupteten, es zwar nicht zu wissen, wie eine Pl. exs. tbk. entsteht, dessen aber sicher sind, *daß sie direkt durch Tuberkelbacillen hervorgerufen wird.*

Die Tierexperimente, die thorakoskopischen Untersuchungen, die röntgenologischen Beobachtungen sowie auch der Nachweis der Tuberkelbacillen sprechen dafür, daß die Pleuritis exs. tbk., wie auch die serösen Entzündungen aller übrigen Hohlräume *durch einen Einbruch in ihrer Nachbarschaft liegender tuberkulöser Herde in den Pleuraraum entsteht. Hiedurch gelangen Tuberkelbacillen und Tuberkuloproteine in denselben, welche anschließend eine seröse Entzündung hervorrufen.*

Auch Beobachtungen, welche bei dem Entstehen des *Empyems* gewonnen wurden, sprechen für diesen Mechanismus. Die Pleura erkrankt auch hier nur sekundär, da zuerst eitrige Herde subpleural entstehen, welche dann in den Pleurasack einbrechen und ein Empyem hervorrufen.

Die Pleuritis exs. tbk. geht meist *mit stürmischen Krankheitserscheinungen* einher: das *Fieber* setzt plötzlich ein, steigt sofort stark an, die Kinder sind verfallen, ihr Gesicht sehr blaß, es besteht *Atemnot*, da die Bewegungen der entzündeten Pleurablätter, welche bei der Atmung beteiligt sind, den Kindern Schmerzen verursachen, so daß dieselben *schwer* und *schmerzhaft atmen*. Dieselben Symptome finden wir aber auch bei Beginn einer Lungenentzündung, so daß der plötzliche Beginn und die Atembeschwerden sehr oft den Verdacht auf eine Lungenentzündung erwecken. Wir wollen uns hier nicht mit allen *klinischen Symptomen* der Pleuritis beschäftigen, da dieselben in allen diagnostischen Lehrbüchern ausführlich beschrieben sind. Wir erwähnen nur, daß in den ersten Stunden der Pleuritis meistens nur *abgeschwächtes Bronchialatmen* zu hören ist. Das Bronchialatmen wird, je näher wir dem Zwerchfell kommen, immer schwächer, nach einigen Tagen hören wir über dem Zwerchfell überhaupt kein Atmen mehr, dagegen ist im Zusammenhang mit der Zunahme des Exsudats an immer höheren Lungenpartien Bronchialatmen zu hören. Die *Dämpfung* wird inzwischen ausgeprägter und nach einigen Tagen tritt nicht nur hinten, sondern auch vorne über der Zwerchfellgegend eine Dämpfung auf, was bei Pneumonien nur bei gleichzeitiger Erkrankung mehrerer Lungenlappen vorkommt.

Die *Röntgenuntersuchung* ist sehr wichtig. Im Beginn ist der *Sinus phrenicocostalis* durch einen homogenen, nach innen scharf begrenzten Schatten ausgefüllt. Derselbe wird nach oben immer schmäler, kann aber schon in den ersten Tagen bis in die Lungenspitze reichen. Das Exsudat umgibt also die Lunge *mantelförmig*. Falls das Exsudat immer größer wird, so vergrößert sich auch der Röntgenschatten und endlich wird die ganze Lungenhälfte durch einen *homogenen Schatten gedeckt*. Der Schatten ist so homogen, daß auch die lufthaltigen größeren Bronchien darin keine Aufhellung verursachen. Bei größeren Exsudaten werden das Herz und die Mediastinalorgane gegen die gesunde Seite verschoben.

Fall Nr. 73. K. S., 13 Jahre alter tuberkulinpositiver Knabe. Derselbe kam mit der Diagnose ,,Pneumonie'' auf unsere Abteilung. Er hatte 24 Stunden vorher Schüttelfrost und konnte nur schwer atmen. Da links hinten, unten, eine Dämpfung mit abgeschwächtem Bronchialatmen festgestellt wurde, schickte der behandelnde Arzt das Kind sofort mit der Diagnose ,,Pneumonie'' auf unsere Abteilung. Das sagittale Röntgenbild zeigte das typische Bild einer beginnenden Pleuritis. Wie aus dem Röntgenbilde ersichtlich ist, geht die Pleuritis parietalis auch in eine Pleuritis mediastinalis über. Sehr interessant ist das Frontalbild, welches klar zeigt, daß der linke Oberlappen von dem linken Unterlappen durch eine ausgeprägte Pleuritis interlobaris getrennt ist. Die Pleuritis interlobaris geht unten in eine Pleuritis diaphragmatica über.

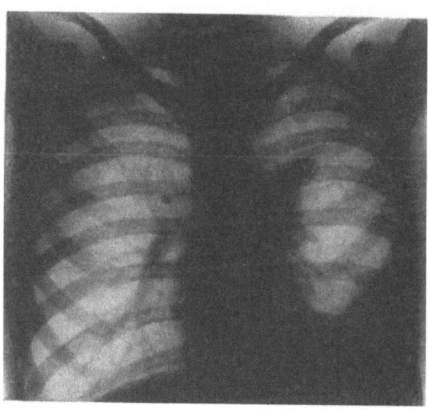 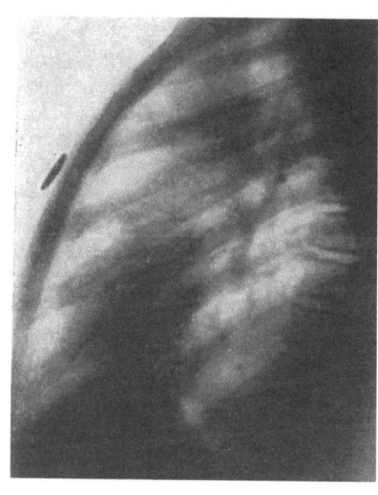

a   *b*

Fall Nr. 73. Beginnende Pleuritis serosa tuberkulosa.
Das Sagittalbild zeigt, daß der linke Sinus phrenicocostalis mit einem homogenen, nach innen scharfrandigen Schatten ausgefüllt ist (*a*) und daß der Schatten nach aufwärts immer schmäler wird. Die linke Hilusgegend ist pathologisch vergrößert. Das Frontalbild (*b*) zeigt, daß der linke Oberlappen von dem linken Unterlappen durch eine starke interlobäre Pleuritis getrennt ist. Aus dem Frontalbilde erhält man den Eindruck, daß die Pleuritis erst interlobär entstand und sich erst von da in die anderen pleuralen Partien ausdehnte.

Aus dem Frontalbilde bekommt man den Eindruck, daß die ganze Pleuritis erst interlobär entstand und sich erst von da in die anderen pleuralen Partien ausdehnte. Wir konnten bisher in 10 Fällen von beginnender Pleuritis exs. tbk. zuerst einen interlobären Erguß beobachten, dagegen waren die Veränderungen der anderen pleuralen Partien viel weniger ausgeprägt.

Fall Nr. 74. G. J., 10 Jahre alter tuberkulinpositiver Knabe. Der Knabe wurde mit den typischen Zeichen von Pleuritis exs. tbk. auf die Abteilung aufgenommen. Auch das Röntgenbild zeigte eine sehr starke Exsudatansammlung und nur der obere mediale Teil der rechten Lunge blieb frei. Der Schatten war vollkommen homogen, er zeigte keine Aufhellungen. Die Mediastinalorgane waren nicht auf die gesunde Seite verdrängt.

Das *Fieber* dauert bei der Pleuritis exs. tbk. in den meisten Fällen 2 bis 4 Wochen und fällt meistens lytisch ab. Solange Fieber besteht, hält auch die Absonderung des Exsudats an, hört das Fieber auf, so beginnt die Spontanresorption desselben. Gleichzeitig bessert sich der Appetit des Kindes und die blasse Farbe des Gesichtes geht langsam in eine rötliche über. Das Exsudat verschwindet meist in 1 bis 2 Monaten und läßt keine Schwarten zurück, so daß später an dieser Stelle ein Pneumothorax leicht angelegt werden kann.

In einigen Fällen geht die Exsudatbildung ohne stürmische Erscheinungen einher. Liegen solche Kinder auf der Abteilung, so bemerken wir bei ihnen keine Temperaturerhöhung. Trotzdem bildet sich auch hier ein Exsudat, welches meistens nur bei zufälliger Röntgenuntersuchung entdeckt wird. In solchen Fällen ist die Exsudatbildung

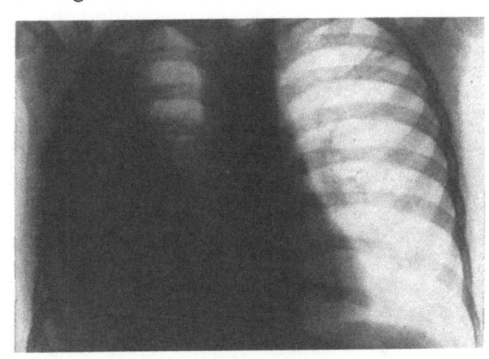

Fall Nr. 74. Starke Exsudatansammlung bei Pleuritis serosa tuberkulosa.
Fast die ganze rechte Lunge ist mit einem intensiven Schatten bedeckt. Nur der obere, mediale Teil der rechten Lunge ist frei. Der Schatten ist vollkommen homogen, er zeigt keine Aufhellungen, so daß auch die normalen Aufhellungen, welche die luftgefüllten Bronchien geben, nicht zum Vorschein kommen. Bei stärkerem Exsudat sind auch die Mediastinalorgane gegen die gesunde Lunge gedrängt, was hier nicht der Fall ist.

aber meist gering. WALLGREN nennt solche Fälle „*ambulante Pleuritiden*". Wir glauben, daß in diesen Fällen in den Pleurasack nur ein kleiner Einbruch erfolgte, wodurch in denselben nur wenige Tuberkelbacillen gelangten, welche nur eine kleine Entzündung verursachten.

Das Gegenteil dieser Form bilden jene Fälle, wo das Fieber auch nach 2 bis 4 Wochen nicht aufhört und noch monatelang weiter besteht. Die S. R. ist hier ständig sehr hoch und die Kinder machen einen schwerkranken Eindruck. Das Exsudat ist zwar auch in diesen Fällen dasselbe, hinter der Exsudatbildung spielen sich aber auch *andere tuberkulöse Prozesse* ab, welche sich dadurch verraten, daß die Resorption nicht spurlos vor sich geht, sondern kleinere oder größere *Verklebungen* zurückbleiben, welche zu einer Schrumpfung der betroffenen Lungenhälfte führen. In diesen Fällen erfolgte sehr wahrscheinlich ein stärkerer Einbruch in den Pleurasack, wodurch mehr Tuberkelbacillen dorthin gelangten, welche neben der Exsudatbildung auch schwerere tuberkulöse Prozesse an den Pleurablättern hervorriefen, welche schon mit Schwartenbildung und Schrumpfung ausheilten. Wir sind der Meinung, daß sich hier derselbe Mechanismus abspielt wie bei der Peritonitis exsudativa und bei der Peritonitis adhäsiva.

In einigen seltenen Fällen kommt es vor, daß das seröse Exsudat *später vereitert*. In einem unserer Fälle trat, bei einem 10 Jahre alten tuberkulinpositiven Knaben, während des Verlaufes einer serösen Pleuritis, Scharlach auf, und das seröse Exsudat verwandelte sich in ein Empyem, in welchem hämolytische Streptokokken nachweisbar waren. In einem weiteren Falle, bei einem 6 Jahre alten tuberkulinpositiven Mädchen, entwickelte sich ebenfalls nach Tonsillitis follicularis aus der serösen Pleuritis ein Empyem. Auch in diesem Falle waren hämolytische Streptokokken die Krankheitserreger.

Die Möglichkeit, daß auch eine *Kaverne*, bei Säuglingen und Kleinkindern natürlich eine Primärkaverne, *in den Pleurasack einbrechen kann*, wurde schon im pathologisch-anatomischen Teil erwähnt. In diesen Fällen gelangt neben den kaseösen Massen auch Luft in den Pleuraraum, wodurch ein *Pyopneumothorax* entsteht, welcher meist rasch zum Tode führt.

Die *S. R.* ist in allen Fällen der Pleuritis exs. tbk, erhöht. Parallel mit der Resorption des Exsudats vermindert sie sich, kann aber noch lange nach der Resorption desselben erhöht bleiben, was natürlich eine noch vorhandene Aktivität bedeutet. Das *Blutbild* ist bei der Pleuritis exs. tbk. immer normal.

Zur exakten Diagnose der Pleuritis exs. tbk. gehört die *Probepunktion, welche nie unterlassen werden darf*. Das Exsudat ist meist *grünlichgelb*, manchmal mit Blut tingiert und enthält im Sediment im Beginn meist *Leukocyten*, von der zweiten Woche ab dagegen fast nur *Lymphocyten*. Das *spezifische Gewicht* ist zwischen 1013 und 1022. Die *Rivalta-Probe* ist positiv. Der Nachweis der Tuberkelbacillen wurde schon in diesem Kapitel besprochen.

Die *Prognose* der „reinen" Pleuritis exsudativa tuberkulosa ist absolut gut, da das Exsudat spontan zurückgeht und keine Spuren hinterläßt. Nach der sehr treffenden Meinung Wallgrens bedeutet die Pleuritis exs. tbk. im Verlaufe des primären tuberkulösen Prozesses *nur eine Episode, welche ohne prognostische Bedeutung ist*, ebenso wie das Erythema nodosum tuberkulosum. Die Pleuritis exs. tbk. ist also nur eine Episode, welche meistens nicht zurückkehrt. Manchmal kommen zwar *Rezidive* vor, dieselben entstehen aber meistens nicht an der *homolateralen*, sondern an der *heterolateralen* Seite, was soviel bedeutet, daß jetzt ein Einbruch in den heterolateralen Pleurasack erfolgte.

Das Entstehen der Pleuritis exs. tbk. kann nicht verhindert werden. Sollten die Kinder ihre Liegekuren noch so sorgfältig einhalten, sollten sie noch so sorgfältig gepflegt werden, die Pleuritis exs. tbk. entsteht doch. Es kommt sogar nicht selten vor, daß dieselbe *das erste Zeichen* einer tuberkulösen Ansteckung ist.

Wir sehen also, daß in der Frage der Pleuritis exs. tbk. schon viele Punkte gelöst sind, es bleiben aber noch immer solche zurück, welche eine weitere Forschung verlangen. Es wurde schon erwähnt, daß die Pleuritis exs. tbk. so entsteht, daß ein tuberkulöser Herd, welcher in der Nähe der Pleura liegt, dorthin einbricht. Was ist aber dieser Herd? Ist es der Primärherd selbst oder sind es die endothorakalen Lymphknoten? Da der subpleural liegende Primärherd der Pleura parietalis am nächsten liegt, wäre es leicht verständlich, daß der einbrechende Primärherd die Ursache der Pleuritis exs. tbk. ist. Warum bricht aber der Primärherd erst 3 Monate nach der klinischen Manifestierung der primären Ansteckung in den Pleurasack ein und warum eben bei älteren Kindern, bei welchen die tuberkulösen Prozesse die leichtesten sind? Es ist bekannt, daß die endothorakalen Lymphknoten meist viel größere tuberkulöse Veränderungen zeigen als der Primärherd selbst, es ist weiterhin bekannt, daß sie 3 bis 6 Monate nach der klinischen Manifestierung der primären Ansteckung meistens viel „aktiver" sind als der Primärherd, welcher sich in diesem Zeitpunkt schon beruhigt hat. Die derzeitige Aktivität der endothorakalen Lymphknoten beweist auch der Bronchialeinbruch, welcher ebenfalls in derselben Periode prädominiert, wie die Pleuritis exs. tbk. Die endothorakalen Lymphknoten liegen aber in der Nähe der Pleura interlobaris und mediastinalis. Bei Fall *Nr. 80* erwähnten wir schon, daß es uns in 10 Fällen von beginnender Pleuritis exs. tbk. gelang, festzustellen, daß sich die größte Flüssigkeitsansammlung im Beginn im unteren Teil der großen schrägen Pleuraspalte bildet, was dafür zu sprechen scheint, daß die Pleuritis *zuerst interlobär entstand*. Unsere bisherigen Beobachtungen sind aber noch nicht so exakt, daß wir aus ihnen weitgehende Schlüsse ziehen könnten, sie geben uns nur einen Impuls zur weiteren Forschung.

Was die *Therapie* der Pleuritis exs. tbk. anbelangt, besteht unsere Aufgabe, da sich das Exsudat spontan resorbiert, nur darin, diese spontane Resorption zu begünstigen. Dazu ist die einfache *Bettruhe* das beste Mittel. Solange das Fieber andauert, lassen wir die Kinder im Zimmer liegen, hört das Fieber auf, so beginnen die *Liegekuren* in freier Luft. Wir geben weder Medikamente noch Prießnitzumschläge, wie dies auch heute noch sehr verbreitet ist. Außer der diagnostischen Probepunktion machen wir gar keine weiteren Punktionen. Sollte das Exsudat so ausgedehnt sein, daß es die Atmung der Kinder behindert, so ist das *Ablassen* desselben natürlich indiziert. Solche „lebensrettende" Punktionen kommen aber recht selten vor. An unserer Abteilung lag in den letzten 5 Jahren in keinem Falle die Notwendigkeit solch eines Eingriffes vor. Vielleicht sind wir zu „phlegmatisch" eingestellt, Tatsache ist es aber, daß die Exsudate bei unseren Kindern spontan glatt zurückgingen. Solange das Exsudat nicht verschwindet, liegen die Kinder im Bett. Auch nach dem Verschwinden des Exsudats müssen sie mindestens *2 Monate lang* eine strenge Liegekur einhalten, um eine entsprechende Wiederherstellung zu erreichen.

Die Pericarditis exsudativa tuberkulosa.

Die Pericarditis exs. tbk. kommt auch meistens bei *Schulkindern* vor und entsteht nach den Untersuchungen Richs durch den *Einbruch verkäster Bifurkationslymphknoten in den Perikardsack*. Ist der Einbruch klein, so entsteht die gutartige rein exsudative Form, welche meistens ohne Verwachsung der Perikardblätter ausheilt. Ist der Einbruch größer, so ist die Flüssigkeitsbildung geringer, dagegen entstehen verschiedene *Adhäsionen* (*Pericarditis adhäsiva tuberkulosa*), welche zur Verwachsung der Perikardblätter führen. Durch starke bindegewebige Organisation wird das Herz mit einer derben Schale umgeben (*Concretio pericardii*), die sowohl die diastolische Erweiterung als auch die systolische Zusammenziehung behindert. Wenn die Entzündung auch die Außenseite des Herzbeutels mitbetraf, so wird es weiter zur Verwachsung mit *Mediastinum*, *Pleura* und *vorderer Brustwand* kommen, deren Auswirkung das Herz auch seinerseits in seiner Bewegungsfreiheit beschränkt. Unter besonderen Verhältnissen, bei denen wahrscheinlich die Einbeziehung der *Vena cava inferior* in den Verschwielungsprozeß eine besondere Rolle spielt, kommt es zu dem Bilde der *pericarditischen Pseudolebercyrrhose* mit Stauungserscheinungen im Pfortaderbereich.

Die *Diagnose* der Herzbeutelentzündung ist nicht leicht. Die Kinder klagen meistens über Stechen und Druckgefühl auf der Brust. Im Beginn besteht meistens ein *perikardiales Reiben*, welches von der Atmung unabhängig ist und deswegen mit einem pleuralen Reibegeräusch nicht verwechselt werden kann. Bei Vermehrung des Exsudats vergrößert sich die Herzdämpfung sowohl nach links wie auch nach rechts, wodurch sie eine *Dreieckform* annimmt. Die *Herztöne* werden inzwischen immer leiser. Der *Puls* ist beschleunigt und auffallend kräftig. Bei der *Röntgenuntersuchung* zeichnet sich die Herzpulsation nur undeutlich ab. Bei einem großen Erguß bildet sich die nach beiden Seiten ausladende Figur einer *bauchigen Flasche* aus. Die Pulsation ist in diesen Fällen aufgehoben. Was die *Prognose* der Pericarditis tbk. anbelangt, bedroht die exsudative Form das Leben selten, das Schicksal der Kinder hängt von den späteren Verwachsungen ab. Bei einer schweren Concretio pericardii ist das Leben unmöglich, da das Herz in der derben Schale, in welche es eingehüllt ist, nicht arbeiten kann und diesem Zustand schließlich erliegt.

Was die *Behandlung* anbelangt, verlangt auch die Pericarditis exs. tbk. außer Bettruhe keine besondere Behandlung, da das Exsudat sich meistens spontan zurückbildet. Ist die Exsudatbildung sehr groß, so muß das Exsudat abgelassen werden. *Zur Sicherstellung der Diagnose ist die diagnostische Probepunktion unerläßlich*, schon um etwaige eitrige Herzbeutelentzündungen ausschließen zu können, da dieselben eine spezifische Behandlung (Penicillin) benötigen. Die Punktion des Herzbeutels erfolgt am besten im 5. bis 6. Interkostalraum, lateral von der Mamillarlinie im Bereich der absoluten Dämpfung. Bei Concretio pericardii kommt nur eine *chirurgische Lösung* in Frage, welche in der Befreiung des Herzens aus seiner Panzerschale besteht. Sind die sicheren Zeichen einer Concretio vorhanden, so dürfen wir mit der Operation *nicht lange warten*, sonst wird das Herz so erschöpft, daß das Kind die sonst nicht gefährliche Operation nicht aushält. Wir ließen bisher 3 Kinder mit Concretio Pericardii operieren, darunter 2 mit vollem Erfolg, das dritte Kind wurde in einem so heruntergekommenen Zustand eingeliefert, daß es 24 Stunden nach der Operation, welche das Herz aus den starken Verwachsungen tadellos befreite, der Krankheit erlag.

XV. Hämatogen entstandene tuberkulöse Veränderungen.

Die Tuberkelbacillen, welche von dem Primärherd in die regionären Lymphknoten gelangen, machen hier nicht halt, sondern gelangen auch in den *Blutkreislauf*, durch welchen sie in verschiedene Organe verschleppt werden, in welchen neue tuberkulöse Herde entstehen. Die Zahl und Größe der hämatogenen Herde zeigt große Variationen. Entstehen nur 1 bis 2 Herde, so sprechen wir von einer „*hämatogenen Metastase*", entstehen mehrere Herde, so sprechen wir von einer „*hämatogenen Streuung*", wird der Organismus durch sehr viele Herde überschwemmt, so sprechen wir von einer „*hämatogenen Generalisation*", deren schwerste Form die Miliartuberkulose ist.

Wie gelangen die Tuberkelbacillen in den Blutkreislauf?

Der einfachste Weg ist durch den *Lymphstrom* gegeben. Die Tuberkelbacillen gelangen von den regionären endothorakalen Lymphknoten durch den Lymphstrom, rechts durch den *Truncus lymphaticus dexter*, links durch den *Ductus thoracicus* in die *Anguli venosi*, um von dort in die *Venae subclaviae* zu kommen. Von dort gelangen die Tuberkelbacillen in die *Vena cava superior*, von dort durch die rechte Herzhälfte *in den kleinen Blutkreislauf*.

Die Tuberkelbacillen können aber auch durch *Schädigung der Blutgefäßwände direkt in den Blutkreislauf gelangen*. In diesen Fällen verletzt entweder der verkäste Primärherd oder ein verkäster Lymphknoten die Wand eines Blutgefäßes, wodurch die Tuberkelbacillen direkt in die Blutbahn gelangen. Betrifft die Wandschädigung die Lunge, wo die meisten Primärkomplexe sitzen, so gelangen die Tuberkelbacillen in eine *Lungenvene* und von dort in den großen Blutkreislauf. Nach Einbruch in eine *Lungenarterie* gelangen dagegen die Tuberkelbacillen vorerst in die Lungenkapillaren. Aus dem Ort, wo sich die meisten hämatogenen Herde lokalisieren, kann mit einer gewissen Wahrscheinlichkeit darauf gefolgert werden, wie die Tuberkelbacillen in den Blutkreislauf gelangten. Die pathologisch-anatomischen Untersuchungen zeigen, daß die meisten hämatogenen Herde *in den Lungen zu finden sind*, was dafür spricht, daß die Tuberkelbacillen meist durch den Lymphstrom hierher gelangten. Nach den Lungen finden wir die meisten hämatogenen Herde in der *Milz, Leber* und *Nieren*, wohin die Tuberkelbacillen schon durch den großen Blutkreislauf gelangen. Hämatogene Metastasen entstehen aber auch *in anderen Organen*, so in den *Knochen*, in der *Haut*, im *Gehirn* usw. So entsteht die Tuberkulose dieser verschiedenen Organe, welche in besonderen Kapiteln besprochen wird.

Tierexperimente sowie die klinischen Beobachtungen von Leon Bernard und Lelong zeigten, daß die Tuberkelbacillen schon *während der Inkubation in den Blutkreislauf gelangen können.* Die Tatsache, daß Tuberkelbacillen während der Manifestation der ersten tuberkulösen Ansteckung in den E.-n.-Knötchen nachweisbar sind, spricht dafür, daß schon während der Manifestation der ersten Ansteckung Tuberkelbacillen im Blutkreislauf zirkulieren.

Meistens erreicht die hämatogene Herdbildung ihren Höhepunkt *in den ersten drei Monaten nach der Manifestation der primären Ansteckung*, da die Miliartuberkulose und Meningitis tbk. meistens in dieser Zeitperiode auftreten. Hämatogene Herdbildungen kommen aber auch später vor. Je weiter aber die Heilung des Primärkomplexes fortschreitet, desto seltener werden auch die hämatogenen Metastasen und nach der Heilung des Primärkomplexes gehört eine hämatogene Herdbildung schon zu den größten Seltenheiten.

Die kleinen hämatogenen Streuungen verursachen meist keine klinischen Erscheinungen. Es können in den verschiedenen Organen kleine Herde entstehen, welche aber meist nicht weiter wachsen und später vernarben. Es kommt aber vor, daß in einzelnen Herden die Tuberkelbacillen am Leben bleiben und nach einer gewissen Zeit ihre Aktivität wieder gewinnen, wodurch diese Herde den Ausgangspunkt zu weiteren tuberkulösen Prozessen bilden können. Der Pathologe HÜBSCHMANN beschrieb im Jahre 1928 ganz feine hämatogene Herde, welche sich auf die Lungenspitzen lokalisieren. Dieselben hämatogenen Herde wurden von SIMON schon im Jahre 1924 durch Röntgenuntersuchungen in den Lungenspitzen nachgewiesen, deswegen werden diese Herde „*SIMONsche Spitzenherde*" genannt. Es ist sehr wahrscheinlich, daß die von SIMON auf den Röntgenbildern entdeckten Spitzenherde größeren HÜBSCHMANNschen Herden entsprechen.

Die SIMONschen Spitzenherde bedeuten stecknadelkopfgroße Herde, welche ohne irgendwelche klinische Symptome entstehen und sich auf die Lungenspitzen, besonders auf die rechte, lokalisieren. Diese Herde werden in ihrem frischen Zustande meist nicht erkannt, sondern erst, wenn sie schon *verkalkt* sind.

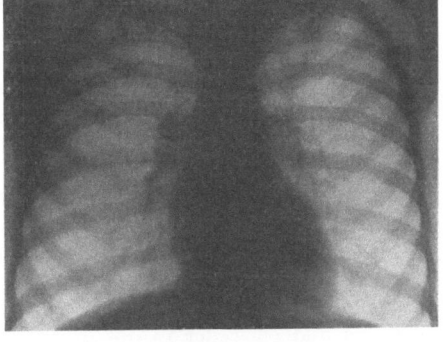

Fall Nr. 75. Verkalkte SIMONsche Spitzenherde. In der rechten Lungenspitze sind einige Kalkflecke sichtbar, welche verkalkten SIMONschen Spitzenherden entsprechen. Stark verkalkter Lymphknoten in der rechten Hilusgegend. In der linken Lungenspitze sind die Reste der Epituberkulose des linken apicalen Segmentes sichtbar. (Indurationsfeld.)

Fall Nr. 75. B. J., 13 Jahre altes tuberkulinpositives Mädchen, welches nur wegen seiner positiven Tuberkulinprobe röntgenologisch untersucht wurde. Das Sagittalbild zeigt in der rechten Lungenspitze mehrere stecknadelkopfgroße, verkalkte Herde, in der rechten Hilusgegend ist auch ein erbsengroßer, verkalkter Lymphknoten erkennbar. In dem linken Oberlappen sind noch Reste einer Epituberkulose des linken apikalen Segments nachweisbar.

Die SIMONschen Spitzenherde kommen nicht sehr häufig vor. RACH beobachtete unter 3600 Fällen von kindlicher Lungentuberkulose in 13 Fällen rechtsseitige, und in 7 Fällen linksseitige und in 9 Fällen doppelseitige Spitzenherde. Wir beobachteten unter unseren 1000 Fällen nur in 2 Fällen *SIMONsche Spitzenherde*.

Sowohl HÜBSCHMANN wie auch SIMON betonten bei der Beschreibung ihrer Herde, daß dieselben von keiner großen klinischen Bedeutung sind, da sie nur die Resultate einer milden Frühstreuung sind. Später betonten aber mehrere

Autoren, daß diese Spitzenherde nicht immer so harmlos sind, da mit der Zeit aus denselben *neue Prozesse entstehen können* (KAYSER-PETERSEN, GRENZER, BRÜNNING, SCHWENK). SCHWENK beobachtete in der Heilstätte *Scheidegg* 41 Kinder mit SIMONschen *Spitzenherden*. Spätere Beobachtungen zeigten, daß sich bei 44% dieser Kinder eine schwere Lungentuberkulose entwickelte. Aus dieser Beobachtung schließt SCHWENK, daß Kinder mit SIMONschen *Spitzenherden* auch später unter Kontrolle stehen müssen, um bei etwaiger Aktivierung einzelner Herde rechtzeitig eingreifen zu können.

XVI. Die Miliartuberkulose.

Unter Miliartuberkulose verstehen wir ein Krankheitsbild, wobei die verschiedenen Organe mit kleinen tuberkulösen Herden (mit einem Durchmesser von 1,5 bis 2 mm) überschwemmt sind. Diese Herde sind auf den pathologisch-anatomischen Schnitten entweder grau oder zeigen ein gelbes Zentrum, sie können aber auch ganz gelb sein. Die gelbe Farbe bedeutet natürlich Verkäsung. Die Herde sind meist kreisförmig und können mit einem blutig-entzündlichen Hof umgeben sein.

Die Tuberkelbacillen bleiben meist in den Kapillarendothelen haften und gelangen von dort in das benachbarte Lungengewebe. Sind viele Tuberkelbacillen, so entsteht vorerst eine kleine zirkumskripte serofibrinöse Entzündung, welche gleich in Verkäsung übergehen kann. Solche Fälle kommen meist bei schnell tödlich endenden Miliartuberkulosen vor und werden von sehr zahlreichen Tuberkelbacillen verursacht. Diese Herde benannte RICH „*weiche miliare Herde*", während er unter „*harten miliaren Herden*" solche Herde versteht, welche durch spärliche Tuberkelbacillen verursacht werden und wo solche Tuberkel entstehen, welche keinen entzündlichen Hof haben. In den letzteren Fällen ist der Krankheitsverlauf viel langsamer. Neben diesen zwei Typen gibt es viele *Übergänge*. Es werden nämlich auch Herde beobachtet, wo zwar solide Tuberkel mit Epitheloid- und Riesenzellen entstehen, ihr Zentrum aber verschiedene Grade von Verkäsung zeigt.

Bei der *subakuten Form* der Miliartuberkulose entstehen schon weniger Herde, die aber immer größer sind als die Herde der akuten Miliartuberkulose (das heißt, schon linsen- oder erbsengroß). Diese größeren Herde können zerfallen und entweder in die Blutgefäße oder in die kleineren Bronchien einbrechen. Liegen diese größeren Herde in den Gedärmen oder in der Blase, so können sie ulcerieren. Bei der *chronischen Miliartuberkulose* ist die Zahl der Herde noch kleiner, sie können aber noch größer werden als die Herde der subakuten Form.

Die Ursache der Miliarisation ist noch nicht endgültig geklärt. Sicher ist, daß traumatische Einflüsse eine Miliarisation verursachen können, so konnte das Entstehen einer Miliartuberkulose nach blutigen Eingriffen, nach Auskratzung tuberkulöser Knochenherde, nach Exstirpation tuberkulöser Nieren, Hoden Lymphknoten, sogar nach Redression tuberkulöser Gelenke, beobachtet werden. In diesen Fällen handelte es sich sehr wahrscheinlich um eine traumatische Verletzung der Blutgefäße. *Solche Traumafälle sind aber im ganzen Seltenheiten und erklären das Entstehen der Miliartuberkulose bei weitem nicht in allen Fällen.*

Es wurde schon erwähnt, daß die Tuberkelbacillen durch die Lymphwege sehr leicht in die Blutbahn gelangen können. Einige Autoren glauben, daß die Tuberkelbacillen aus den Lymphwegen ständig in die Blutbahn gelangen und dort zirkulieren. Sie führen aber in den Fällen zu einer Miliartuberkulose, wenn der Organismus in seiner Resistenz geschwächt wurde (LIEBERMEISTER, HÜBSCH-

MANN). Diese Auffassung wird die *"biologische Auffassung"* genannt. Andere Autoren dagegen (PONFICK, WEIGERT, BENDA, LÖSCHKE) vertreten die *"mechanische Auffassung"*, indem sie sich die Miliarisation so vorstellen, daß die Blutgefäßwände eine makroskopische Läsion erleiden, wodurch Milliarden von Tuberkelbacillen in die Blutbahn gelangen. RICH betont die Rolle der mikroskopischen Läsionen. Wir wollen an diesem Streit der Pathologen nicht teilnehmen, glauben aber als Kliniker, daß *beide Möglichkeiten* vorkommen.

Die klinischen Beobachtungen zeigen, daß je jünger die Kinder sind und je frischer die Infektion ist, um so eher mit der Möglichkeit einer Miliarisation zu rechnen ist. Nach den Beobachtungen von HAMBURGER und WALLGREN tritt die Miliartuberkulose *in den meisten Fällen in den ersten drei Monaten nach der Manifestation der primären Tuberkulose auf.* Je länger der tuberkulöse Prozeß schon besteht, desto seltener ist die Miliarisation.

Klinisch wird die Miliartuberkulose nach dem Krankheitsverlauf in drei Formen geteilt: *akute, subakute* und *chronische Miliartuberkulose*.

Die *akute Miliartuberkulose* ist die häufigste. Wenn wir von Miliartuberkulose sprechen, verstehen wir darunter die akute Form. Klinisch werden bei der akuten Miliartuberkulose drei Formen unterschieden: die *typhöse*, die *meningeale* und die *pulmonale* Form.

Die *typhöse Form* wird durch Schläfrigkeit, Abgenommenheit, Schwäche, Appetitlosigkeit und Fieber charakterisiert. Der *Fieberverlauf* ist sehr wechselnd, doch zeigt er meist nicht die für Typhus charakteristische Fieberkurve. Die *Milz* ist oft vergrößert. Das *Blutbild* zeigt zwar eine Leukopenie, dabei fehlt aber die für Typhus charakteristische Rechtsverschiebung, ja das Blutbild ist eher nach links verschoben. Das Verhalten des Blutbildes ist aber unregelmäßig, so daß man sich auf dasselbe allein nicht verlassen kann. Im *Urin* kann die Diazoprobe positiv ausfallen. Die *Blutkulturen* auf Typhusbacillen sowie die *Agglutinationsproben* sind natürlich negativ.

Die *meningeale Form* bedeutet soviel, daß sich neben der Miliartuberkulose auch eine Meningitis tbk. entwickelt, deswegen besprechen wir diese Form bei der letzteren.

Die *pulmonale Form* ähnelt der Pneumonie insofern, als die Atmung beschleunigt sein kann, das Gesicht ist blaß, die Lippen zyanotisch. Über den Lungen finden wir physikalisch meist gar keine pathologische Veränderungen.

Die Diagnose der Miliartuberkulose ist heute eine Röntgendiagnose geworden. Vor der Entdeckung RÖNTGENS spielte in der Diagnose der Miliartuberkulose die *augenärztliche Untersuchung* die Hauptrolle, da damals der Nachweis der *Chorioidealtuberkel* dieselbe entschied. Heute verwenden wir die augenärztliche Hilfe bei der Diagnosestellung der Miliartuberkulose schon seit Jahrzehnten nicht, da die Röntgenveränderungen viel früher auftreten, viel stationärer sind und viel besser studiert werden können. Unter der Röntgenuntersuchung verstehen wir natürlich nicht nur eine Durchleuchtung, sondern auch eine *Röntgenaufnahme*. Bei dem kleinsten Verdacht auf Miliartuberkulose muß sofort eine Röntgenaufnahme gemacht werden, da die feinen kleinen Herde bei der Durchleuchtung nicht feststellbar sind. Bei der Durchleuchtung können wir meistens nur soviel bemerken, daß die Lungen nicht so hell sind wie sonst.

Die Röntgenaufnahme muß aber tadellos sein. Bei Kindern und besonders bei Säuglingen ist es manchmal ziemlich schwer, in Inspirationsstellung eine brauchbare Röntgenaufnahme zu machen. Eine gute Aufnahme muß aber gemacht werden, da die ganze Diagnose von der Röntgenaufnahme abhängt, deswegen ist auch die *Deutung des Röntgenbildes sehr verantwortungsvoll*. Wir begegnen fast täglich weinenden Eltern, die uns mit zitternden Händen schlechte Röntgenaufnahmen zeigen, aus welchen Ärzte auf eine Miliartuberkulose schlossen. Es handelt sich in diesen Fällen entweder um sehr weiche Röntgenaufnahmen oder um Aufnahmen, welche bei weinenden Kindern in Exspirationsstellung gemacht wurden. Solche Aufnahmen geben sehr oft *pseudopathologische Veränderungen*, welche von unerfahrenen Ärzten vorschnell als Miliartuberkulose gedeutet werden.

Es ist sicher, daß die Röntgendiagnose der Miliartuberkulose nicht immer leicht ist. Anfangs können sehr viele kleine Herde erscheinen, welche mit einem kleinen, entzündlichen Hof umgeben sind, so daß die Herde anfangs miteinander beinahe konfluieren und nicht als ausgeprägte Herde, sondern höchstens nur als eine *vermehrte Lungenzeichnung* imponieren. Später verschwindet aber der entzündliche Hof oder er geht in Verkäsung über, wodurch auch die Herde viel prägnanter werden. Die „harten miliaren Herde" geben schon vom Anfang an typische Röntgenschatten.

Die hämatogene Entstehung ist dadurch charakterisiert, daß die Herde in beiden Lungen in gleicher Zahl und in gleicher Größe erscheinen. In den Oberlappen stehen die Herde am dichtesten und sind die größten. Je mehr sie sich dem Zwerchfell nähern, desto kleiner und spärlicher werden sie. Wenn wir auf den Röntgenbildern symmetrisch lokalisierte miliare Herde entdecken, müssen wir zuerst immer an eine Miliartuberkulose denken. Angeblich sollen auch bei der *Lymphogranulomatosis benigna* (BESNIER-BOECKsche *Krankheit*) sowie bei der *Pneumokoniose* ähnliche Röntgenveränderungen vorkommen, wir konnten solche Fälle aber nicht beobachten. Viel wichtiger sind die *Stauungserscheinungen*, wo das Röntgenbild gewissermaßen herdförmige Schatten zeigen kann. In diesen Fällen handelt es sich aber um eine Überfüllung der Blutgefäße. Auch die miliaren Bronchopneumonien können ähnliche Röntgenbilder geben, so daß die Röntgendiagnose nicht entscheiden kann, um welchen Prozeß es sich handelt. Hier entscheidet die Diagnose das Verhalten der Tuberkulinproben, des Blutbildes und der S. R.

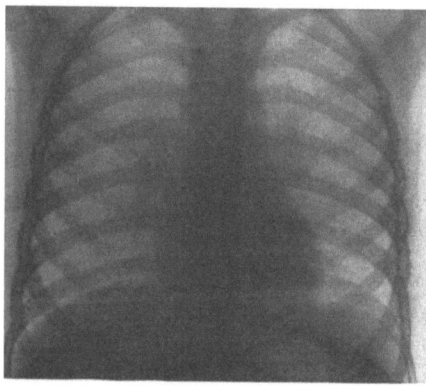

Fall Nr. 76. Ganz frische, akute Miliartuberkulose.

Auf den ersten Blick hat man den Eindruck, daß die Lungen etwas dunkler sind als normalerweise. Bei näherer Betrachtung, besonders mit der Lupe, stellt sich heraus, daß die Lungen mit ganz feinen, verwaschenen Herden übersät sind, als wären sie „mit Sandkörnchen überstreut".

Fall Nr. 76. M. B., 9 Jahre altes tuberkulinpositives Mädchen. Dasselbe zeigte klinisch die „typhöse Form" der Miliartuberkulose. Die Röntgenaufnahme macht auf den ersten Blick den Eindruck, technisch nicht einwandfrei zu sein, da die Lungen zu „dunkel" erscheinen. Bei näherer Betrachtung, besonders mit der Lupe, stellt es sich aber heraus, daß die Lungen mit ganz feinen, verwaschenen Herden übersät sind, als wären sie mit „*Sandkörnchen überstreut*".

Fall Nr. 77. M. M. 7 Jahre altes tuberkulinpositives Mädchen. Es handelte sich in diesem Falle um die „pulmonale Form" der Miliartuberkulose. Hier sind die miliaren Herde auf der Röntgenaufnahme zwar auch sehr klein, sie erscheinen aber schon viel deutlicher als im vorigen Falle.

Es wurde zwar schon bei der Besprechung der S. R. erwähnt, wir unterstreichen es hier aber von neuem, daß uns *das Verhalten der S. R. in Fällen von Miliartuberkulose oder Meningitis tbk. keine Auskunft gibt, da sie hier normale Werte zeigt.* Es ist interessant, daß die S. R. bei viel gutartigeren tuberkulösen

Prozessen, wie z. B. bei der klinischen Manifestation der primären Ansteckung, der Pleuritis tbk. sehr stark erhöht ist, dagegen bei so schweren tuberkulösen Prozessen wie die Miliartuberkulose oder Meningitis tbk. normale Werte zeigt. Was die Ursache dieses Verhaltens ist, wissen wir nicht. Wir erwähnen gleichzeitig noch einmal, daß die Tuberkulinproben bei der Miliartuberkulose, ebenso wie bei der Meningitis tbk., besonders am Beginn der Krankheit *fast immer positiv ausfallen, so daß eine negative Tuberkulinprobe gegen eine Miliartuberkulose oder Meningitis tbk. spricht*.

Die bisher erwähnten Fälle gehörten zu der Form der akuten Miliartuberkulose, welche fast immer mit akuten klinischen Erscheinungen, mindestens mit hohem Fieber, einhergeht und welche vor Einführung der Streptomycinbehandlung in 2 bis 6 Wochen fast immer tödlich endete. Die Dauer der Miliartuberkulose hängt aber auch davon ab, wann die Krankheit diagnostiziert wurde. Anatomische Veränderungen können sich schon früher entwickeln, bevor sich klinische Symptome zeigen. Es kommt aber auch das Gegenteil vor. Wir erinnern uns an Fälle, wo schon seit Wochen Fieber bestand und wir direkt auf das Erscheinen der miliaren Herde auf den Röntgenbildern warteten, bis dieselben nach einigen Wochen endlich erschienen sind. In diesen Fällen muß man mit der exakten Diagnose ziemlich lange warten, was sowohl für die Eltern als auch für den Arzt sehr peinlich ist. Diese Fälle erinnern uns an die von LANDOUZY seinerzeit beschriebene „*Typhobacillose*". Heute wissen wir, daß die Fälle, welche von LANDOUZY beschrieben wurden, teils Manifestationen einer primären Ansteckung, teils Miliartuberkulosen waren. Es wurden aber auch in der letzten Zeit Fälle beobachtet, welche unter dem kli-

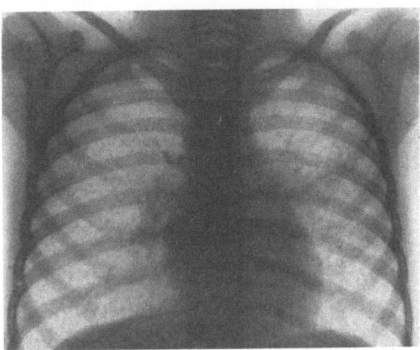

Fall Nr. 77. Akute Miliartuberkulose. Hier sind die miliaren Herde zwar auch klein, sie erscheinen aber schon viel deutlicher als im vorigen Falle.

nischen Bilde der „Typhobacillose" ad Exitum kamen und wo sich neben der akuten Verkäsung der endothorakalen Lymphknoten nur sehr spärliche miliare Herde einiger Organe fanden, welche die Ursache des Todes nicht erklärten (BUDAY).

Bei der *subakuten Form* der Miliartuberkulose sind die klinischen Symptome noch weniger ausgeprägt, als bei der akuten Form. Die Kinder sind blaß, fühlen sich etwas schwach, sind appetitlos und haben nur hie und da mäßig erhöhte Temperatur. Manchmal besuchen sie sogar eine Zeitlang die Schule und die Miliartuberkulose wird nur durch die Röntgenuntersuchung beinahe zufällig entdeckt. Wir beobachteten im Jahre 1941 ein 9 Jahre altes Mädchen, welches die Schule regelmäßig besuchte, als auf seiner Haut einige braune Flecken erschienen, welche dem Hausarzte gezeigt wurden. Der Hausarzt dachte sofort an eine tuberkulöse Hauteruption und schickte das Kind zur Untersuchung auf Tuberkulose zu uns. Die Röntgenuntersuchung stellte eine voll ausgebildete, schwere Miliartuberkulose fest. Das Mädchen starb 3 Monate später an Meningitis tbk.

In den subakuten Fällen bilden sich meist „harte Herde" mit weniger Verkäsung, diese Fälle werden also durch weniger Tuberkelbacillen verursacht als die akuten. Die Prognose der subakuten Fälle war vor der Streptomycinbehandlung nicht viel günstiger als die der akuten, die Kinder starben höchstens nicht nach 2 bis 6 Wochen, sondern später, manchmal erst nach einigen Monaten.

Bei der *chronischen Form* der Miliartuberkulose sind die klinischen Symptome sehr wechselnd, manchmal sind sie zeitweise ausgeprägt, manchmal aber überhaupt nicht. Es kommt auch bei Säuglingen vor, daß dieselben trotz der chronischen Miliartuberkulose auch noch ein Jahr lang leben können. Hier entwickeln sich viel weniger Herde als bei den beiden vorigen Formen, diese Herde erreichen aber Linsen- oder Erbsengröße und können den Ausgangspunkt neuer Prozesse bilden. Es entstehen weiterhin bei der chronischen Miliartuberkulose in den verschiedenen Organen (Knochen, Nieren usw.) sehr oft *hämatogene Metastasen*, welche den schweren Zustand noch erheblicher verschlimmern. Öfters kommt es vor, daß der Prozeß monatelang stationär bleibt, ja sogar eine Besserung zeigt, bis eine neue Streuung oder eine Meningitis das Leben auslöscht.

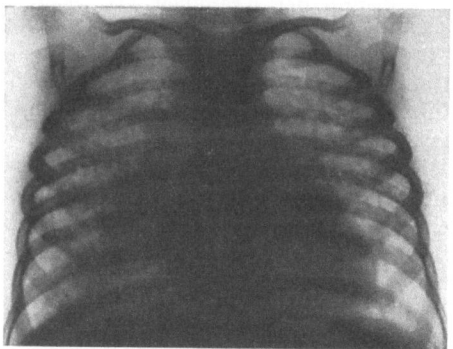

Fall Nr. 78. Subakute Miliartuberkulose. Hier sind die Herde nicht gleich groß, viele Herde sind viel größer als im vorigen Falle. Die Sektion zeigte, daß es sich in diesem Falle um mehrere Streuungen handelte, denn es fanden sich in den Lungen verschieden alte, zum Teil schon vernarbte Herde.

Fall Nr. 78. K. J., 4 Jahre alter tuberkulinpositiver Knabe. Der Knabe wurde schon mit der Diagnose „Miliartuberkulose" auf die Abteilung geschickt, er war schon seit Monaten krank, die Diagnose wurde aber erst vor der Spitalseinweisung gestellt. Hier waren die miliaren Herde größer als in allen bisher demonstrierten Fällen, sie hatten aber auch die nötige Zeit zum Wachsen. Die bald erfolgte Sektion zeigte, daß es sich eigentlich um mehrere Streuungen handelte, denn es fanden sich verschieden alte, zum Teil schon vernarbte Herde. Der Primärherd lag im rechten Unterlappen, die rechtsseitigen endothorakalen Lymphknoten waren stark verkäst.

Fall Nr. 79. Z. A., 10 Jahre altes tuberkulinpositives Mädchen. Das Mädchen wurde uns mit der Diagnose „chronische Miliartuberkulose" zugeschickt. Der Anamnese nach war das Mädchen seit 6 Monaten krank, zeitweise fühlte es sich wohler, dann verschlimmerte sich sein Zustand erneuert. Es bestanden dauernd Temperaturerhöhungen. Das Röntgenbild zeigte eine typische chronische Miliartuberkulose. Hier standen die Herde nicht mehr so dicht nebeneinander als in den früheren Fällen und zeigten verschiedene Größe.

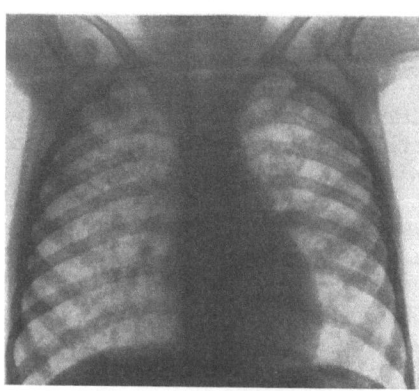

Fall Nr. 79. Chronische Miliartuberkulose. Hier stehen die Herde nicht mehr so dicht nebeneinander als in den früheren Fällen, dabei erreichen einige Herde Erbsengröße, andere sind dagegen nur stecknadelkopfgroß und einige nur hirsekorngroß.

Fall Nr. 80. Cs. J., 9 Jahre altes tuberkulinpositives Mädchen. Das Mädchen wurde, wie das Röntgenbild zeigt, mit wenigen, aber ziemlich großen hämatogenen Herden aufgenommen und lag 12 Monate lang auf der Abteilung. Anfangs bestand hohes Fieber (bis 39⁰ C), welches aber langsam nachließ, parallel damit trat auch im Allgemeinzustande eine bedeutende Besserung ein, so daß wir schon voller Hoffnung

Die Miliartuberkulose.

waren. Die Röntgenveränderungen blieben aber unverändert. Nach 12 Monaten trat plötzlich hohes Fieber auf, das Mädchen wurde dyspnoisch und es entwickelte sich eine akute Miliartuberkulose. Die Lungen waren auf dem Röntgenbilde durch die neuen kleinen miliaren Herde so durchsetzt, daß die älteren Herde vollkommen verdeckt wurden. Das Mädchen kam in 2 Wochen ad exitum.

Die *Prognose* der chronischen Miliartuberkulose ist aber auch dann zweifelhaft, wenn die Herde sich größtenteils zurückbilden, denn aus den zurückgebliebenen Herden kann sich, besonders im Pubertätsalter, eine *apiko-kaudale Lungentuberkulose von Erwachsenentypus* entwickeln. Diese Gefahr besteht noch nach

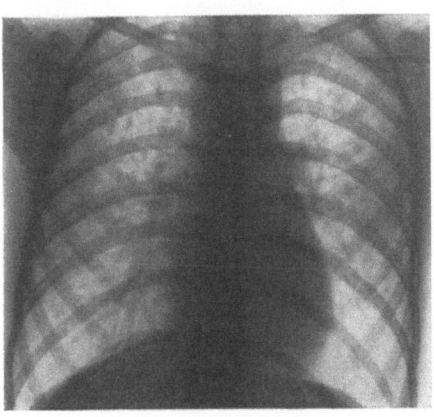 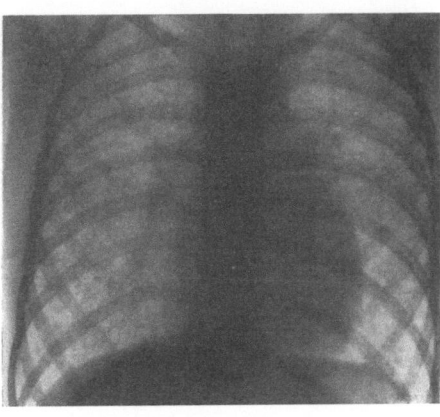

a *b*

Fall Nr. 80. Chronische Miliartuberkulose, welche nach 12 Monaten in eine akute überging. Die erste Röntgenaufnahme (a) zeigt eine typische chronische Miliartuberkulose mit erbsengroßen Herden. Trotz einjähriger Freiluftbehandlung erscheinen, wie die zweite Röntgenaufnahme zeigt (b), dicht nebeneinanderstehende miliare Knötchen, welche schließlich zum Exitus führten.

Jahren selbst bei scheinbarer Heilung. Es kann weiterhin in jeder Phase der chronischen Miliartuberkulose *eine Meningitis tbk.* auftreten, welche das tragische Ende beschleunigt. *Die Miliartuberkulose war also früher immer eine tödliche Krankheit*, besonders ihre akute und weitaus häufigste Form führte bald zum Tode. Die mit wenig klinischen Symptomen verlaufenden subchronischen oder chronischen Formen zeigten wohl einen protrahierteren Verlauf, endeten aber meist auch tödlich und Spontanheilungen wurden nur äußerst selten beobachtet. Doch jeder Kinderarzt, der auf diesem Gebiete größere Erfahrungen hatte, erlebte es manchmal, daß einige seiner kleinen Patienten doch am Leben blieben. Besonders bei den chronischen Fällen kam dies vor, ausnahmsweise kamen aber auch einige akute Fälle zur Heilung. HOYLE und VAISEY sammelten aus der Literatur 120 Fälle chronischer Miliartuberkulose, worunter 18 in Heilung übergingen. WALLGREN sah unter seinen 84 Fällen von Miliartuberkulose 5 Fälle ausheilen. Wir beobachteten in den Jahren 1932 bis 1944 im Weißen-Kreuz-Kinderspital 76 Fälle reiner Miliartuberkulose, worunter nur 1 Fall ausheilte. In der Kinderklinik in Pécs konnten wir in 2 Fällen, im St.-Johannes-Hospital in einem Falle eine spontane Heilung der Miliartuberkulose beobachten.

Fall Nr. 81. L. K., 9 Jahre altes tuberkulinpositives Mädchen. Das Mädchen wurde wegen hohem Fieber, Appetitlosigkeit und „allgemeiner Körperschwäche" auf die Abteilung gebracht, wo das Röntgenbild eine akute Miliartuberkulose feststellte, indem beide Lungen mit hirsekorngroßen Herden übersät waren. Da es sich in diesem Falle um eine akute Miliartuberkulose mit hohem Fieber und sehr zahlreichen miliaren Herden handelte, gaben wir alle Hoffnung auf.

Das Fieber hörte aber langsam auf, das Mädchen wurde fieberfrei, doch der Lungenbefund zeigte keine Veränderungen. Das Mädchen lag 12 Monate lang auf der Abteilung und am Ende wurde es ein lebhaftes, scheinbar vollkommen gesundes Mädchen. Die miliaren Herde zeigten erst nach 8 Monaten Zeichen einer

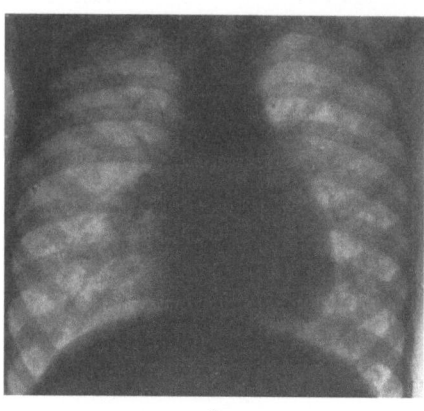 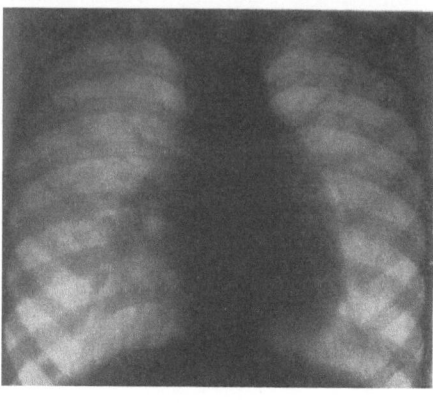

a *b*

Fall Nr. 81. Spontane Heilung einer akuten Miliartuberkulose.
Die erste Röntgenaufnahme (*a*) zeigt eine typische akute Miliartuberkulose mit dicht nebeneinanderstehenden miliaren Herden. Nach 12 Monaten war das 5 Jahre alte Mädchen klinisch vollkommen gesund. Die miliaren Herde verschwanden nach 8 Monaten und hic und da blieben einige erbsengroße Herde zurück (*b*).

Rückbildung und nach einem Jahre waren sie, wie das Röntgenbild zeigt, schon fast vollkommen verschwunden. Das Mädchen stand noch 2 Jahre lang unter unserer Beobachtung, während welcher Zeit es sowohl klinisch wie auch röntgenologisch vollkommen gesund war. Nach 2 Jahren wanderte die Familie nach Südamerika aus, so daß wir das Kind aus unseren Augen verloren.

Seit 1944, seitdem WAKSMAN und seine Mitarbeiter über die Entdeckung des *Streptomycins* berichteten, trat in der Behandlung der Miliartuberkulose *eine entscheidende Wendung ein*. HINSHAW und FELDMAN berichteten aus der Mayoschen Klinik schon im Jahre 1945 über einige Fälle menschlicher Tuberkulose, welche durch die Streptomycinbehandlung günstig beeinflußt wurden. Unter diesen war glücklicherweise die Miliartuberkulose *die am besten reagierte*. Die späteren Erfahrungen bestätigten diese Ergebnisse, so daß man nach HINSHAW, der auf dem Gebiete der Streptomycinbehandlung die größten Erfahrungen hat, *bei der Miliartuberkulose mit Streptomycinbehandlung in 60 bis 75% der reinen Miliarisfälle in 2 bis 3 Monaten mit einer vollkommenen Heilung rechnen kann*. Auch die ganz akuten Formen reagieren, sogar bei ganz jungen Säuglingen, sehr gut (FANCONI). Die Streptomycinbehandlung wird noch bei der Besprechung der Chemotherapie der Tuberkulose ausführlich besprochen, hier erwähnen wir nur, daß bei der Miliartuberkulose die *einfache intramuskuläre Methode mit täglich 500 bis 1000 mg Streptomycin in 2 bis 3 Monaten zur definitiven Heilung führen kann*. Deshalb ist es heute die Pflicht eines jeden Arztes, wenn er einmal eine Miliartuberkulose diagnostiziert hat, *die Streptomycinbehandlung sofort einzuleiten*, wie dies von dem Streptomycinkomitee in den U. S. A. empfohlen wird. Kann sich der Arzt das Streptomycin nicht verschaffen, oder ist er mit der Streptomycinbehandlung nicht vertraut, so soll er das kranke Kind sofort an eine Spitalsabteilung schicken, wo die Streptomycinbehandlung möglich ist. Dies zu versäumen, halten wir heute für eine große Gewissenlosigkeit, da bei der frühzeitigen Behandlung mit vollem Recht auf eine Rettung von dieser früher aussichtslosen Krankheit gerechnet werden kann.

Je früher die Behandlung einsetzt, desto größer sind auch die Aussichten auf eine Heilung. Heute ist also die rechtzeitige Diagnose viel wichtiger geworden als es früher der Fall war, da früher die Diagnose höchstens nur die Gewißheit eines tragischen Endes, *heute dagegen einen energischen therapeutischen Eingriff bedeutet.*

XVII. Die tuberkulöse Gehirnhautentzündung.

„Die Meningitis tuberkulosa ist im frühen Kindesalter sozusagen die normale Form des Tuberkulosetodes" — schreibt SIMON —, da etwa 75 bis 80% aller tödlich endenden Tuberkulosen des Säuglings- und Kleinkindesalters unter dem Bilde der Meningitis tbk. verlaufen. Diese Tatsache erklärt genügend, warum die Meningitis tbk. *die gefürchtetste Komplikation der kindlichen Tuberkulose ist.*

Wir haben schon bei der Besprechung der Miliartuberkulose die „meningeale Form" der Miliartuberkulose erwähnt, welche nichts anderes bedeutet, als daß die Miliartuberkulose mit Meningitis tbk. vergesellschaftet ist. In diesen Fällen dominieren natürlich die klinischen Symptome der Meningitis tbk. und die miliaren Herde erscheinen auf den Röntgenbildern beinahe nur als Nebenbefund. Die Meningitis tbk. kann sich aber nicht nur bei der akuten Miliartuberkulose, sondern auch bei chronischer Form entwickeln, sie kann während des Krankheitsverlaufes jederzeit auftreten und so das Schicksal des Kindes besiegeln.

Was die *pathologische Anatomie* der Meningitis tbk. anbelangt, erscheint die diffuse tuberkulöse Gehirnhautentzündung makroskopisch als ein dickes, gelatinöses Exsudat zwischen der Pia mater und der Arachnoidea. Das Exsudat ist besonders an der *Basis* des Gehirns ausgeprägt. In dem Exsudat finden wir ganz kleine, käsige Knötchen, welche sich besonders entlang der Blutgefäße lokalisieren. Das mikroskopische Bild der Meningitis tbk. zeigt folgende charakteristische Eigenheiten: reichliches serofibrinöses *Exsudat*, in welchem mononukleare Phagocyten dominieren, *Infiltration* der Blutgefäßwände und endlich *Verkäsung* des Exsudats und der Blutgefäßwände. Die kleinen, käsigen *Knötchen*, welche oft irrtümlicherweise für Tuberkel gehalten werden, erweisen sich bei mikroskopischer Untersuchung als verkäste Herde des verkäsenden Exsudats. Gut ausgebildete Tuberkel kommen in den akut verlaufenden Fällen, welche die Mehrheit bilden, sehr selten vor. Der Prozeß kann sich oft der Blutgefäße entlang in die oberflächliche Schichte der *Rinde* ausdehnen, wodurch als Folge der Absperrung der angegriffenen Blutgefäße, kleine, oberflächliche, kortikale *Infarkte* entstehen.

Da die Miliartuberkulose sehr oft mit einer Meningitis tbk. vergesellschaftet ist, hielt man die Meningitis tbk. früher für eine meningeale Manifestation der Miliartuberkulose. Gegen diese Auffassung nahmen im Jahre 1933 RICH und McCORDOCK Stellung. Sie wiesen nach, daß die Tuberkelbacillen aus dem Blutstrom *nicht direkt in die Gehirnhäute gelangen*, da die Gehirnhäute zu jenen Geweben gehören, welche von den im Blute zirkulierenden Tuberkelbacillen nur sehr wenige zurückhalten. Dies beweist die Tatsache, daß, während bei reinen Fällen von Miliartuberkulose Lungen, Leber, Milz und auch andere Organe mit miliaren Tuberkeln übersät sind, die Gehirnhäute fast vollkommen rein bleiben. Höchstens kommen hie und da einzelne, weit voneinander lokalisierte Tuberkel vor, welche aber dieselbe histologische Struktur haben wie die massenhaft anwesenden Tuberkel anderer Organe. *Wenn virulente Tuberkelbacillen in die Blutbahn von Versuchstieren* (Meerschweinchen, Ratten, Hunde) *gespritzt werden, so entsteht wohl eine Miliartuberkulose, aber nie eine Meningitis tbk., auch dann nicht, wenn Milliarden von Tuberkelbacillen direkt in die Carotiden gespritzt werden.* In solchen Fällen finden wir in den Gehirnhäuten der Versuchstiere höchstens vereinzelte Tuberkel, eine diffuse tuberkulöse Meningitis entsteht aber nie. Diese Tierexperimente zeigen also deutlich, *daß die Tuberkelbacillen aus dem Blutstrom nicht direkt in die Gehirnhäute gelangen können.*

RICH und MCCORDOCK betonten dabei, daß sie Fälle von Meningitis tbk. beobachteten, *wo die Miliartuberkulose vollkommen fehlte* und die Veränderungen dennoch dieselben waren, wie in den Fällen, wo die Meningitis tbk. mit Miliartuberkulose vergesellschaftet war.

Während es nicht gelingt, an Versuchstieren eine Meningitis tbk. hervorzurufen, falls die Tuberkelbacillen nur in die Blutbahn gespritzt werden, *entwickelt sich sofort eine schwere Meningitis tbk., wenn die Tuberkelbacillen direkt in den Subarachnoidealraum eingespritzt werden.* Eine Meningitis tbk. kann auch so entstehen, wenn nach der Einspritzung der Tuberkelbacillen in die Blutbahn in der Nähe der Meningen ein Tuberkel entsteht, welcher nach einer Verkäsung in die Gehirnhäute einbricht, wodurch Tuberkelbacillen in den Subarachnoidealraum gelangen.

Die oben erwähnten Veränderungen der Blutgefäße betrachtete man früher als einen Beweis, daß die Tuberkelbacillen durch diese geschädigten Blutgefäße in den Subarachnoidealraum gelangen. RICH und MCCORDOCK wiesen aber nach, daß die Gefäßveränderungen bei reinen Fällen von Miliartuberkulose nie vorkommen, dagegen können sie experimentell leicht erzeugt werden, wenn die Tuberkelbacillen direkt in den Subarachnoidealraum gespritzt werden, wo also nur eine isolierte Meningitis tbk. entsteht. Auch Beobachtungen an Menschen zeigten, daß diese Gefäßveränderungen auch bei solchen Fällen von Meningitis tbk. vorkommen, wo die Miliartuberkulose vollkommen fehlte. *Die Gefäßveränderungen sind also nur die Folgen, nicht aber die Ursache der Meningitis tbk.*

Was die *Zeitfolge* der beiden Krankheiten anbelangt, wiesen RICH und MCCORDOCK nach, daß bei gleichzeitigem Bestehen von Meningitis tbk. und Miliartuberkulose die Veränderungen verschiedenen Alters waren. Es konnte pathologisch festgestellt werden, daß einmal die Miliartuberkulose, ein andermal die Meningitis tbk. früher entstand und die andere erst später folgte. Diese Feststellung wurde von MCGREGOR und GREEN im Jahre 1937 bestätigt.

Danach wiesen RICH und MCCORDOCK nach, daß von 82 Fällen menschlicher Meningitis tbk. in 72 Fällen ältere, verkäste Herde gefunden werden konnten, von welchen die Infektion der Gehirnhäute ausging. Diese älteren Herde saßen entweder *an der Gehirnrinde* oder an den *Gehirnhäuten*, manchmal *im Plexus chorioideus.* Die Meningitis tbk. ist demnach keine Teilerscheinung oder Begleiterscheinung einer allgemeinen Miliartuberkulose, sondern *eine selbständige Krankheit, welche dadurch entsteht, daß in der Nachbarschaft der weichen Gehirnhäute kaseöse tuberkulöse Herde auftreten, die in den Subarachnoidealraum einbrechen. Das Verhalten der weichen Gehirnhäute ist also vollkommen dasselbe wie das der serösen Häute (Pleura, Perikard, Peritoneum), wo die Entzündung, wie wir sahen, ebenfalls durch Einbruch der benachbarten verkästen Herde entsteht.*

Wenn die Zahl der einbrechenden Tuberkelbacillen *klein* ist, entsteht nur eine zirkumskripte „proliferative" Meningitis, welche noch in Heilung übergehen kann. Hier dominiert die Bindegewebswucherung mit Fibroblasten. Diese Fälle verlaufen aber nicht unter den Symptomen einer akuten diffusen Meningitis tbk., sondern geben meist nur *verwaschene Herdsymptome* der Gehirnrinde. Übrigens geht eine jede länger dauernde diffuse, kaseöse Meningitis tbk. in eine proliferative Form über, wenn die Patienten genug lange am Leben bleiben.

Die Feststellungen von RICH und McCORDOCK wurden von mehreren Autoren der U. S. A. bestätigt (MACGREGOR und GREEN, BLACKLOCK und GRIFFIN, SCHWARZ usw.). In Deutschland wollte HÜBSCHMANN diese Feststellungen nicht anerkennen. Dagegen bestätigte BEITZKE in seinem Referat (Über die pathologische Anatomie der Meningitis tbk.) auf der Tagung der Deutschen Tuberkulosegesellschaft in Graz im Jahre 1939 die Feststellungen von RICH und McCORDOCK fast vollständig, indem auch er in der Nachbarschaft der Gehirnhäute ältere tuberkulöse Herde nachweisen konnte, welche die diffuse, käseöse Meningitis tbk. verursacht hatten.

Es muß aber betont werden, daß es nicht so leicht ist, die von RICH und McCORDOCK festgestellten Herde zu finden, da sie ziemlich *klein* sind (ihr Durchmesser beträgt meist nur 3 bis 5 mm). Um die Herde zu finden, muß das Gehirn in 3 mm dicke Schichten geschnitten werden. Diese Herde sind meist nicht kugelförmig, sondern *abgeflacht* („Palques") und sehr oft in dem kaseösen Exsudat der Gehirnhäute verborgen. Neben diesen kortikalen Herden kann die Meningitis tbk. auch durch *Übergreifen anderer tuberkulöser Prozesse* (Spondylitis tbk. Otitis media) *auf die Gehirnhäute entstehen,* was aber schon eine Seltenheit ist.

Wir glauben, daß auch die Frage, *wie oft Miliartuberkulose mit Meningitis tbk. zusammen vorkommt,* einer Revision unterzogen werden muß. SIMON und REDEKER schrieben in ihrem Buche im Jahre 1931, daß eine Miliartuberkulose ohne Meningitis tbk. verhältnismäßig selten vorkommt, und zwar nur in 7,1% des Gesamtmaterials. SIMON schreibt in seiner Monographie im Jahre 1941, daß „die Meningitis tbk. gewöhnlich die Teilerscheinung der Miliartuberkulose ist. Die Miliartuberkulose ist röntgenologisch wohl nur in 45% nachweisbar, während die Obduktion miliare Tuberkel der parenchymatösen Organe in 90% aufweist." Betrachten wir dagegen andere Sektionsstatistiken, so kommen wir zu einem ganz anderen Ergebnis. So fand HÜBSCHMANN bei der Sektion von 365 Fällen in 199 Fällen gleichzeitig Miliartuberkulose mit Meningitis tbk. (54,4%). Miliartuberkulose allein kam in 66 Fällen (18,3%) und Meningitis allein in 100 Fällen (27,3%) vor. Unter den von BUDAY sezierten 80 Fällen traten Miliartuberkulose und Meningitis tbk. in 28 Fällen (35,0%) zusammen auf. Miliartuberkulose allein kam in 29 Fällen (36,2%), Meningitis allein in 23 Fällen (28,7%) vor. Diese Angaben sprechen nicht mehr sehr dafür, daß beide Krankheitsbilder „fast immer zusammen vorkommen". Hier kann noch der Einwand gemacht werden, daß unter den sezierten Fällen von HÜBSCHMANN und BUDAY auch Erwachsene vorkamen. In unserem Sektionsmaterial in dem Weißen-Kreuz-Kinderspital kamen 71 Fälle im Alter von 0 bis 15 Jahren, also nur Kinder, zur Sektion, wobei wir folgende Ergebnisse erhielten: Miliartuberkulose und Meningitis tbk. kamen in 34 Fällen (47,8%) vor, Meningitis tbk. allein kam in 12 Fällen (16,9%), Miliartuberkulose allein kam in 25 Fällen (35,2%) vor. Die Ergebnisse der obigen drei Autoren können in folgende Tabelle zusammengestellt werden:

Wie häufig kommt Meningitis tbk. mit Miliartuberkulose bei der Sektion zusammen vor?

Name des Autors	Zahl der sezierten Fälle	Alter, in Jahren	Meningitis tbk. und Miliartbk.	Miliartbk. allein.	Meningitis-tbk. allein
HÜBSCHMANN	356	0 bis 70	54,4%	18,3%	27,3%
BUDAY	80	0 „ 70	35,0%	36,2%	28,7%
GÖRGÉNYI-GÖTTCHE und PUHR	71	0 „ 15	47,8%	35,2%	16,9%

Wir sehen, daß auch im Kindesalter sowohl die Miliartuberkulose als auch die Meningitis tbk. in einer beträchtlichen Prozentzahl isoliert vorkommen können. HOLT und MCINTOSH erwähnen, daß an ihrem Krankenmaterial von Säuglingen, welche Miliartuberkulose bekamen, bei mehr als der Hälfte keine Meningitis tbk. bestand. Aus unserem Sektionsmaterial kamen 25 Säuglinge zur Sektion, darunter kamen Miliartuberkulose und Meningitis tbk. in 10 Fällen zusammen vor, Miliartuberkulose allein kam in 14 Fällen (also bei mehr als der Hälfte!), Meningitis tbk. nur in 1 Falle allein vor. *Es ist ersichtlich, daß im Säuglingsalter die Miliartuberkulose allein öfter vorkommt als mit Meningitis tbk. zugleich.*

Was die *Häufigkeit* der Meningitis tbk. in den verschiedenen *Lebensaltern* anbelangt, steht es außer Zweifel, *daß sie am häufigsten im Kindesalter vorkommt, und zwar je jünger die Kinder sind, desto häufiger*. Die Tabelle von ECKSTEIN veranschaulicht dies am deutlichsten (Tab. 3). Wir ersehen daraus, daß die Erkrankungsziffer in der zweiten Hälfte des ersten Lebensjahres ansteigt und zwischen 1 und 2 Jahren ihren Höhepunkt erreicht, um von da an bis zum 8. Lebensjahr allmählich zu einem Durchschnittswert abzufallen. Ganz ähnlich verläuft die jahreszeitliche Kurve der Erkrankungen an Meningitis tbk., die in den *Frühjahrsmonaten* (März, April, Mai) ihren Höhepunkt erreicht.

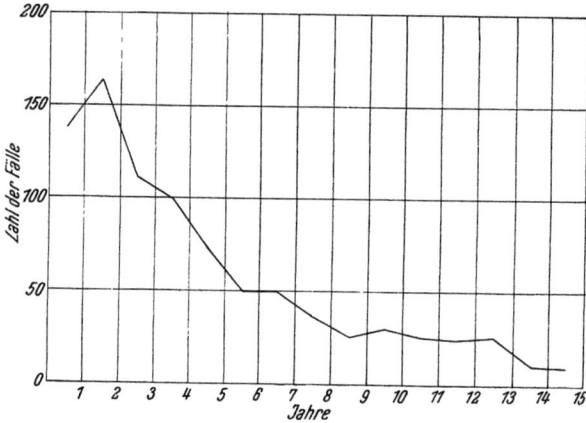

Tab. 3. Die Altersverteilung der Fälle von Meningitis tuberkulosa nach ECKSTEIN. Zusammengestellt aus 852 Fällen der Literatur.

Das Lebensalter spielt also bei der Meningitis tbk. eine wichtige Rolle, so daß von einer speziellen Altersdisposition gesprochen werden kann, was dadurch noch augenscheinlicher wird, daß die Meningitis tbk. bei Kindern von 0 bis 3 Jahren am häufigsten ist, *während die tuberkulöse Durchseuchung gerade in diesem Lebensalter am geringsten ist.* Parallel mit dem Alter der Kinder steigt auch ihre tuberkulöse Durchseuchung, dagegen ist die Zahl der Meningitis-tbk.-Fälle um so geringer, je älter die Kinder werden. Dies bedeutet soviel, daß *je später ein Kind seine Primärinfektion durchmacht, desto kleiner die Gefahr ist, daß es eine Meningitis tbk. bekommt, je jünger dagegen ein Kind während der ersten Ansteckung ist, desto größer ist die Gefahr.* Diese Tatsache zeigt auch die Richtung der Prophylaxie, welche vornehmlich in einer Verhinderung der tuberkulösen Ansteckung der jüngsten Jahrgänge bestehen muß.

Die pathologisch-anatomischen Untersuchungen zeigten schon lange, daß sich bei Meningitis tbk. in den Lungen der Kinder meist *frisch verkäste endothorakale Lymphknoten vorfanden*. Dies wurde schon im Jahre 1912 von GHON festgestellt. ENGEL kam im Jahre 1921 zu dem Ergebnis, daß in Fällen von Meningitis tbk. in 92 % der Fälle eine frische Verkäsung der endothorakalen Lymphknoten besteht. WALLGREN und seine Mitarbeiter fanden bei der Sektion von 166 Fällen von Meningitis tbk. im Jahre 1935 in 82 % ganz frische Verkäsung der endothorakalen Lymphknoten, in 12 % zeigten die Lymphknoten schon geringe bindegewebige Einkapselung und in 6 % waren auch Verkalkungen nachweisbar. Es handelte sich also in den Fällen von WALLGREN in 82% um ganz frische, in 18% dagegen um ältere tuberkulöse Prozesse.

Interessant ist, daß die Feststellungen der pathologisch-anatomischen Untersuchungen von den Klinikern recht spät gewürdigt wurden. HAMBURGER sprach es als erster aus, daß sich die Meningitis tbk. *meist kurz nach der Manifestation der ersten tuberkulösen Ansteckung entwickelt.* WALLGREN konnte in 87 Fällen sowohl den Zeitpunkt der ersten klinischen Manifestation, wie auch der Entwicklung der Meningitis tbk. exakt feststellen und fand, daß die Meningitis in 79 Fällen binnen 3 Monaten und nur in 8 Fällen später entstand. WALLGREN stellte übrigens für die Meningitis tbk. die folgende sehr treffende Regel auf:

1. Die Meningitis tbk. entwickelt sich meist *in den ersten 3 Monaten* nach der Manifestation der primären Ansteckung.
2. In den *ersten 3 Lebensjahren.*
3. In den *ersten 3 Frühjahrsmonaten* (März, April, Mai).

OROSZ überprüfte das große Krankenmaterial der Wiener Kinderklinik im Jahre 1930 und kam zu dem gleichen Ergebnis wie WALLGREN.

KLEINSCHMIDT beobachtete bei den Lübecker Säuglingen in 19 Fällen Meningitis tbk. und stellte fest, daß der Tod im folgenden Alter eintrat:

6 Säuglinge waren 74 bis 94 Tage alt, als der Tod eintrat,
9 Säuglinge waren 102 bis 168 Tage alt, als der Tod eintrat,
4 Säuglinge waren 187 bis 318 Tage alt, als der Tod eintrat.

Aus diesen Angaben kommt KLEINSCHMIDT zu dem Schluß, daß eine Meningitisgefahr nicht nur in den ersten 3 Monaten, sondern in den ersten 6 Monaten besteht und die Kinder noch 1 Jahr lang nach der stattgehabten Infektion sorgfältig behandelt und beobachtet werden müssen. Wir dürfen es aber nicht vergessen, daß WALLGREN und OROSZ als Ausgangspunkt ihrer Berechnungen den ersten Tag der Manifestation der primären Ansteckung wählten, KLEINSCHMIDT dagegen die Entwicklung der Meningitis tbk. von dem Tage der Infektion rechnet, da er den Tag der Infektion exakt kannte. Da aber die primäre tuberkulöse Infektion sich erst nach 19 bis 56 Tagen manifestiert, so müssen die letzteren Zahlen von den Angaben KLEINSCHMIDTS abgezogen werden, um beide Angaben miteinander vergleichen zu können. Tun wir dies, so sind die Angaben von KLEINSCHMIDT mit den Angaben von WALLGREN und OROSZ beinahe identisch. Im praktischen Leben ist die Bestimmung des Infektionstermins meist unmöglich, dagegen kann die erste klinische Manifestation (Initialfieber, E. n. tbk.) viel leichter festgestellt werden, deswegen wählt man als Ausgangspunkt der Berechnung im praktischen Leben fast ausschließlich die erste klinische Manifestation.

Heute sind sich alle Autoren darin einig, daß die größte Gefahr für das Entstehen einer Meningitis tbk. in den ersten 3 Monaten nach der klinischen Manifestation einer tuberkulösen Infektion besteht, je älter der tuberkulöse Prozeß ist, desto kleiner ist die Gefahr für die Entwicklung einer Meningitis tbk. Mit Ablauf der ersten 3 Monate ist die Gefahr zwar kleiner, *sie verschwindet aber nicht vollkommen.* Die Fälle von WALLGREN zeigten, daß in 18% der sezierten Fälle der tuberkulöse Prozeß schon eine ausgesprochene Heilungstendenz zeigte, als die Meningitis tbk. auftrat. Die Ursache dieser „Spätfälle" soll nach LANGER die Aufflackerung der verkästen endothorakalen Lymphknoten sein, welche ihrerseits durch Masern und jene „interkurrenten Infektionen" verursacht wurden, welche wir schon bei der Miliartuberkulose besprachen.

Das Auftreten einer Meningitis tbk. nach interkurrenten Infektionen steht ohne Zweifel und wird im praktischen Leben immer wieder bestätigt. Es gibt aber Fälle, wo der Grund des späten Auftretens der Meningitis tbk. nicht festgestellt werden kann. Möglicherweise folgten in diesen Fällen die kortikalen Herde ihrem eigenen Weg und brachen in den benachbarten Subarachnoidealraum. Warum aber der Einbruch erst so spät erfolgt, wissen wir nicht. Man sieht bei der Sektion dieser ,,Spätfälle" nämlich oft in den Lungen nur einen beruhigten Prozeß, dagegen ist die Exsudatbildung ganz frisch. Hier können die älteren eingebrochenen kortikalen Herde viel leichter gefunden werden als in den akuten Fällen.

Wenn wir die *Umgebung* der Kinder, welche an Meningitis tbk. erkrankten, sorgfältig untersuchen, *finden wir die Infektionsquelle fast immer in dem Haushalt, wo das Kind lebte*. Die infizierende Person braucht nicht immer ein Familienmitglied zu sein, sie kann auch zu den Hausangestellten, Verwandten, Untermietern usw. gehören, es sind aber immer Personen, welche mit den erkrankten Kindern öfter in Berührung kamen (KLEINSCHMIDT, VIETHEN, SIMON usw.). *Die ,,intradomiziläre" Infektion ist also die gefährlichste*. Früher hat man auch den ,,extradomiziläre" Infektionen eine große Rolle zugeschrieben. Diese Infektionen sind aber gewöhnlich bloß leichte ,,*Gelegenheitsinfektionen*", wo die Infektion meist nur mit wenigen Tuberkelbacillen erfolgt, weshalb diese Fälle, abgesehen vom Säuglingsalter, meist gutartig verlaufen.

Der früher so oft gebrauchte Ausdruck, daß die Meningitis tbk. ,,*als ein Blitzschlag aus heiterem Himmel*" erscheint, ist eigentlich veraltet, da heute die Meningitis tbk. nur bei solchen Kindern unerwartet erscheint, welche früher nicht mit entsprechender Sorgfalt beobachtet wurden. *Wird die Primärinfektion bei den Kindern rechtzeitig erkannt, so ist die Meningitis tbk. kein unerwarteter Blitzschlag, sondern eine gefürchtete Komplikation.* Je früher dagegen die Primärinfektion des Kindes erkannt wird, je früher die Infektionsquelle entfernt und die entsprechende Behandlung eingeleitet wird, desto seltener kommt diese gefürchtete Komplikation vor.

Der *Beginn* der Meningitis tbk. ist in der Regel ein schleichender und vor dem Auftreten der allerersten meningealen Symptome bis zum vollausgeprägten Krankheitsbild können mitunter Wochen vergehen. Je jünger das Kind ist, desto häufiger findet man einen mehr oder minder akuten Beginn. Im 1. und 2. Lebensjahr setzt sogar bei fast der Hälfte der Kinder die Erkrankung plötzlich und überraschend mit ausgeprägten Symptomen ein. Ganz ähnliche Unterschiede zwischen jüngeren und älteren Kindern liegen auch hinsichtlich *der Dauer der Krankheit* vor, die sich bei den jüngeren Altersklassen auf durchschnittlich *2 bis 3 Wochen*, selten länger beläuft. Klinisch unterscheidet man nach ROMINGER folgende drei Stadien:

Stadium I, der sensiblen und sensorischen Reizung (Prodromalstadium).

Stadium II, der sensiblen und sensorischen Lähmung und der motorischen Reizung.

Stadium III, der sensiblen, sensorischen und der motorischen Lähmung.

Im *Prodromalstadium* werden die Kinder bald müde, sie wollen nicht spielen, sitzen still und starren ins Ferne, dabei besteht eine gesteigerte Schlafneigung. Trotz dieser Teilnahmslosigkeit sind die Kinder sehr empfindlich und weinen sehr leicht. Dabei sind dieselben meistens appetitlos und es entwickelt sich bei ihnen eine ständige Stuhlverstopfung. Später treten heftige Kopfschmerzen auf, die Kinder knirschen mit den Zähnen und schreien in der Nacht oft schmerzlich auf. Endlich meldet sich das zerebrale Erbrechen, welches die Eltern schon sehr beunruhigt. Die Temperatur kann stark erhöht sein, braucht es aber nicht zu sein. Während anfangs die Leibschmerzen und das Erbrechen auf die Möglichkeit einer gastrointestinalen Erkrankung (Appendicitis!) hinweisen, zeigt es sich am Ende des Prodromalstadiums deutlicher, daß es sich um eine zerebrale Krankheit handelt.

Im *zweiten Stadium* wird der Nacken immer steifer, die Haut ist auf jede Berührung sehr empfindlich und an den berührten Hautstellen erscheint sofort ein lang anhaltendes Erythem (Dermographismus). Weiters kommt es auch zu spontan schnell wechselnden Spasmen und zu einer Dilatation der Hautgefäße, so daß flüchtige polymorphe Eytheme, hochrote, abgegrenzte, hektische Wangenröte mit blassem Munddreieck entsteht. Die Kinder schrecken gleich zusammen, Muskelzuckungen, Zupfbewegungen, Flockenlesen, Stöhnen, Seufzen, Augenverdrehen, Augenzittern, gesteigerte Pupillenreaktionen treten auf. Die Reflexe steigern sich, es entwickeln sich die bekannten Phänomene, wie KERNIG, BRUDZINSKY, HAINISS. Das Bewußtsein kann schon sehr früh gestört sein. Diese Trübung wird immer ausgeprägter, so daß es am Ende der Krankheit eine Seltenheit ist, wenn das Kind bei Bewußtsein bleibt und sich noch für seine Umgebung interessiert.

Im *dritten Stadium* verweigern die Kinder schon vollständig das Essen, sie liegen meist ganz apathisch in Jagdhundstellung, wobei der Bauch kahnartig eingezogen ist. Jetzt melden sich auch Lähmungen der verschiedenen Gehirnnerven, welche zu Strabismus, Ptose, Anisokorie usw. führen. Facialislähmung kommt selten vor. Durch Druck auf den Nervus vagus wird der Puls immer langsamer und unregelmäßiger, im Endstadium wird er dagegen wieder sehr beschleunigt. Mit zunehmender Somnolenz nimmt die Schmerzempfindlichkeit ab. Der tiefe Sopor wird nur manchmal von lauten, gellenden Schreien oder von einem tiefen Aufseufzen unterbrochen. Endlich steigt das Fieber sehr stark, der Puls wird unzählbar, es entwickelt sich eine CHEYNE-STOCKESsche oder BIOTische Atmung. Der Tod erfolgt in der Regel durch Atemlähmung.

Nach RICH werden die klinischen Symptome durch die folgenden fünf kardinalen Faktoren verursacht: *mechanische Irritation, Überempfindlichkeit, Absperrung der Blutgefäße, Übergreifen der Infektion auf das Nervengewebe* und *erhöhter intrakranieller Druck.*

Daß die Entwicklung eines Exsudats in dem Subarachnoidealraum, abgesehen von irgendwelchem toxischen Effekt, schon *mechanisch* Reizerscheinungen verursachen kann, zeigen die Fälle, wo in den Meningen nur eine entzündungsfreie Zellvermehrung besteht (z. B. Medullobalstomen), wo die Tumorzellen die Hirnhäute infiltrieren und dabei doch meningeale Reizerscheinungen auftreten. Daß auch die *Überempfindlichkeit gegen Tuberkuloproteine* eine wichtige Rolle spielt, zeigen die Tierversuche von BURN und FINLEY, die in den Subarachnoidealraum der überempfindlichen Versuchstiere Tuberkuloproteine einspritzten und darauffolgend verschiedene neurologische Erscheinungen (Opisthotonus, Sphinkterlähmung usw.) und öfters einen letalen Ausgang beobachteten.

Für manche Symptome sind auch die *Gefäßschädigungen* verantwortlich. Die Wände der meningealen Arterien und Venen werden entzündlich infiltriert, es entstehen Nekrosen und Verkäsung. Einige Gefäße werden thrombotisiert, wodurch oberflächliche, kortikale Infarkte entstehen.

Die meningeale Infektion greift *auf die Rinde über,* wohin sie meist entlang der Blutgefäße gelangt. Diese kortikalen Schädigungen verstärken die schädigende Wirkung der bisher erwähnten Faktoren weiter.

Da das Exsudat des Subarachnoidealraumes den Liquorabfluß aus den Ventrikeln verhindert und auch die Liqorresorption beeinflußt, entsteht endlich ein mäßiger *Hydrocephalus,* welcher den intrakraniellen Druck noch weiter erhöht.

Neben diesem Hydrocephalus spielt, nach AMBRUS, bei der Vergrößerung des intrakraniellen Druckes auch das große *Gehirnödem* eine wichtige Rolle.

Wir besprachen diese Faktoren deshalb so ausführlich, weil wir es noch bei der Besprechung der Streptomycinbehandlung der Meningitis tbk. sehen werden, daß durch die Streptomycinbehandlung ein neues Krankheitsbild entstand, die *Meningitis tuberculosa chronica, in welchem eben die jetzt ausführlich besprochenen anatomischen Veränderungen eine sehr wichtige Rolle spielen.*

Zur exakten Diagnose der Meningitis tbk. gehört natürlich die *Liquoruntersuchung*. Der Liquor fließt bei der Lumbalpunktion *mit hohem Druck* ab, er ist gewöhnlich *wasserklar*, seltener durch staubartige Niederschläge getrübt. Nach kurzem Stehen pflegen sich feine *Gerinnsel* abzusetzen, in denen die im Liquor suspendierten Tuberkelbacillen niedergeschlagen werden. Das Gerinnsel können sofort, oder nach Abzentrifugierung ausgestrichen und auf Bacillen gefärbt werden. Der Nachweis soll in 30 bis 60% gelingen. *Die Erfolge des Nachweises der Tuberkelbacillen in einfachen Ausstrichpräparaten sind also sehr bescheiden,* ein negativer Befund schließt die Möglichkeit einer Meningitis tbk. überhaupt nicht aus. Durch *Züchtung* oder *Tierversuche* dagegen können die Tuberkelbacillen im Liqor in 100% der Fälle nachgewiesen werden. Beide Verfahren dauern aber so lange, daß sie die richtige Diagnose eigentlich erst *nachträglich bestätigen*. Sie müssen aber zur Klärung der Diagnose in allen Fällen, wo ein Verdacht auf eine Meningitis tbk. besteht, ausgeführt werden. Es ist natürlich sehr vorteilhaft, wenn *beide Methoden*, also die Züchtung und der Tierversuch, ausgeführt werden.

Die *Zellzahl* ist im Liquor erhöht, sie bewegt sich durchschnittlich zwischen *100 und 400/3* Zellen, kann aber auch über 1000 steigen. Dieselben sind vorwiegend *Lymphocyten*. Es gibt aber auch Fälle, die besonders im Anfang und gegen das Ende, wenigstens vorübergehend, eine leukocytäre Pleuocytose zeigen. Der *Eiweißgehalt* ist vermehrt, besonders vermehren sich die Globuline und das Fibrinogen. Die vermehrten Globuline geben eine positive PANDYsche *Reaktion*, das vermehrte Fibrinogen die positive WALTNERsche *Probe*. Die WALTNERsche *Probe* ist sehr einfach, sie ist mit der DONNEschen *Probe* identisch, welche bei der Urinuntersuchung verwendet wird. Sie wird auch im Liquor mit 20%iger Kalilauge ausgeführt. Wir halten die WALTNERsche *Probe* deswegen für so wichtig, *weil eine negative WALTNERsche Probe eine Meningitis tbk. sicher ausschließt.* Von einem sehr großen diagnostischen Wert ist die *Zuckerbestimmung*, besonders bei klarem oder nur leicht getrübtem Liquor. Dabei dürfen wir es aber nicht vergessen, daß bei der Liquorzuckerbestimmung immer auch eine Blutzuckerbestimmung nötig ist. Der Liquorzucker ist in der überwiegenden Mehrzahl der Fälle schon frühzeitig stark, *ungefähr bis auf 5 bis 10 mg/% gegenüber der normalen 40 bis 50 mg/% herabgesetzt.*

Die *Differentialdiagnose* zwischen Meningitis tbk. und anderen meningealen Erkrankungen ist besonders im Anfangsstadium nicht leicht, gerade hier ist dieselbe aber von besonderer Wichtigkeit. Ernstere Schwierigkeiten für die Differentialdiagnose bedeuten in erster Linie die abakteriellen Meningitiden, das präparalytische Stadium der Polyomyelitis, die para- und postinfektiösen Meningitiden (besonders wenn diese bei tuberkulinpositiven Kindern auftreten), weniger die epidemischen und die anderen eitrigen Meningitiden. In allen diesen Fällen vermag die letzte Entscheidung nur der Liquorbefund zu geben und hier wieder der Nachweis der Tuberkelbacillen. Alle anderen Befunde sind nicht absolut beweisend, am meisten noch der Liqorzuckerwert, besonders gegenüber der Polyomyelitis, die in der Regel mit einem normalen oder leicht erhöhten Liquorzucker einhergeht.

Die *Prognose* der Meningitis tbk. war bis zur letzten Zeit absolut infaust, so daß deren Diagnose gleichzeitig ein Todesurteil bedeutete. Es wurde zwar hie und da über *Spontanheilungen* berichtet, diese Heilungen wurden aber mit größter Skepsis aufgenommen. *Seit der Entdeckung des Streptomycins hat sich die Lage etwas gebessert.* Nach den bisherigen Erfahrungen können wir bei Meningitis tbk. von der Streptomycinbehandlung mit einer Heilung von *15 bis 20%* rechnen.

Trotz dieser bescheidenen Ergebnisse *bleibt ein Fünftel der mit Streptomycin behandelten Kinder doch am Leben.* Es ist deshalb verständlich, daß das Streptomycinkomitee der U. S. A. unter den therapeutischen Indikationen der Streptomycinbehandlung an *erster Stelle* die Behandlung der Meningitis tbk. mit Streptomycin empfiehlt, welche sofort nach der klinischen Diagnose, ohne Abwarten der Resultate der bakteriologischen Untersuchungen sowohl intramuskulär wie auch intralumbal beginnen muß. In Fällen von Meningitis tbk. genügt also die *ausschließliche intramuskuläre Streptomycinbehandlung nicht*, welche, im Gegensatz zur Miliartuberkulose, allein nicht zum Ziele führt. Mit der intralumbalen Behandlung muß man aber vorsichtig sein, denn es können dabei sehr unangenehme *Nebenerscheinungen* (Krämpfe, Lähmungen, Paresthäsen usw.) auftreten, deswegen darf die intralumbal verabreichte Streptomycinmenge *1 mg pro Kilogramm Körpergewicht nicht überschreiten.* Das endgültige Schema für Streptomycinbehandlung der Meningitis tbk. ist noch nicht fertiggestellt. Wir geben hier die von FANCONI im Februar 1948 empfohlene Behandlungsform:

1. Monat. Täglich 1 mg pro Kilogramm intralumbär, 500 bis 800 bis 1000 mg täglich intramuskulär.

2. Monat. Dieselbe Dosis, die intralumbale Applikation erfolgt aber nur an jedem zweiten Tag.

3. Monat. Dieselbe Dosis, die intralumbale Applikation erfolgt nur wöchentlich zweimal, später nach dem Liquorbefund.

Neben der Streptomycintherapie empfiehlt FANCONI die tägliche intravenöse Gabe von 1,5 bis 3 g *Promins*. Auch LINCOLN, KIRMSE und DE VITO verabreichen neben den oben angegebenen Streptomycinmengen anfangs 0,5 bis 1,0 g *Promizol* pro die in 2 bis 4 Einzeldosen oral, dann steigend auf 5,0 g bis zur Erreichung eines Blutgehaltes von 2 bis 3 mg%. Wir werden noch im therapeutischen Teil sehen, daß einige *Sulfanomidderivate* einen gewissen therapeutischen Effekt gegen die tuberkulösen Prozesse zeigen, deswegen werden sie zur Stärkung der Streptomycinwirkung als „*Synergisten*" verwendet.

Leider kommt es oft vor, daß die Behandlung *länger als 3 Monate dauert.* In diesen Fällen entwickelt sich ein neues Krankheitsbild, welches eigentlich erst seit der Streptomycinbehandlung beobachtet wurde: *die chronische Meningitis tbk.* Hier bestehen Bewußtseinsstörungen, Erregungszustände, Krämpfe, Lähmungen, extrapyramidale Motilitätsstörungen, Störungen an den Sinnesorganen. Diese chronische Form der Meningitis tbk. endet meist auch tödlich, *so daß in diesen Fällen der Tod eigentlich nur verschoben wird.*

Am wichtigsten ist es, die Meningitis tbk. *früh zu erkennen und deren Behandlung einzuleiten, denn schon in einigen Tagen entwickeln sich irreparable Gefäß- und Gehirnschädigungen. Wir glauben, daß die Achillesferse der Behandlung darin zu suchen ist, daß die Tuberkelbacillen bei der Meningitis tbk. nicht entsprechend erreicht werden können. Durch die Blutbahn sind sie nicht mehr entsprechend erreichbar, aber auch durch die intralumbale Applikation nicht. Es ist Aufgabe der weiteren Forschung, die bisherigen, unzweifelhaft bedeutenden Ergebnisse der Streptomycinbehandlung zu verbessern.*

XVIII. Die Tuberkulose der Knochen und Gelenke.

Mit der Tuberkulose der Knochen und Gelenke wollen wir uns sehr kurz befassen, da dieses Gebiet den Chirurgen und Orthopäden angehört, weil sie mit der Pathologie, Klinik, Röntgendiagnostik und Therapie der verschiedenen Knochen- und Gelenkerkrankungen viel besser vertraut sind als wir Kinderärzte oder Fürsorgeärzte. Die Chirurgen und Orthopäden müssen aber mit uns *zusammen arbeiten* und dürfen nicht nur die erkrankten Knochen oder Gelenke, sondern *das ganze Kind* betrachten. Es kommt auch heute noch ziemlich selten vor — wenigstens bei uns in Ungarn — daß die Chirurgen und Orthopäden die Lungen der an Knochen- oder Gelenktuberkulose leidenden Kinder untersuchen lassen, oder die Tuberkulindiagnostik anwenden. Sowohl bei der Diagnosestellung wie auch bei der Beurteilung der therapeutischen Eingriffe ist jedoch die sorgfältige Untersuchung des ganzen Kindes unerläßlich. *Auch die Diagnose der Knochen- oder Gelenktuberkulose kann ohne vorschriftsmäßige Ausführung der Tuberkulinproben nicht als exakt anerkannt werden.* Die Diagnose der verschiedenen Knochen- und Gelenkerkrankungen ist nicht immer so leicht. Wie oft haben uns schon die Tuberkulinproben geholfen und von welchen großen diagnostischen Irrtümern hat uns die regelmäßig ausgeführte Tuberkulindiagnostik bei verschiedenen Knochen- und Gelenkerkrankungen schon verschont! *Negative Tuberkulinproben (bis 1 mg A. T. zweimal wiederholt) schließen praktisch die Möglichkeit einer Knochen- oder Gelenktuberkulose sicher aus.* Sehr selten kommen zwar, wie es bei der Besprechung der Tuberkulindiagnostik ausführlich erörtert wurde, Ausnahmen vor, diese spielen aber im praktischen Leben keine Rolle.

Die Knochen- und Gelenktuberkulose entsteht aus *hämatogenen Metastasen*, da die Tuberkelbacillen von dem Primärkomplex, welcher fast immer in der Lunge sitzt, durch die Blutbahn in die Knochen gelangen. Es ist interessant, daß bei der Röntgenuntersuchung von Kindern mit Knochen- und Gelenktuberkulose meistens nur vergrößerte endothorakale Lymphknoten, manchmal aber auch gar keine pathologischen Veränderungen gefunden werden, da bei Knochen- und Gelenktuberkulose im Kindesalter schwere Lungenveränderungen selten vorkommen. Am Krankenmaterial von SIMON und REDEKER kamen gleichzeitige schwere Lungenveränderungen nur in 23 %, an dem großen Material von JOHANSSON sogar nur in 6 % vor. Auch das Auftreten einer schweren Lungentuberkulose im Verlaufe der Knochenerkrankung ist im Kindesalter eine Seltenheit. Am häufigsten kommen noch die verschiedenen Formen der *Miliartuberkulose*, manchmal aber nur ganz kleine *Streuungen* vor. Eben deswegen müssen die Lungen der Kinder mit Knochen- und Gelenktuberkulose ständig kontrolliert werden, besonders heute, wo die Miliartuberkulose schon mit Erfolg behandelt werden kann.

Die hämatogenen Herde entwickeln sich meistens *in den Metaphysen der Knochen*. Ein Teil dieser Herde bleibt nach geringerem Wachstum stehen, wird eingekapselt und vernarbt später. Andere Herde wachsen dagegen weiter, zerstören das umgebende Knochengewebe und schreiten gegen die Gelenkhöhle fort, *wohin sie einbrechen, wodurch Gelenktuberkulose entsteht.* Die Tuberkulose der Knochen und Gelenke bildet also *eine pathologische Einheit, deswegen müssen sie zusammen behandelt werden.*

Die *wachsenden Knochen* sind für Knochenmetastasen sehr geeignet, deswegen kommt die Knochen- und Gelenktuberkulose besonders *im Kindesalter* vor, obwohl sie auch bei Erwachsenen, wenn auch viel seltener, vorkommen kann. Je jünger die Kinder sind, desto häufiger sind die Knochenmetastasen. Nach der Zusammenstellung von JOHANSSON ist die Verteilung der Knochen- und Gelenktuberkulose im Kindesalter die folgende:

0 bis 5 Jahren 53%
5 bis 10 Jahren 28%
10 bis 15 Jahren 18%

Der Höhepunkt liegt nach BROCA und JOHANSSON im 3. Lebensjahr.

Je frischer der tuberkulöse Prozeß ist, desto öfters kommen Knochenmetastasen vor, deswegen entsteht eine Knochen- und Gelenktuberkulose in dem ersten Jahr nach der Infektion in 50% der Fälle, im zweiten und dritten Jahr dagegen nur in 25%.

Unsere Aufgabe ist es, die Knochen- und Gelenktuberkulose so früh als möglich zu erkennen und das Kind dem Chirurgen oder Orthopäden rechtzeitig zu einer entsprechenden Fachbehandlung zu übergeben. Bei Beginn der Krankheit bringen die Eltern das Kind meistens zu den praktizierenden oder zu den Kinderärzten, so daß diese dafür verantwortlich sind, die Kinder in entsprechende Fachbehandlung zu überweisen.

Die *klinischen Zeichen* der Knochen- und Gelenktuberkulose treten meistens langsam auf. Im Beginn klagen die Kinder über *Schmerzen*, welche aber unbedeutend sind und während der Nacht ausgeprägter werden (KOPITS), da während des Schlafes eine unvorsichtige Bewegung mit dem kranken Knochen oder Gelenk bei den Kindern Schmerzen auslöst, so daß sie aufschreien. Das erste Zeichen von seiten der angegriffenen Gelenke ist die *Funktionsstörung*, sie verlieren ihre freie Bewegung, die Bewegungsgrenzen werden immer mehr eingeengt und am Ende entsteht eine vollkommene *Steifheit*, das heißt *die Kontraktur der umgebenden Muskel*, welche aber schon einen fortgeschrittenen Prozeß bedeutet. Ist die Tuberkulinprobe positiv, so soll sofort eine Röntgenaufnahme gemacht werden.

Bei den Röntgenaufnahmen müssen außer den kranken Gliedern auch die gesunden der anderen Seite mitphotographiert werden, um die krankhaften Veränderungen mit dem gesunden Zustande zu vergleichen. Es dauert aber 3 bis 4 Monate, bis die Röntgenveränderungen ganz ausgesprochen sind. Doch können schon früher einige Röntgensymptome auf krankhafte Veränderungen hinweisen, so die Verdickung der Weichteile, die Verbreiterung der Gelenkspalte, die Kalkarmut der Knochen. Es kam öfters vor, daß wir die Kinder in diesem Stadium den Chirurgen oder Orthopäden übergeben wollten, diese jedoch noch nicht genügend „überzeugt" waren, daß unsere Diagnose richtig war und mit der Behandlung noch warten wollten, was aber von unserer Seite energisch bekämpft wurde. *Je früher nämlich die entsprechende Behandlung eingeleitet wird, desto kleinere Zerstörungen bleiben zurück.* Wird die Kontraktur noch ausgeprägter, schwillt die Gelenkgegend mächtig an, so ist die Diagnose nicht schwer, in diesem Stadium beginnt aber die Behandlung schon zu spät, da die Veränderungen schon zu sehr fortgeschritten sind. Wir glauben, daß bei der Knochen- und Gelenktuberkulose — wenigstens bei uns in Ungarn — die entsprechende Fachbehandlung sehr oft wegen des unnötigen Zuwartens der Chirurgen oder Orthopäden zu spät eingeleitet wird.

Im folgenden werden *die verschiedenen Lokalisationen der Knochen- und Gelenktuberkulose der Häufigkeit nach geordnet, kurz besprochen:*

Spina ventosa. Unter spina ventosa verstehen wir die tuberkulöse Erkrankung der Phalange der Finger, der Metakarpalknochen, der Zehen und der Metatarsalknochen. Die Spina ventosa kommt fast ausschließlich bei ganz jungen Kindern (zwischen 1 und 4 Jahren) vor und ist durch multiples Auftreten charakterisiert. Durch Infektion der Markhöhle entsteht in der Spongiosa ein Erweichungsherd, die Kortikalis wird aufgetrieben und bisweilen perforiert, so daß

Fisteln entstehen. Daneben treten auch dicke periostale Auflagerungen auf. Die Krankheit ist gutartig und heilt meistens mit einer kleineren Deformität der Finger aus.

Spondylitis tbk. Die Tuberkulose der Wirbelsäule ist eine sehr ernste Krankheit, sowohl was ihre Häufigkeit, ihre Lokalisation und ihre Folgen anbelangt. Sie kommt vornehmlich auch in der Jugend, und zwar am häufigsten bei 1 bis 5jährigen Kindern vor. Nach den Beobachtungen von I. Kopits wird meistens der 12. Brustwirbel angegriffen. Die Zahl der Erkrankung anderer Wirbel vermindert sich, je weiter sie ab- oder aufwärts von dem 12. Brustwirbel liegen.

Abgesehen von der Deformität, welche die Spondylitis verursacht, ist sie auch deswegen gefährlich, weil sie auch auf das Rückenmark Druckerscheinungen ausüben kann, wodurch spinale Reizerscheinungen, spastische Lähmungen, Blasenstörungen entstehen können. Lähmungen werden am häufigsten bei der Erkrankung der ersten Halswirbel und bei der Erkrankung der lumbalen Wirbel beobachtet. Durch Einbruch des käsigen Materials in die Weichteile entstehen Senkungsabscesse, welche manchmal sehr gefährlich sein können. So verursachen die Retropharyngealabscesse manchmal Atmungs-, Schluckbeschwerden und Sprachstörungen usw. Die Abscesse der Brustwirbel benutzen als Weg die großen Gefäßbahnen der Bauchhöhle. Es können ileofemorale, ischiofemorale oder Psoasabscesse entstehen. Die Psoasabscesse stammen aus der unteren Brust- und Bauchwirbelsäule, sie kommen im Schenkeldreieck zum Vorschein und erzeugen Flexionskontrakturen. Die Prognose der Wirbelsäulentuberkulose hängt von dem Lebensalter ab. Je jünger die Kinder sind, desto besser ist die Prognose, da die Kinder eine viel größere Vitalität haben als die Erwachsenen. Auch bei der leichtesten Erkrankung der Wirbelsäule bleibt eine kleinere oder größere Deformität zurück. Die Krankheit dauert jahrelang. Abscesse und Fisteln bestehen oft auch dann noch weiter, wenn der Knochenprozeß schon ausgeheilt ist.

Coxitis tuberkulosa. Auch die Hüftgelenktuberkulose kommt meistens im Kindesalter vor, sie wird am häufigsten zwischen 3 und 12 Jahren gefunden. Die Krankheit beginnt langsam. Die Kinder gehen anfangs nur ungerne und hinken. Das Hinken hört aber nach einer gewissen Ruhepause auf, so daß sowohl die Eltern wie auch der Arzt geneigt sind, die Krankheit als eine rheumatische Affektion aufzufassen. Die Kinder lokalisieren ihre Schmerzen sehr oft nicht in das Hüftgelenk, sondern in das Kniegelenk, wodurch die Affektion sehr oft zuerst dort gesucht wird. Die Krankheit dauert 2 bis 6 Jahre lang. Die Prognose ist im Kindesalter besser als im Erwachsenenalter, die Heilung geht aber fast immer mit einer beträchtlichen Funktionsstörung einher.

Die *Gonitis tuberkulosa* ist eine der häufigsten tuberkulösen Knochen- und Gelenkserkrankungen, da sie nicht nur im Kindesalter, sondern auch im späteren Alter vorkommt. Die subjektiven Beschwerden entwickeln sich sehr langsam, so daß die Kinder noch lange herumgehen, bis sie über Knieschmerzen klagen. Hierbei ist aber die Schwellung der Kniegelenkgegend sehr zeitig erkennbar, wodurch die Diagnose sehr erleichtert wird. Die Krankheit dauert 2 bis 3 Jahre lang, es braucht nicht immer eine vollkommene Steifheit zurückbleiben, es kommen glücklicherweise Fälle vor, wo die Bewegungsfähigkeit nur sehr wenig gestört wird. Je früher die Behandlung beginnt, desto eher ist mit solch einer Heilung zu rechnen.

Die *Tuberkulose der Fußwurzelknochen* gehört auch zu den häufigeren tuberkulösen Knochen- und Gelenkerkrankungen des Kindesalters. Es werden der Reihe nach folgende Knochen angegriffen: *Kalkaneus, Talus, Fußgelenk, vordere Tarsalknochen.* Die früh entstehende Weichteilschwellung ermöglicht die rechtzeitige Diagnose. Fistelbildung ist auch keine Seltenheit.

Die *Tuberkulose der Rippen* kommt eher bei älteren Kindern vor. Die Erklärung dafür ist wohl in den Verhältnissen der Lunge zu suchen, da man bei der Rippentuberkulose sehr oft eine gleichseitige und gleichzeitige kaseöse Lungentuberkulose findet, welche durch die obliterierte Pleura auf die Rippen übergreifen kann. In diesen Fällen werden die Rippen vom Periost aus infiziert, es kommen aber auch hämatogene Metastasen in den Rippen vor. In letzteren Fällen entstehen die hämatogenen Herde in den zentralen Herden der Knochen. Die tuberkulös veränderten Rippen schwellen an und es entstehen Senkungsabscesse, welche nach außen perforieren.

Die *Ellbogengelenktuberkulose* kommt auch überwiegend im Kindesalter vor. Durch die frühe Schwellung und Zwangshaltung kann die Diagnose rechtzeitig gesichert werden. Auch hier entstehen Abscesse und Fisteln, die Prognose ist aber günstig.

Die *Schultergelenktuberkulose* kommt mit ihrer bekannten Caries sicca im Kindesalter viel seltener vor als im Erwachsenenalter, sie wird besonders bei Männern in den Zwanzigerjahren beobachtet. Neben der Caries sicca kommt aber im Kindesalter auch eine exsudative Form mit Gelenkschwellung und Fistelbildung vor.

Die *Tuberkulose der Schädelknochen* ist wieder hauptsächlich eine Erkrankung des Kindesalters. Die Schädeldachtuberkulose ist eine Seltenheit, dagegen werden die Knochen des Gesichtsschädels schon öfter befallen. Der Lieblingssitz ist das *Jochbein* und der *Jochbeinfortsatz* des Oberkieferknochens. Die Jochbeintuberkulose bildet frühzeitig Abscesse, die nach außen durchbrechen und bei der Heilung tief eingezogene Narben bilden. Recht häufig findet man bei Knochentuberkulose des Gesichtsschädels Infiltrate und Geschwüre der Wange. Manchmal kann auch eine Oberkiefer- oder Unterkiefertuberkulose entstehen, welche auch zur Fistelbildung führen kann.

Auch die *Tuberkulose des Beckens* kommt im Kindesalter manchmal vor. Die Tuberkulose des *Ileosakralgebietes* verursacht Schmerzen sowohl beim Stehen wie auch beim Liegen auf der kranken Seite. Auch *Darmbein-* und *Schambeintuberkulose* kommt manchmal vor, beide können zu Absceß- und dadurch zu Fistelbildung führen. Während die Röntgendiagnose der Tuberkulose des Ileosakralgelenkes meistens sehr schwer ist, geben die beiden anderen Beckenknochen viel leichter erkennbare Röntgenveränderungen.

Es wurde schon bei der Spina ventosa erwähnt, daß die *Knochenmetastasen* der Metakarpal- und Metatarsalknochen meistens *multiple sind*. *Multiple Knochenherde sind im Kindesalter keine Raritäten*, sie kommen nach JOHANSSON und BROCA in 20% vor. *Je jünger die Kinder sind, desto häufiger sind die multiplen Metastasen, desto kleiner sind aber auch die Zerstörungen*. Es kommen z. B. bei der spina ventosa sehr oft Herde vor, welche nur auf Röntgenbildern nachweisbar sind. Diese kleineren Herde verursachen meistens keine klinischen Symptome und heilen auch ohne solche aus. Es wurde schon erwähnt, daß das erste Röntgenzeichen der Knochen- und Gelenktuberkulose die *Atrophie* ist, da in der Nachbarschaft der Herde in dem Knochengewebe eine *Kalkarmut* entsteht. In diesen Fällen erscheint die Knochenzeichnung *dünn und verwachsen, während die Ränder sich scharf hervorheben*.

Erwähnenswert ist noch *das Verhalten der Diaphysenherde* bei Säuglingen und Kleinkindern, da diese eine auffallende *periostale Auflagerung* zeigen. Solche periostale Auflagerungen kommen aber sowohl bei der von verschiedenen Bakterien verursachten Osteomyelitis acuta als auch bei der Lues congenita vor, so daß in diesen Fällen eine röntgenologische Differentialdiagnose fast unmöglich ist. Hier entscheidet wieder der Ausfall der Tuberkulinproben und die bacteriologische Untersuchung des Gelenkpunktates die Diagnose.

Das *Verhalten der S. R.* kann in Fällen von Knochen- und Gelenktuberkulose nur mit großer Zurückhaltung bewertet werden, da das Verhalten der S. R. auch die Lungenprozesse beeinflussen kann. Die systematische Anwendung der S. R. gibt aber für die Beurteilung der Aktivität der tuberkulösen Prozesse einen wertvollen Fingerzeig, *weswegen deren systematische Verwendung auch in Fällen von Knochen- und Gelenktuberkulose sehr empfehlenswert ist.* Bei uns wird die S. R. auch in reinen Fällen von Knochen- und Gelenktuberkulose, wo also keine ausgesprochenen Lungenveränderungen bestehen, zweiwöchentlich systematisch wiederholt.

In den *Knochen- oder Gelenkpunktaten oder in den Senkungsabscessen* werden Tuberkelbacillen in den einfachen Ausstrichpräparaten nur selten nachgewiesen, dagegen können sie durch das Kulturverfahren oder durch Tierimpfungen viel öfter nachgewiesen werden. Die Ergebnisse kommen aber auch hier meistens zu spät, indem sie die Diagnose nur nachträglich bestätigen, die Behandlung muß schon früher beginnen, sie sind aber sehr wichtig, um die Exaktheit der Diagnose zu sichern, und es ist eine alte Regel, ein jedes Punktat immer sorgfältig bakteriologisch zu untersuchen.

Mit der chirurgischen bzw. orthopädischen *Behandlung* der Knochen- und Gelenktuberkulose wollen wir uns nicht befassen, sondern erwähnen nur, daß auch in diesen Fällen *eine Allgemeinbehandlung* nötig ist, welche ebenso ausgeführt werden muß, wie bei lungenkranken Kindern, deswegen wird sie auch dort besprochen. Was die *Chemotherapie* anbelangt, kann noch kein endgültiges Urteil abgegeben werden. Nach den neuesten Berichten scheint aber die Knochen- und Gelenktuberkulose auf die *Streptomycinbehandlung* sowie auf die Behandlung mit *Pas* und *Tb₁* gut zu reagieren. Die frischen Prozesse zeigten in einer großen Prozentzahl (50—90%) eine ausgesprochene Besserung. Durch allgemeine und lokale Applikation dieser Medikamente heilen die *kalten Abscesse* und *Fisteln* sehr oft aus, *so daß die Verwendung der Chemotherapie in Fällen von Knochen- und Gelenktuberkulose unbedingt empfehlenswert ist, dabei müssen natürlich alle älteren chirurgischen und orthopädischen Maßnahmen verwendet werden.*

XIX. Die Tuberkulose der Haut.

Tuberkulöse Veränderungen, welche von großer diagnostischer Bedeutung sind, kommen auch auf der Haut vor, sie zeigen, in welchem Stadium der tuberkulöse Prozeß sich befindet, *deswegen müssen wir die Haut der Kinder immer sorgfältig untersuchen.*

Schon bei der Besprechung der Eintrittspforten der tuberkulösen Infektion wurde es erwähnt, daß durch Kontaktinfektion auch in der Haut *primäre tuberkulöse Geschwüre* entstehen können. Solche Primäraffektionen sind aber *große Seltenheiten,* nach GHON kommen sie nur in 0,14% vor, was soviel bedeutet, daß sie in der Verbreitung der tuberkulösen Infektion *eine sehr untergeordnete Rolle spielen* und nur von kasuistischem Interesse sind. Zur Charakteristik der primären Hautaffektionen gehört natürlich, *daß auch die regionären Lymphknoten immer tuberkulös erkranken.*

Das *Erythema nodosum* wurde bei der Besprechung der Manifestation der ersten tuberkulösen Ansteckung ebenfalls ausführlich behandelt. Dort wurde betont, daß das E. n. immer ein und dasselbe histologische Bild zeigt, obwohl die E.-n.-Knötchen von verschiedenen Bakterien verursacht werden können. Unter diesen Bakterien spielen im Kindesalter *die Tuberkelbacillen* die wichtigste Rolle. Diese Form des E. n. wurde *Erythema nodosum tuberculosum* (E. n. t.) genannt. Diagnostisch ist das E. n. t. im Kindesalter sehr wichtig, weil es nicht nur soviel verrät, daß eine tuberkulöse Infektion stattfand, sondern es bedeutet auch, daß diese Infektion *ganz frisch ist*, da die Knötchen bei E. n. t. in 90 bis 95% der Fälle während der ersten klinischen Manifestation der tuberkulösen Ansteckung erscheinen.

Von viel kleinerer Bedeutung ist das von UFFENHEIMER beschriebene „*Initialexanthem*", welches ebenfalls ausführlich besprochen wurde. Es wurde dort schon festgestellt, daß das Initialexanthem sehr selten vorkommt, dabei ist es auch nicht an die primäre Manifestation der ersten Ansteckung gebunden, da es auch später erscheinen kann. Das Exanthem selbst ist einmal masern-, ein andermal scharlachartig. Seine histologische Struktur ist noch nicht studiert, so daß die *ganze Frage des Initialexanthems noch weitere exakte Untersuchungen verlangt*.

Viel wichtiger sind jene tuberkulösen Hautveränderungen, welche *Tuberculosis miliaris cutis* genannt werden. Diese Hautveränderungen bedeuten *hämatogene Streuungen* und sind sehr oft mit *Lungenstreuungen* vergesellschaftet. Die Miliartuberkulose der Haut manifestiert sich in verschiedenen Formen. Die akuteste Form ist die von LEINER und SPIELER beschriebene *hämorrhagische Form*, bei welcher in der Haut kleine Blutungen entstehen, welche später in Nekrose übergehen können. Solche hämorrhagische Streuungen entstehen in der Haut bei *ganz akuter Miliartuberkulose*, welche früher in 2 bis 3 Wochen tödlich endete. In anderen Fällen entstehen stecknadelkopfgroße blaurote *Papeln*, welche sich aus der Haut kaum erheben und leicht übersehen werden können. Diese papelnförmige miliare Hauttuberkulose wurde zuerst von HAMBURGER beschrieben, der sie ebenfalls bei akuter Miliartuberkulose beobachtete. Histologisch finden wir in diesen Fällen stecknadelkopfgroße Infiltrationen in der Subcutis, welche aus Lymphocyten und Plasmazellen bestehen. Das Zentrum der Entzündung wird von thrombotisierten Blutgefäßen gebildet, die Veränderungen sind also *bacilläre Embolien*.

Hautveränderungen kommen aber auch bei leichteren Streuungen und auch bei der chronischen Miliartuberkulose vor. Hier sind die Hautveränderungen schon viel ausgeprägter, da sie zu ihrer Entwicklung genügend Zeit hatten.

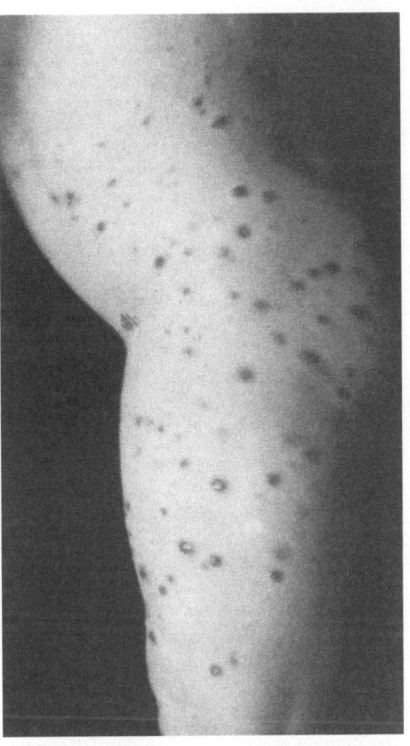

Abb. 26. Tuberculosis cutis papulonecrotica („Tuberculid" DARIER).
Stecknadelkopfgroße oder erbsengroße, gelbbraune Knötchen am Rumpfe, auf der Gesäßgegend und an den Oberschenkeln, welche teils eine Schuppung zeigen, teils mit Krusten bedeckt sind.

So beobachten wir stecknadelkopfgroße oder erbsengroße gelbbraune *Knötchen*, auf welchen sich in leichteren Fällen eine *Schuppung*, in schwereren Fällen eine *Kruste* entwickelte (Abb. 26). Nach Entfernung der Kruste bleibt ein tiefes *Geschwür* zurück, welches mit einer gelben nekrotischen Masse ausgefüllt ist. Die Knötchen heilen mit einer kleinen Narbe aus, welche später von einem Pigmenthof umgeben wird.

Diese Knötchen wurden seinerzeit von DARIER „*Tuberculide*" genannt, da er diese Knötchen für toxische Produkte der Tuberkelbacillen hielt. Heute wissen wir, daß diese Hautveränderungen von den Tuberkelbacillen selbst hervorgerufen werden und hämatogen entstehen, deswegen werden sie nach BARTHÉLEMY „*Tuberculosis papulonecrotica*" genannt.

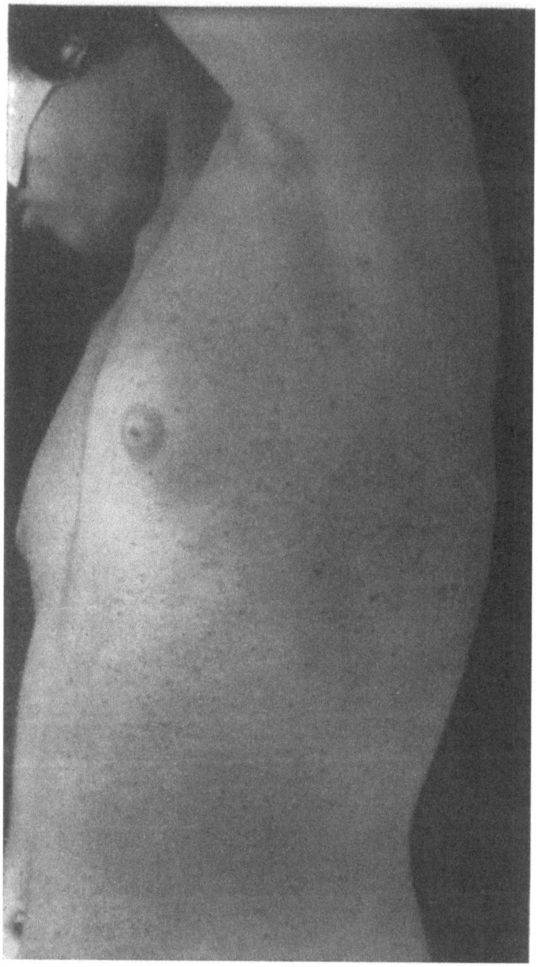

Was das *histologische Bild* dieser Veränderungen anbelangt, entstehen sie in der Subcutis, wo zuerst kleine thrombotisierte Arterien als Zeichen einer Bacillenembolie zu finden sind. Um diese thrombotisierten Blutgefäße, welche das Zentrum bilden, entsteht eine kleine Entzündung, in welcher schon *Epitheloidzellen* mit *Riesenzellen vom* LANGHANS-*Typus* zu finden sind. Das Zentrum verkäst später. Die Veränderungen der Cutis sind sekundär, da die papulonekrotischen Knötchen von der Subcutis gegen die Cutis vordringen. *Tuberkelbacillen können nachgewiesen werden.*

Die papulonekrotischen Knötchen erscheinen meist *während der Miliarisationsperiode*, also 1 bis 3 Monate nach der primären tuberkulösen Ansteckung, sie können aber auch *später* erscheinen, besonders nach „Aufflackerungen". Hier bedeuten die Knötchen natürlich eine *neue hämatogene Streuung*. Die papulonekrotischen Knötchen sind diagnostisch sehr wichtig, da sie immer auf eine hämatogene Streuung hinweisen. Dabei brauchen aber die Streuungen nicht sehr stark zu sein. Die papulonekrotischen Knötchen kommen nämlich auch bei leichteren Streuungen vor, welche in eine spontane Heilung übergehen können. Was die *Lokalisation* der Knötchen anbelangt, erscheinen sie meistens auf der Gesäßgegend, auf den Streckseiten der Glieder und am Rumpfe. Auf dem Gesicht kommen sie seltener vor. Die Veränderungen können schubweise auftreten. Oft finden wir neben geheilten, narbigen Stellen ganz frische Knötchen. Die Schleimhäute bleiben immer verschont. Beim Entstehen der Knötchen fehlen immer sonstige krankhafte Symptome, es kommen weder Juckreiz noch Schmerzen vor.

Abb. 27. Tuberculosis follicularis („Lichen skrophulosorum" HEBRA).
Am Rumpfe sehen wir neben den Öffnungen der Follikel stecknadelkopfgroße, braunrote, in der Mitte leicht gelbe Papeln, welche hie und da eine kleine Schuppung zeigen. Die Farbe einiger Papeln weicht von der Farbe der Haut kaum ab.

Eine sehr leichte hämatogene Streuungsform ist die von HEBRA seinerzeit „*Lichen skrophulosorum*" genannte Hautaffektion, welche heute „*Tuberculosis follicularis*" genannt wird. Diese Hautveränderungen kommen meistens im Kindesalter *bei ganz milden hämatogenen Streuungen*, also bei gutartigen Prozessen vor. Die Hautveränderungen entstehen meistens am Rumpfe, seltener an den Gliedern. Neben den Öffnungen der Follikel können stecknadelkopfgroße rote, in der Mitte leicht gelbe *Papeln* beobachtet werden, an welchen sich manchmal eine kleine *Schuppung* zeigt (Abb. 27). In anderen Fällen hingegen weicht die Farbe der Papeln von der Hautfarbe kaum ab. Ein Teil der Papeln ist flach, polygonal und glänzend, deswegen ähneln sie dem Lichen planus. Aus diesem Grunde wählte HEBRA damals den Namen „Lichen skrophulosorum". Die Papeln erscheinen fast nie solitär, sondern gruppenweise in kleineren ovalen oder runden Hautbezirken mit einem Durchmesser von 3 bis 4 cm. Auch diese Papeln entstehen symptomlos und heilen nach wochen- oder monatelangem Bestehen ebenfalls symptomlos aus. Die Heilung geht nicht mit Narbenbildung einher, er bleibt nur eine kleine Pigmentation zurück. Histologisch ist eine kleine *tuberkulöse Granulation* neben den Haarfollikeln in der Subcutis feststellbar.

Tuberculosis colliquativa cutis (Skrophuloderma). Diese Hautveränderungen entstehen in der überwiegenden Mehrzahl der Fälle *sekundär in der Nähe von tuberkulös veränderten Knochen, Gelenken oder Lymphknoten*. In diesen Fällen bedeutet die Hautveränderung nichts anderes als den Durchbruch eines kalten Abscesses, wobei sowohl die Subcutis wie auch die Cutis tuberkulös infiziert wird. Es kommen aber auch *hämatogene Hautmetastasen* vor, welche dann einweichen, einen kalten Absceß bilden und nach außen perforieren. Es soll daher als Regel gelten, in Fällen, wo eine Tbc. colliquativa cutis entdeckt wird, die tieferen Nachbarorgane auf Tuberkulose gründlich zu untersuchen. Klinisch entsteht die Affektion in der *Subcutis*, wo zuerst ein hartes *Knötchen* entsteht, welches aber immer größer wird und mit der Haut zusammenwächst. Die Haut wird livid, der Knoten erweicht, inzwischen wölbt er sich vor und zeigt Fluktuation. Endlich *bricht der Knoten durch die Haut durch* und es entleert sich durch eine oder mehrere *Fisteln* eine bröckelige, eher flüssige Masse, wo-

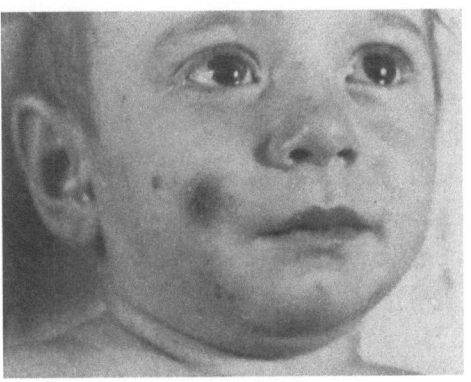

Abb. 28. Tuberculosis colliquativa cutis („Skrophuloderma").
Blaurotes Geschwür mit Sekretion auf der rechten Wange mit bläulichrotem Hofe. Diese unter dem Jochbein liegenden Hautgeschwüre sind immer auf Jochbeintuberkulose verdächtig, wie es auch hier der Fall war.

durch die frühere Vorwölbung verschwindet (Abb. 28). Aus den Fisteln kann die Sekretion monatelang durchsickern, inzwischen entsteht in der Haut ein *Geschwür*, dessen unregelmäßiger Grund durch Granulationsgewebe gebildet wird, er kann aber auch mit einem weißlichgelben Belag bedeckt sein. Der Geschwürrand ist weich und tief unterminiert, dabei ist das Geschwür mit einem verwaschenen, bläulichroten Hofe umgeben. In jenen Fällen, wo die Hautveränderungen sekundär auftreten, verwächst die Haut mit den tuberkulösen Knochen oder Lymphknoten narbig zusammen. Die Geschwüre heilen mit unregelmäßigen Narben aus. Die Tuberculosis colliquativa cutis kommt meistens am Nacken, am Gesicht, an den Gliedern, seltener am Rumpfe vor. Im Kindesalter wird sie oft mit gewöhnlicher

Furunkulose verwechselt, bei der Furunkulose sind aber die Zeichen einer akuten Entzündung immer vorhanden, welche bei der Tbc. coll. cutis fehlen.

Die Tuberculosis luposa (*Lupus vulgaris*) kommt leider auch im Kindesalter, besonders in den Pubertätsjahren vor (Abb. 29). Da der Lupus eine entsprechende dermatologische Behandlung benötigt, beschäftigen wir uns mit dieser traurigen Hautaffektion, welche das schöne rosige Gesicht der Kinder für ein ganzes Leben entstellen kann, hier nicht. Die Hauptsache ist, beim kleinsten Verdacht auf Lupus die Kinder zu entsprechender Fachbehandlung den Dermatologen zu übergeben. Leider waren bisher die Erfolge aller Behandlungsmethoden sehr gering. In der letzten Zeit scheinen große *Vitamin-D_2-Gaben* die lupösen Hautveränderungen günstig zu beeinflussen. Rezidive kommen aber auch bei dieser Behandlung vor, wir konnten in einigen Fällen auch bei der Vitamin-D_2-Behandlung trotz monatelanger Besserung Rezidive beobachten. Auch die Ergebnisse der *Chemotherapie* sind noch nicht eindeutig, doch scheinen die *Pas* und das *Tb I* durch lokale Applikation eine gewisse Wirkung zu haben.

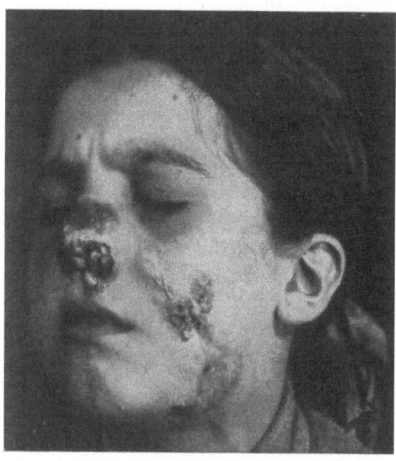

Abb. 29. Tuberculosis luposa („Lupus vulgaris"). Schwere Destruktion der Nase und der linken Wange. Neben progressiven Veränderungen, ausgedehnte Narbenbildungen.

Die obenbehandelten waren die *häufigeren tuberkulösen Hautveränderungen*, welche auch im Kindesalter vorkommen. Glücklicherweise kommen tuberkulöse Hautveränderungen ziemlich selten vor. Von 358 634 hauterkrankten Patienten der Universitätshautklinik in Budapest kamen 7214 Hauttuberkulose vor (2,01%), worunter 4225 Fälle Lupuspatienten waren. In diesen Zahlen sind aber auch die Erwachsenen miteingerechnet. An dem Krankenmaterial der Dermatologischen Abteilung des Weißen-Kreuz-Kinderspitals in Budapest fand STEIGER-KAZAL (dem wir auch die beigefügten Abbildungen verdanken) von 10 198 hautkranken Kindern nur bei 115 Kindern (1,12%) tuberkulöse Hautveränderungen.

XX. Tuberkulose der Lymphknoten.

Die Tuberkulose der Lymphknoten bedeutet in den meisten Fällen die Erkrankung der regionären Lymphknoten, welche in der Nähe der Primäraffektion entstehen. Es erkranken natürlich in diesen Fällen nicht nur die *einzelnen Lymphknoten*, sondern *eine ganze Lymphknotengruppe*, welche in der Richtung der abführenden Lymphwege liegt. Nach einigen Autoren sollen die Lymphknoten auch *hämatogen* erkranken, andere Autoren wollen dagegen diese Erkrankungsmöglichkeit nicht anerkennen.

Es kommt aber auch eine *generalisierte Lymphknotentuberkulose* vor, wo gleichzeitig fast alle Lymphknoten des Körpers tuberkulös erkranken. Es erkranken also sowohl die endothorakalen Lymphknoten (dabei sind die Lungenveränderungen meist sehr gering) wie auch die Lymphknoten des Halses, der Achselhöhle, des Magens, des Peritoneums usw. Diese Fälle können sehr leicht mit Lymphogranulomatose verwechselt werden, so daß deren exakte Diagnose nur mit Hilfe der histologischen Untersuchung der excindierten Lymphknoten möglich ist. PAGEL glaubt, daß diese generalisierte Lymphknotentuberkulose eine chronische Miliartuberkulose ist, welche sich auf die Lymphknoten lokalisiert. Andere Autoren betonen dagegen, daß auch dieses Krankheitsbild auf lymphogenem Weg entsteht (BUDAY).

Tuberkulöse Veränderungen kommen aber auch in jenen Lymphknoten vor, in deren Nachbarschaft *postprimäre tuberkulöse Veränderungen* liegen. So zeigten

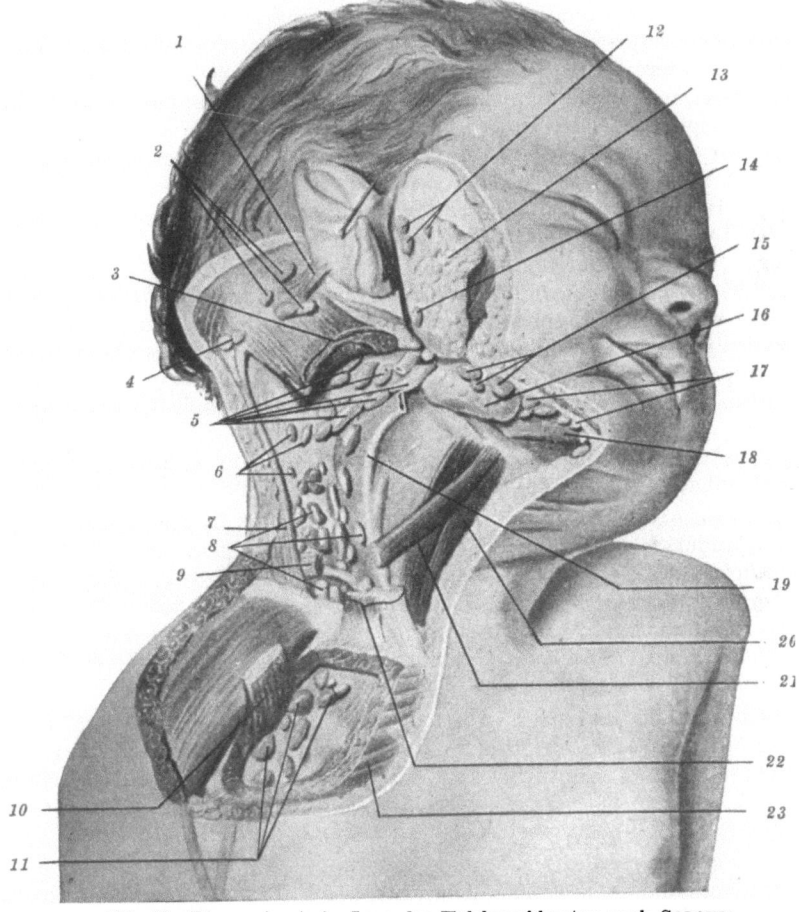

Abb. 30. Die anatomische Lage der Halslymphknoten nach SOBOTTA.
1 = Auricularis posterior; *2* = Lgl. auriculares posteriores; *3* = Sternocleidomastoideus; *4* = Lgl. occipitales; *5* = Lgl. cervicales profundae superiores; *6* = Lgl. cervicales superficiales; *7* = Trapezius; *8* = Lgl. cervicales profundae inferiores; *9* = Omohyoideus (vent. inf.); *10* = Pectoralis minor; *11* = Lgl. axillares; *12* = Lgl. auriculares anteriores; *13* = Glandula parotis; *14* = Lgl. parotidea; *15* = Lgl. submaxillares; *16* = Glandula submaxillaris; *17* = Lgl. submentales; *18* = Digastricus (venter ant.); *19* = Vena jugularis interna; *20* = Sternohyoideus; *21* = Omohyoideus (venter sup.); *22* = Sternocleidomasteideus; *23* = Pectoralis major.

z. B. auch jene mesocholischen Lymphknoten bei den Lübecker Säuglingen tuberkulöse Veränderungen, wo im Dickdarm kein einziges Primärgeschwür gefunden werden konnte, postprimäre Dickdarmgeschwüre dagegen reichlich vorhanden waren. Bei den postprimären Lymphknotenveränderungen ist die Vergrößerung der Lymphknoten meistens klein, die Lymphknoten erweichen nicht, wachsen mit ihrer Umgebung nicht zusammen und zeigen histologisch nur einzelne Tuberkel mit sehr geringer Verkäsung. Dagegen sind die primären Lymphknotenveränderungen, wie wir es schon bei den primären tuberkulösen Veränderungen der endothorakalen Lymphknoten sahen, sehr ausgeprägt: es erkrankt meistens eine ganze Lymphknotengruppe, die Lymphknoten schwellen stark an, wachsen miteinander stark zusammen, erweichen und brechen durch, wodurch langdauernde Fisteln entstehen. Es kommen aber auch mildere Primärinfektionen vor, wo die primären Veränderungen der regionären Lymphknoten nicht stark ausgeprägt sind. Diese leichteren primären Veränderungen können dann von den postprimären Lymphknotenveränderungen sehr schwer, klinisch oft gar nicht unterschieden werden. Auch histologisch ist diese Unterscheidung oft sehr schwer, manchmal unmöglich, wie es ebenfalls die sorgfältig untersuchten Lübecker Säuglinge zeigten.

Wenn wir dabei nicht vergessen, daß einige Lymphknotengruppen sich auch durch nicht spezifische Infektionen verändern können, wie z. B. die Lymphknoten des Halses, der Inguinalgegend usw., so wird es ersichtlich, daß die Diagnose der Lymphknotentuberkulose nicht immer so leicht ist.

Unter den Lymphknotengruppen des Körpers wurden bisher nur die tuberkulösen Veränderungen der endothorakalen Lymphknoten ausführlich besprochen. Nun gehen wir auf die Besprechung der tuberkulösen Veränderungen *der Halslymphknoten* über, vorher soll aber die normale anatomische Lage dieser Lymphknoten kurz besprochen werden.

Die Halslymphknoten werden nach SOBOTTA in folgende Gruppen geteilt (Abb. 30):

1. *Lgl. submentales.* Diese Lymphknoten nehmen die Lymphe der Unterkieferschleimhaut und der Zungenspitze auf.

2. *Lgl. submaxillares.* Diese Gruppe besteht aus 3 Lymphknoten, welche auf der Glandula submaxillaris liegen. Ihre Ausflußgebiete sind das Gesicht, das Zahnfleisch des Unterkiefers, die Zunge und der Mundboden. Diese Lymphknoten erkrankten bei den Lübecker Säuglingen sehr oft, trotzdem daß die primären Veränderungen, mit Ausnahme eines Falles, von ihrem Ausflußgebiete weit entfernt lagen. SCHÜRMANN glaubt, daß die Erkrankung dieser Lymphknoten *mehr das Verzweigungs- als das Leistungsgesetz verfolgt.*

3. *Lgl. auriculares anteriores.* Diese Lymphknoten liegen vor dem Tragus und vergrößern sich bei der tuberkulösen Erkrankung des Mittelohres fast immer, so daß sie die eigentlichen regionären Lymphknoten bei Mittelohrtuberkulose sind, *deswegen soll man bei Vergrößerung der präaurikulären Lymphknoten immer auf die Möglichkeit einer Mittelohrtuberkulose denken.*

4. *Lgl. Parotideae.* Diese Lymphknotengruppe kann manchmal aus einem einzigen Lymphknoten bestehen. Übrigens liegen diese Lymphknoten in der Glandula Parotis und stehen mit den präaurikularen Lymphknoten in enger Verbindung, deswegen geht die tuberkulöse Erkrankung der präaurikularen Lymphknoten auch auf die Lgl. Parotideae über.

5. *Lgl. auriculares posteriores.* Diese Lymphknoten nehmen die Lymphe der Kopfhaut auf. Auch diese Lymphknoten können bei Mittelohrtuberkulose erkranken, sie erkranken aber viel seltener als die präaurikularen Lymphknoten. Wahrscheinlich ist es für die Erkrankung der hinteren aurikularen Lymphknoten, nach SCHÜRMANN, nicht unwesentlich, wo innerhalb des Ohres die Hauptveränderung lokalisiert ist.

6. *Lgl. occipitales.* Diese Lymphknoten liegen hinter dem Kopfknicker und zeigen nur selten tuberkulöse Veränderungen, dagegen sind sie bei nicht spezifischen Erkrankungen der Kopfhaut oft vergrößert.

7. *Lgl. cervicales superficiales.* Diese Lymphknotengruppe liegt auf dem Musculus sternocleidomastoideus und wird vom Platysma bedeckt. Die tuberkulöse Erkrankung dieser Lymphknotengruppe kommt ebenfalls selten vor.

8. *Lgl. cervicales profundae superiores.* Diese Lymphknoten stellen das große Sammelnetz dar, welches die großen Gefäße umgibt und die gesamte Lymphe des Kopfes und Halses aufnimmt. *Dieselben sind für die Tuberkulose die bei weitem wichtigste Gruppe.* Unter den Lübecker Säuglingen waren diese Lymphknoten unter 58 von SCHÜRMANN sezierten Fällen 52mal tuberkulös erkrankt.

9. *Lgl. cervicales profundae inferiores.* Diese Lymphknoten liegen auf dem unteren Teil der Vena jugularis interna, sie nehmen an der tuberkulösen Erkrankung schon viel weniger Teil als die andere Gruppe der tiefen cervikalen Lymphknoten. Zu dieser Lymphknotengruppe gehören die *Lgl. supraclaviculares*, welche über dem Schlüsselbein liegen und mit den paratrachealen und tracheobronchialen Lymphknoten in Seitenverbindung stehen. Die Vergrößerung der supraclavicularen Lymphknoten wird meistens durch Tuberkulose verursacht.

Die Halslymphknoten stehen übrigens mit den endothorakalen Lymphknoten *nicht* in direkter Verbindung, da ihre Lymphe sich in dem Truncus cervicalis sammelt, welcher rechts direkt in die Vena jugularis mündet. Links mündet er in den Ductus thoracicus ein, um von dort in die Vena jugularis zu gelangen.

Zuletzt sollen noch die *retropharyngealen Lymphknoten* besprochen werden, da sie bei der oralen Infektion mit Tuberkelbacillen, wie es auch die Lübecker Erfahrungen zeigten, eine sehr große Rolle spielen. Nach BARTELS beziehen sie ihre Lymphe aus dem hinteren und oberen Rachen, insbesondere aus der seitlichen Rachenwand bis zur Tubenöffnung, aus dem Naseninnern und von der Tuben- und Paukenhöhlenschleimhaut. Die Beobachtungen SCHÜRMANNS bestätigten dies vollauf. Wenngleich bei den Sektionen der Lübecker Säuglinge die beiderseitigen lateralen, retropharyngealen Lymphknoten fast stets irgendwelche tuberkulöse Veränderungen aufwiesen, so waren sie nur dann regelmäßig stärker vergrößert und völlig verkäst, wenn eine tiefgreifende Epipharynx- oder eine primäre Mittelohrtuberkulose vorlag. Dieses Verhalten war besonders deutlich, wenn die Mittelohrerkrankung nur einseitig war, alsdann war auch der entsprechende retropharyngeale Lymphknoten am stärksten vergrößert und verkäst.

Die Lübecker Erfahrungen zeigten, daß unter allen Lymphknotengruppen *die retropharyngealen und aurikularen Lymphknoten es am ehesten verrieten, wo im Quellengebiet tuberkulös erkrankter Halslymphknoten ein Primärherd zu suchen war.* Die Erkrankung der übrigen Halslymphknotengruppen gab jedoch keinen derartigen Hinweis. SCHÜRMANN glaubt, daß die in Frage kommenden Gegenden zu nahe beieinander liegen und die zugehörigen Lymphabflußwege infolge sehr reichlichen Verzweigungen nicht genügend voneinander geschieden sind. Aus den Lübecker Sektionen konnte weiterhin die sehr wichtige Tatsache festgestellt werden, *daß offenbar zwischen der rechten und linken Seite weitgehende Verbindungen bestehen, denn bei jedem Primärinfekt fehlte nie auch die Erkrankung der anderen Seite.*

Was die *Quellgebietsveränderungen* der Halslymphknoten anbelangt, lagen vor dem Lübecker Unglück darüber keine größeren Erfahrungen vor, ob bei einer Halslymphknotentuberkulose *überhaupt anatomische Veränderungen im Quellgebiet vorhanden sind.* Nach den Befunden, die SCHÜRMANN bei der Sektion der Lübecker Säuglinge erheben konnte, läßt sich die Frage jetzt grundsätzlich *bejahen.* Die Quellgebietsveränderungen können dabei an sehr verschiedenen Stellen sitzen. Bei den Sektionen in Lübeck saßen sie am häufigsten in den

Rachen-Gaumen-Tonsillen oder im Mittelohr. Unter den 47 Fällen von Halslymphknotentuberkulose konnten pathologisch-anatomisch nur in 2 Fällen keine tuberkulösen Quellgebietsveränderungen nachgewiesen werden. Die Lymphknotenveränderungen waren aber in diesen 2 Fällen so gering, daß sie makroskopisch übersehen wurden.

Primäre Quellgebietsveränderungen waren *in 43,3% an den Gaumenmandeln* nachweisbar, welche stets durch ausgedehnte, geschwürige Zerstörung des Tonsillengewebes gekennzeichnet waren. Noch häufiger als die Gaumenmandeln zeigte die *Rachentonsille* tuberkulöse Veränderungen (*45,0%*). (Abb. 31.) Dabei waren oft auch *postprimäre Veränderungen* der Rachentonsille nachweisbar. Die primären Veränderungen bestanden aus tiefgreifenden *Geschwüren*, dieselben dehnten sich manchmal über das Periost bis in die Markräume des Knochens aus oder reichten bis zur Synchondrosis sphenooccipitalis. Trotz dieser schweren Veränderungen heilen die Geschwüre der Gaumenmandeln und der Rachenmandel *nicht nur aus, sondern die Heilung kann in leichteren Fällen ohne Hinterlassen irgendwelcher makroskopischer Spuren erfolgen.*

Es kam weiterhin in einem Falle in Lübeck eine *Zahnfleischtuberkulose* vor, wodurch der Alveolarfortsatz zerstört wurde und der Milchzahn freigelegt wurde.

Die dritte Hauptlokalisationsstätte, die die Primärinfekte in Lübeck im Quellgebiet der Halslymphknoten zeigten, war das *Mittelohr*. Eine primäre Mittelohrtuberkulose kam *in 11,3%* vor. Es war interessant, daß die Schlundmündung der Tube immer ganz geringfügig erkrankt war, obwohl der Schlundkopf öfters tuberkulöse Veränderungen aufwies. Im knorpeligen Tubenteil war höchstens eine leichte, unspezifische Entzündung, aber nichts von Tuberkulose nachzuweisen. Demgegenüber war der knöcherne Teil

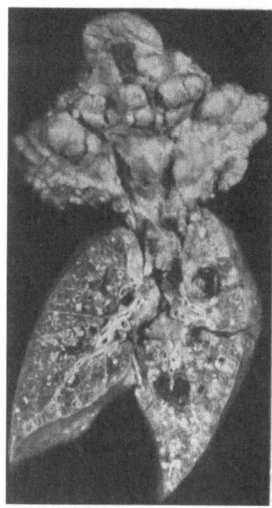

Abb. 31. Primäre geschwürige Tuberkulose beider Gaumenmandeln und des Epipharynx. Starke verkäsende Tuberkulose der Halslymphknoten beiderseits. Postprimäre, zum Teil kavernöse Aspirationstuberkulose bei einem Lübecker Säugling.

schon schwer erkrankt, am schwersten die Paukenhöhle. Ihre Schleimhaut und die knöcherne Begrenzung derselben waren verkäst, geschwürig zerstört und Knochenreste von ihr und den Gehörknöchelchen lagen als Sequester in den käsigen Massen. Bei schwerer Erkrankung war der *Facialiskanal* arrodiert und der Nerv in die Entzündung miteinbezogen. Die zum klassischen Bild gehörende *Facialislähmung* fand damit ihre anatomische Erklärung. Besonders ausgedehnt und schwer war die Zerstörung im aditus ad Antrum, im Antrum selbst und im Warzenfortsatz. Die schwereren Fälle können natürlich *nur mit einem Defekt* ausheilen, bei leichteren Fällen, bei welchen nur die Schleimhaut zerstört ist, kann aber auch eine Heilung ohne Funktionseinschränkung erwartet werden. Der Weg, auf dem die primäre Mittelohrtuberkulose entsteht, *kann nur der Weg über die Tuben sein.* Wie erfolgt aber diese Infektion? Von Bedeutung sind sicherlich zwei Momente, nämlich, daß die primäre Infektion des Mittelohres *fast ausschließlich bei Säuglingen vorkommt* und weiterhin, wie es die Lübecker Erfahrungen zeigten, die Ohrinfektion mit dem *Schluck-* und *Brechakt*, nicht aber mit der Atmung etwas zu tun hat. Da der Weg in den Nasenrachenraum ebenso wie in den Kehlkopf beim Schlucken verlegt ist, ist es schwer vorstellbar, daß die Tuberkelbacillen, welche sich in der Mundhöhle befinden, unmittelbar von dort in die Tuben gelangen. Beim Erbrechen sind aber die Öffnungen zu den Nebenwegen offenbar nicht verschlossen, was auch durch die tägliche Erfahrung am Sektionstisch bewiesen ist, nachdem man bei Menschen, die erbrochen haben, im Mittelohr ebenso häufig erbrochenes Material findet, wie in den Luftwegen. Deswegen glaubt SCHÜRMANN, daß die Tuberkelbacillen, welche die Mittelohrtuberkulose verursachen, nicht *unmittelbar* von der Mundhöhle in den Nasenrachenraum, in die Tube und in die Paukenhöhle gelangt sind, sondern zunächst in den Magen verschluckt wurden, von dort durch Erbrechen in den Nasenrachenraum gelangten und dann in die Paukenhöhle eingesogen wurden.

Die *pathologisch-anatomischen Veränderungen* sind in den Halslymphknoten dieselben wie bei den endothorakalen Lymphknoten: markige Schwellung, Verkäsung, eventuell Verflüssigung. Der verflüssigte Lymphknoten wächst mit der Haut zusammen, bricht durch, entleert seinen flüssigen Inhalt, wodurch eine *Fistel* entsteht. Auch der Heilungsprozeß ist derselbe: in leichteren Fällen Fibrose und Hyalinisierung, in schweren Fällen Verkalkung und Vernarbung. Es ist bekannt, wie lange die Fisteln bei Halslymphknotentuberkulose bestehen. Die Umgebung der Fistel zeigt bläulichrote Verfärbung und die Fisteln heilen nach jahrelangem Bestehen mit Hinterlassen häßlicher Narben aus.

Klinisch zeigt sich im Beginn eine *schmerzlose Schwellung*. Die Größe der Lymphknoten kann oft wechseln. Dies hängt wahrscheinlich mit den vielen *Mischinfektionen* zusammen, welchen die Halslymphknoten oft ausgesetzt sind. Auf Mischinfektionen wird auch die relativ häufige Verflüssigung der Halslymphknoten zurückgeführt. Es ist eine altbekannte Tatsache, daß die Halslymphknoten sich viel öfters verflüssigen als z. B. die endothorakalen Lymphknoten. Es kam auch bei den Lübecker Säuglingen vor, daß die Lymphknoten monate-, sogar jahrelang unverändert blieben und dann plötzlich erweichten. In diesen Fällen konnte entweder ein Aufflackern oder eine neu auftretende Mischinfektion festgestellt werden. In anderen Fällen konnte aber die Ursache dieser späteren Erweichung nicht festgestellt werden.

Die Halslymphknotentuberkulose verläuft meistens *ohne Schmerzen* und *ohne Fieber*. Lymphknotenveränderungen, welche mit Fieber und Schmerzen einhergehen, werden meist von Eitererregern verursacht (*Lymphadenitis acuta*). Es kommt aber manchmal vor, daß auch die rein tuberkulösen Lymphknoten anfangs eine akute Schwellung zeigen. So vergrößerten sich z. B. einige Lymphknoten bei den Lübecker Säuglingen innerhalb von 8 Tagen von Erbsen- auf Haselnußgröße. Es kommt weiterhin vor, daß eine Lymphknotenschwellung mit akuten Symptomen einhergeht und es sich später zeigt, daß neben einer akuten Infektion auch eine tuberkulöse Infektion besteht. Solche Mischinfektionen kommen also vor.

Die *Diagnose* der Halslymphknotentuberkulose ist nicht immer einfach. Auch hier ist die Tuberkulinprobe von ausschlaggebender Bedeutung. Schwierigkeiten entstehen meist bei tuberkulinpositiven Kindern, da natürlich nicht jede Lymphknotenschwellung eines tuberkulinpositiven Kindes unbedingt tuberkulös sein muß. Im Kindesalter kommen Krankheitsbilder vor, welche mit fieberfreien, schmerzlosen, harten Lymphknotenveränderungen einhergehen (*Lymphogranulomatose, Leukämie, Lymphosarkom,* BESNIER-BÖCKsche *Krankheit* usw.). In diesen Fällen leistet die *histologische Untersuchung* der excindierten Lymphknoten die größte Hilfe. Man soll mit der histologischen Untersuchung nicht lange warten, da sie zur exakten Diagnose gehört und die Excision im Kindesalter auch leicht ausführbar ist.

Wir erwähnten schon, wie oft die Sektion bei den Lübecker Säuglingen primäre tuberkulöse Veränderungen im Nasenrachenraum nachwies. *Klinisch* gelang dies *nicht mehr so häufig*. Anatomisch wurden am häufigsten geschwürige

Veränderungen der Rachentonsille festgestellt. Der Epipharynx aber, wo diese Tonsille liegt, konnte bei den jungen Säuglingen nicht besichtigt werden. Dem Berichte KLEINSCHMIDTS entnehmen wir, daß auf die Erkrankung des Epipharynx nur solche Symptome hinweisen, welche auch bei der unspezifischen Nasopharyngitis vorkommen: belegte Zunge, nasaler oder pharyngealer Stridor, Rötung und Schleim an der hinteren Rachenwand, seltener, aber dann auffälliger, blutig-schleimige oder blutig-eitrige Nasensekretion. Die Gegend der Gaumentonsillen, welche die zweithäufigste Lokalisation der primären Geschwürbildung war, läßt sich auch beim Säugling leichter überblicken, wenn dies meist auch nur flüchtig möglich ist. *Die klinischen Beobachtungen blieben aber bei den Lübecker Säuglingen weit hinter den anatomischen Befunden zurück.* So konnte in einigen Fällen, wo die anatomische Untersuchung tiefgreifende Geschwüre zeigte, nur eine Rötung der Gaumentonsillen festgestellt werden, außerdem konnten schmierige Belege, manchmal Blutung aus dem Munde, endlich in einigen Fällen auch tiefgreifende Geschwüre beobachtet werden. Interessant ist, daß die *subjektiven Beschwerden sehr geringfügig waren*, die Säuglinge tranken meist gut, ohne Schmerzen. Auch postprimäre Geschwüre wurden nur selten beobachtet, sie zeigten sich meistens als kleine Schleimhauterosionen von Linsengröße, oft mit gelbgrauem Grund. Was die Mittelohrtuberkulose anbelangt, ist es sehr schwer, meist sogar unmöglich, klinisch festzustellen, ob es sich um eine primäre oder um eine postprimäre Veränderung handelt. Die Vergrößerung der präaurikulären Lymphknoten, welche nach KLEINSCHMIDT die häufigste ist, wurde auch klinisch festgestellt. Der gleichzeitig mit der Lymphknotenschwellung vor oder nach derselben auftretende *Ohrenfluß* beginnt meist schmerzlos. Der *Fieberverlauf* ist ein wechselnder, es können nur subfebrile Temperaturen bestehen, ja das Fieber kann ganz fehlen. Besteht Verdacht auf Mittelohrtuberkulose, so muß *der Nachweis der Tuberkelbacillen versucht werden*, welcher in Lübeck in der Mehrzahl der Fälle schon durch einfache Ausstrichpräparate gelang. Das Auftreten einer *Facialisparese* bei ohne Schmerzen und Fieber verlaufender Mittelohrerkrankung spricht fast sicher für einen tuberkulösen Ursprung. In Lübeck wurde sie in 25 % der Fälle von Mittelohrtuberkulose gefunden. Die Facialisparese entsteht meist schon 2 bis 5 Wochen nach Beginn des Ohrenflusses. Sie kann aber auch nach vollständiger Heilung der Mittelohrtuberkulose auftreten und für das ganze Leben zurückbleiben. Blutung aus dem Ohre kann bei Mittelohrtuberkulose auch vorkommen. Auch die histologische Untersuchung der von seiten der Otiatern festgestellten und entfernten Granulationen kann die Diagnose entscheiden. Die Ohreiterung kann außerordentlich lange (1 bis 3 Jahre) anhalten, dabei wird das Sekret vielfach hochgradig fötid. Nach der Heilung bleibt meistens eine starke *Schwerhörigkeit* zurück.

Die *axillaren, cubitalen* und *inguinalen Lymphknoten erkranken relativ selten tuberkulös*, wenn nicht ein entsprechender Primärkomplex vorliegt. Häufig erkranken die *thorakalen* Lymphknoten, und zwar im 4. und 5. Interkostalraum zwischen der vorderen und hinteren Axillarlinie, da dieselben mit der *Pleura parietalis* in lymphogener Verbindung stehen. So kann die tuberkulöse Erkrankung des Brustfells auf diese Lymphknotengruppe übergehen.

Die *Prognose* der Halslymphknotentuberkulose ist im allgemeinen *gut*, da die Halslymphknoten nach kürzerer oder längerer Zeit, mit Hinterlassen verschieden großer Narben, ausheilen.

In Zusammenhang mit der Tuberkulose der Halslymphknoten soll gleichzeitig auch das „MARFANsche Gesetz" erwähnt werden. MARFAN stellte noch im Jahre 1886 fest, daß jene Erwachsenen, welche in ihrem Kindesalter Halslymphknotentuberkulose überstanden haben, später auffallend selten schwere Lungentuberkulose bekamen. MARFAN erklärte diese Tatsache durch die immunisierende Wirkung der überstandenen Halslymphknotentuberkulose. Diese Feststellung MARFANS wurde im großen und ganzen *bestätigt*, obwohl nach RICH die diesbezüglichen Untersuchungen nicht in jeder Hinsicht als einwandfrei bezeichnet werden können. Heute kann nur soviel festgestellt werden, daß Patienten, die im Kindesalter Halslymphknotentuberkulose hatten, falls sie im Erwachsenenalter eine Lungentuberkulose aquirierten, *dieselbe wahrscheinlich einen gutartigen Verlauf nehmen wird.*

Was die *Behandlung* der Halslymphknotentuberkulose anbelangt, wurde es schon erwähnt, daß sie eine gutartige Krankheit ist, da sie nach gewisser Zeit *spontan ausheilt.* Die Bemühung der Ärzte besteht darin, diese Heilung je *früher* und mit je *kleineren kosmetischen Schädigungen* zu erreichen. Im Beginn, wo noch keine Erweichung besteht, hat man früher von der *Röntgenbehandlung* viel Erfolg erwartet, heute wird sie immer seltener verwendet. Bei erweichten Lymphknoten wurden die erweichten Massen meistens durch *Punktion* mit Einstich im Gebiet gesunder Haut entfernt und es wurde an ihre Stelle eine *10%ige Jodoformlösung gespritzt.* Bei den Lübecker Säuglingen hat sich aber nach den Erfahrungen von KLEINSCHMIDT auch die einfache *Stichinzision* gut bewährt. Die Ausheilung erfolgte außerordentlich schnell, länger dauernde Fistelbildung durch Monate war selten und die Narbenbildung war nicht störender, als man sie oft genug nach wiederholten Punktionen sieht.

Die Ergebnisse der Chemotherapie der Halslymphknotentuberkulose sind noch nicht eindeutig. Die bisherigen Erfahrungen zeigen aber, daß die *Geschwüre* im Nasenrachenraum nach 2- bis 3wöchentlicher allgemeiner und lokaler Behandlung *ausheilen* und später nicht rezidivieren. Auch die tuberkulösen *Fisteln* reagieren auf die Chemotherapie sehr gut. Nach den neuesten Berichten scheint auch die *Mittelohrtuberkulose* sowohl auf intramuskuläre wie auch auf lokale Streptomycinbehandlung gut zu reagieren. Auch die tuberkulösen *Halslymphknoten* scheinen auf die Chemotherapie gut zu reagieren, *so daß die Chemotherapie auch bei diesen Formen der Tuberkulose empfehlenswert ist, bei den Geschwüren des Nasenrachenraumes ist sie sogar absolut indiziert.*

Die Lübecker Erfahrungen waren noch in einer weiteren Richtung sehr wichtig. Es stellte sich nämlich heraus, daß eine Primärtuberkulose des Nasenrachenraumes bei den Lübecker Säuglingen *selten isoliert, sondern meist mit anderen Primärkomplexen zusammen entstand.*

Es war schon lange bekannt, daß neben den primären Veränderungen des Nasenrachenraumes gleichzeitig auch in anderen Teilen des Magen-Darm-Kanals primäre Affektionen vorkommen, doch war es überraschend, daß sich gleichzeitig auch in der Lunge primäre Veränderungen fanden. Die Lübecker Erfahrungen zeigten, daß neben den primären Veränderungen des Magen-Darm-Kanals in einer nicht geringen Prozentzahl (20%) auch in der Lunge Primärkomplexe entstanden. *Diese Tatsache muß in Zukunft unbedingt beachtet werden,* da man die Lübecker Fälle nicht ohne weiteres als „außergewöhnliche" Vorkommnisse betrachten kann. Eben die Lübecker Erfahrungen zeigen, daß wir bei der Feststellung primärer Lungenveränderungen nicht berechtigt sind, die gleichzeitige tuberkulöse Erkrankung der Halslymphknoten als eine primäre tuberkulöse Erkrankung *a priori abzulehnen,* wie es früher die Regel war. Wenn bei den Lübecker Säuglingen neben Halslymphknotentuberkulose auch in der Lunge ein Primärkomplex entstehen konnte, kann diese Möglichkeit auch bei der Spontaninfektion der Kinder nicht ausgeschlossen werden. Schon im pathologischen Teil erwähnten wir, daß BUDAY im Jahre 1938 ein 3 Jahre altes Mädchen sezierte, welches an Keuchhustenpneumonie starb und bei welchem bei der Sektion sowohl in der Lunge wie auch im Rachen und im Dünndarm insgesamt *3 verkalkte Primärkomplexe* festgestellt wurden. Diese Frage muß also in Zukunft noch eingehender studiert werden als es bisher geschah, da unserer Ansicht nach *gleichzeitige Primärinfektionen mehrerer Organe auch bei der Spontaninfektion der Kinder viel öfters vorkommen als wir es bisher annahmen.*

XXI. Die Tuberkulose der Abdominalorgane.

Unter der Tuberkulose der Bauchorgane verstehen wir die Tuberkulose der *Gedärme*, der abdominalen *Lymphknoten* sowie des *Bauchfells*. In diesem Kapitel wird auch die Tuberkulose der *Nieren* und der *Genitalorgane* besprochen.

Bei der Tuberkulose der Abdominalorgane gelangen die Tuberkelbacillen meist durch *Verschlucken* in den Magen-Darm-Kanal, von dort in die regionären abdominalen Lymphknoten und weiter in das Cavum peritoneale. Wir erwähnten es schon, daß bei der „Fütterungstuberkulose" die Krankheitserreger meistens die bovinen Tuberkelbacillen sind, doch wurde es ebenfalls schon erwähnt, daß dabei auch humane Tuberkelbacillen eine Rolle spielen können, wenn sie durch verschluckte Sputa oder infizierte Nahrung in den Digestionstrakt gelangen.

Das auf der ganzen Welt bekannteste Beispiel der Fütterungstuberkulose ist das *Lübecker Unglück*, welches seiner Wichtigkeit wegen schon öfters erwähnt wurde. Im städtischen Krankenhaus in Lübeck wurden in der Zeit vom 10. Oktober 1929 bis 30. April 1930 insgesamt 251 Säuglinge mit einem nach den Vorschriften CALMETTES angefertigten Impfstoff in den ersten 10 Lebenstagen in dreimaliger Gabe gefüttert. Der Impfstoff enthielt aber auch *virulente Tuberkelbacillen*. Infolgedessen erkrankten zahlreiche Säuglinge an Tuberkulose, von welchen im ersten Lebensjahre 76 Säuglinge, im zweiten Jahre 1 Kind, *zusammen 77 Kinder starben*, davon wurden 68 Fälle seziert. Aus der beigefügten Tabelle ist ersichtlich (Tab. 4), in welchen Monaten nach der stattgehabten Infektion die Säuglinge starben. Die Tabelle zeigt deutlich, daß die meisten Säuglinge *2 bis 5 Monate nach der Infektion* starben.

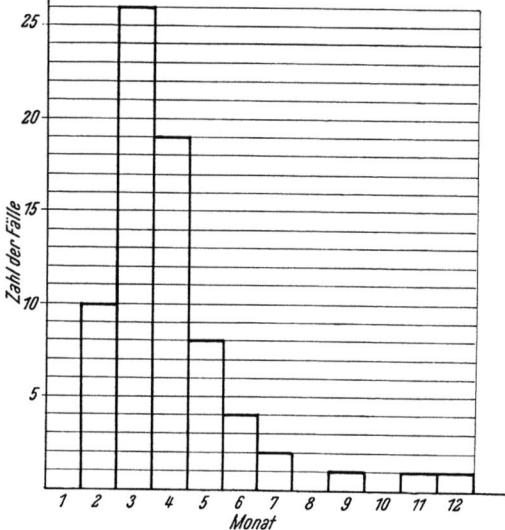

Tab. 4. Die Mortalität der Lübecker Säuglinge nach Lebensmonaten geordnet.

Die Tabelle zeigt, daß die meisten Lübecker Säuglinge 2 bis 5 Monate nach der künstlichen Tuberkuloseinfektion starben. Da die Säuglinge an ihrem zehnten Lebenstage infiziert wurden, ist der Infektionstermin bei den Lübecker Säuglingen genau bekannt. Im praktischen Leben kennen wir den Infektionstermin meistens nicht, wir wissen nur, wann sich die primäre tuberkulöse Infektion klinisch manifestiert. Dies erfolgt aber meistens 1 bis 2 Monate nach der Infektion. Ziehen wir diese 1 bis 2 Monate von den oben angegebenen Zahlen ab, so zeigt es sich, daß auch für die Lübecker Säuglinge die Regel galt, daß sie meistens 1 bis 3 Monate nach klinischer Manifestation der Primärtuberkulose starben.

Als es offensichtlich wurde, daß sich in Lübeck ein *Massenunglück* ereignet hatte, wurden auf Wunsch des Lübecker Staates LUDWIG LANGE und BRUNO LANGE amtlich zur bakteriologischen Prüfung des Unglückes entsandt. Die Sektionen wurden, ebenfalls auf Aufforderung, von SCHÜRMANN ausgeführt.

Zur klinischen Beobachtung der Säuglinge wurde KLEINSCHMIDT erbeten. Nach sorgfältiger Verarbeitung aller Fälle, veröffentlichte das deutsche *Reichsgesundheitsamt* im Jahre 1935 eine Denkschrift, in welcher alle Untersuchungen sorgfältig beschrieben wurden. Seither ist diese Denkschrift eine der Hauptquellen der Tuberkuloseliteratur geworden. In allen späteren Arbeiten, welche sich besonders mit der Kindertuberkulose beschäftigen, werden die Lübecker Angaben zitiert. Wir Ärzte können dem deutschen Reichsgesundheitsamt *nur dankbar sein*, daß es dieses Massenunglück für die ärztliche Wissenschaft so sorgfältig ausarbeiten ließ und die Ergebnisse als wissenschaftliche Quelle in dieser Denkschrift der ganzen ärztlichen Welt zur Verfügung stellte.

In Lübeck war es bekannt, *unter welchen Bedingungen* die tuberkulöse Infektion erfolgte. Auch der Tag der Infektion war bei einem jeden Säugling bekannt. Die *Infektionsdosis* war aber nicht bei allen Fällen dieselbe, da die virulenten Stämme mit avirulenten so gemischt waren, daß die Säuglinge verschiedene „Infektionsdosen" erhielten.

Vom allgemein pathologischen Standpunkt der Tuberkulose aus bestätigten die Beobachtungen in Lübeck, *daß der Primärkomplex die gesetzmäßige Erscheinungsweise der primären tuberkulösen Ansteckung ist und die Stelle kennzeichnet, an der die Tuberkelbacillen in das Körpergewebe eindringen.* Es wurde schon erwähnt, daß viele Autoren seit BEHRING der Ansicht waren, daß die Tuberkelbacillen zuerst immer in den Magen-Darm-Kanal gelangen und von dort meist ohne Spuren zu hinterlassen in das Körpergewebe eindringen und im Magen-Darm-Kanal nur dann anatomische Veränderungen hinterlassen, wenn sie sehr zahlreich sind. Diese Autoren wollten auch die Lungeninfektion auf Keime zurückführen, die vom Darm her „lymphohämatogen" in die Lunge verschleppt seien (SCHLOSSMANN, CZERNY, J. KOCH, LIEBERMEISTER, MUCH, NÜSSEL und besonders CALMETTE). Die Lübecker Erfahrungen zeigten es aber eindeutig, *daß diese Auffassung vollkommen unhaltbar ist*. Es wurden nämlich bei den Lübecker Säuglingen *im Magen-Darm-Kanal sowohl Primärinfekte wie auch Veränderungen der regionären Lymphknoten mit 100%iger Regelmäßigkeit gefunden.*

Betrachten wir zu allererst, *wo die Tuberkelbacillen* bei den Lübecker Säuglingen *haften blieben*. Der Anteil der einzelnen Gegenden an der Lokalisation des Primärkomplexes war der folgende:

Dünndarm	98,3%		
Halsgebiet	78,3%	Epipharynx	45,0%
		Gaumenmandeln	43,3%
		Mittelohr	10,0%
		Zahnfleisch	1,7%
Lunge	20,0%		
Magen-Speiseröhre	18,3%		

Es wurde schon im vorigen Kapitel erwähnt, daß es zur Eigentümlichkeit der Lübecker Infektionen gehörte, *daß die Primärkomplexe selten einzeln, sondern fast immer multipel auftraten.* Die folgende Zusammenstellung gibt eine Übersicht über das Vorkommen des Primärkomplexes an 1, 2, 3 oder 4 Stellen:

1fach	Darm		18,3%
2fach	Darm + Halsgebiet	45,0%	
	Darm + Lunge	3,3%	50,0%
	Halsgebiet + Lunge	1,7%	
3fach	Darm + Hals + Lunge	13,3%	
	Darm + Hals + Magen—Speiseröhre	16,6%	30,0%
4fach			1,7%

Diese Zusammenstellung zeigt, wie vielgestaltig die Tuberkelbacillen bei der Fütterungstuberkulose haften bleiben und wo überall Primärkomplexe gleichzeitig auftreten können. Wir betonen hier noch einmal, *daß die Lübecker Erfahrungen auch bei der Beurteilung der Spontaninfektionen der Kinder nicht vernachlässigt werden sollen.*

Die Tuberkulose der Abdominalorgane muß aber nicht immer eine primäre Erkrankung sein, dieselben können auch *lymphogen* oder *hämatogen* erkranken. Aus der Tatsache, daß die Gedärme nach GHON und KUDLICH nur in 1,14% als Eintrittspforten dienen, die Tuberkulose der Abdominalorgane mit Lungenveränderungen vergesellschaftet dagegen viel öfters vorkommt, kann logisch gefolgert werden, daß ein Teil der Tuberkulose der Bauchorgane lymphogen oder hämatogen entstand. Diese Frage muß in Zukunft eben im Sinne der Lübecker Erfahrungen *einer gründlichen Revision unterzogen werden.* Solange dies nicht geschieht, muß die Frage der hämatogenen und lymphogenen Abdominaltuberkulose offen gelassen werden. Es ist nicht leicht, eine präzise Antwort auf diese Frage zu bekommen. Die klinischen Beobachtungen geben meist keine zufriedenstellende Antwort, leider oft auch die pathologisch-anatomischen Untersuchungen nicht, denn in den fortgeschrittenen Fällen ist es schon sehr schwer zu entscheiden, wie die Infektion zustande kam. Deswegen müssen gut ausgewählte und sorgfältig aufgearbeitete Fälle gesammelt werden, um die Frage zu entscheiden, wie oft diese oder jene Infektionsform bei der Tuberkulose der Abdominalorgane vorkommt.

Die Lübecker Erfahrungen zeigten, daß sowohl in der *Speiseröhre* wie auch im *Magen* Primärinfekte entstehen können. Sie kamen zwar nicht häufig vor (Primärkomplex der Speiseröhre in 3,5%, des Magens in 18,0%), sind aber insofern von Bedeutung, daß die Möglichkeit einer primären tuberkulösen Erkrankung der Speiseröhre und des Magens auch bei der Spontaninfektion der Kinder nicht ausgeschlossen werden kann.

Die Haupthaftstelle der Tuberkelbacillen bei der enteralen Infektion ist die Schleimhaut des *Dünndarmes*, und zwar meistens die PEYERsche *Plaques*. Es kommt vor, daß die tuberkulösen Veränderungen in der Dünndarmschleimhaut so gering sind, daß sie nur mikroskopisch entdeckt werden können. In Lübeck konnte von den 60 sezierten Fällen, wo tuberkulöse Darmveränderungen bestanden, dieselbe in 1 Fall nicht festgestellt werden, in 2 Fällen konnte sie nur mikroskopisch, in 57 Fällen aber schon makroskopisch festgestellt werden. Diese Befunde bestärken die Ansicht GHONs, nach welcher primäre tuberkulöse Veränderungen *immer vorhanden sind,* wenn sie manchmal auch nur mikroskopisch festgestellt werden können, *so daß eine spurlose Durchwanderung der Tuberkelbacillen auch in den Gedärmen nicht möglich ist.*

Die Befunde in Lübeck zeigten weiterhin, daß primäre Darmveränderungen nur im Dünndarm vorkamen, dagegen waren im *Dickdarm keine Primärgeschwüre nachweisbar.* Postprimäre Geschwüre waren dagegen sowohl im Dünndarm wie auch im Dickdarm reichlich vorhanden. Postprimäre Darmgeschwüre kommen bei allen Formen der Tuberkulose vor und entstehen durch Verschlucken des bacillenreichen Sputums. Die primären und postprimären Geschwüre können allein auf Grund des Befundes der Darminnenfläche voneinander im allgemeinen nicht unterschieden werden, *eine Differentialdiagnose ist nur aus dem Verhalten der regionären Lymphknoten möglich,* da sich bei primären Geschwüren die regionären Lymphknoten stark vergrößern, verkäsen, zusammenbacken, dagegen bei den postprimären Geschwüren nur sehr mäßige tuberkulöse Veränderungen zeigen.

Die Geschwüre können *verschieden groß* und *verschieden tief* sein, sie können sogar *perforieren* und eine Peritonitis verursachen. Diese Peritonitis ist meistens *zirkumskript,* da in der Bauchhöhle schon früher Verklebungen entstanden, welche das Auftreten einer diffusen Peritonitis verhindern. Geschwüre entstehen in der Darmwand auch dadurch, daß die verkästen Lymphknoten mit der Darmwand zusammenwachsen und in das Darmlumen perforieren, wodurch teils Geschwüre, teils Fisteln entstehen.

Die schwersten Dünndarmgeschwüre kommen in den untersten Teilen des *Ileums* vor, sie können über die Bauhinische Klappe hinaus auf das *Coecum* übergreifen. Die Darmwand ist dann häufig stark verdickt, ödematös, geschwollen und von käsigen Herden durchsetzt, so daß sich hier auch die stärksten Verklebungen zu entwickeln pflegen und das Bild eines *Ileozökaltumors* vortäuschen können.

Bei der *Heilung der Darmgeschwüre* kann es vorkommen, daß nur atrophische Felder mit verstärkter Vaskularisation zurückbleiben, wobei die ganze Stelle rauchgrau pigmentiert ist. SCHÜRMANN hält es aber für möglich, daß eine spurlose Heilung auch pathologisch-anatomisch vorkommen kann. Am Rande derartiger vernarbter Stellen kommen manchmal polypöse *Schleimhauthyperplasien* vor. Reicht die geschwürige Zerstörung tiefer, so kann man nach längerer Zeit eine *Raffung* der ehemaligen Geschwürsbezirke antreffen. Nach Ausheilung von größeren und tieferen Geschwüren kann eine stärkere *Schrumpfung* der Darmwand zurückbleiben, es können sogar *Darmstenosen* entstehen, welche zum *Stenoseileus* führen können.

Unter den abdominalen Lymphknoten erkranken die *mesenterialen Lymphknoten* am häufigsten (Abb. 32). Bei den Lübecker Säuglingen waren auch die *ileozökalen Lymphknoten* in 90% erkrankt. Die *aortalen* und *pankreatiko-duodenalen* Lymphknoten zeigten, sofern die mesenterialen Lymphknoten total verkäst waren, regelmäßig auch ausgedehnte Verkäsungen. Diese Lymphknotengruppen scheinen bei massiver Darminfektion dem Darm regionär zu sein. Die Beteiligung der *duodenalen* und *portalen* Lymphknoten kann bei stärkerer Vergrößerung, zumal wenn sie miteinander verbacken sind, durch Kompression des Ductus choledochus zu *Icterus* führen. Übrigens backen die vergrößerten und verkästen abdominalen Lymphknoten fast immer miteinander zusammen und bilden tumoröse Vergrößerungen. Die verkästen und verflüssigten Lymphknoten können aber auch mit *Eitererregern* sekundär infiziert werden, wodurch sie sich in Abscesse umwandeln, welche entweder in die Gedärme oder in die Bauchhöhle perforieren, meistens brechen sie aber durch den Nabel nach außen durch.

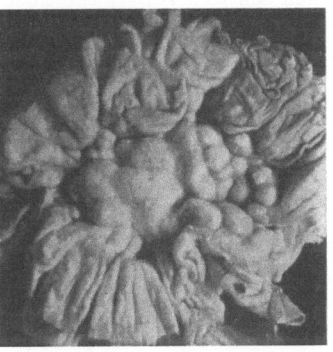

Abb. 32. Hochgradige Erkrankung der mesenterialen Lymphknoten bei einem Säugling in Lübeck.

Die *Diagnose* der Tuberkulose der abdominalen Lymphknoten ist nicht leicht, manchmal sogar unmöglich. Die Kinder klagen nicht immer über *Bauchschmerzen,* auch die *Verdauung* ist normal. *Darmblutungen* aus tuberkulösen Geschwüren können vorkommen, sie kamen z. B. bei den Lübecker Säuglingen ziemlich oft vor, ausgesprochene *Durchfälle* wurden dagegen selten beobachtet. Die Säuglinge in Lübeck litten mehr an Appetitlosigkeit und Erbrechen als gerade an Durchfall. Das *Erbrechen* und die manchmal auftretenden *kolikartigen Schmerzen* erwecken den Verdacht auf *Appendicitis.* Durch Druck der stark vergrößerten und zusammengewachsenen Lymphknoten kann auch die Darmpassage behindert werden, wodurch *Obstipation* auftreten und sich sogar *ileusartige Symptome* entwickeln können, welche manchmal ganz *akut* entstehen. Wir beobachteten im Jahre 1943 einen 11 Monate alten Säugling, der an unserer Abteilung wegen Epituberkulose lag. Der Säugling war schon fierberfrei und nahm schon langsam an Gewicht zu, als er in einer Nacht plötzlich zu brechen begann. Das Erbrechen dauerte während der ganzen Nacht an. Des Morgens konnten schon versteifste Darmkonturen beobachtet werden, die Stuhlentleerung hörte auf, so daß wir das charakteristische klinische Bild einer akuten Darmverschließung vor uns hatten. Die sofort ausgeführte Laparatomie (L. Borsos) zeigte, daß die ileozökalen Lymphknoten stark vergrößert und verkäst waren und das Coecum zusammendrückten. Es soll bemerkt werden, daß der Säugling schon seit einem Monat an unserer Abteilung lag, während dieser Zeit niemals erbrach und die Stuhlentleerung immer normal war. Der Bauch wurde natürlich öfters untersucht, er war weich, leicht eindrückbar und zeigte keinerlei pathologische Veränderungen, so daß das Ergebnis der Laparatomie auch für uns eine große Überraschung war.

Erkranken gleichzeitig viele abdominale Lymphknoten, so wird auch die *Resorption des Chylus* verhindert. Es kann dann zu voluminösen, stinkenden, fettreichen Stühlen kommen und Durchfälle mit Verstopfung abwechseln. KLEINSCHMIDT betont dagegen, daß er und seine Mitarbeiter in Lübeck überrascht waren, daß Durchfälle bei den schwer infizierten Lübecker Säuglingen, wie wir es schon erwähnten, keine große Rolle spielten. Die oben erwähnten Durchfälle kamen bei den Lübecker Säuglingen gewöhnlich nur bei Zusammenbruch des ganzen Organismus in den letzten Tagen vor ihrem Ende vor. Wir konnten solch schwere Durchfälle auch sehr selten beobachten, es gibt aber doch Fälle, wo diese voluminösen, stinkenden, fettreichen Stühle vorkommen. Magern die Kinder stark ab, so entsteht das Krankheitsbild der „*Tabes mesaraica*".

Die *Palpation* der stark vergrößerten Lymphknoten gelingt manchmal leicht, machmal überhaupt nicht, da meistens auch das Peritoneum mitbeteiligt ist, wodurch die ganze Bauchgegend so empfindlich wird, daß dies eine genaue Palpation unmöglich macht. In solchen Fällen muß erst einmal der Darm durch *Einläufe* gründlich entleert werden, in schwereren können die Kinder nur in *Narkose* untersucht werden. In Verdachtsfällen sollte die Palpation *per rectum* nie unterlassen werden, da dadurch die stark vergrößerten Lymphknoten fühlbar werden. Gelingt es auch so nicht, die Lymphknotentumoren zu palpieren, so bleibt die Diagnose unsicher. In zweifelhaften Fällen muß man auch an die Möglichkeit einer *Appendicitis*, eines *Ulcus ventriculi* oder *duodeni*, an *Gallenblasen*- oder *Nierensteinkoliken* denken. Diese Krankheiten kommen zwar im Kindesalter, mit Ausnahme der Appendicitis, selten vor, ausgeschlossen sind sie aber nicht. Man muß auch an die „*Nabelkoliken*" jener neuropathischen Kinder denken, welche den Kinderärzten schon so vieles Kopfzerbrechen verursachten. Die Röntgenuntersuchung leistet in diesen Fällen nur dann Hilfe, wenn es sich um den Nachweis einer Darmstenose handelt, oder wenn verkalkte Lymphknoten nachgewiesen werden sollen. Als ein in gewissen Grenzen brauchbares Symptom erwähnen wir noch das STIERLINsche *Röntgensymptom*, welches darin besteht, daß das Coecum in Fällen von Ileozökaltuberkulose keine Kontrastfüllung zeigt, während Ileum und Colon transversum sich mit Kontrastinhalt gut füllen lassen. STIERLIN erklärt den Kontrastausfall durch eine zu schnelle Entleerung infolge Überempfindlichkeit der Schleimhaut und Fortfall der Haustrenwirkung. Das *Pneumoperitoneum* als diagnostische Hilfe hat sich trotz vielen Bemühungen nicht als brauchbar erwiesen.

Was die *Verkalkung* der abdominalen Lymphknoten anbelangt, zeigten die Lübecker Erfahrungen, daß dieselbe auch dann sehr ausgesprochen sein kann, wenn die Kinder vor der Verkalkung keine ausgesprochenen Zeichen von Abdominaltuberkulose zeigten. Eben die später festgestellten Verkalkungen bei den Lübecker Kindern erwiesen, daß *ausgedehnte Verkäsungen in den abdominalen Lymphknoten auch ohne wahrnehmbare klinische Erscheinungen vorkommen können.* Von 175 überlebenden Lübecker Kindern, denen virulenter Impfstoff per os zugeführt wurde, wurden bei 173 Kindern Röntgenbilder vom Abdomen gemacht. 4 Jahre nach der „Fütterung" waren bei 126 Kindern Kalkschatten im Bereich des Abdomens nachzuweisen, also in 73% der Fälle. Nach KLEINSCHMIDT erfolgte der röntgenologische Nachweis der Verkalkung der abdominalen Lymphknoten in derselben Zeit wie der Nachweis der Verkalkungen in der Lunge, *also die Verkalkung beginnt im allgemeinen auch hier nach 1 Jahre und ist in weiteren 2 Jahren beendet.*

Die Tuberkulose des Bauchfells. Es wurde schon bei der Besprechung der Pleuritis exsudativa tuberculosa erwähnt, daß nach der Auffassung RICHs die tuberkulösen Entzündungen der serösen Hohlräume dadurch entstehen, daß die in ihrer Nachbarschaft liegenden tuberkulösen Herde in diese Hohlräume einbrechen, wodurch Tuberkelbacillen in die serösen Hohlräume gelangen, welche dann dort eine seröse Entzündung verursachen. Die Tuberkelbacillen gelangen also entweder durch *perforierte tuberkulöse Darmgeschwüre* oder viel häufiger durch *Einbruch verkäster mesenterialer Lymphknoten,* bei Mädchen sehr selten durch Tuberkulose der *Adnexe,* in die Bauchhöhle, wo sie eine Peritonitis tbk. verursachen. Es können aber ebenso wie bei der Pleura, so auch an dem Peritoneum in der Nachbarschaft tuberkulöser abdominaler Lymphknoten *kleinere zirkumskripte Entzündungen* entstehen. Während die kleineren zirkumskripten pleuralen Veränderungen von großem diagnostischen Werte sind, da sie röntgenologisch leicht nachweisbar sind, spielen dagegen diese kleineren zirkumskripten peritonealen Entzündungen diagnostisch *keine größere Rolle.*

Die *diffuse Peritonitis tbk.* wird in drei Gruppen eingeteilt: in eine *exsudative,* eine *adhäsive* und eine *ulzeröse* Form.

Die *Peritonitis exsudativa tuberkulosa.* Pathologisch-anatomisch finden wir, ebenso wie bei der ähnlichen Form der Pleuritis, sowohl auf dem parietalen wie auch auf dem mesenterialen Bauchfell zahlreiche kleinere oder größere *Tuberkel.* Dabei ist das Bauchfell *gerötet,* zeigt kleine *Blutungen* und *fibrinöse Auflagerungen.* Das Exsudat ist entweder rein serös oder serofibrinös. Der Eiweißgehalt schwankt zwischen 4,5 und 6,5%, das spezifische Gewicht zwischen 1020 und 1026. Die *Rivaltasche Probe* ist positiv. Die rein exsudative Form ist meistens sehr gutartig, da die Tuberkel und überhaupt alle tuberkulösen Veränderungen, wie es durch zahlreiche wiederholte Laparatomien erwiesen wurde, später *spurlos verschwinden können.* Das Exsudat kann entweder spurlos resorbiert werden, oder es bleiben in einigen Fällen *Verklebungen* zurück, welche zur Verklebung der Darmschlingen untereinander, mit der Bauchwand oder mit dem Mesenterium führen können. Dies kommt aber meist in solchen Fällen vor, wo stärkere Einbrüche stattfanden, die tuberkulösen Veränderungen auch größer waren und die nicht mehr mit einer Restitutio ad integrum, sondern mindestens mit Verklebungen ausheilten.

Peritonitis adhäsiva tuberkulosa. Bei stärkerer Verklebung kann zwischen den verklebten Stellen ein abgesacktes Exsudat zurückbleiben, dabei können die Verklebungen so stark sein, daß die Gedärme, das Mesenterium und die Bauchwand miteinander so stark zusammenwachsen, daß schon die Ausführung einer einfachen Laparatomie auf Schwierigkeiten stößt.

Die *Peritonitis ulcerosa tuberkulosa* entsteht, wenn entweder tiefe tuberkulöse Darmgeschwüre oder abdominale Lymphknoten in den Peritonealraum *einbrechen* und durch diesen Einbruch das Peritoneum mit *Eitererregern sekundär infiziert wird*. Eine diffuse eitrige Peritonitis entsteht in diesen Fällen wegen den früheren Verklebungen selten, meistens kommen *zirkumskripte Eiterungen* vor, welche dann, wenn die Bauchwand mit der Eiterhöhle verwachsen ist, *nach außen perforieren*. Der Durchbruch erfolgt meistens *im Nabel:* die Haut des Nabels rötet sich, wölbt sich vor, der Nabel verstreicht (Periomphalitis), es erscheint Fluktuation und schließlich bricht der oft übelriechende Eiter nach außen durch. Es kommt auch vor, daß der Durchbruch durch eine aus früheren Operationen zurückgebliebene *Hautnarbe* erfolgt. Kommunikationen mit dem Darmlumen, *Kotfisteln*, sind sehr häufig und können außerordentlich hartnäckig sein. Betreffen die Kotfisteln hochsitzende Darmteile, so gehen die Kinder an *Inanition* zugrunde. Nach dem Durchbruch dieser zirkumskripten Eiterungen kann sich der Zustand des Kindes zwar bessern, die Fisteln sind aber sehr hartnäckig, können immer aufbrechen, so daß die Prognose immer sehr zweifelhaft ist.

Betreffs der *Diagnose* der tuberkulösen Peritonitiden ist es wichtig, daß die adhäsive Form fast immer mit der Tuberkulose der abdominalen Lymphknoten vergesellschaftet ist, demzufolge sind auch die klinischen Symptome dieselben: kolikartige Schmerzen, Stuhlstörungen, Meteorismus, eventuell ileusartige Erscheinungen. Bei der adhäsiven Peritonitis ist das Peritoneum meistens *sehr empfindlich,* so daß der Bauch immer etwas „hart" erscheint. Diese Empfindlichkeit ist natürlich viel kleiner als die Bauchempfindlichkeit bei der akuten, durch Eitererreger verursachten Peritonitis purulenta. Durch die verschiedenen Verklebungen entstehen *„Pseudotumoren"*. KLEINSCHMIDT beobachtete bei den Lübecker Säuglingen in Fällen von adhäsiver Peritonitis tbk. sehr oft *Meteorismus*, welchen er auf einen subakuten oder chronischen „Adhäsionsileus" zurückführt. Dem Meteorismus gesellten sich Erbrechen, Koliken und Unruhe hinzu. Das klassische Symptom des Ileus, die sichtbare Darmsteifung blieb dagegen bei den Lübecker Säuglingen auf die Fälle von Kompressions- und Obturationsileus beschränkt. Hier soll noch erwähnt werden, daß starke Fibrinauflagerungen das Symptom des „*Schneeballknirschens*" hervorrufen können. Dieses Symptom besteht darin, daß die palpierende Hand unter den Bauchdecken das Gefühl eines Schneeballknirschens spürt.

Am leichtesten ist die exsudative Form der Peritonitis tbk. zu erkennen. Die unter Umständen kolossale, ballonartige *Auftreibung des Bauches* steht oft mit dem abgemagerten Körper im krassen Gegensatz. Der Erguß ist durch Fluktuation, Dämpfung, Verschiebung der Dämpfungsgrenzen bei Lagewechsel leicht nachweisbar. Die Bauchdecken sind straff gespannt, blaß, glänzend und zeigen oft Venektasien. Der Nabel ist verstrichen. Bei stärkerem Ascites kommen auch Ödeme der unteren Extremitäten vor, die durch Venenkompression oder Thrombose erzeugt werden.

Es ist interessant, daß die exsudative Form der Peritonitis tbk. *im Säuglingsalter sehr selten vorkommt.* Sie ist auch in Lübeck nur vereinzelt vorgekommen. KLEINSCHMIDT glaubt, daß es fast ebenso wie bei der Pleuritis exsudativa tbk. eine *Altersdisposition* gibt.

Die Tuberkulose der Abdominalorgane kann sehr oft mit *anderen Krankheitszuständen* verwechselt werden. Auf die Möglichkeit der Verwechslung mit *Appendicitis, Ulcus ventriculi oder duodeni* wurde schon verwiesen. Weiterhin wurden die Entzündung der *Gallenblase* und die *Nierensteine* erwähnt. Auch die *Nabelkoliken* wurden schon erwähnt. Der Durchfall, wozu sich auch eine Darmblutung gesellen kann, erweckt manchmal den Verdacht auf *Dysenterie*. Große differentialdiagnostische Schwierigkeiten kann der dicke Bauch bei tuberkulinpositiven Kindern verursachen. Der dicke Bauch kommt, wie bekannt, besonders bei der *Rachitis*, bei der *Coeliakie* und bei der HIRSCHSPRUNG*schen Krankheit* vor.

Bei der *Coeliakie*, welche auch HERTER-HEUBNER*sche Krankheit* genannt wird, zeigt das Abdomen infolge der schwappend gefüllten Därme eine Pseudofluktuation. Die Krankheit dauert jahrelang und nach gründlicher Entleerung der Därme sind weder Druckempfindlichkeit noch Tumoren nachzuweisen. Die HIRSCHSPRUNG*sche Krankheit* kann durch die Röntgenuntersuchung mit Kontrasteinlauf leicht differenziert werden. Die größten differentialdiagnostischen Schwierigkeiten bereiten bei tuberkulinpositiven Kindern *die abdominale Form der Lymphogranulomatose* sowie einige andere abdominale Tumoren, z. B. *Lymphosarkomatose*, welche ebenfalls mit Lymphknotenvergrößerungen einhergehen. In diesen Fällen hilft nur die *Laparatomie* und die *histologische Untersuchung* der excindierten Gewebstücke. Wir erinnern uns noch sehr gut an ein 11 Jahre altes tuberkulinpositives Mädchen, welches noch in der Kinderklinik in Pecs, welche damals unter der Leitung P. HEIMS stand, von uns beobachtet wurde. Das Mädchen wurde im Terminalstadium eingeliefert und die Differentialdiagnose zwischen Peritonitis tbk. und Lymphogranulomatose blieb bis zur Sektion offen. Sie blieb aber auch nach der Sektion unentschieden, bis die sofort vorgenommene histologische Untersuchung nicht zeigte, daß es sich um eine Lymphogranulomatose handelte.

Ascites kommt bei *Nieren-* und *Herzkrankheiten*, bei *Lebercirrhose* und bei der *Concretio pericardii* vor. Diese Fälle können aber schon leicht differenziert werden.

Was die *Prognose* der Tuberkulose der Bauchorgane anbelangt, *ist sie überhaupt nicht so schlecht, wie man es auch noch heute glaubt. Dies zeigen auch die Lübecker Erfahrungen.* Es ist zwar sicher, daß die Infektionsdosis nicht bei einem jeden Lübecker Kinde die gleiche war, die später röntgenologisch festgestellten Verkalkungen aber zeigten, daß in 73% der Fälle starke Verkäsungen bestanden. und die Sterblichkeit betrug bei diesen ganz jungen Säuglingen trotzdem *nur 30,7%*. SIMON und REDEKER fanden in ihrem sorgfältig beobachteten Krankenmaterial in 75% der Fälle eine definitive Heilung. Die Prognose hängt mit den Lungenveränderungen eng zusammen: je ausgedehnter die Lungenveränderungen sind, desto schlechter ist die Prognose. Es ist aber interessant, daß *ausgedehnte Lungenveränderungen bei Abdominaltuberkulose relativ selten vorkommen*, sie waren z. B. im Krankenmaterial von SIMON und REDEKER nur in 16% nachweisbar. *Die schlechteste Prognose zeigt die ulzeröse Form der Peritonitis tbk., wo Kotfistel oder ileusartige Erscheinungen vorhanden sind.* Glücklicherweise kommen solche Komplikationen selten vor.

Endlich soll kurz *das Verhalten der hämatogenen Streuungen bei der Fütterungstuberkulose besprochen werden.* Nach einer weit verbreiteten Anschauung sind bei der primären Tuberkulose der Bauchorgane die hämatogenen Streuungen seltener als bei den primären Lungenerkrankungen. ENGEL hat sogar auf Grund eigener Erfahrungen und der Durchsicht der Literatur den Satz aufgestellt, daß eine Meningitis oder Miliartuberkulose aus einer primären Bauchtuberkulose zu den größten Seltenheiten gehöre, daß der enterogene Primärkomplex überhaupt weniger zur Metastasierung neige als der ärogene. Die Lübecker Erfahrungen zeigten dagegen, *daß es ohne Belang ist, ob es sich um einen enterogenen oder um einen ärogenen Primärkomplex handelt, die Generalisation kommt in gleicher Stärke vor, auch die organmäßige Verteilung der Streuungen war dieselbe.*

Die *Therapie* bei der Tuberkulose der Bauchorgane wurde in der letzten Zeit sehr *konservativ*. Die früher so oft angewandte *Laparatomie* wurde fast überall verlassen. Wir lassen eine Laparatomie nur dann ausführen, wenn differentialdiagnostische Schwierigkeiten bestehen oder wenn eine Verhinderung der Darmpassage die Lösung der Stenose nötig macht. *Die exsudative Form der Peritonitis tbk. verlangt außer Liegekuren gar keine Therapie, da das Exsudat ebenso spontan zurückgeht wie bei der Pleutiris exs. tbk.* Bei der *adhäsiven Form* verwenden wir die *Röntgenbestrahlung*, sind aber nicht vollkommen überzeugt, daß die Röntgenbestrahlung etwas Besonderes leistet. Glücklicherweise heilen auch diese Formen bei langdauernden Liegekuren in der Mehrzahl der Fälle aus.

Was die Chemotherapie anbelangt, genügen die bisherigen Erfahrungen noch nicht, um ein endgültiges Urteil zu gewinnen. Nach einigen Beobachtungen reagieren die tuberkulösen *Darmgeschwüre* auf die Streptomycinbehandlung *sehr gut.* Blutungen und Durchfälle sollen schon nach einigen Wochen, manchmal in 2 Wochen nach intramuskulärer Streptomycinbehandlung *aufhören.* Daß die primären tuberkulösen Geschwüre des Nasenrachenraumes, des Kehlkopfes sowie der Bronchien auf Streptomycinbehandlung gut reagieren, wurde schon erwähnt. *Die tuberkulösen Geschwüre des Digestionstraktes scheinen also auf die Streptomycinbehandlung ebenfalls gut zu reagieren.* Die Berichte, wonach die exsudative Form der Peritonitis tbk. auf Streptomycinbehandlung gut reagiert und das Exsudat in 60 Tagen verschwindet, besagen nichts, da dieses Exsudat auch spontan nach dieser Zeit verschwindet. Viel wichtiger sind jene Berichte, nach welchen *auch die adhäsive Form der Peritonitis tbk. auf die Streptomycin-. behandlung auffallend gut reagiert. Wir sehen also, daß die Streptomycinbehandlung auch in der Tuberkulose der abdominalen Organe sehr wichtig und erfolgreich zu sein scheint.* Die neuesten Berichte sind sogar so ermutigend, daß das *Streptomycinkomitee* der USA im Jahre 1948 die tuberkulösen Erkrankungen des Digestionstraktes „zu dem ersten Indikationsgebiet" der Streptomycinbehandlung zählt. Die intestinale Tuberkulose scheint auch *auf die perorale Pas- und Tb$_I$-Behandlung gut zu reagieren,* besonders was die tuberkulösen Enteritiden anbelangt.

Die *Tuberkulose der übrigen Bauchorgane* kann sehr kurz besprochen werden. Die *Milz* wird durch hämatogene Streuungen sehr oft in Mitleidenschaft gezogen. Wir erwähnten schon, daß nach den Lungen die Milz am häufigsten erkrankt. Bei den Lübecker Säuglingen erkrankte sogar die Milz öfters hämatogen als die Lungen. Bei der tuberkulösen Erkrankung der Milz erscheinen in derselben verschieden große Tuberkel, wodurch sich dieselbe vergrößert. Die *Vergrößerung der Milz* geht aber mit der Schwere ihrer tuberkulösen Veränderungen nicht parallel, sie ist überhaupt ein inkonstantes, also *ein unverläßliches Symptom,* worauf nicht viel gebaut werden kann. Die *verkalkten Herde der Milz* können auch *röntgenologisch* nachgewiesen werden, wie es im Jahre 1928 von COURTIN und DUKEN festgestellt wurde.

Die *Leber* erkrankt schon viel seltener hämatogen als die Milz. Bei der intrauterin erworbenen Tuberkulose spielt dagegen die Leber eine wichtige Rolle, da der Primärherd öfters in der Leber liegen kann. Dies wurde aber schon bei der „angeborenen" Tuberkulose ausführlich besprochen. Die hämatogenen tuberkulösen Veränderungen der Leber bedeuten meistens verschieden große Tuberkel. Eine progressive Lebertuberkulose, welche mit der Phthise der Lungen oder der Nieren in eine Parallele gestellt werden könnte, kommt fast nie vor. Da das Lübecker Unglück eine ausgesprochene Fütterungstuberkulose war, hätte erwartet werden können, daß die tuberkulösen Veränderungen der Leber häufiger wären, was aber nicht der Fall war. Dagegen konnten in 35% der sezierten Fälle der *hypertrophischen Leberzirrhose* entsprechende Leberveränderungen gefunden werden, welche in solcher Häufigkeit und Schwere bei spontanen primären Lungeninfektionen nicht vorkommen.

Die *Nierentuberkulose* kommt im Kindesalter glücklicherweise selten vor. Miliare Knötchen erscheinen natürlich auch in den Nieren sehr oft, aber *die chronische, käsige Nierentuberkulose ist im allgemeinen die Tuberkulose des Erwachsenenalters.* Wenn eine Nierentuberkulose im Kindesalter vorkommt, dann sind meistens *beide Nieren* erkrankt und die Nierentuberkulose ist meistens die Teilerscheinung einer chronischen *Miliartuberkulose*. Wie selten die Nierentuberkulose im Kindesalter vorkommt, zeigen auch die Angaben von SIMON und REDEKER, welche unter 3000 Kindern nur in 3 Fällen Nierentuberkulose beobachteten. Wir beobachteten im Weißen-Kreuz-Kinderspital in den Jahren 1932 bis 1944 unter 1000 Kindern mit verschiedenen Formen der Tuberkulose nur in 2 Fällen Nierentuberkulose, welche in beiden Fällen doppelseitig auftrat und mit chronischer Miliartuberkulose vergesellschaftet war.

Die Tuberkulose der *Genitalorgane* kommt im Kindesalter ebenfalls sehr selten vor, es kommen zwar bei *Knaben* hie und da *Hoden- und Nebenhodentuberkulosen* vor, sie sind aber große Seltenheiten, sie pflegen käsig zu zerfallen und Fisteln zu bilden. Bei nicht zerfallenen *derben Schwellungen* soll man in erster Linie an *Tumoren* denken (Sarkom). Bei *Mädchen* können die *Tuben* und der *Uterus* manchmal hämatogen erkranken, wir konnten solche Veränderungen nur in 2 Fällen beobachten. In beiden Fällen wurden die tuberkulösen Veränderungen *der Adnexe* erst bei der Sektion festgestellt. Sie waren auch mit chronischen hämatogenen Streuungen vergesellschaftet.

XXII. Die Kerato-Conjunctivitis phlyctaenulosa und die „Skrophulose".

Mit der Tuberkulose des Auges beschäftigen wir uns deshalb nicht, da die Diagnose dieser Augenveränderungen eine spezielle augenärztliche Ausbildung verlangt. Wir überlassen deshalb die Diagnose und die Behandlung der tuberkulösen Augenveränderungen den Augenärzten.

Bei der Besprechung der Miliartuberkulose wurde schon erwähnt, daß vor der Entdeckung Röntgens in der Diagnose der Miliartuberkulose der Nachweis der *Chorioidealtuberkel* zur exakten Diagnose gehörte. Dort wurde es aber ebenfalls erwähnt, daß heute die Diagnose der Miliartuberkulose nicht mehr von der augenärztlichen Untersuchung abhängt, da die Röntgenaufnahmen der Lungen eine viel leichter ausführbare und exaktere diagnostische Hilfe bedeuten.

Die *Kerato-Conjunctivitis phlyctaenulosa* (*K. C. ph.*) spielt dagegen auch in der kinderärztlichen Praxis eine wichtige Rolle, deswegen muß sie auch hier ausführlicher behandelt werden. Bei K. C. ph. erscheinen an der kerato-conjunctivalen Grenze (*Limbus corneae*) grauweiße oder weißrötliche knötchenartige Erhabenheiten von 1 bis 2 mm Durchmesser. Die Knötchen erscheinen zuerst *unter* der Schleimhaut, von dort können sie aber *auf die Oberfläche* gelangen. Es können nicht nur einzelne, sondern zugleich *mehrere Knötchen* erscheinen. Manchmal ist in der Umgebung der Knötchen keine Entzündung nachweisbar, so daß die Augen ganz weiß erscheinen und die Knötchen sich aus einer scheinbar vollkommen gesunden Konjunktiva hervorwölben, in

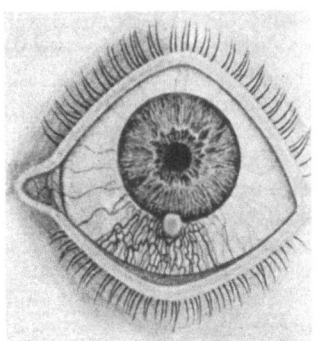

Abb. 33. Kerato-Conjunctivitis phlyctaenulosa.
Am Limbus corneae liegt ein stecknadelkopfgroßes, weißes Knötchen. Um das Knötchen herum ist die sektorenförmige konjunktivale Gefäßinjektion sehr ausgeprägt. (Aus der Univ. Augenklinik Budapest. IMRE.)

anderen Fällen entsteht aber eine *Entzündung*, welche verschiedene Grade erreichen kann. Die häufigste Form ist eine *sektorenförmige konjunktivale Gefäßinjektion* (Abb. 33). In schwereren Fällen ist die ganze *Bindehaut* entzündet und die *Augen-*

lider sind geschwollen. Es besteht ein ständiger *Tränenfluß*, auch *eitrige Sekretion* kann auftreten und meist zeigt sich bei diesen Kindern auch eine starke *Lichtscheu* mit *Blepharospasmus, welche aber mit der Schwere der anatomischen Veränderungen nicht parallel zu verlaufen braucht.* Man ist sogar oft erstaunt, daß trotz starker Lichtscheu die anatomischen Veränderungen verhältnismäßig gering sind. Die Kinder mit starker Lichtscheu liegen meistens auf dem Bauche und bohren den Kopf in die Polster. Auch die *Hornhaut* kann angegriffen sein. Schieben sich die Knötchen über den Limbus nach der Mitte der Hornhaut vor, so entsteht dort zuweilen ein *sichelförmiges gelbliches Infiltrat*, das ein *dunkelrotes Gefäßbändchen* hinter sich herziehen kann (*Keratitis fascicularis*). Dabei kommt es zu hartnäckigen *geschwürigen Prozessen* in der Hornhaut, welche mit Hinterlassung von *weißen Narben* (*Maculae corneae*) ausheilen. Eine schwere Komplikation entsteht, wenn das Geschwür durch die Hornhaut *in die Tiefe einbricht*, weil diese Perforation zur *Erblindung* führen kann. *Die K. C. ph. ist also oft eine lang andauernde, hartnäckige, peinliche, manchmal auch gefährliche Augenkrankheit, welche sehr oft rezidivieren kann. Die Rezidive gehören sogar zur Charakteristik der Krankheit.*

Die K. C. ph. kommt im frühen Säuglingsalter sehr selten vor, es wurden zwar hie und da bei einigen 4 bis 5 Monate alten Säuglingen Phlyktänen beobachtet, dies kommt aber sehr selten vor. Der früheste Zeitpunkt in welchem die K. C. ph. in Lübeck beobachtet wurde, war der *10. Lebensmonat*. Unter den 252 „gefütterten" Lübecker Säuglingen kam K. C. ph. in 12 Fällen vor, am häufigsten war sie am Ende des 1. Lebensjahres, oder im Verlauf des 2. Lebensjahres, am spätesten bei einem Kinde von 2 Jahren 4 Monaten, bei dem das Röntgenbild des Bauches bereits ausgesprochene Verkalkungen der mesenterialen Lymphknoten zeigte. Überdies kommt die K. C. ph. am *häufigsten bei Kleinkindern zwischen dem 2. und 3. Lebensjahre* vor.

Was die *anatomische Lage* der Phlyktänen anbelangt, wurde es schon erwähnt, daß sie meistens an der *kerato-konjunktivalen Grenze* entstehen. Diese Stelle ist dadurch gekennzeichnet, daß die konjunktivalen Blutgefäße hier ein *Randschlingelnetz* bilden, das heißt, daß die Blutgefäße hier eine steile Krümmung machen und danach zurückkehren. Durch diese steile Krümmung können vielleicht die dorthin gelangten Mikroorganismen leichter haften bleiben und Veränderungen hervorrufen, so daß der Limbus corneae gewissermaßen als eine *Prädilektionsstelle* betrachtet werden kann.

Was das *histologische Bild* der K. C. ph. anbelangt, sind die bisherigen Befunde noch nicht genug *zahlreich* und *eindeutig*, um daraus *definitive Schlüsse* zu ziehen, *sie zeigen aber schon eine gewisse Richtung:* während nach MICHEL die Phlyktänen nur „ekzematöse Bläschen" sind, stellten IVANOFF, WAGEMANN und WINTERSTEIN in ihren histologischen Untersuchungen fest, daß die Phlyktänen keine Bläschen, sondern *solide Knötchen* sind, welche aus Rundzellen bestehen. LEBER konnte in der Mitte der Knötchen schon *Riesenzellen* und in ihrer Umgebung auch *Epitheloidzellen* beobachten, deswegen sprach er von einem „*tuberkuloiden Bau*" der Knötchen. Die Befunde LEBERS wurden von STANGARDT bestätigt. HAYASHI fand neben Epitheloid- und Riesenzellen in zwei Fällen auch eine Verkäsung. Diese Befunde zeigen also immer deutlicher, *daß die Phlyktänen eine für Tuberkulose charakteristische histologische Struktur haben.* Daß die histologischen Veränderungen nicht ganz ausgeprägt sind, kann vielleicht damit erklärt werden, *daß sie durch spärliche, leicht absterbende Tuberkelbacillen verursacht sind.* RIEHM hat aber in seinen bekannten Tierversuchen gezeigt, daß es auch eine *Kerato-Conjunctivitis anaphylactica* gibt, welche mit der Tuberkulose nichts zu tun hat. RIEHM stellte nämlich in seinen Versuchen fest, daß durch Einträufelung von

Pferdeserum in den Konjunktivalsack von subkutan sensibilisierten Kaninchen, ebenso wie durch konsequentes häufiges Einträufeln, bei normalen Tieren sich eine K. C. anaphylactica erzeugen läßt, wo auch knötchenförmige Infiltrate am Hornhautrande entstehen, welche auch auf die Hornhaut übergreifen können. RIEHM stellte weiterhin fest, daß, wenn die Entzündung abflaute, dieselbe durch Einträufelung des Pferdeserums zum Wiederaufflammen gebracht werden konnte. Er konnte weiterhin nachweisen, daß ein Wiederaufflammen der Entzündung auch dann erfolgt, wenn Pferdeserum subkutan oder intravenös eingeführt wird.

Trotzdem, daß die K. C. an. mit der K. C. ph. viele Ähnlichkeiten zeigt, bekennt auch RIEHM, daß es auch *Unterschiede* gibt. Klinisch ist die Entzündung bei der anaphylaktischen Form diffuser und flüchtiger, sie verschwindet schon meistens nach 24 Stunden, dabei kommen Blutungen vor, welche bei der echten K. C. ph. nie beobachtet werden. Die histologische Struktur zeigt bei der anaphylaktischen Form ein subepitheliales Rundzelleninfiltrat, *Epitheloid- und Riesenzellen aber fehlen*. Was endlich den Mechanismus des Entstehens der Phlyktänen anbelangt, ist es aus den Versuchen RIEHMS ersichtlich, daß bei beiden Krankheiten die Phlyktänen *sowohl von außen her, wie vom Blute aus ausgelöst werden können*.

Was das Verhalten der *Tuberkulinproben* in Fällen von K. C. ph. anbelangt, *fallen sie in fast 100% positiv aus*. Es liegen aber Beobachtungen von namhaften Kinderärzten (HAMBURGER, WIESE, KLEINSCHMIDT) vor, nach welchen Phlyktänen *auch bei tuberkulinnegativen Kindern beobachtet werden können. Solche Fälle sind aber große Seltenheiten*. Wir konnten z. B. bisher keinen einzigen Fall von K. C. ph. mit negativer Tuberkulinprobe beobachten, trotzdem wir bei einem jeden Kinde mit K. C. ph. das Verhalten der Tuberkulinproben sorgfältig studierten.

Phlyktänenartige Veränderungen sind aber auch bei *Acne rosacea*, bei der *endogenen gonorrhoischen Conjunctivitis* sowie bei der früher besprochenen *anaphylaktischen Form* RIEHMS gefunden worden. Diese sind aber *keine echten Phlyktänen*. Unseres Wissens nach sind bisher keine menschlichen Fälle von K. C. ph. mit negativer Tuberkulinprobe histologisch untersucht worden. KLEINSCHMIDT erwähnt, daß die von ihm beobachteten Phlyktänen bei tuberkulinnegativen Kindern sehr flüchtiger Natur waren. *Solange also die wahre Natur der Phlyktänen bei tuberkulinnegativen Kindern nicht genügend geklärt ist, glauben wir, daß* RIEHMS *Vorschlag richtig ist, nach welchem jene Phlyktänen, welche nicht von Tuberkelbacillen verursacht sind, als „Pseudophlyktänen" bezeichnet werden sollen*.

Die Tuberkelbacillen gelangen meistens *durch die Blutbahn* an den Hornhautrand. Die Versuche RIEHMS und WOODS zeigen aber, daß die Tuberkelbacillen auch *durch den Konjunktivalsack* direkt in den Körper gelangen können und bei überempfindlichen Tieren dann möglicherweise eine Phlyktänenbildung verursachen. *Solche direkte Infektionen sind aber bisher bei Menschen nicht beobachtet worden* und spielen in der Bildung der Phlyktänen wahrscheinlich eine sehr geringe Rolle, wie es auch RIEHM selbst zugibt.

Eine sehr wichtige Frage ist, *in welcher Phase der Tuberkuloseinfektion die Phlyktänen entstehen?* Da die hämatogenen Streuungen meistens in den ersten 3 Monaten entstehen, so wäre es sehr wahrscheinlich, daß auch die Phlyktänen während dieser Zeitperiode erscheinen. Nun erscheinen die Phlyktänen wohl auch in dieser Zeitperiode, *sie erscheinen aber ebensooft auch später*, und zwar einige Jahre nach der primären Infektion, in einer Phase der Krankheit, *wo der Primärkomplex meist schon deutlich verkalkt ist und die übrigen hämatogenen Streuungen schon längst abgelaufen sind*. Es ist weiterhin sicher, daß die Phlyktänen öfters nach „interkurrenten Infektionen", also nach Aufflammen der primären Lungenveränderungen erscheinen, wo sie eine neue hämatogene Streuung bedeuten können, es kommen aber Phlyktänen auch bei verkalkten Primärkomplexen, *ohne irgendwelchen klinischen oder röntgenologischen Zeichen eines Aufflammens vor*. Überblicken wir noch einmal die Lübecker Befunde, so sehen wir, daß die Phlyktänen meistens 1 bis 2 Jahre nach der Infektion entstanden sind; die tuberkulösen Prozesse waren in einem Falle leicht, in dem anderen Falle schwer, alle waren aber bereits in fortschreitender Ausheilung begriffen. Sichere Zeichen einer Generalisation fanden sich nur bei einem Lübecker Kinde. KLEINSCHMIDT behauptet also mit Recht, daß er auch in der Tuberkuloseform der Lübecker Säuglinge keinen Hinweis zu sehen vermag, der die Entstehung der K. C. ph. unserem Verständnis näher brächte.

Wir untersuchten im Jahre 1939 mit A. RÖTTH aus dem Krankenmaterial des Staatlichen Augenspitals in Budapest 100 Kinder mit K. C. ph. Außer den Tuberkulinproben wurden die Kinder natürlich auch klinisch gründlich untersucht, es wurde die S. R. während des Spitalaufenthaltes des Kindes systematisch wöchentlich ausgeführt, ebenso systematisch wurden die Röntgenuntersuchungen vorgenommen. Es erwies sich, daß die Tuberkulinproben (mit 0,01 mg A. T.) in allen 100 Fällen positiv ausfielen. *Neben den positiven Tuberkulinproben und positiven Augenveränderungen waren in 73 Fällen gar keine anderen Zeichen weder einer tuberkulösen Infektion noch einer Aktivität nachweisbar.* In den restlichen 27 Fällen war entweder nur die S. R. erhöht oder zeigten sich auch Röntgenveränderungen. Die Röntgenveränderungen bestanden größtenteils aus einer Vergrößerung der endothorakalen Lymphknoten, es kamen aber in einigen Fällen auch epituberkulotische Röntgenveränderungen, sogar Primärkavernen, vor. Je jünger die Kinder waren, desto ausgesprochener waren auch die Lungenveränderungen. Das Ergebnis der Untersuchungen kann in der folgenden Tabelle zusammengefaßt werden:

Aktive tuberkulöse Veränderungen bei 100 Kindern von Kerato-Conjunctivitis phlyktaenulosa nach den Untersuchungen von GÖRGÉNYI-GÖTTCHE *und* RÖTTH.

Alter des Kindes	Zahl der untersuchten Fälle	Zahl der aktiven Fälle	
		Absolut	in %
2 bis 4 Jahre	25	16	64
5 ,, 10 ,,	51	8	19
10 ,, 14 ,,	34	3	8

Es ist interessant, daß wir in keinem einzigen Fall die Zeichen einer hämatogenen Streuung beobachten konnten, weiterhin ist es bemerkenswert, daß wir zwischen der Schwere der Augenveränderungen und der Schwere der Lungenveränderungen keinen Parallelismus feststellen konnten.

Auch die Frage der *Rezidive* ist noch sehr dunkel. Es wurde schon früher erwähnt, daß die Rezidive sozusagen *zur Charakteristik der K. C. ph. gehören*. Wie entstehen aber diese häufigen Rezidive? Bedeuten sie immer eine neue hämatogene Streuung? In einigen Fällen kann dies auch klinisch angenommen werden, in anderen Fällen dagegen fehlen alle Zeichen einer Aktivität, so daß eine neue hämatogene Streuung sehr schwer denkbar ist. Es ist aber möglich, daß eine Phlyktäne auch *ektogen* entsteht, da die Tuberkelbacillen auch direkt in den Konjunktivalsack gelangen können. Auch Tuberkuloproteine können bei sensibilisierten Individuen eine Phlyktänenbildung verursachen, wie es die Provokationsversuche mit Tuberkulin zeigen. Ob solche „ektogene" Provokationen im praktischen Leben eine Rolle spielen, bleibt vorläufig sehr zweifelhaft. Eine weitere Möglichkeit wäre, wie es auch die Tierversuche RIEHMS zeigen, daß eine neue Phlyktänenbildung *im Anschluß an eine nicht spezifische Entzündung* entsteht.

Wir sehen also, daß es noch genügend ungelöste Fragen gibt, wir glauben aber, daß bei der Phlyktänenbildung neben den hämatogenen Komponenten auch die lokalen Komponenten eine wichtige Rolle spielen.

Was die *Therapie* der K. C. ph. anbelangt, wollen wir auf die lokale augenärztliche Behandlung hier nicht eingehen, da dies Sache der Augenärzte ist. Wir zeigen unsere Kinder mit K. C. ph. in jedem Falle den Augenärzten, erwarten aber, daß auch sie alle ihre Kinder mit derselben Krankheit uns Kinderärzten zeigen. *Dieses Krankheitsbild erfordert nämlich eine enge Zusammenarbeit zwischen Augenärzten und Kinderärzten.* Zuerst soll bei einem jeden Kinde mit K. C. ph. die Tuberkulinempfindlichkeit genau bestimmt werden, zweitens müssen die Kinder einer allgemeinen Tuberkuloseuntersuchung unterworfen werden, wozu natürlich auch die Bestimmung der S. R. und eine gründliche Röntgenuntersuchung gehört. Diese Untersuchungen können die Augenärzte meistens nicht so gut ausführen als solche Ärzte, welche sich damit ständig beschäftigen, also in erster Linie die Kinderärzte, deswegen sollen diese wichtigen Untersuchungen den Kinderärzten überlassen werden. Solange das Wesen der K. C. ph. nicht vollkommen geklärt ist, muß das Erscheinen der Phlyktänen *als Zeichen einer feinen hämatogenen Streuung aufgefaßt werden, welche nicht nur eine lokale, sondern auch eine allgemeine Behandlung verlangt.* Die Allgemeinbehandlung besteht aus einfacher *Bettruhe.* Wie oft konnten wir schon feststellen, daß monatelang dauernde, hartnäckige K.-C.-ph.-Fälle, welche von den Augenärzten ambulant behandelt wurden, nach der Spitalsaufnahme, trotzdem sie weiterhin von denselben Augenärzten mit derselben Methode behandelt wurden, in einigen Wochen *eine verblüffende Besserung zeigten.* Wir machen an der Abteilung mit den K.-C.-ph.-Kindern keine spezielle Behandlung, wir geben weder irgendwelche Medikamente, noch irgendwelche Diät, im Winter bekommen die Kinder Lebertran, wie alle Kinder der Tuberkuloseabteilung, sonst werden die Augen lokal augenärztlich behandelt und die Kinder müssen ständig im Bett liegen. Die Erfolge sind so gut, daß die Augenärzte sehr oft, um die Heilung zu beschleunigen, ihre hartnäckigen K.-C.-ph.-Patienten auf unsere Abteilung aufnehmen lassen.

Hier soll noch kurz das Krankheitsbild der „Skrophulose" besprochen werden. Dieses Krankheitsbild spielte früher in der kinderärztlichen Praxis eine große Rolle. Die ältere Ärztegeneration hatte am Beginn dieses Jahrhundertes noch genügend Gelegenheit, „skrophulotische" Kinder zu behandeln, damals waren in den Kinderabteilungen mehrere Zimmer direkt für „skrophulotische" Kinder reserviert. Heute ist dieses Krankheitsbild fast vollkommen verschwunden, so daß wir selten Gelegenheit haben, einen voll ausgebildeten Fall zu beobachten.

Was verstand man früher unter dem Begriff der „Skrophulose"?

Das Krankheitsbild bestand nach den damaligen Beschreibungen *aus der Summation von Veränderungen der Halslymphknoten, der Haut, der Augen und einiger Knochen.* Die Veränderungen der Halslymphknoten bestanden aus der *Vergrößerung* derselben sowie aus *Fisteln.* Die Sekretion der Fisteln floß auf der Haut des Halses herunter, wo sie *Hautentzündung,* eventuell *eitrige Geschwüre,* verursachte. Auf dem Gesicht war der ständige *Tränenfluß* und die *chronische Rhinitis* charakteristisch. Infolge der chronischen Rhinitis waren die *Naseneingänge* geschwürig, sie waren mit *eitrigen Pusteln* und *gelben Krusten* bedeckt. Die *Oberlippe* stand rüsselförmig vor, so daß das Gesicht dem Schweinsgesicht ähnelte (SKROPHA). Die *Augenlider* waren geschwollen, es bestand eine starke *Lichtscheu.* Neben dem ständigen Tränenfluß bestand sehr oft auch eine *eitrige*

Sekretion aus den Augen, welche dazu führte, daß die Gesichtshaut in der Nachbarschaft der Augen mit verschiedenen *Geschwüren, Borken und eitrigen Bläschen* belegt war (Abb. 34). Aus den *Ohren* entleerte sich eine *stinkende Sekretion*, welche in den betroffenen Hautpartien ebenfalls pathologische Veränderungen hervorrief. Die *Finger* waren oft *geschwollen*, es kam oft vor, daß sich aus den bläulichroten Fingern eine *eitrige Sekretion* entleerte.

Dies waren die Veränderungen, welche das Krankheitsbild der „Skrophulose" bezeichneten. Es wurde aber schon damals festgestellt, daß diese Veränderungen meistens *gutartig* waren und nach kürzerem oder längerem Bestehen ausheilten. Es blieben nur bläulichrote Narben zurück, welche auch heute noch „*skrophulotische Narben*" genannt werden.

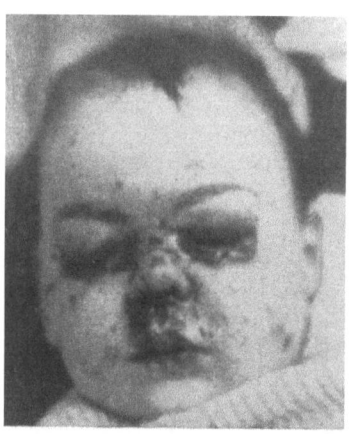

Abb. 34. Facies scrophulosa.
Geschwollene Augenlider. Um die Augen ist die Haut mit Borken und eitrigen Bläschen belegt. Die Naseneingänge sind ebenfalls mit Krusten und eitrigen Geschwüren belegt. Die Oberlippe ist geschwollen. Auf der Gesichtshaut zerstreute, eitrige Pusteln.

Die späteren Untersuchungen stellten nach und nach fest, daß es sich in den Fällen von „Skrophulose" *um verschiedene tuberkulöse Prozesse handelte, zu welchen sich später nicht spezifische Hautveränderungen (Ekzem, Impetigo) gesellten.* Das Krankheitsbild wurde immer mehr eingeschränkt. Es erwies sich, daß die Halsveränderungen nichts anderes waren als verschiedene Manifestationen der Halslymphknotentuberkulose, dasselbe erwies sich von den Ohr- und Knochenveränderungen. Es handelte sich natürlich in diesen Fällen um nichts anderes als um verschiedene Phasen der Spina ventosa und der Otitis media tuberculosa. Es blieben nur noch die oben geschilderten Veränderungen des Gesichts zurück, welche mit einem separaten Namen „*Facies skrophulosa*" (Abb. 34) bezeichnet wurden.

Jetzt kam die *Konstitutionslehre*, welche fast alle damals noch ungeklärten Erscheinungen als „konstitutionelle Eigentümlichkeiten" auffaßte. Im Jahre 1909 faßten ESCHERICH, MORO und CZERNY die oben erwähnten Veränderungen des Gesichts als die tuberkulöse Manifestation einer Konstitutionsanomalie auf. Die Auffassung CZERNYS, nach welcher die „Skrophulose" nichts anderes als die tuberkulöse Manifestation der exsudativen Diathese bedeutet, wurde weltberühmt.

Als aber die Jahre dahingingen und als die verschiedenen Formen der kindlichen Tuberkulose immer besser erkannt wurden, erwies es sich, daß das Krankheitsbild der „Skrophulose" mit der Konstitutionslehre allein *nicht zu erklären ist*. Diese Auffassung wurde besonders von RIETSCHEL geäußert, der im Jahre 1926 betonte, daß das Krankheitsbild der „Skrophulose" mit der exsudativen Diathese allein nicht zu erklären ist, da die exsudative Diathese fast nur bei Säuglingen vorkommt, dagegen die „skrophulotischen" Kinder meistens 2 bis 8 Jahre alt sind. RIETSCHEL wollte die Ursache der „Skrophulose", entsprechend der Mode der zwanziger Jahre, in der „*Hyperallergie*" erblicken.

Alle Ärzte, welche sich mit der Frage der „Skrophulose" beschäftigten, betonten aber, daß *sie meist nur bei armen, verlassenen Kindern vorkommt, dagegen kann sie bei den gutgepflegten Kindern wohlsituierter Familien fast nie beobachtet werden.*

Inzwischen ist das Krankheitsbild der „Skrophulose", wie es schon damals von CZERNY betont wurde, immer seltener geworden. Heute kommt sie auch in Ungarn ziemlich selten vor. *Hat sich vielleicht in den letzteren Jahren die Konstitution der Kinder oder ihre „Hyperallergie" wesentlich geändert?* Wir glauben dies *nicht*, dagegen hat sich die allgemeine hygienische Kultur wesentlich gebessert. Die „Skrophulose" war nämlich nichts anderes als die Tuberkulose verschiedener extrapulmonaler Organe mit schlechter Hautpflege. Die Tuberkulose der Halslymphknoten, des Mittelohres, der Finger wurde schon früher aus dem Krankheitsbilde der „Skrophulose" herausgeschnitten, es blieb nur noch die „Facies skrophulosa" zurück, wo aber die Hauptrolle die K. C. ph. spielte. Es wurde schon bei der Beschreibung des Krankheitsbildes der K. C. ph. betont, daß sie mit starkem *Tränenfluß* einhergeht, die Tränen fließen auf der Gesichtshaut herunter, sie fließen aber auch durch die Nase hindurch, darum besteht bei der K. C. ph. fast immer eine ständige Rhinitis. *Der ständige Tränenfluß mazeriert die Haut*. Die Rolle des Tränenflusses wurde schon von ESCHERICH entsprechend gewürdigt, der behauptete, daß die Tränen der „Skrophulotiker" eine „tuberkulotoxische" Eigenschaft haben müssen, welche die Hautveränderungen des Gesichts verursachen. Es ist nämlich eine mit der Exaktheit eines Experimentes erwiesene Tatsache, daß *nach dem Aufhören des Tränenflusses auch die „Skrophulose" verschwindet.* Wer hat übrigens eine „*Facies skrophulosa*" *ohne Kerato-Conjunctivitis phlyktaenulosa gesehen?* Die „Skrophulose" bedeutet also nach unserer Auffassung nichts anderes als *sekundäre Hautveränderungen (Ekzem, Impetigo), welche bei K. C. ph. nach starkem Tränenfluß und schlechter Hautpflege entstehen.* Wird die Gesichtshaut der Kinder in Fällen K. C. ph. sorgfältig gepflegt, dann entsteht keine „Skrophulose". Diese Tatsache kann auch experimentell nachgewiesen werden: Wird ein Kind mit den typischen Zeichen der „Skrophulose" auf die Abteilung aufgenommen, wird neben Bettruhe und lokaler augenärztlicher Behandlung die Gesichtshaut sorgfältig gepflegt, dann verschwindet die „Skrophulose" sehr schnell, so daß das Kind als geheilt nach Hause entlassen werden kann. Entsteht zu Hause ein Rezidiv, wiederholen sich die Phlyktänen und wird das Kind sofort zurückgebracht und die Haut sorgfältig gepflegt, so entsteht keine „Skrophulose". Die Tatsache, daß die „Skrophulose" fast ausgestorben ist, spricht am besten dafür, daß durch die Besserung der allgemeinen hygienischen Kultur dieses Krankheitsbild immer seltener wurde. *Zum Verstehen des Wesens der „Skrophulose" ist also keine besondere „Konstitution", keine besondere „Diathese", nicht einmal eine besondere „Hautüberempfindlichkeit" notwendig, sondern nur eine gute Hautpflege. Aus dem Gesagten folgt, daß der Ausdruck „Skrophulose" heute nur eine historische Erinnerung bedeutet, deswegen ist es höchste Zeit, den Ausdruck in das Museum veralteter ärztlicher Ausdrücke zu weisen.*

XXIII. Die Lungentuberkulose vom Erwachsenentypus im Kindesalter.

Die Lungentuberkulose vom Erwachsenentypus kommt auch im Kindesalter, besonders *in den Pubertätsjahren* vor, dieselbe ist nicht mehr so gutartig wie die kindliche Form, indem sie bei unbehandelten Fällen *nach 2, 3 Jahren in 70 bis 90% der Fälle zum Tode führt.* Glücklicherweise kommt dieses schwere Krankheitsbild ziemlich *selten*, höchstens *in 1 bis 2% vor.* Nach einer Berechnung BRÜNNINGS fallen auf 100000 Einwohner in Deutschland nur 6 offentuberkulöse Kinder.

Die Lungentuberkulose vom Erwachsenentypus wird bei solchen Kindern beobachtet, welche ihre Primärinfektion schon früh durchmachten und bei welchen später in der Lunge ein neuer Herd entstand, aus welchem sich ein *apikokaudal* verlaufender Lungenprozeß entwickelte, welcher sehr schnell zum *Zerfall* neigt und zu *Kavernenbildung* führt, so daß wir bald das wohlbekannte Krankheitsbild der *Phthise* vor uns haben.

Die neuen Herde entstehen in dem schon früher infizierten Organismus fast ausschließlich *in den Lungenspitzen*. Es muß aber bemerkt werden, daß wir unter „Lungenspitze" das obere Drittel der Oberlappen verstehen. Während die Primärherde, wie es schon öfters erwähnt wurde, in allen Teilen der Lunge entstehen können, entstehen diese neuen Herde, welche heute meistens „*Reinfektionsherde*" genannt werden, in den Lungenspitzen. Warum sie fast immer in den Lungenspitzen entstehen, wissen wir nicht. Theorien, welche diese regelmäßige Lokalisation derselben erklären wollen, gibt es genug, sie sind aber unseres Erachtens nach keineswegs überzeugend, so daß es sich erübrigt, sich mit denselben länger zu befassen. Interessant ist es aber, *daß die hämatogenen Herde*, abgesehen vom Säuglingsalter, *auch am häufigsten in den Lungenspitzen auftreten* und auch bei der Miliartuberkulose *die miliaren Herde am dichtesten in den Lungenspitzen* nebeneinander stehen und dort auch *den größten Umfang* erreichen. Nach der Heilung der Miliartuberkulose widerstehen ebenfalls die in den Lungenspitzen vorhandenen hämatogenen Herde der Heilung am hartnäckigsten.

Es wurde schon bei der Besprechung der Lokalisation der Primärherde erwähnt, daß dieselben in 55% der Fälle in den Oberlappen entstehen. Ein Teil dieser Primärherde fällt auch auf die Lungenspitzen. *Aus diesen geheilten Primärherden kann später ein neuer Herd entstehen*. Es wurde schon im pathologisch-anatomischen Teil betont, daß die *Verkalkung* eines Primärherdes *noch keineswegs eine völlige Inaktivität bedeutet*. Die HÜBSCHMANNsche Schule wies nach, daß die Tuberkelbacillen in den verkalkten Primärherden noch jahrelang lebensfähig bleiben und zur neuen Herdbildung führen können. HAMBURGER und SCHWENK beobachteten — allerdings nur röntgenologisch — aus verkalkten Primärherden entstandene Lungenprozesse bei älteren Kindern. Es wurde weiterhin bei der Besprechung der hämatogenen Streuungen erwähnt, daß sich die hämatogenen Streuherde oft in den Lungenspitzen lokalisieren. Diese „Spitzenherde" wurden, wie es schon erwähnt wurde, pathologisch-anatomisch von HÜBSCHMANN, röntgenologisch von SIMON beschrieben. Während die „SIMONschen Spitzenherde" stecknadelkopfgroße, meist verkalkte Herde bedeuten, welche man auch röntgenologisch nachweisen kann, sind dagegen die „HÜBSCHMANNschen Spitzenherde" viel kleiner und röntgenologisch meist unsichtbar. Es wurde aber schon bei der Besprechung dieser Spitzenherde erwähnt, daß mehrere Autoren (KAYSER-PETERSEN, GRENZER, BRÜNNING, SCHWENK usw.) die Entwicklung eines apikokaudalen Prozesses aus diesen Spitzenherden beobachteten. So behauptet besonders SCHWENK, daß er bei 44% der Kinder mit SIMONschen Spitzenherden die Entwicklung einer schweren Phthise beobachten konnte. Bei der Besprechung der Miliartuberkulose wurde ebenfalls erwähnt, daß bei der chronischen Miliartuberkulose im Pubertätsalter aus den chronischen miliaren Spitzenherden sich eine Phthise entwickeln kann.

Wir sehen also, daß sowohl aus dem Primärherde selbst, wie auch aus den hämatogenen Herden später ein neuer Prozeß entstehen kann, welcher zur Phthise führt. In diesen Fällen waren aber die früheren Herde schon lange vor dem Entstehen des „Reinfektionsprozesses" in den Lungenspitzen vorhanden. Es gibt aber auch zahlreiche Fälle, wo die neue Herdbildung in solchen Lungenspitzen erfolgt, *wo früher, wenigstens röntgenologisch, gar keine pathologischen Veränderungen feststellbar waren*. Natürlich ist es nicht unmöglich, daß, trotzdem die Lungenspitzen röntgenologisch vollkommen normal erscheinen, doch kleinere, röntgenologisch unsichtbare Herde, wie z. B. die HÜBSCHMANNschen

Spitzenherde, vorhanden sind, welche dann den Ausgangspunkt einer Phthise bilden können. Diese kleineren Spitzenherde brauchen sogar nur kleine „*Bacillendepots*" zu sein.

Bisher konnte das Entstehen des „Reinfektionsherdes" auf das Wiederaufflammen eines schon vorhandenen Spitzenherdes zurückgeführt werden. Dieser Prozeß wurde „*endogene Reinfektion*" genannt. Es besteht aber auch eine *andere* Möglichkeit: Der neue Herd kann nämlich in den Lungenspitzen eines schon früher infizierten Organismus durch erneute direkte ärogene Infektion entstehen, das heißt, es gelangen von neuem Tuberkelbacillen in die Lungenalveolen, wo sie eine neue Herdbildung verursachen. Diese neue Herdbildung wird „*exogene Reinfektion*" genannt.

Namhafte Autoren, sowohl Pathologen als auch Kliniker (HÜBSCHMANN, KAUFMANN, SCHMINKE, ANDERS, WALLGREN usw.), wollen nur die Möglichkeit einer endogenen Reinfektion anerkennen und behaupten, daß der einmal schon infizierte Organismus gegen eine neue Infektion mit Tuberkelbacillen so stark widerstandsfähig ist, daß eine exogene Neuherdbildung unmöglich ist. Andere Autoren dagegen, darunter ebenfalls namhafte Pathologen und Kliniker (ASCHOFF, BEITZKE, LÖSCHKE, RÖSSLE, SIMON-REDEKER, OPIE usw.), behaupten, daß es außer den Ergebnissen der Tierexperimente auch durch epidemiologische Beobachtungen erwiesen ist, daß eine schon stattgehabte Primärinfektion meist nicht imstande ist, den Organismus gegen erneute exogene Infektion zu schützen, besonders wenn es sich um eine Infektion mit zahlreichen Tuberkelbacillen handelt, so daß eine exogene Reinfektion tatsächlich vorkommen kann.

Es ist interessant, wie heftig die Anhänger der einen Anschauung die Möglichkeit der anderen Infektionsart in Abrede stellen, was wir einfach nicht verstehen. *Warum können denn nicht beide Infektionsmöglichkeiten vorkommen?* Wir sind überzeugt, daß dies der Fall ist, doch wissen auch wir nicht, *wie oft die eine und wie oft die andere Infektionsmöglichkeit vorkommt.* Die Möglichkeit einer endogenen Reinfektion ist, wenigstens nach unserer Auffassung, unstreitbar, wir glauben aber, daß auch die Möglichkeit einer exogenen Reinfektion ebenso sicher ist. Deshalb wäre es sehr gefährlich, die Möglichkeit einer exogenen Infektion zu bestreiten und die Kinder der Gefahr einer erneuten Infektion mit zahlreichen Tuberkelbacillen auszusetzen. Auch die epidemiologische und prophylaktische Einstellung der ganzen Fachwelt macht es notwendig, *beide Infektionsmöglichkeiten anzuerkennen und die Kinder sowohl gegen exogene, wie auch gegen endogene Reinfektionsmöglichkeiten zu schützen.*

Warum tritt aber bei dem einen Kinde eine neue Herdbildung auf, bei dem anderen dagegen nicht? Wir glauben, daß hier die *angeborene* und die *erworbene Resistenz* eine große Rolle spielen. Trotzdem wir, wie gesagt, das Bestehen einer solchen angeborenen Resistenz bei der Entwicklung der Phthise für äußerst wichtig halten, gelang es uns bisher noch nicht, aus verschiedenen Konstitutionsmerkmalen auf deren Bestehen schließen zu können. Die angeborene Resistenz ist teilweise das Ergebnis *einer Durchseuchung früherer Generationen*, wobei die widerstandsfähigeren Individuen am Leben blieben und Nachfolger hinterließen, die weniger widerstandsfähigen hingegen schon früher ausstarben. Diese durchseuchten Rassen werden „*reife Rassen*" genannt. Die *weiße Rasse* ist z. B. eine reife Rasse, die für ihre Reife schon Millionen Menschen opfern mußte, dagegen sind die weniger durchseuchten Rassen, wie z. B. die *Neger*, die *Mexikaner*, die *Südamerikaner* usw. „*unreif*". Natürlich gibt es auch innerhalb einer Rasse in der Widerstandsfähigkeit gegen eine erneute Tuberkuloseinfektion Differenzen. Wer aber widerstandsfähiger sein wird und wer nicht, kann aus einer „Konstitutionslehre" nicht herausgelesen werden.

Unter den *allgemeinen schädigenden Faktoren*, welche zu einer Verminderung der Resistenz führen können, spielen bekanntlich der *Hunger, schlechte soziale Verhältnisse, geistige* oder *körperliche Überanstrengung* usw. eine wichtige Rolle. Auch die Rolle der *Pubertät* wird allgemein hoch eingeschätzt, da sie zur Resistenzverminderung führt. Da die Pubertät besonders für *Mädchen* eine große Belastung bedeutet, ist die Phthise im Pubertätsalter besonders bei Mädchen häufig. Nach KLARE finden wir unter den Phthisikern der Pubertätsjahre *25% Knaben und 75% Mädchen*. Die Mortalitätskurve ist bis zur Pubertät bei den beiden Geschlechtern dieselbe, dagegen steigt dieselbe beim weiblichen Geschlecht vom Beginn der Pubertät bedeutend an und bleibt bis zu den 25 bis 35 Lebensjahren viel höher als die Mortalität des männlichen Geschlechtes. Von dieser Zeit an sterben hingegen wieder mehr Männer als Frauen an Tuberkulose. Im Greisenalter verläuft die Mortalitätskurve beider Geschlechter von neuem parallel.

Vom Standpunkte der Phthiseentwicklung wird öfters die Frage aufgeworfen, *ob es vorteilhafter sei, eine Primärinfektion schon im Kindesalter oder erst im Erwachsenenalter zu aquirieren?* Einige Autoren behaupten, daß es vorteilhafter sei, wenn die Kinder die Primärinfektion schon in dem gutgeschützten Schulalter durchmachen, da sie dann zur Pubertätszeit eine gute Resistenz besitzen. Andere Autoren glauben dagegen, daß es besser ist, wenn die Primärinfektion erst im Erwachsenenalter erfolgt. Unseres Erachtens nach ist diese Frage heute nur *eine rein theoretische, da es immer weniger Kinder geben wird, welche ihre Primärinfektion schon im Kindesalter durchmachen*, dagegen steigt die Zahl jener Erwachsenen andauernd, welche die Primärinfektion erst im Erwachsenenalter bekommen. *Daran läßt sich nicht viel ändern, da dies die Entwicklung mit sich bringt.*

Die *klinischen Symptome* der Reinfektion sind fast dieselben wie die der Primärinfektion: Fieber, Blässe, Benommenheit, Appetitlosigkeit usw. Erythema nodosum tuberculosum kommt bei der Reinfektion nie vor. Diese klinischen Symptome sind aber meist noch weniger ausgeprägt, als bei der Primärinfektion, so entsteht statt „Initialfieber" nur eine kleine Temperaturerhöhung, dabei ist auch die S. R. meist nicht stark erhöht. Die Symptome sind also sehr *verwaschen*, so daß der Beginn der Reinfektion meistens übersehen wird und die Symptome als Zeichen einer „stärkeren Erkältung" aufgefaßt werden. Deswegen soll es als eine Regel gelten, bei einem Kinde nach einer jeden „Erkältung", welche länger als eine Woche dauert, unbedingt eine sorgfältige Röntgenuntersuchung vorzunehmen.

Auch bei der Diagnose der Reinfektionstuberkulose spielt die *Röntgenuntersuchung* die wichtigste Rolle. Wenn aber ein Verdacht auf eine Neuherdbildung besteht, muß neben der Durchleuchtung unbedingt auch eine *gute Röntgenaufnahme* gemacht werden. In diesen Fällen genügt meistens eine sagittale Aufnahme, da die Reinfektionsherde auf die oberen Teile der Oberlappen lokalisiert sind und so auf Sagittalaufnahmen am besten zum Vorschein kommen. Zur Darstellung der Lungenspitzenveränderungen halten wir das Verfahren von SWATSCHEK für sehr geeignet, da dadurch die oft störenden Schlüsselbeine leicht hinausprojiziert werden können. Das Verfahren von SWATSCHEK ist übrigens im röntgentechnischen Teil unseres Buches ausführlich beschrieben.

Die *ersten Veränderungen*, welche in den früher normalen Lungenspitzen röntgenologisch festgestellt werden können, sind die von MALMROS und HEDWALL beschriebenen „*Initialherde*", oder die von ASSMANN und von REDEKER beschriebenen „*infraklavikulären Herde*".

Die „*Initialherde*" von MALMROS und HEDWALL bedeuten sehr kleine, oft multiple, wolkige, meist oberhalb oder dicht unterhalb des Schlüsselbeines gelegene Flecken. Diese Initialherde können lange Zeit inaktiv bleiben, sie erinnern dann an die SIMONschen Spitzenherde. Gar nicht selten werden sie aber zum Ausgangspunkt einer fortschreitenden Phthise. Die Initialherde sind aber mit den SIMONschen Spitzenherden *keineswegs identisch*, da letztere die Ergebnisse einer hämatogenen Frühstreuung sind, welche gleich nach der primären Infektion entstehen, jahrelang stationär bleiben und nur in einzelnen Fällen den Ausgangspunkt einer Phthise bilden. Die Initialherde von MALMROS und HEDWALL erscheinen dagegen erst in der „Phthisezeit", also zu einer Zeit, wo die Primärinfektion schon lange abgeklungen ist, sie sind nur ausnahmsweise stationär, bilden dagegen fast regelmäßig den Ausgang eines phthisischen Prozesses.

Fall Nr. 82. K. J., 13 Jahre altes tuberkulinpositives Mädchen. Dasselbe war seit vier Wochen subfebril, hustete, fühlte sich schwach und magerte etwas ab. Physikalisch konnte nichts Pathologisches festgestellt werden. Die S. R. war 50 mm. Aus dem Magenspülwasser konnten Tuberkelbacillen schon im Strichpräparat nachgewiesen werden. Das Röntgenbild zeigt in der linken Lungenspitze verschiedene wolkige Herde, welche nach abwärts immer größer werden, so daß sie fast bis zur Hilusgegend reichen. Auf Grund dieses Befundes wurde ohne weiteres die Kollapstherapie eingeleitet.

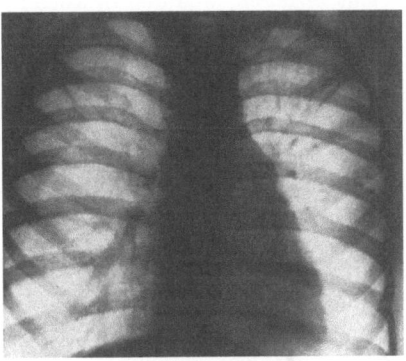

Fall Nr. 82. MALMROSsche und HEDWALLsche „Initialherde".

Bei dem 13 Jahre alten Mädchen sehen wir in der linken Lungenspitze verschieden große wolkige Herde, welche fast bis zur linken Lungenspitze reichen und nach abwärts immer größer sind.

Den zweiten, röntgenologisch feststellbaren Ausgangspunkt bilden die infraklavikulären Herde. ASSMANN beschrieb diese Herde im Jahre 1924 als rundliche Verschattungen von gleichmäßiger Beschaffenheit, deren Ränder sich deutlich, aber nicht scharf markiert, von der Umgebung abheben. ASSMANN fand diese Herde hauptsächlich bei jungen, tuberkuloseexponierten Ärzten oder Pflegerinnen und faßte sie als exogene Reinfektionsbildung auf. 2 Jahre später bezeichnete REDEKER diese infraklavikulären Herde als intrapulmonale, abgegrenzte, perifokalentzündliche Infiltrationen, die als Reaktionen auf eine im bisher freien Lungengewebe erfolgende tuberkulöse Neuherdbildung entstehen. Diese Herde wurden von SIMON „*Frühinfiltrate*" genannt, welche Benennung SIMONS jedoch pathologisch-anatomisch nicht unterstützt ist, so daß es heute sehr fraglich erscheint, ob diese Benennung überhaupt richtig ist. Nach RÖSSLE sind nämlich diese infraklavikulären Herde *kleine Atelektasen*, da der verkäsende Prozeß in einen kleineren Bronchus einbricht, ihn verstopft, wodurch eine kleinere Atelektase entsteht. Die wahre Natur dieser infraklavikulären Herde ist also pathologisch-anatomisch noch nicht genügend geklärt. Solange dies nicht geschieht, ist es zweckmäßiger, diese Herde einfach „infraklavikuläre Herde" zu bezeichnen.

Infraklavikuläre „Rundherde" müssen aber nicht immer Reinfektionsherde sein, auch Primärherde können dieselbe Lokalisation, dieselbe Form und dieselbe Struktur zeigen. Wie wir es schon bei der Besprechung der Röntgendiagnostik des Primärherdes erwähnten, hängt die Differentialdiagnose *von dem röntgenologischen Nachweis der Erkrankung der regionären endothorakalen Lymphknoten ab*, deswegen müssen alle Methoden angewandt werden, um die pathologischen Veränderungen der endothorakalen Lymphknoten nachweisen zu können. Bei dieser Aufgabe leisten uns die Frontalbilder, besonders aber die Schichtbilder, die größte Hilfe. Dieselben helfen aber *nur im positiven Sinne*, also nur dann, wenn Lymphknotenveränderungen nachweisbar sind. Das Fehlen der Lymphknotenveränderungen schließt aber die Möglichkeit einer Primärinfektion noch keineswegs aus, da die Veränderungen der Lymphknoten so klein sein können, daß sie die Röntgendarstellbarkeit nicht erreichen. *Es kommt also leider vor, daß wir einfach nicht entscheiden können, ob der betreffende Herd ein Primärherd oder ein Reinfektionsherd ist*, wir müssen das Kind also weiter beobachten und erst aus dem späteren Verlauf, wenn es möglich ist, schließen, um welchen Prozeß es sich handelte. Diese Frage ist eine der peinlichsten Fragen der Lungentuberkulose älterer Kinder. Die Primärinfektion ist bei älteren Kindern in der überwiegenden Mehrzahl der Fälle gutartig und heilt nach gewisser Zeit spontan aus. Dagegen sind die infraklavikulären Reinfektionsherde sehr labil und gefährlich. Auch diese können nach einer gewissen Zeit ausheilen, sie können aber ebenso leicht zerfallen, wodurch in kurzer Zeit eine infraklavikuläre Kaverne entsteht, welche „*Frühkaverne*" genannt wird. Diese Kavernen sind schon sehr gefährlich, da sie, besonders im Pubertätsalter, sehr leicht den Ausgangspunkt *einer tödlichen Phthise* bilden können.

Bei der Besprechung der Röntgendiagnostik des Primärherdes demonstrierten wir einige Fälle, welche teils infraklavikuläre Primärherde, teils infraklavikuläre Reinfektionsherde waren.

Was sollen wir aber mit einem infraklavikulären Reinfektionsherde tun, sollen wir sofort eine Kollapstherapie einleiten oder sollen wir die Kinder weiter beobachten, ob eine spontane Heilung einsetzt oder nicht? Wir glauben, daß in dieser Frage in jeder Fall *individuell* beurteilt werden muß. Die Prognose der infraklavikulären Herde wurde anfangs unter dem Eindruck oft rapid verlaufender Formen zu ungünstig gestellt. Nach Simon sind Resorption und Induration nicht seltener als Zerfall und Ausbreitung. Unser eigenes Vorgehen wird auch von der Form und Struktur des infraklavikulären Herdes mitbestimmt. Die runden, scharfrandigen, homogenen Herde, welche Assmann beschrieb, welche deswegen sehr oft auch als „Assmannsche Herde" genannt werden, scheinen meist gutartiger zu sein als die von Redeker beschriebenen infraklavikulären Herde. Die Redekerschen Herde sind eher quadratförmig, ihre Ränder mehr verwaschen und ihre Struktur meist „wolkig". Während die Rundherde, welche Assmann beschrieb, auch Primärherde sein können. Dagegen sind die quadratförmigen, wolkigen Redekerschen Herde fast immer Reinfektionsherde. Es ist zwar sicher, daß beide Herde sowohl verschwinden wie auch zerfallen können, *doch scheinen die Redekerschen Herde eine viel größere Zerfallsneigung zu haben als die Assmannschen Herde, weswegen man bei den Redekerschen Herden viel schneller zur Kollapstherapie greift als bei den Assmannschen*. Es gibt sogar Autoren, welche bei den Redekerschen Herden prinzipiell immer eine Kollapstherapie einführen. Auch wir müssen es eingestehen, daß wir bisher in allen Fällen, wo wir einen Redekerschen infraklavikulären Herd beobachteten, früher oder später eine Kollapstherapie einführen mußten. Die pathologische Anatomie der Redekerschen Herde ist noch nicht einwandfrei geklärt, wir haben aber den Eindruck, daß sie einen fortgeschritteneren Prozeß bedeuten als die Assmannschen Herde. Wir glauben, daß bei den Redekerschen Herden in dem atelektatischen Gebiete schon ausgedehnte Zerfallserscheinungen bestehen, welche sich durch ihre wolkige Struktur verraten.

Fall Nr. 83. N. M., 13 Jahre altes tuberkulinpositives Mädchen. Dasselbe wurde mit Temperaturerhöhungen von 37,8 bis 38° C, mit einer S. R. von 45 mm und mit positivem Sputumbefund auf die Abteilung aufgenommen. Wie es aus dem Röntgenbilde hervorgeht, liegt rechts ein herdförmiger, infraklavikulärer Schatten, in welchem schon zwei bohnengroße Aufhellungen erkennbar sind. Auch die linke Lunge ist nicht intakt, da im linken Oberlappen schon mehrere bronchogene Metastasen zu finden sind. Es handelte sich in diesem Falle also um einen schon zerfallenen REDEKERschen Herd, welcher auch bronchogene Metastasen der Gegenseite verursachte.

Die Lungentuberkulose vom Erwachsenentypus ist im Pubertätsalter übrigens meistens exsudativer Natur und neigt sehr zum Zerfall. Es ist interessant, daß die Kinder anfangs noch so blühend aussehen, daß man es beinahe nicht glauben will, daß sie z. B. schon einen zerfallenen, infraklavikulären Herd der Lunge haben. Bald treten aber die *Vergiftungserscheinungen* auf: Die Kinder werden blaß, magern ab, im Gesicht erscheinen die „hektischen Rosen", so daß der schwere Zustand des Kindes schon äußerlich erkennbar wird.

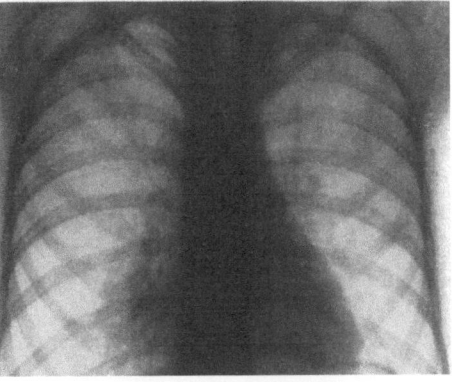

Fall Nr. 83. REDEKERscher infraklavikulärer Reinfektionsherd.
Bei dem 13 Jahre alten Mädchen liegt rechts ein quadratförmiger, infraklavikulärer Schatten, in welchem schon zwei bohnengroße Aufhellungen erkennbar sind. Auch die linke Lunge ist nicht intakt, da im linken Oberlappen schon mehrere bronchogene Metastasen zu finden sind.

Gelingt es in diesem Stadium noch, einen kompletten Pneumothorax zu erreichen, so bilden sich die Vergiftungserscheinungen wieder zurück und die Kinder erhalten wieder ihr früheres, gesundes Aussehen zurück. Gelingt dies nicht, so gehen mit der Progression des Lungenprozesses die äußeren Merkmale der Krankheit parallel.

Fall Nr. 84. P. J., 10 Jahre altes tuberkulinpositives Mädchen. Das Mädchen war schon seit 8 Wochen krank, ihr Zustand wurde aber für eine chronische „Influenza" gehalten. Als das Kind aber immer blässer wurde, schickte es die Lehrerin uns zur Röntgenuntersuchung zu, welche dann eine linksseitige „Frühkaverne" feststellte. Die Sputumuntersuchung fiel stark positiv aus.

Fall Nr. 85. D. D., 13 Jahre altes tuberkulinpositives Mädchen. In diesem Falle bestand die Krankheit angeblich erst seit 2 Monaten. Das Mädchen wurde mit positivem Sputumbefund wegen Pneumothoraxbehandlung zu uns geschickt. Das sagittale Röntgenbild zeigte eine kaseöse apikokaudale Phthise,

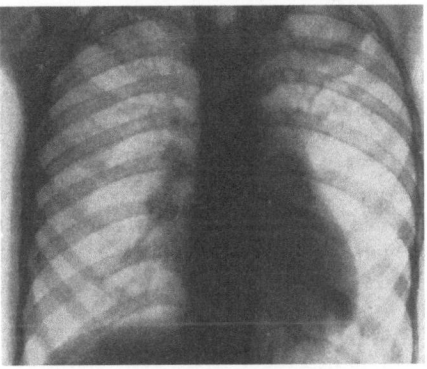

Fall Nr. 84. „Frühkaverne" in der linken Lungenspitze bei einem 10 Jahre alten Mädchen.
In der linken Lungenspitze ist eine pfenniggroße, eine Wand besitzende kreisförmige Aufhellung erkennbar. In der rechten Lungenspitze liegt ein dem REDEKERschen infraklavikulären Herde entsprechender Schatten. Es ist leicht möglich, daß die ersten Veränderungen in der rechten Lungenspitze entstanden und die Kaverne in der linken Lungenspitze den Zerfall einer bronchogenen Metastase bedeutet.

welche den ganzen linken Oberlappen ergriff und wahrscheinlich schon mehrere Höhlenbildungen verursachte. Solche schwere Phthisen sind bei Mädchen im Pubertätsalter keine große Seltenheiten. Die sofort eingeleitete Kollapstherapie zeigte, daß in dem linken Oberlappen tatsächlich mehrere Höhlen vorhanden waren. Daß die Kollapstherapie sich auch in diesem, scheinbar sehr fortgeschrittenen Falle so erfolgreich zeigte, bereitete uns keine Überraschung, denn im Kindesalter kommt es oft vor, daß auch bei frisch fortgeschrittenen Prozessen noch ein kompletter Pneumothorax erreichbar ist, da hier noch keine Verwachsungen bestehen. Die Kollapstherapie muß natürlich in allen Fällen versucht werden.

Die Bösartigkeit der Phthise im Pubertätsalter wurde schon öfters betont. Hierzu liefern die Angaben KLARES erschreckende Beweise. Bei 502 offentuberkulösen Kindern der Heilstätte *Scheidegg* während der Jahre 1916 bis 1933 zeigten die Nachuntersuchungen, daß die Heilungsaussichten der ersten 6 Jahrgänge ungemein schlecht waren. Die Sterblichkeit

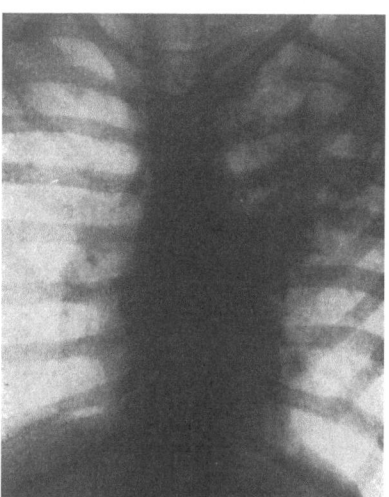
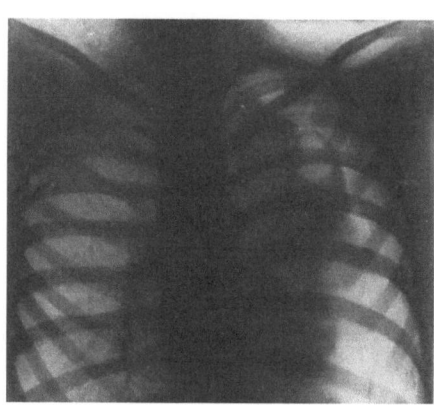

Fall Nr. 85. Apikokaudale Phthise mit mehreren Höhlenbildungen bei einem 11 Jahre alten Mädchen. Das Sagittalbild (a) zeigt, daß der linke Oberlappen bis zur 4. vorderen Rippe mit verschieden großen Herden übersät ist, dabei können einige unregelmäßige Aufhellungen beobachtet werden, welche auf Kavernen verdächtig sind. Die Kollapstherapie zeigt, daß in der zusammengedrückten linken Lunge sich tatsächlich schon mehrere Kavernen (b) gebildet hatten.

betrug 95,5%. Die nächsten Jahrgänge (1922 bis 1927) zeigten ebenfalls noch die erschreckend hohe Sterblichkeit von 82,6%. Bei den folgenden Jahrgängen, die noch nicht über 10 Jahre beobachtet waren, ergab sich ein geringer Rückgang der Sterblichkeit. NOBECOURT fand übrigens die gleich große Sterblichkeit wie KLARE: 81,7%.

Was die *Therapie* anbelangt, kommt in erster Linie natürlich die *Kollapstherapie* in Frage. Wird rechtzeitig bei einem einseitigen Prozeß ein kompletter Pneumothorax erreicht, *so sind die Aussichten einer vollkommenen Heilung gegeben*. Leider führt aber auch die Kollapstherapie nicht immer zu dem gewünschten Ziele, wie dies auch durch die Angaben SIMONS erwiesen ist. Es wurden in der Kinderheilstätte *Apprath* in den Jahrgängen 1924 bis 1933 insgesamt 294 Kinder mit Kollapstherapie behandelt. Von diesen starben nach 7 Jahren 62%, krank blieben 9,5%, beschränkt arbeitsfähig waren 10,5%, *geheilt wurden 18%*. Diese Ergebnisse sind sehr schlecht. SIMON hat sicher recht, wenn er meint, daß die Erfolge besser sein würden, wenn die Fälle der chirurgischen Behandlung schon früher zugeführt würden, bevor es zu schweren destruktiven Prozessen gekommen ist. Die endothorakale Kaustik wurde *in Apprath* nur in 8% der Fälle ausgeführt, und wir glauben, daß die Ursache der dortigen schlechten

Ergebnisse teilweise eben darin zu suchen ist, *daß die endothorakale Kaustik in Apprath so selten angewendet wurde*. Die *endothorakale Kaustik* (*das Verfahren von* JACOBAEUS) besteht bekanntlich darin, daß die *pleuralen Verwachsungen*, welche den totalen Kollaps der erkrankten Lungenpartien verhindern, *durch thorakoskopische Kauterisation gelöst werden, wodurch ein kompletter Kollaps erreicht wird*. Es wurde schon öfters betont, daß die Lungenprozesse im Pubertätsalter sehr schnell zerfallen und bronchogene Metastasen bilden. Bei diesen Kindern ist es keineswegs gleichgültig, ob ein Pneumothorax komplett oder inkomplett ist, da ein inkompletter Pneumothorax meist *gar keine Hilfe bedeutet*, indem hier die Kavernen nicht zusammenfallen, die Möglichkeit einer bronchogenen Metastase auch weiterhin besteht und die Kinder bei inkomplettem Pneumothorax ebenso schnell sterben, wie bei der rein konservativen Behandlung. *Eine inkomplette Pneumothoraxtherapie ist nichts anderes als eine Täuschung der Kinder, der Eltern und des Arztes selbst*, da sich dabei alle beruhigen, darauf vertrauend, daß die „Kollapstherapie" ihre Pflicht sicher erfüllen wird. Am Ende zeigt es sich dann, daß dies keineswegs der Fall ist, und zwar deshalb nicht, weil die inkomplette Kollapstherapie keinen echten Kollaps der Lunge herbeiführen kann.

Wenn irgendwo, so muß man besonders im Kindesalter danach trachten, einen kompletten Pneumothorax so rasch als möglich zu erreichen. Deswegen müssen nach der Ausführung des ersten Pneumothorax gute Röntgenaufnahmen (auch Schichtaufnahmen) gemacht werden, um festzustellen, ob etwaige Verwachsungen bestehen oder nicht. Bei dem kleinsten Verdacht auf Verwachsungen, welche die Ausführung der kompletten Kollapstherapie verhindern könnten, *muß sofort die endothorakale Kaustik eingeleitet werden*.

Es kann natürlich nicht verlangt werden, daß ein jeder Arzt die endothorakale Kaustik selbst ausführe, er muß es aber wissen, wohin er seine Patienten schicken soll, wo das Verfahren gut ausgeführt werden kann. Nach der Ausführung der endothorakalen Kaustik kann die komplette Kollapstherapie natürlich schon von einem jeden Arzte weitergeführt werden. Daß mit Hilfe der endothorakalen Kaustik auch die Ergebnisse der Kollapstherapie im Kindesalter viel besser sind, als sie früher waren, zeigen die Ergebnisse von BRÜGGER aus der Heilstätte *Wangen-Allgäu* vom Jahre 1941: Von 150 entlassenen Kindern, bei welchen die endothorakale Kaustik ausgeführt wurde, sind 113, das heißt 75,33% bacillenfrei geworden.

Die Ergebnisse der doppelseitigen Kollapstherapie waren im Kindesalter bisher sehr schlecht, was ziemlich selbstverständlich ist, wenn die Ergebnisse der einseitigen Kollapstherapie schon so schlecht waren. Diese schlechten Ergebnisse schließen aber die Indikationsstellung einer doppelseitigen Kollapstherapie noch nicht aus, sie soll in Fällen, wo es nötig ist, immer lege artis ausgeführt werden.

Wird die Ausführung der Kollapstherapie unmöglich, so kommen auch im Kindesalter *jene unterstützenden chirurgischen Eingriffe* in Betracht, welche aus der Phthisiologie des Erwachsenenalters bekannt sind (künstliche *Zwerchfelllähmung*, *Thorakoplastik*, *Pneumolyse* usw.). Leider sind die Ergebnisse dieser Eingriffe im Kindesalter meist sehr gering, sie müssen aber in einem jeden Falle, wo es nötig erscheint, ausgeführt werden, um den Kindern, soweit dies nur möglich, helfen zu können.

Was die *Chemotherapie* anbelangt, kommt natürlich erstens die *Streptomycinbehandlung* in Frage. Nach der heutigen Auffassung spielt die Chemotherapie auch in der Behandlung der Phthise älterer Kinder eine wichtige Rolle, da die Lungenprozesse bei diesen Kindern meist ganz frisch sind. Wir werden die Chemotherapie übrigens in dem therapeutischen Kapitel unseres Buches noch ausführlich besprechen. Hier erwähnen wir nur soviel, daß nach den bisherigen Erfahrungen *die frischen, exsudativen, nicht stark verkästen sowie auch die mäßig zerfallenen Lungenprozesse auf die Chemotherapie gut reagieren.* Ältere Prozesse, größere Kavernen werden dagegen durch Antibiotika weniger beeinflußt.

Trotz den Erfolgen der Chemotherapie *dürfen aber die sich bisher bewährten therapeutischen Maßnahmen nicht vernachlässigt werden.* Die Chemotherapie unterstützt diese Eingriffe, so daß sie gewissermaßen als ein „*Adjuvant*" wirkt.

Wir wissen noch nicht genau, wie die therapeutischen Erfolge der Chemotherapie, kombiniert mit der kompletten Kollapstherapie, sich gestalten werden. Nach den bisherigen Ergebnissen hoffen wir aber, daß sie besser sein werden, als die Erfolge der Kollapstherapie allein. Dies ändert aber nichts an der alten Tatsache, daß die Aussichten einer definitiven Heilung um so besser sind, je früher die Krankheit erkannt und je früher die entsprechende Therapie eingeleitet wird.

Die beste Therapie ist also die frühzeitige Diagnose. Diese ist die Aufgabe der *Schulärzte*, welche die meisten Kinder im Pubertätsalter in der Hand halten. Wir glauben, daß, wenn ein jedes Kind, welches länger als eine Woche aus der Schule ausbleibt, nach seiner Rückkehr, unbeschadet der Ursache, derentwegen es die Schule nicht besuchte, *röntgenologisch untersucht würde*, so würden viele ganz frische Fälle entdeckt werden, bei welchen die therapeutischen Eingriffe sich viel günstiger gestalten könnten als bei den spät erkannten, fortgeschrittenen Fällen.

XXIV. Nicht tuberkulöse Lungenkrankheiten im Kindesalter

Zu den Lungenkrankheiten des Kindesalters, welche mit Lungentuberkulose verwechselt werden können, gehören eigentlich *alle* Erkrankungen der Lunge dieser Altersperiode, da es tatsächlich *keine einzige Lungenkrankheit des Kindesalters gibt, welche, wenigstens in einem gewissen Stadium, mit Lungentuberkulose nicht verwechselt werden könnte.* In diesem Kapitel können wir aber nicht alle Lungenerkrankungen, welche im Kindesalter vorkommen, ausführlich behandeln, wir müssen es voraussetzen, daß sie bekannt sind. Wir wollen deswegen diese kindlichen Lungenerkrankungen *nur in größeren Zügen behandeln und das Hauptgewicht auf die Differentialdiagnose gegenüber der Tuberkulose legen.*

Zuerst sollen die *Pneumonien* des Säuglings- und Kindesalters besprochen werden. Es wurde schon öfters betont, daß es keine Röntgenveränderungen bei der Lungentuberkulose des Kindesalters gibt, welche durch die verschiedenen Formen der kindlichen Pneumonien nicht nachgeahmt werden könnten. Hier soll erneut darauf hingewiesen werden, daß die Diagnose niemals aus einer einzigen Röntgenuntersuchung oder aus der Besichtigung eines einzigen Röntgenfilms gestellt werden kann. Es kam öfters vor, daß Eltern oder Verwandte der Kinder uns Röntgenfilme mit der Bitte vorlegten, aus diesen Filmen eine endgültige Diagnose zu stellen. Dies lehnen wir immer ab. Auch Ärzten, welche die Röntgenfilme mit einer Krankengeschichte uns durch die Post schicken, geben wir sehr ungern eine Antwort, da wir nicht wissen, ob die beigelegten Angaben verläßlich sind oder nicht. Zu einer exakten Diagnose gehört nämlich neben einer persönlichen Anamneseforschung auch eine persönliche klinische Untersuchung, dabei sollen die nötigen diagnostischen Methoden ebenfalls womöglich persönlich ausgeführt werden. So führen wir z. B. die Tuberkulinproben bei unseren Kindern immer persönlich aus und lesen sie ebenfalls persönlich ab. Je oberflächlicher das Kind untersucht wird, desto größer kann unser diagnostischer Irrtum sein. Wir verfügen über ein sehr reiches Material solcher diagnostischer Irrtümer und die demnächst demonstrierten Fälle stammen meist aus diesem Material.

Mit den verschiedenen Formen der *Neugeborenenpneumonien* wollen wir uns nicht beschäftigen, da in diesem Alter tuberkulöse Veränderungen sehr selten sind. Im Säuglingsalter kommen meist *mehrherdige Pneumonien* (*Pneumonia lobularis, Bronchopneumonia*) vor, worunter die häufigsten die „*paravertebralen Bronchopneumonien*" sind. Diese Pneumonien bilden doppelseitige, bandförmige, paravertebrale, nicht scharf begrenzte, inhomogene Verschattungen, welche rechts besonders ausgeprägt sind, da der bandförmige Schatten links oft in den Herzschatten übergeht. Das Verhalten der Säuglinge und die klinischen Symptome (Nasenflügelatmen, Dyspnoe usw.) sowie die Auskultationsergebnisse sind aber meist viel ausgeprägter als der Röntgenbefund selbst. Die Röntgenuntersuchung der paravertebralen Pneumonien des Säuglingsalters ist eine der schwersten Aufgaben der Röntgenologie und ein negativer Röntgenbefund schließt, besonders im Beginn, die Möglichkeit einer paravertebralen Pneumonie noch nicht aus. Eine gewisse Hilfe bedeutet noch die Beobachtung des *Zwerchfellstandes:* Bei paravertebralen Pneumonien der Säuglinge kommt es nämlich nicht selten vor, daß das Zwerchfell in seinen beiden lateralen Teilen sehr tief steht, dagegen seine Mitte hoch oben bleibt. Diese Schattenfigur erinnert uns an die obere Hälfte eines Trapezes, deswegen wurde sie von uns im Jahre 1929 „*trapezförmiges Zwerchfell*" genannt. Die Ursache dieses Zwerchfellstandes besteht wahrscheinlich darin, daß das kompensatorische Emphysem der lateralen Lungenpartien die lateralen Teile des Zwerchfells herunterdrückt, und da die medialen Lungenpartien in ihrer Ausdehnung zurückbleiben, bleibt die Mitte des Zwerchfells hoch.

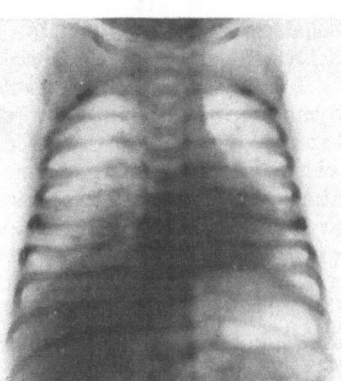

Fall Nr. 86. „Trapezförmiges Zwerchfell" bei einem 6 Wochen alten Säugling. Die lateralen Teile des Zwerchfells stehen tief unten, die Mitte steht dagegen hoch, so daß das Zwerchfell uns an die obere Hälfte eines Trapezes erinnert. Rechts ist neben dem Herzschatten ein sich nach abwärts verbreiternder paravertebraler Schatten erkennbar, welcher auch links vorhanden ist, doch ist letzterer von dem Herzschatten verdeckt. Durch Sektion bestätigt.

Fall Nr. 86. K. S., 8 Wochen alter tuberkulinnegativer Säugling, wurde mit den klinischen Zeichen einer Pneumonie aufgenommen. Bei der Röntgenuntersuchung ist rechts ein paravertebraler, sich abwärts verbreiternder Schatten erkennbar, links schimmert durch den Herzschatten ein ähnlicher Schatten durch. Die lateralen Teile des Zwerchfells stehen tief unten, die Mitte steht hoch, so daß die „Trapezform" ausgeprägt ist. Der Röntgenbefund wurde 4 Tage später durch die Sektion bestätigt.

Die mehrherdigen Pneumonien können sowohl im Säuglings- wie auch im Kindesalter *sehr verschiedene Formen annehmen*. So dehnt sich die rechtsseitige paravertebrale Pneumonie sehr oft auf die unteren Teile des rechten Oberlappens aus, links verbreitet sie sich dagegen in dem linken Unterlappen, wodurch „*pseudolobäre*" Schattenfiguren entstehen. Die mehrherdigen Pneumonien sind übrigens dadurch charakterisiert, daß sie in beiden Lungen symmetrisch auftreten. Dieses symmetrische Auftreten kommt bei der Lungentuberkulose der Kinder sehr selten vor. Die mehrherdigen Pneumonien des späteren Kindesalters zeigen dieselben Eigentümlichkeiten wie die mehrherdigen Pneumonien des Säuglingsalters, nur kommt die Trapezform sehr selten vor, dabei breiten sich die paravertebralen Schattenbänder über dem Zwerchfell beiderseits aus, so daß die Schattenfigur des *"basalen Dreieckes"* entsteht, worüber noch beim Keuchhusten gesprochen wird.

Eine seltenere Form der mehrherdigen Pneumonien ist die *"miliare Bronchopneumonie"*. Diese Form erinnert stark an die Miliartuberkulose, besonders was die Röntgenveränderungen anbelangt. Es erscheinen nämlich in diesen Fällen in den Lungen ebensolche kleine Herde wie bei der Miliartuberkulose, so daß die Differentialdiagnose oft unmöglich ist. Bei der Differentialdiagnose spielen in diesen Fällen neben der klinischen Beobachtung die Tuberkulinproben die wichtigste Rolle.

Die *einherdige Pneumonie* (*Pneumonia cruposa*, *Pneumonia lobaris*) verläuft meist unter so charakteristischen klinischen Symptomen, daß die Diagnose leicht ist. Auf dem Röntgenbilde zeigt sie eine ausgesprochene *Segmentlokalisation*, dabei ist der Schatten ebenso keilförmig, beiderseits scharf begrenzt und homogen wie der Röntgenschatten bei der Epituberkulose. Deswegen können aus einem einzigen Röntgenbilde die beiden Krankheitsbilder voneinander nicht differenziert werden, erst der weitere Verlauf kann die Situation klären. Während nämlich die Röntgenveränderungen bei der Epituberkulose meist monatelang stationär bleiben, zeigen die Röntgenveränderungen bei der einherdigen Pneumonie schon viel früher einen starken Wechsel: der homogene Schatten verwandelt sich in 2 bis 3 Wochen in ein „Indurationsfeld", welches nach weiteren 2 bis 3 Wochen meist vollkommen verschwindet. War die benachbarte Pleura interlobaris angegriffen, so können die Röntgenzeichen der *Pleuritis interlobaris* noch einige Wochen lang anhalten. Die zirkumskripten pleuralen Veränderungen kommen sogar oft erst während oder nach der Lösung des pneumonischen Schattens zum Vorschein, da sie bis dahin von dem homogenen pneumonischen Schatten vollkommen gedeckt waren.

Diagnostische Schwierigkeiten bestehen meist in Fällen, wo die klinischen Symptome nicht so ausgeprägt sind, daß sie an eine Pneumonie denken ließen. So kann der plötzliche Beginn, der Schüttelfrost, das hohe Fieber, die Dyspnoe usw., fehlen. Die Kinder zeigen nur eine geringe Temperaturerhöhung, der Husten ist nicht ausgeprägt und das ganze Krankheitsbild zeigt einen protrahierten Verlauf, so daß man mehr an Tuberkulose denkt. Diese Form der einherdigen Pneumonien wurde von SIMON und REDEKER „*ambulante Pneumonie*" genannt. Nach SIMON sind die langsam und unauffällig entstehenden und ablaufenden Formen der einherdigen Pneumonien im Kindesalter dem Tuberkulosearzt geläufiger als dem Kinderarzt. SIMON klagt sogar mit Recht, daß diese Form der Pneumonie in Lehr- und Handbüchern der Kinderheilkunde kaum berücksichtigt wird und derartige Kranke sehr leicht in Lungenheilstätten gelangen. Die Differentialdiagnose gegenüber Epituberkulose ist bei tuberkulinpositiven Kindern sehr schwer, oft unmöglich, so daß man die richtige Diagnose erst aus dem Krankheitsverlauf, also retrograd, stellen kann.

Es kommt weiterhin öfters vor, daß die Kinder erst nach dem Ablauf der akuten ausgeprägten klinischen Symptome zur Untersuchung gebracht werden. Während also in diesen Fällen die klinischen Symptome schon abgeklungen sind, bestehen die Röntgenveränderungen noch unverändert weiter, so daß man auch in diesen Fällen, wenn die Anamnese nicht richtig ausgeforscht ist, zuerst an Epituberkulose denkt und erst nach dem schnellen Verschwinden des „epituberkulotischen Schattens" zur richtigen Diagnose gelangt.

Die Tatsache, daß die Röntgenveränderungen bei den einherdigen Pneumonien soviel Ähnlichkeit mit der Epituberkulose haben, läßt unwillkürlich daran denken, daß vielleicht beide Krankheitsbilder *durch denselben Mechanismus* verursacht werden. Diese Frage ist noch nicht geklärt. Die auffällige Segmentlokalisation beider Krankheitsbilder macht es aber sehr wahrscheinlich, daß auch bei den einherdigen Pneumonien *in den Segmentbronchien* etwas vor sich geht, wodurch die Segmentveränderungen entstehen.

Fall Nr. 87. Dieser Fall demonstriert, daß eine schleichend beginnende, einherdige Pneumonie sogar einen infraklavikulären Herd nachahmen kann. Am 31. März 1941 besuchte uns ein bekannter Röntgenologe aus Budapest und teilte uns verzweifelt mit, daß sein 11 Jahre alter Sohn V. S. seit 5 Tagen Temperaturerhöhungen habe und huste. Er hatte das Kind in sein Röntgenlaboratorium gebracht, wo er ein rechtsseitiges, infraklavikuläres „Frühinfiltrat" entdeckte. Dabei zeigte er uns sogleich die Röntgenaufnahme. Wie es aus derselben ersichtlich war, entsprach der Herd tatsächlich dem „wolkigen Herde" ASSMANNS. Der Vater zeigte weiterhin 4 Röntgenaufnahmen, welche früher halbjährlich von dem Kinde gemacht wurden und welche einen vollkommen normalen Lungenbefund ergeben hatten. Auf unsere Frage, ob die Tuberkulinproben positiv seien oder nicht, antwortete der Vater, daß die PIRQUET-Probe schwach positiv ausfiel. Bei der klinischen Untersuchung des Kindes fiel uns das etwas

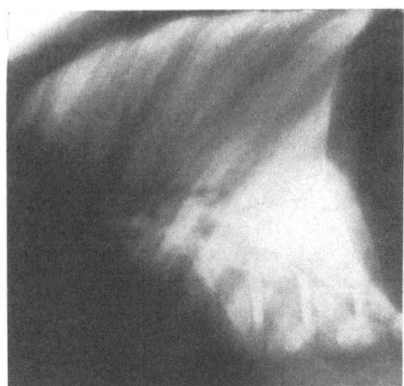

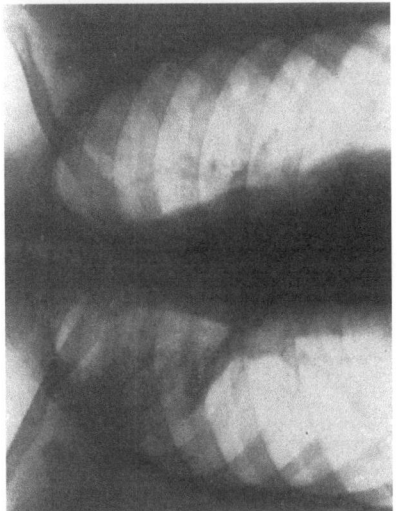

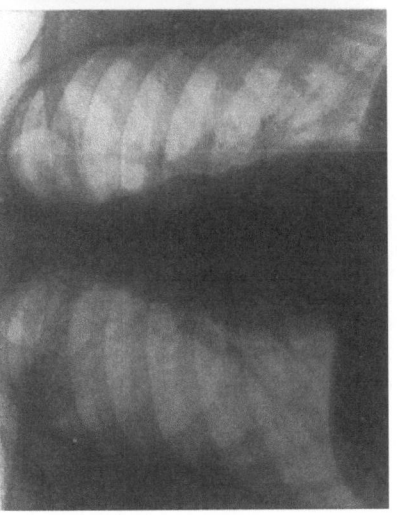

Fall Nr. 87. Schleichend beginnende Pneumonie im rechten Oberlappen. Auf der ersten Röntgenaufnahme (a) sehen wir in der rechten Lungenspitze zwischen den 1. und 2. vorderen Rippen einen pfenniggroßen, ziemlich scharf begrenzten, rundförmigen, homogenen Herd, welcher am ehesten einem ASSMANNschen Herde zu entsprechen scheint. Die zweite Röntgenaufnahme, welche 7 Tage später gemacht wurde (b), zeigt, daß der ganze laterale Teil des rechten Oberlappens verschattet ist. Das Frontalbild (c) zeigt in den vorderen Lungensegmenten keine pathologische Veränderung. Die hinteren Segmente sind durch die Humeruschatten verdeckt, so daß die Pneumonie sich entweder in dem hinteren apicalen oder in dem axillaren Subsegmente abspielen mußte. Die Veränderungen verschwanden in einem Monat vollkommen.

beschleunigte Atmen und der etwas gereizte Husten auf, was bei solch einem tuberkulösen Prozeß nie vorkommt. Der Fall erschien uns zu „akut". Die Tuberkulinproben (0,01 bis 1,0 mg A. T.) fielen negativ aus. Das Blutbild zeigte 16400 Blutzellen mit Linksverschiebung. Darauf schlossen wir die Möglichkeit einer tuberkulösen Infektion mit Sicherheit aus und warteten die Ereignisse ab. Die Temperatur schwankte zwischen 37,5 und 38° C, das Kind hustete stark und war appetitlos. Am 7. April 1941, also 7 Tage später, zeigte das Röntgenbild schon eine starke Änderung, indem jetzt der ganze laterale Teil des rechten Oberlappens verschattet war. Wie es aus dem Frontalbilde ersichtlich war, wurde der Schatten durch den Humerusschatten vollkommen gedeckt, so daß er entweder dem hinteren apikalen oder dem axillaren Subsegmente entsprach. Das Fieber hörte nach 2 Wochen auf und am 21. April 1941 waren nur noch Reste eines Indurationsfeldes vorhanden, welche am 1. Mai 1941, also binnen einem Monate nach dem Beginn der Krankheit, auch vollkommen verschwanden, so daß der Knabe die Schule wieder besuchen konnte.

In diesem Falle hat uns einzig und allein die negative Tuberkulinprobe ausgeholfen, sonst hätten auch wir, wenigstens einige Wochen hindurch, den Röntgenschatten für einen infraklavikulären Reinfektionsherd gehalten, da die Lymphknotenveränderungen auf dem Röntgenbilde fehlten.

Fall Nr. 88. B. A., Knabe, 20 Monate alt. Der Knabe wurde auf die Abteilung mit der Diagnose „Primärtuberkulose" geschickt. Aus der Anamnese erhellte es, daß der Knabe seit 3 Wochen subfebril war, etwas hustete und appetitlos war. Er war der Ambulanz einer Krankenkasse vorgestellt worden, wo man

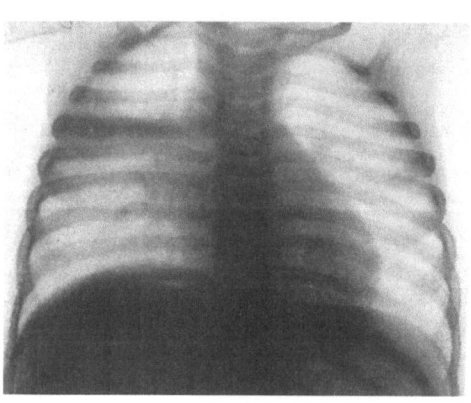 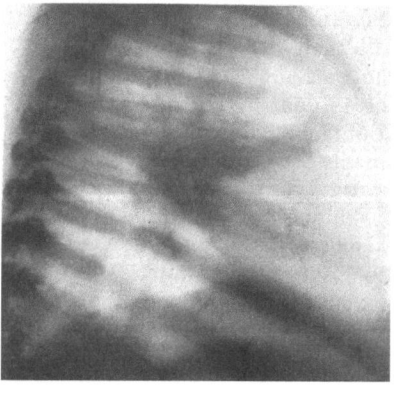

a *b*

Fall Nr. 88. Leichte, protrahiert verlaufende Pneumonie des rechten pectoralen und mammaren Segmentes bei einem 20 Monate alten Kinde.
Das Sagittalbild (a) zeigt einen verbreitet erscheinenden Mittelschatten, dabei ist rechts in der Höhe der 5. Rippe ein 1 cm breites, horizontales Schattenband erkennbar. Die rechte Hilusgegend zeigt einen vermehrten Hilusschatten. Das Frontalbild (b) zeigt die homogene Verschattung des rechten pectoralen und des rechten mammaren Segmentes, dabei ist auch die Haarlinie der großen Schrägspalte klar ersichtlich. Die Tuberkulinproben fielen negativ aus und die Röntgenveränderungen verschwanden in 2 Wochen vollkommen.

durch Röntgenuntersuchung eine primäre Lungentuberkulose festgestellt hatte. Physikalisch konnte bei dem Kinde nichts Krankhaftes festgestellt werden, das sagittale Röntgenbild zeigte dagegen tatsächlich Veränderungen, welche auf eine Primärtuberkulose deuteten. Der Mittelschatten erschien rechts erweitert und zeigte sogar eine „AssMANNsche Vorwölbung", auch die rechte Hilusgegend war sehr intensiv verschattet, es konnte dabei eine verdickte horizontale Haarlinie festgestellt werden. Das Frontalbild zeigte, daß es sich eigentlich um

2 ausgedehnte Schatten handelte. Der erste, welcher als ein Schattenband ober der Horizontallinie verlief, entsprach dem rechten pektoralen Segmente. Der andere lag in der Spitze des rechten Mittellappens und entsprach dem mammaren Segmente. Es fiel uns aber auf, daß die Vergrößerungen der endothorakalen Lymphknoten auf dem Frontalbilde fehlten. Die Tuberkulinproben fielen negativ aus (0,01 bis 1,0 mg A. T.) und die Röntgenveränderungen verschwanden in 2 Wochen vollkommen. Das Kind war auf der Abteilung ständig fieberfrei.

In diesem Falle handelte es sich auch um eine leichte, protrahiert verlaufende Pneumonie, welche aber zwei Segmente ergriffen hatte. Wir bekamen das Kind schon während der Heilung zu Gesicht, deswegen verschwanden die Röntgenveränderungen so rasch. Auch hier leistete uns die negative Tuberkulinprobe die größte Hilfe.

Fall Nr. 89. K. M., Mädchen, 13 Jahre alt. Das Mädchen wurde von einer Fürsorgestelle der Stadt Budapest mit der Diagnose ,,Pubertätsphthise" zu uns geschickt. Aus der Anamnese erfuhren wir, daß das Mädchen seit 4 Wochen wechselnde Temperaturen hatte, stark hustete und öfters blutigen Auswurf hatte. Die Tuberkulinprobe fiel mit 0,01 mg A. T. positiv aus. Bei der klinischen Untersuchung konnten über dem rechten Oberlappen einige mittelblasige Rasselgeräusche gehört werden. Die S. R. war 40 mm. Das Röntgenbild zeigte eine totale Verschattung des rechten Oberlappens. Der Schatten war aber nicht homogen, nur die Hilusgegend zeigte eine homogene Verschattung, sonst konnten in dem rechten Oberlappen nur Schattenstränge, darunter kleine Schattenflecke, beobachtet werden. Nach unten war der Schatten an der Lappengrenze scharf abgegrenzt. Das Röntgenbild entsprach also einem solchen Röntgenbefund, welcher bei der Lösung der Epituberkulose vorkommt und ,,Indurationsfeld" genannt wird. Das Mädchen fühlte sich auf der Abteilung

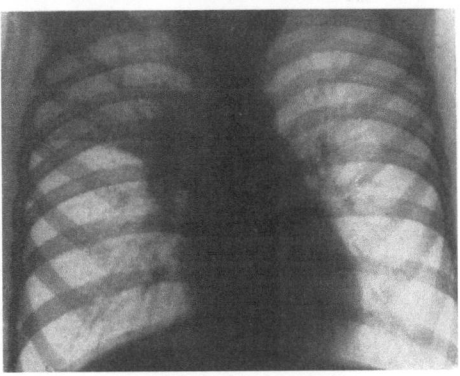

Fall Nr. 89. Beginnende Heilung der Pneumonie des rechten Oberlappens.

Die Struktur des Schattens im rechten Oberlappen besteht aus Schattensträngen und kleinen Schattenflecken, dagegen ist die rechte Hilusgegend homogen verschattet. Der Schatten ist nach unten bei der Lappengrenze scharf abgegrenzt. Die Röntgenveränderungen entsprechen vollkommen der beginnenden Heilung der Epituberkulose, also einem ,,Indurationsfeld". Der Schatten verschwand in 2 Wochen vollkommen.

wohl, hustete gar nicht und wurde immer lebhafter. Nach 2 Wochen verschwand der Schatten vollkommen, das Mädchen ging nach Hause und besuchte bald die Schule. Es wurde später öfters kontrolliert, war aber immer gesund und zeigte immer einen normalen Lungenbefund.

In diesem Falle handelte es sich also um eine einherdige Pneumonie, welche wir während ihrer Lösung im Stadium des Indurationsfeldes zu Gesicht bekamen. Bei der Lösung der krupösen Pneumonie erscheint nämlich ebenso ein ,,Indurationsfeld" wie bei der Lösung der Epituberkulose, so daß die beiden Röntgenschatten meist nur aus dem späteren Verlauf voneinander differenziert werden können. Bei der Pneumonie verschwindet das Indurationsfeld in einigen Wochen, bei der Epituberkulose hingegen bleibt es monatelang bestehen.

Was das Blutspucken anbelangt, handelte es sich höchstwahrscheinlich um den bekannten rostbraunen Auswurf der Pneumoniker, welcher sehr oft für Blutspucken gehalten wird.

Fall Nr. 90. Auch in diesem Falle handelte es sich um einen diagnostischen Irrtum, woran wir aber selbst schuldig waren. K. E., 14 Jahre altes Mädchen, wurde noch im Weißen-Kreuz-Kinderspital mit der Vorgeschichte auf unsere Abteilung eingeliefert, daß das Mädchen seit einem Monat hohes Fieber hat, stark hustet und einen eitrig-blutigen Auswurf entleert. Das Mädchen war sehr mager und so schwach, daß es ohne Stütze auch nicht sitzen konnte. Auf den Wangen glühten die hektischen Rosen. Das Mädchen hustete auf der Abtei-

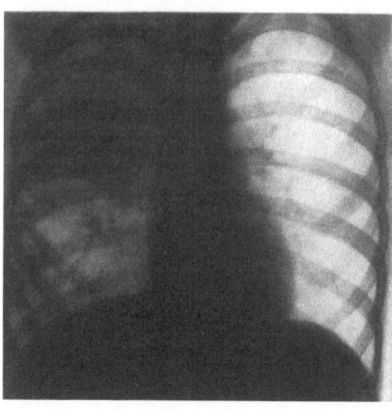 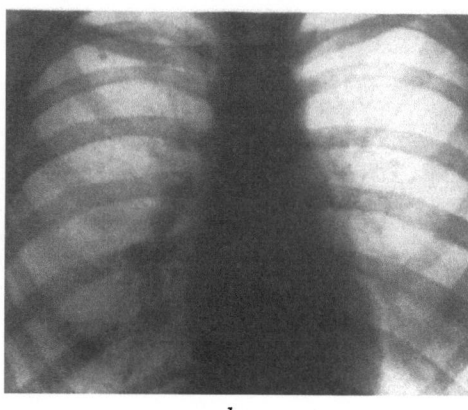

a   *b*

Fall Nr. 90. Wandernde Pneumonie des rechten Ober- und Mittellappens, welche von uns für eine kaseöse Pneumonie gehalten wurde.
Auf der ersten Röntgenaufnahme (*a*) ist der ganze rechte Oberlappen vollkommen verschattet, doch konnten im oberen Teile desselben einige auf Höhlenbildung verdächtige Aufhellungen beobachtet werden. Die unteren Teile der rechten Lunge sind auch verschattet und zeigen verschieden große, weiche Herde, besonders unten-lateral, also im rechten Unterlappen. Auf Grund des klinischen Bildes und des Röntgenbildes (siehe Text) dachten wir an eine kaseöse Pneumonie, welche bronchogene Metastasen verursachte. Die 9 Monate später gemachte Röntgenaufnahme (*b*) zeigt, daß alle Röntgenveränderungen verschwunden waren, es konnte nur ein stecknadelkopfgroßer Kalkfleck zwischen den 1. und 2. vorderen Rippen festgestellt werden, welcher sicher schon lange dort war, nur war derselbe während der Pneumonie gedeckt.

lung sehr stark, der Husten war schmerzhaft und vollkommen aphonisch, die Stimme war heiser. Das Sprechen machte dem Mädchen große Schwierigkeiten, so daß wir sofort an eine Kehlkopftuberkulose dachten. Bei der physikalischen Untersuchung fanden wir über dem rechten Oberlappen eine Dämpfung, über derselben und in den tieferen Partien der rechten Lunge waren zeitweise Rasselgeräusche hörbar. Die Tuberkulinprobe (0,01 mg A. T.) fiel positiv aus. Das Röntgenbild zeigte den ganzen rechten Oberlappen vollkommen verschattet, doch konnten in dem oberen Teile desselben einige auf Höhlenbildungen verdächtige Aufhellungen beobachtet werden. Auch die unteren Partien der rechten Lunge waren angegriffen. Es konnten nämlich neben der pleuralen Verdickung verschieden große, weiche Herde festgestellt werden, so daß wir an eine kaseöse Pneumonie im rechten Oberlappen mit bronchogenen Metastasen in den unteren Lungenpartien dachten. Da wir im Weißen-Kreuz-Spital für offentuberkulöse Kinder nicht eingerichtet waren, schickten wir das Kind sofort auf eine Spitalsabteilung, wo auch offentuberkulöse Kinder untergebracht werden konnten. Dies geschah am 3. September 1939. Am 22. Juni 1940 erschien das Mädchen, blühend aussehend, wieder auf unserer Ambulanz mit der Bitte, es vor der Sommerfrische zu untersuchen, da es „im vorigen Herbst sehr krank war". Das Erscheinen des Mädchens bereitete uns natürlich eine große Überraschung. Dasselbe erzählte, daß es sich im Spital, wohin wir es damals schickten, in den ersten Tagen so schlecht fühlte, daß schon ein Pfarrer gerufen wurde, welcher ihm die letzte

Ölung gab. Nach einigen Tagen besserte sich jedoch sein Allgemeinbefinden, es wurde fieberfrei und nach 3 Wochen verließ es das Spital in vollkommen geheiltem Zustande. Da es sich auch zu Hause wohlfühlte, besuchte es später die Schule. Natürlich untersuchten wir das Kind sofort und fanden keine Spur des früheren Röntgenschattens mehr, nur rechts infraklavikulär einen stecknadelkopfgroßen Kalkfleck, welcher sicher schon seit langem bestand und dem verkalkten Primärherd entsprach.

In diesem Falle handelte es sich also um eine *wandernde krupöse Pneumonie*, welche komplikationslos spontan ausheilte. Hätten wir seinerzeit einige Tage gewartet, so wären wir zur richtigen Diagnose gelangt. Wir fürchteten aber, das Mädchen würde ihre Zimmerkameraden infizieren, weshalb wir dasselbe sofort weiterschickten. Weiterhin hatten wir den Fehler gemacht, den Auswurf nicht sofort auf Tuberkelbacillen zu untersuchen. Doch ist es fraglich, ob die negativen Ergebnisse der Ausstrichpräparate unsere Entscheidung beeinflußt hätten. Wir glauben es kaum. Die Ergebnisse der Züchtung hätten wir keinesfalls abgewartet, sonst hätten wir mindestens 3 Wochen lang warten müssen.

Die durch *Keuchhusten* verursachten Röntgenveränderungen werden auch sehr oft mit tuberkulösen Lungenveränderungen verwechselt, indem es öfters vorkommt, daß Kinder mit typischen Keuchhustenveränderungen mit der Diagnose „Lungentuberkulose" in die Spitäler oder Heilstätten eingewiesen werden.

Die Röntgenveränderungen beim Keuchhusten wurden von *uns* im Jahre 1929 beschrieben. Damals stellten wir durch unsere röntgenologischen und vergleichenden pathologischen-anatomischen Untersuchungen mit G. Erös fest, daß der Keuchhusten eigentlich *eine chronische interstitielle Pneumonie ist, welche mit charakteristischen pathologisch-anatomischen Lungenveränderungen und mit charakteristischen Röntgenveränderungen verläuft.* Zuerst entwickelt sich bei Keuchhusten eine *Endobronchitis*, später eine *Peribronchitis*, wodurch eine perivaskuläre und peribronchiale *produktive* Entzündung entsteht, welche auch auf das *Interstitium* übergreift. Diese produktive Entzündung kommt meist in den *basalen Lungenpartien* vor. Wir stellten weiterhin fest, daß diese anatomischen Veränderungen typische Röntgenbilder geben, welche besonders im *Stadium convulsivum* zum Vorschein kommen. Zuerst entsteht eine Vergrößerung des Hilusschattens, welche meist beiderseitig symmetrisch ist. Von der Hilusgegend ziehen sich beiderseits Schattenstränge zum Zwerchfell, wo diese sich stark verbreiten und sogar die beiden Sinus phrenicocostalis erreichen. Zwischen diesen Strängen entwickelt sich eine „Wabenstruktur", die so intensiv sein kann, daß die Herzkonturen dabei ganz verschwinden. Der so zustande gekommene Röntgenschatten zeigt die Form eines Dreieckes, deswegen haben wir dieser Schattenfigur den Namen „*basales Dreieck*" gegeben. Dieses basale Dreieck entsteht im Stadium convulsivum und bildet sich im Stadium decrementi zurück. Die Vergrößerung der Hilusschatten und die dicke basale Strangzeichnung kann aber noch lange, selbst einige Monate lang, weiterbestehen. Die *Pleura* beteiligt sich gern mit einer fibrinösen Entzündung, die sich durch Rand- oder Interlobarlinien oder paramediastinale Verschattungen kundgibt. Außerdem wurden auch ausgedehntere „interlobäre Pleuritiden" mit angeblich größeren Flüssigkeitansammlungen beschrieben. Punktionen wurden aber nicht vorgenommen. Diese Beschreibungen stammen aber noch aus der Zeit, wo ein jeder Schatten in der Nähe der großen Schrägspalte für eine interlobäre Pleuritis aufgefaßt wurde. Wir werden gleich einen Fall demonstrieren, wo die pathologische Untersuchung klar zeigt, daß die chronische Entzündung des Mittellappens sehr ausgedehnt sein kann. Wir glauben, daß in den meisten Fällen, welche für „interlobäre Pleuritiden" gehalten wurden, Mittellappenentzündungen bestanden, da wir in den verflossenen 20 Jahren, seitdem wir uns mit den anatomischen und Röntgenveränderungen des Keuchhustens beschäftigen, nie einen Fall von interlobärer Pleuritis mit größerer Flüssigkeitsansammlung beobachten konnten.

Die für Keuchhusten typischen Röntgenbilder kommen bei leichteren Formen des Keuchhustens in 40, bei schwereren Formen in 85% vor. Man soll aber nicht glauben, daß in den Fällen, welche keine typischen Röntgenveränderungen zeigen, die pathologisch-anatomischen Veränderungen fehlen. Sie sind auch dort zugegen, sie sind aber nicht so ausgeprägt, daß sie die Röntgendarstellbarkeit erreichen würden.

Fall Nr. 91. B. M., Knabe, 2 Jahre alt. Derselbe wurde mit der Diagnose „Hilustuberkulose" zu uns geschickt. Aus der Anamnese erfuhren wir, daß er seit 3 Wochen immer stärker hustet und oft fiebert. Bei der klinischen Untersuchung fanden wir über den basalen Lungenpartien verschiedene Rasselgeräusche, welche, wie dies POSPISCHILL noch im Jahre 1921 feststellte, wenn sie beiderseitig auftreten, immer auf Keuchhusten verdächtig sind. Dieses auskultatorische Phänomen wurde von POSPISCHILL damals „*basales Rasseln*" genannt.

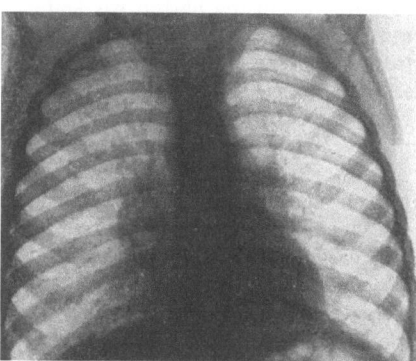

Fall Nr. 91. Beginnender Keuchhusten. Die beiden Hilusgegenden sind stark verschattet, rechts ähnelt der Schatten sogar einem stark vergrößerten Lymphknotenschatten. Die basale Verschattung ist angedeutet.

Die Röntgenuntersuchung zeigte in diesem Falle beiderseits stark verschattete Hilusgegenden, rechts konnte der Hilusschatten sogar mit einem Lymphknotenschatten verwechselt werden. Die basale Verschattung war schon gewissermaßen angedeutet, besonders rechts. Das Kind wurde auf die Isolationsabteilung aufgenommen. Die Tuberkulinproben fielen negativ aus (0,01 bis 1,0 mg A. T.), das Blutbild ergab 32000 weiße Blutzellen mit 85% Lymphocyten. Damit war die Diagnose des Keuchhustens schon gesichert. Der spätere Verlauf zeigte, daß das Kind sich bei der Spitalsaufnahme im Beginn des Stadium convulsivum befand.

Fall Nr. 92. V. J., Knabe, 3 Jahre alt. Das Kind hustete schon seit 3 Wochen, erbrach sehr oft und bekam Erstickungsanfälle, als es wegen seines schweren Keuchhustens auf unsere Keuchhustenabteilung aufgenommen wurde. Bei der Aufnahme waren die typischen basalen Rasselgeräusche überall sehr ausgeprägt. Die Tuberkulinproben (0,01 bis 1,0 mg A. T.) fielen negativ aus. Die Zahl der weißen Blutzellen war 65000, darunter 45% Lymphocyten. Das Fieber bewegte sich zwischen 38 und 39° C, die Pulszahl war ständig hoch (140 bis 180). Das Kind lag 10 Tage lang auf der Abteilung, sein Zustand wurde immer schlechter, und unter sich wiederholenden Eklampsieanfällen erfolgte der Tod. Das Lungenröntgenbild des Kindes zeigte sozusagen den idealen Typ des basalen Dreieckes, die Veränderungen waren beiderseits symmetrisch, sich gegen das Zwerchfell stark verbreitend und auch die Wabenstruktur war sehr ausgeprägt.

Die *pathologische Untersuchung* (G. ERÖS) ergab folgendes: In dem Unterlappen der rechten Lunge, am basalen Rande, war eine fingerbreite, entzündliche Zone erkennbar. In dem Mittellappen findet man eine ähnlich große Infiltration, die gegen den vorderen Teil des Hilus auszustrahlen scheint. In

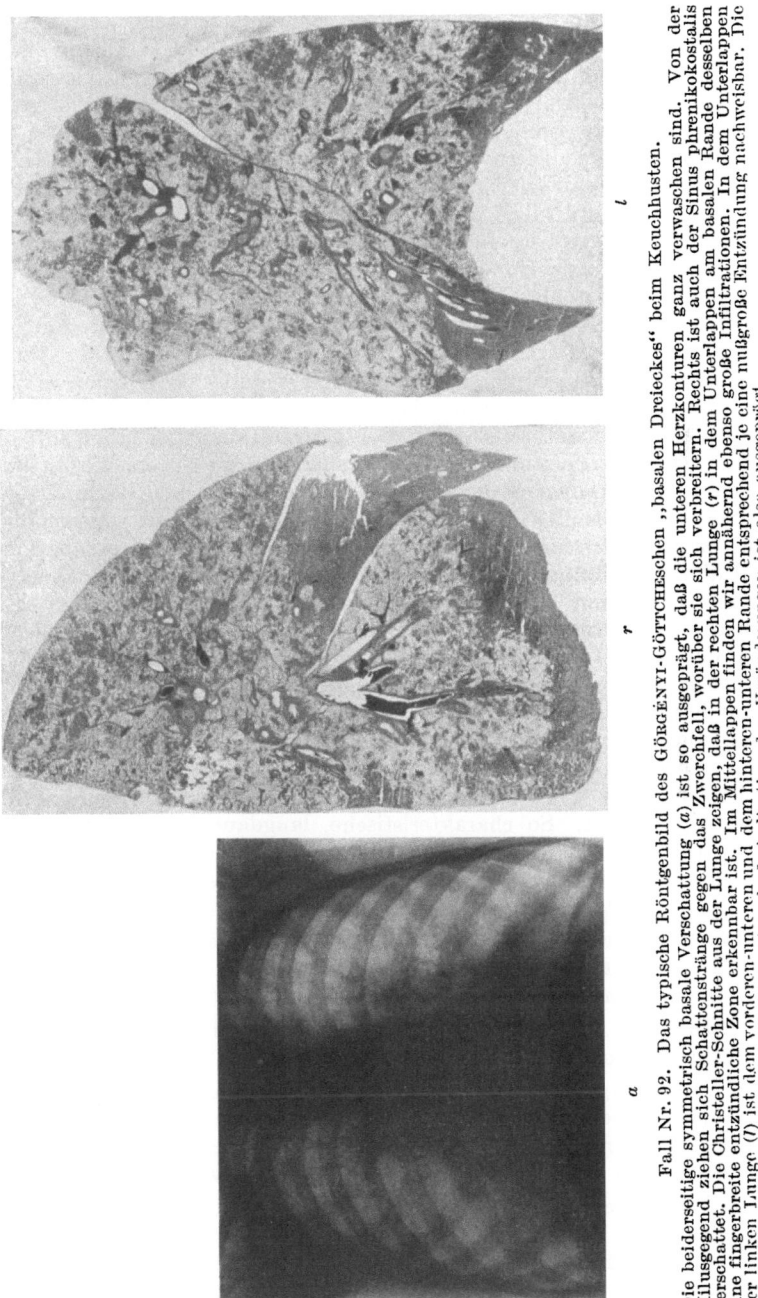

Fall Nr. 92. Das typische Röntgenbild des GÖRGÉNYI-GÖTTCHEschen „basalen Dreieckes" beim Keuchhusten. Die beiderseitige symmetrisch basale Verschattung (a) ist so ausgeprägt, daß die unteren Herzkonturen ganz verwaschen sind. Von der Hilusgegend ziehen sich Schattenstränge gegen das Zwerchfell, worüber sie sich verbreitern. Rechts ist auch der Sinus phrenikokostalis verschattet. Die Christeller-Schnitte aus der Lunge zeigen, daß in der rechten Lunge (r) in dem Unterlappen am basalen Rande desselben eine fingerbreite entzündliche Zone erkennbar ist. Im Mittellappen finden wir annähernd ebenso große Infiltrationen. In dem Unterlappen der linken Lunge (l) ist dem vorderen-unteren und dem hinteren-unteren Rande entsprechend je eine nußgroße Entzündung nachweisbar. Die basale Lokalisation der Veränderungen ist also ausgeprägt.

dem Unterlappen der linken Lunge ist dem vorderen unteren und dem hinteren unteren Rande entsprechend je eine nußgroße Entzündung vorhanden. Paravertebral findet man hie und da einige pneumonische Herde, sonst nur perivaskulär und peribronchial entzündliche Veränderungen.

Histologie: Die größeren Bronchien sind mit serösem, zellreichem Exsudat ausgefüllt. Das Epithel hat sich größtenteils losgelöst. Die Wand der Bronchien ist auffallend dick, zeigt eine zellige Infiltration, die Rundzellen bestehen größtenteils aus mononuklearen Lymphocyten. Es sind auffallend viel Fibroblastzellen und neugebildete Bindegewebselemente vorhanden. Das sich um die Gefäße und Bronchien lokalisierte Granulationsgewebe greift auch auf die Interalveolarsepten über, die Alveolen sind vielerorts wegen bindegewebiger Verdickung und entzündlicher Infiltration der Septa verengt. Diese interstitielle Entzündung breitet sich auf größere Bezirke aus, wo die eigentliche Struktur des Lungengewebes nicht mehr zu erkennen ist, da das Lungenparenchym infolge der chronisch-interstitiellen Entzündung einer Karnifikation zum Opfer gefallen ist.

Unsere damaligen Feststellungen wurden seit dieser Zeit durch die ganze Weltliteratur bestätigt. So schreibt z. B. Simon im Jahre 1942: ,,Das Röntgenbild ist so charakteristisch, daß man ohne weiteres sagen kann, es handelt sich um Keuchhusten, auch wenn davon zunächst nichts bekannt ist." Wir, als Entdecker der charakteristischen Röntgenveränderungen, sind auf solche Feststellungen natürlich sehr stolz, glauben aber, daß zur Unterstützung der Röntgendiagnose auch *die anderen, gut bewährten Methoden* (Blutbild, Züchtung der Bordet-Gengouschen Bacillen, Komplementbindungsproben usw.) notwendig sind, da auch *andere interstitielle Pneumonien*, besonders die *Viruspneumonien*, manchmal ähnliche Röntgenbilder geben können. Jedenfalls ist es aber sicher, daß wenn wir bei einem Kinde während der Röntgenuntersuchung ein basales Dreieck feststellen, wir zuerst an Keuchhusten denken, da in der überwiegenden Mehrzahl der Fälle das basale Dreieck beim Keuchhusten vorkommt.

Auch während des Verlaufes der *Masern* können in den Lungen Röntgenveränderungen entstehen, welche oft mit dem Namen ,,*Masernlunge*" bezeichnet sind. Diese Veränderungen bedeuten aber meist nur einfache Bronchitiden. Am häufigsten wird die von Engel beschriebene ,,Schmetterlingsfigur" beobachtet, welche in einer symmetrischen, längsgerichteten Vergrößerung beider Hilusgegenden besteht. So charakteristische, langdauernde Röntgenveränderungen aber, wie sie beim Keuchhusten vorkommen, kommen bei Masern nie vor, so daß die Benennung ,,Masernlunge" unserer Auffassung nach *unberechtigt ist*.

Die ,,*flüchtigen eosinophylen Lungeninfiltrate*" wurden im Jahre 1931 von Löffler beschrieben. Er beobachtete sie meist bei jungen Erwachsenen, Wild und Loertscher beobachteten sie aber auch bei Kindern. Das Krankheitsbild zeigt folgende drei grundlegende Eigenheiten:

1. Die Zahl der *eosinophylen Zellen* ist im qualitativen Blutbilde bedeutend vermehrt, sie kann manchmal 60% erreichen.

2. Die Röntgenschatten, welche in den Lungen entstehen, sind verschieden groß, sie können verschiedene Gestalt annehmen und verschiedene Struktur zeigen, stets sind sie aber *sehr flüchtig*, so daß sie sich fast täglich verändern können und in 3 bis 8 Tagen meist vollkommen verschwinden.

3. Das *Allgemeinbefinden* der Kranken ist sehr wenig gestört, meist sind dieselben nicht bettlägerig, sondern verrichten ihre Arbeit weiter. Husten ist fast immer vorhanden, die Temperatur ist nur mäßig erhöht. Dies alles dauert aber meist nur einige Tage.

Die Ursache dieser flüchtigen Röntgenveränderungen ist noch nicht geklärt. Nach R. W. Müller sollen sie durch *Askaridenlarven* verursacht werden, indem Askaridenlarven zuerst in die Lungenalveolen und von dort mit dem Auswurf zur Epiglottis gelangen, von wo sie in den Magen verschluckt werden. Diese Larven sollen entweder kleine *Atelektasen* oder kleine *Lungenentzündungen* verursachen. Es gelang R. W. MÜLLER durch Selbstversuch solche flüchtige Röntgenveränderungen in seinen eigenen Lungen hervorzurufen.

Es ist bekannt, daß das *Asthma bronchiale* auch im Kindesalter häufig vorkommt und mit charakteristischen Anfällen einhergeht. Im Kindesalter kommen aber auch *pseudoasthmatische Anfälle* vor, welche bei der Aspiration verschiedener Fremdkörper, bei Bronchusperforation usw. so ausgeprägt sind, daß sie mit dem echten Asthma bronchiale leicht verwechselt werden können. Deswegen muß bei einem jeden asthmatischen Anfall sorgfältig festgestellt werden, ob es sich um einen echten oder einen pseudoasthmatischen Anfall handelt, wozu die Röntgenuntersuchung natürlich unerläßlich ist. Bei 88% tuberkulosefreier kindlicher Asthmatiker sollen nach BURGHARDT verschiedene Röntgenveränderungen vorkommen, welche teils aus symmetrischer Vergrößerung beider Hilusgegenden, wo auch die Schmetterlingfigur oft beobachtet werden kann, teils aus vermehrter Lungenzeichnung, als Folge peribronchitischer Veränderungen, bestehen. Es kommen auch verschieden große Atelektasen vor, welche aber meistens flüchtiger Natur sind.

Die *Lues congenita* verursacht sehr selten Lungenveränderungen. Wir haben bisher keinen einzigen Fall beobachtet. Die bekannteste Lungenveränderung bei Lues congenita ist die *Pneumonia alba* VIRCHOWS. Hier sind die Bindegewebselemente der Lunge so stark vermehrt und die Alveolen so stark zusammengedrückt, daß die Neugeborenen nicht atmen, weshalb sie auch nicht am Leben bleiben können. Außerdem wurden bei Lues congenita noch vielfache Lungenveränderungen beschrieben, so *interstitielle Pneumonien*, welche zur Bronchiektasenbildung führen können. Manchmal erscheinen in den Lungen verschieden große *Gummen*, welche isolierte, rundliche Schatten bilden und mit Vorliebe in den unteren Lungenpartien sitzen. Diese rundlichen Schatten können mit Echinococcuszysten, Tumormetastasen, lymphogranulomatösen oder tuberkulösen Rundherden verwechselt werden. Weiterhin wurden Fälle von „*miliaren Gummen*" beschrieben, welche für Miliartuberkulose gehalten wurden. SIMON beobachtete einen Fall, wo Gummen tumoröse Vergrößerung der rechten Hilusgegend und eine Lähmung des rechten Zwerchfells verursachten, welche nach einer antiluetischen Behandlung schnell verschwanden. Wir sehen also, daß die Lues congenita manchmal sehr verschiedene Lungenveränderungen verursachen kann. Ob es sich aber um luetische Veränderungen handelt oder nicht, kann meist nur aus dem Erfolg einer antiluetischen Behandlung entschieden werden, da die luetischen Veränderungen nach der antiluetischen Behandlung verschwinden müssen. Die Hauptsache ist, daß man in zweifelhaften Fällen auch an luetische Veränderungen denkt und die serologische Untersuchung in Anspruch nimmt.

Spontanpneumothorax kommt sowohl bei Neugeborenen, bei Säuglingen als auch bei älteren Kindern nicht selten vor. Ist der Pneumothorax ausgedehnt, so geht er meist mit ausgeprägten klinischen Symptomen, und zwar mit beschleunigter, erschwerter Atmung, Kollaps und Zyanose einher. Entsteht der Pneumothorax im Verlaufe einer Lungenerkrankung (meistens Lungenentzündung), so verschlechtert sich plötzlich das Befinden des Kindes.

Ist der Pneumothorax klein, so können die klinischen Symptome viel weniger ausgeprägt sein, sie können sogar ganz fehlen. Bei Neugeborenen kommt der Pneumothorax infolge *geburtstraumatischer Schädigungen* ziemlich häufig vor, so daß man beim Auftreten von Atemnot oder Zyanose der Neugeborenen zuerst immer an einen Spontanpneumothorax denken soll. Die Pleura und das Alveolargewebe der Neugeborenen sind viel zarter und zerreißen viel leichter als im späteren Alter. Auch bei Säuglingen kommt ein Spontanpneumothorax nicht selten vor, da auch hier die Pleura und das Alveolargewebe noch ziemlich leicht zerreißt. Bei älteren Kindern entsteht der Pneumothorax meistens bei solchen Patienten, welche früher eine *Pleuritis* durchmachten und bei welchen die Pleurablätter an gewissen Stellen schon zusammengewachsen waren. An diesen Stellen wird bei einer ungewöhnlich starken Bewegung ein Teil der parietalen Pleura mit gesunden Lungenalveolen abgerissen, wodurch in den pleuralen Sack Luft hineingelangt. Die Prognose des traumatischen Pneumothoraxes ist auch im Neugeborenenalter *gut*, da die Luft in kurzer Zeit aufgesaugt wird. Entsteht der Pneumothorax jedoch *bei zerfallenen Lungenprozessen*, so ist die Prognose sehr ernst, da in den Pleurasack nicht nur Luft, sondern auch Krankheitserreger gelangen, welche einen *Pyopneumothorax* verursachen.

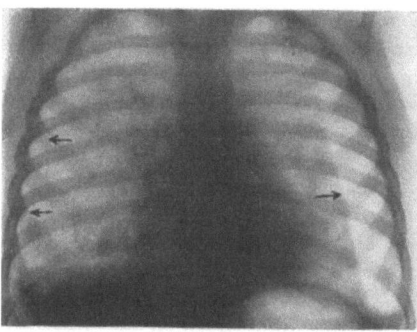

Fall Nr. 93. Doppelseitiger Spontanpneumothorax bei einem 16 Monate alten Kinde. Rechts ist ein halbfingerbreiter, links ein fingerbreiter Pneumothorax gut sichtbar (Pfeile). Die Lunge zeigt keine ausgesprochenen Veränderungen. Heilung in 10 Tagen.

Fall Nr. 93. R. J., Knabe, 16 Monate alt. Der junge Knabe zeigte vollkommen normale Entwicklung, fühlte sich auch ganz wohl, als er an einem Nachmittag nach dem Nachmittagsschlaf mit Lufthunger und Zyanose im Bette liegend gefunden wurde. Der herbeigerufene Arzt dachte an eine plötzlich entstandene Pneumonie und schickte das Kind auf unsere Spitalsabteilung, wo die Röntgenuntersuchung sofort feststellte, daß es sich um einen doppelseitigen Pneumothorax handelte. Die Ursache desselben konnte jedoch nicht eruiert werden. Die Tuberkulinproben (0,01 bis 1,0 mg A. T.) fielen negativ aus, das Kind war fieberfrei, eine Pneumonie konnte nicht festgestellt werden. In 10 Tagen ging der Pneumothorax beiderseits spontan zurück und das Kind verließ das Spital vollkommen geheilt. Laut Angaben der Eltern hatte das Kind früher weder eine Lungenentzündung noch eine Rippenfellentzündung durchgemacht.

Fall Nr. 94. K. F., 9 Monate alter tuberkulinnegativer Knabe. Derselbe wurde wegen seiner einherdigen Pneumonie im rechten axillaren Subsegmente an unserer Spitalsabteilung mit „Sulfathiazol" behandelt. Nach 48stündiger Behandlung war das Kind schon fieberfrei und fühlte sich schon ganz wohl, als am dritten Tage plötzlich eine starke Dyspnoe auftrat. Die Röntgenuntersuchung stellte fest, daß es sich um einen Mantelpneumothorax über dem rechten Mittel- und Unterlappen handelte. Da der Pneumothorax während einer Pneumonie auftrat, fürchteten wir, daß später ein Pyopneumothorax entstehen würde, dies unterblieb aber. Das Kind fühlte sich schon am folgenden Tage besser, die Luft verschwand in 2 Wochen und das Kind wurde gesund nach Hause gelassen.

Fall Nr. 94. Rechtsseitiger Spontanpneumothorax über dem rechten Mittel- und Unterlappen, welcher sich im Verlaufe einer Pneumonie entwickelte. Die homogene Verschattung des rechten axillaren Subsegmentes ist klar erkennbar (Pneumonie). Der Luftmantel ist fingerbreit und reicht bis zum rechten Oberlappen hinauf. Heilung in 2 Wochen.

Lungenabscesse kommen im Säuglingsalter nicht selten vor, bei älteren Kindern sind dieselben hingegen schon eine große Seltenheit. Bei Kleinkindern und Säuglingen führen die abscedierenden mehrherdigen Pneumonien zu verschieden großen Lungenabscessen, auch bei älteren Kindern kommen manchmal mehrherdige Pneumonien vor, besonders nach Influenza und Masern. Bei älteren Kindern kann aber auch ein *solitärer*, großer Lungenabsceß entstehen, welcher meist nach einer Lungenentzündung entsteht. Diese solitären Lungenabscesse zeigen eine ausgesprochene *Segmentlokalisation*. Sie sind meistens gutartig, da sie in die Bronchien einbrechen und so sich entleeren. Lungenabscesse einer entzündeten Lunge, die eine dicke Wand besitzen, werden oft mit Primärkavernen verwechselt. Große Primärkavernen kommen aber bei älteren Kindern sehr selten vor, dabei enthalten die Lungenabscesse, wie KLEINSCHMIDT betont, meist viel mehr Flüssigkeit als die Primärkavernen. Auch der klinische Verlauf ist bei dem Lungenabsceß charakteristisch: die Kinder entleeren beim Husten, besonders in den Morgenstunden, große Mengen von eitrigem Auswurf, was bei einer Primärkaverne fast nie vorkommt. Es wurde übrigens öfters erwähnt, daß die Kinder ihren Auswurf verschlucken und dies nur dann unterlassen, wenn sie den Auswurf nicht verschlucken können, so z. B. beim Keuchhusten, beim Lungenabsceß und bei den Bronchiektasen. Die Sputumuntersuchung ist in diesen Fällen ebenso wichtig wie im Erwachsenenalter.

Nach einigen Autoren (LAUCHE, DUKEN, WISTKOTT) kommen solitäre Lungenabscesse bei gewöhnlichen Pneumokokkenpneumonien nie vor, sondern entweder bei „Mischinfektionen" oder bei „Übergangspneumonien". Unter „Übergangspneumonien" verstehen WISTKOTT und KRAMÁR jene Pneumonieformen, welche den Übergang von den mehrherdigen zu den einherdigen Pneumonien bilden.

Es muß aber betont werden, daß Lungenabscesse auch bei *Fremdkörperaspirationen* und nach *Tonsillektomie* entstehen können, außerdem kommen auch *hämatogen entstandene* Lungenabscesse vor, wenn septische Prozesse in den Lungen hämatogene Metastasen bilden. Nach MORRISON entfällt auf 2000 bis 3000 Tonsillektomien in der U. S. A. 1 Lungenabsceß. Diese Lungenabscesse haben aber schon eine ernste Prognose.

Das *Lungengangrän* unterscheidet sich von dem Lungenabsceß dadurch, daß der Auswurf sehr fötid ist und im Auswurf verschiedene anärobe Krankheitserreger (Spirillen, Bac. fusiformis, Streptococcus putridus usw.) nachgewiesen werden können. Lungengangrän entsteht am häufigsten bei gangränösen Prozessen des Mundes oder des Rachens, indem deren Inhalt durch Aspiration in die Lunge gelangt. So entsteht nach Tonsillektomie in der Lunge ein Lungengangrän, wenn der Mund des Operierten gangränöse Zähne enthält. Wir konnten in den letzten 15 Jahren keinen einzigen Fall von Lungengangrän beobachten, doch lassen wir vor der Tonsillektomie immer alle gangränösen Zähne der Kinder entfernen.

Zystische Hohlräume der Lunge werden besonders leicht mit Kavernen verwechselt, obwohl als Regel gelten kann, daß die mit Wand versehenen Hohlräume im Kindesalter, besonders vor der Pubertät, sehr selten tuberkulöse Kavernen bedeuten, da die tuberkulösen Primärkavernen meistens in der Mitte eines frisch zerfallenen kaseösen Lungenteiles entstehen. Die zystischen Hohlräume entsprechen teils *wahren Zysten*, teils bedeuten sie nur eine *Luftansammlung*, welche dadurch entsteht, daß aus den Bronchien in das interstitielle Lungengewebe Luft gepreßt wird, welche die umgebenden Gewebspartien zusammendrückt, so daß die Luftansammlung von einem schmalen oder breiten atelektatischen Gewebe umgeben ist, welches um die Luftansammlung eine „Wand"

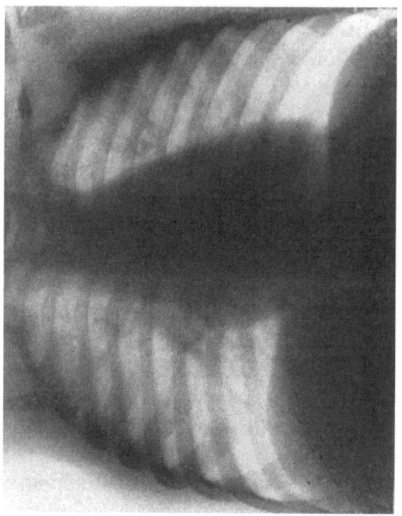
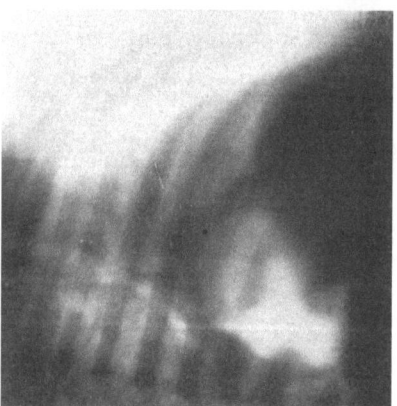
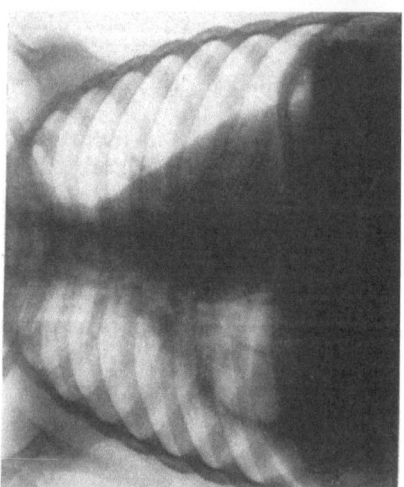

Fall Nr. 95. „Pneumatocele."

Das Sagittalbild (*a*) zeigt eine fünfmarkstückgroße Höhle, welche neben dem rechten Herzrande liegt und mit einer dünnen Wand versehen scheint. Aus dem Frontalbild (*b*) ist ersichtlich, daß die fragliche Höhle an der Stelle des rechten hinteren-basalen Segmentes liegt. Das zweite Sagittalbild (*c*), welches zwei Wochen später gemacht wurde, zeigt, daß die luftgefüllte Pseudozyste in zwei Wochen vollkommen verschwand.

bildet. Diese Luftansammlung wurde von DUKEN „Pneumatocele" genannt. Entsteht bei einer Pneumatocele ein ventilartiger Mechanismus, so wird diese Pseudozyste immer größer, so daß sie teils schwere Druckerscheinungen verursacht, teils in den Pleurasack oder in das Mediastinum einbrechen kann.

Fall Nr. 95. B. B., 17 Monate alter tuberkulinnegativer Knabe. Derselbe wurde nach 24stündigem hohem Fieber und Dyspnoe auf die Abteilung aufgenommen. Die klinische Untersuchung ergab nur einen geröteten Rachen, die Röntgenuntersuchung zeigte einen normalen Lungenbefund. Am anderen Tage vergrößerte sich die Dyspnoe und bei der jetzt vorgenommenen Röntgenuntersuchung konnte rechts, neben dem Herzrande, eine fünfmarkstückgroße, durch eine Wand begrenzte, luftgefüllte Höhle festgestellt werden, welche sich auf dem Frontalbilde in dem rechten Hinterlappen lokalisierte. Das Kind wurde nach einigen Tagen fieberfrei, die Luftzyste verkleinerte sich täglich mehr und mehr und verschwand in 2 Wochen vollkommen. Es entstand wahrscheinlich durch den starken Husten eine Pneumatocele, welche aber sekundär nicht infiziert wurde, so daß sie bald verschwand.

Fall Nr. 96. Dieser Fall nahm nicht mehr einen so günstigen Verlauf. Das 5 Monate alte tuberkulinnegative Mädchen B. P. wurde mit hohem Fieber und starker Dyspnoe, welche seit 3 Tagen bestand, auf die Abteilung aufgenommen. Auch hier konnte eine markstückgroße Luftzyste rechts knapp über dem rechten Zwerchfell beobachtet werden, welche auf dem Frontalbilde ebenfalls, wie im früheren Falle, sich in dem rechten Unterlappen lokalisierte. Nach weiteren 4 Tagen verstärkte sich die Dyspnoe zusehends und wir bekamen über der ganzen rechten Lunge einen tympanitischen Klopfschall mit abgeschwächtem Atmen. Wir dachten sofort an einen Durchbruch in den Pleurasack. Die Röntgenbilder zeigten, daß dies tatsächlich der Fall war. Das Frontalbild zeigte weiterhin, wie stark die rechte Lunge nach hinten unten gedrückt war. Es konnte aber schon bei dieser Röntgenuntersuchung ein gewisses Flüssigkeitsniveau festgestellt werden, woraus sich bald ein Pyopneumothorax entwickelte, welchem das Mädchen in 4 Tagen erlag. Die Sektion ergab, daß es sich hier um eine abscedierende Bronchopneumonie handelte, welche die Luftzyste verursacht hatte, die dann in den Pleurasack einbrach. Inzwischen wurde die Luftzyste mit eingebrochenen eitrigen Massen infiziert, so daß anschließend ein Pyopneumothorax entstand. Es konnten in beiden Lungen noch mehrere kleine Abscesse festgestellt werden, welche aber geschlossen blieben.

Bei der Lösung der einherdigen Pneumonien kommt es nicht selten vor, daß die Aufhellung nicht gleichmäßig ist, einige Alveolen sind schon ganz mit Luft erfüllt und hell, andere bleiben noch eine Zeitlang luftleer und dunkel. Durch diese unregelmäßige Aufhellung der betroffenen Lungenpartien können verschiedene Röntgenbilder entstehen, welche teils für Kavernen, teils für zystische Hohlräume gehalten werden. Diese „*Pseudokavernen*" sind ganz harmlose

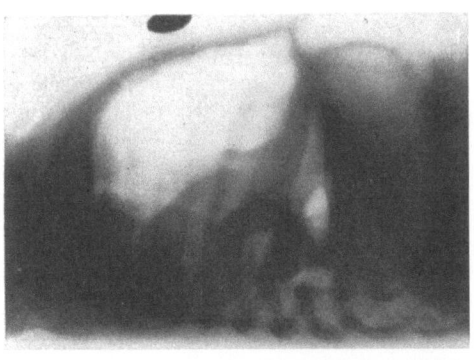
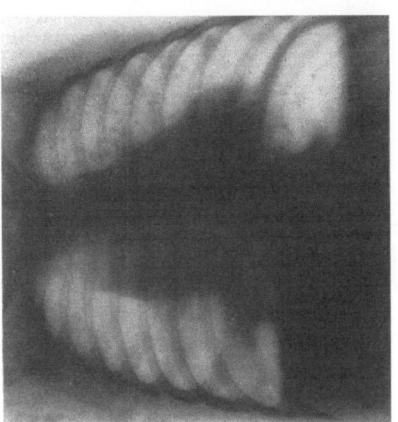
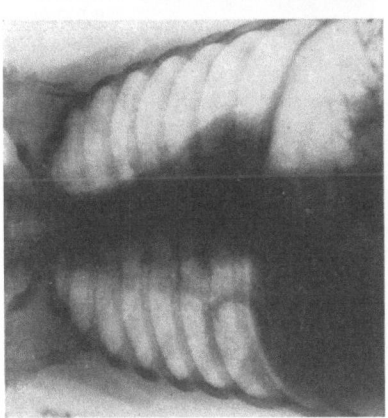

Fall Nr. 96. Pneumatocele bei einem 5 Monate alten Säugling, aus welchem sich in 4 Tagen ein tödlicher Pyopneumothorax entwickelte. Das erste Sagittalbild (a) zeigt eine Pneumatocele über dem rechten Zwerchfell. Das zweite Sagittalbild (b), welches 4 Tage später gemacht wurde, zeigt, daß rechts ein mächtiger Pneumothorax entstand, welcher die ganze rechte Lunge zusammendrückte. Dabei ist schon ein Flüssigkeitsniveau erkennbar. Am Frontalbild (c) ist die rechte Lunge nach hinten-unten gedrängt. Die Sektion ergab, daß es sich um eine abscedierende Bronchopneumonie handelte, welche die Luftzyste verursachte, die dann in den Pleurasack einbrach.

Röntgenfiguren, welche nach einigen Wochen spurlos verschwinden. Die Hauptsache ist, *dessen eingedenk zu sein, daß solche Pseudokavernen existieren,* und bei der Beurteilung aller fraglichen Höhlenbildungen auch an diese Möglichkeit zu denken.

Fall Nr. 97. K. S., 6 Jahre alter tuberkulinnegativer Knabe. Der Knabe wurde uns mit der Diagnose „Hiluskaverne" zugeschickt. Aus der Anamnese ersahen wir, daß der Knabe vor 10 Tagen plötzlich hohes Fieber bekam und sehr schwer atmete. Dieser Krankheitszustand wurde für „Influenza" gehalten. Da das Fieber 7 Tage lang ständig hoch blieb, schickte man den Knaben zur Röntgenuntersuchung, wo in der rechten Hilusgegend, in der Mitte eines dreieckigen Schattens, eine pflaumengroße ovale Aufhellung festgestellt wurde, weswegen der Knabe zur Pneumothoraxbehandlung zu uns geschickt wurde. Bei uns war der Knabe fieberfrei und da die Tuberkulinproben (0,01 bis 1,0 mg A. T.) negativ ausfielen, warteten wir die Ereignisse ab. In 2 Wochen verschwand der ganze Schatten vollkommen.

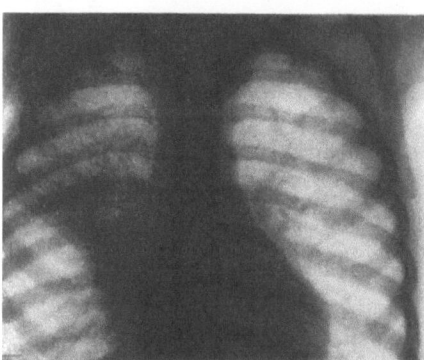

Fall Nr. 97. „Pseudokaverne", welche während der Lösung einer Pneumonie entstand.
Auf dem Sagittalbilde sehen wir einen „SLUKAschen Dreieckschatten" mit einer pflaumenkerngroßen, ovalen Aufhellung in seiner Mitte. Der Schatten verschwand in 2 Wochen.

Fall Nr. 98. H. M., Knabe, 14 Jahre alt. Der Knabe wurde an unserer Abteilung wegen Pneumonie des rechten axillaren Subsegmentes behandelt. Die Tuberkulinproben (bis 1,0 mg A. T.) fielen negativ aus. Bei der Lösung der Pneumonie entstand rechts infraklavikulär ein Schatten, welcher vollkommen einer infraklavikulären „Frühkaverne" entsprach, so daß man aus diesem Röntgenbilde allein sich sehr leicht zur Einleitung einer Pneumothoraxbehandlung hätte verleiten lassen können. Der Schatten verschwand in 3 Wochen vollkommen.

Die *angeborenen Lungenzysten* sind entweder *geschlossen* oder *offen*. Die geschlossenen Lungenzysten sind mit keinem Bronchus verbunden, deswegen enthalten sie auch keine Luft, so daß sie meist als dunkle, scharfrandige Gebilde erscheinen. Viel gefährlicher sind die offenen Lungenzysten, welche mit einem Bronchus in Verbindung stehen, wodurch sie mit Luft gefüllt sind. Der Bronchus kann aber auch *ventilartig* geschlossen sein, so daß Luft in die Zyste hineingelangt, aber nicht hinauskommen kann. In diesen Fällen sind die Zysten stark aufgeblasen, so daß sie auch platzen können.

Bei den mit Luft gefüllten Lungenzysten besteht aber immer die *Gefahr, daß sie von außen her infiziert werden können.* Die infizierten Zysten sind in diesen Fällen meistens mit stinkendem Eiter gefüllt. Die infizierten Lungenzysten verursachen chronische Entzündungen in der Lunge, so daß sie durch *Lobektomie* entfernt werden müssen.

Fall Nr. 98. Während der Lösung der Pneumonie entstehende „Pseudofrühkaverne".
In der Mitte des verschatteten rechten axillaren Subsegmentes sehen wir eine bohnengroße Höhle, welche einer „Frühkaverne" entspricht. Die Tuberkulinproben fielen negativ aus, der Schatten verschwand in 3 Wochen vollkommen.

Fall Nr. 99. K. M., Mädchen, 10 Jahre alt. Das Mädchen war die Tochter eines Arztes vom Lande, und da es bis zu seinem 10. Lebensjahre nie ernst krank war, wurde es auch nie röntgenologisch untersucht. In seinem 10. Lebensjahre hustete das Mädchen 10 Tage lang ziemlich stark und war subfebril, so daß der Vater eine Röntgenuntersuchung ausführen ließ, welche mit der überraschenden Feststellung endete, daß rechts in dem oberen Teile des rechten Oberlappens ein riesengroßes, mit dünner Wand versehenes zystisches Gebilde lag. Das Mädchen wurde sofort zu uns geschickt. Hiebei fielen die Tuberkulinproben (0,01 bis 1,0 mg A. T.) negativ aus, die S. R. war 7 mm, das Kind war fieberfrei und außer dem Röntgenbefund konnten keine krankhaften Erscheinungen beobachtet werden, so daß wir eine angeborene Lungenzyste annahmen, welche teilweise ventilartig geschlossen war. Wir empfahlen eine abwartende Stellungnahme. Das Mädchen stand noch 4 Jahre hindurch unter unserer Beobachtung. Während dieser Zeit blieb die Zyste unverändert, später verloren wir das Mädchen infolge der Kriegsereignisse aus unseren Augen. Es ist interessant, daß die

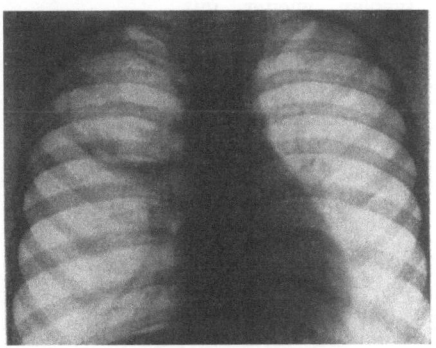

Fall Nr. 99. Angeborene Lungenzyste. Fast der ganze rechte Oberlappen ist mit einer kinderfaustgroßen, mit einer dünnen Wand begrenzten und mit Luft gefüllten Zyste ausgefüllt. Der Boden der Zyste enthält wenig freie Flüssigkeit. Die Zyste blieb während mehrjähriger Beobachtung unverändert und verursachte gar keine klinischen Symptome.

Zyste ständig ein wenig Flüssigkeit enthielt, welche sich aber während unserer Beobachtung nicht vermehrte. Klinisch machte das Mädchen immer einen vollkommen gesunden Eindruck.

Auch die *Bronchiektasen* sind im Kindesalter keine Seltenheiten. Nach SAUERBRUCH sollen alle Bronchiektasen kongenitaler Herkunft sein, sie sollen solange „stumm" bleiben, bis sie nicht sekundär infiziert sind. Daß ein Teil der Bronchiektasen sicher angeboren ist, dafür sprechen schon die vielen „*Zystenlungen*", welche oft schon im Säuglingsalter ausgesprochene klinische Symptome verursachen, da sie meistens schon im Säuglingsalter sekundär infiziert sind. Es ist leicht möglich, daß in solchen Fällen, wo nur wenige angeborene Bronchiektasen bestehen, dieselben längere Zeit stumm bleiben und sich erst im späten Kindesalter oder sogar im Erwachsenenalter manifestieren. *Es ist aber ebenso sicher, daß auch erworbene Bronchiektasen existieren.* Bei der Besprechung der *Epituberkulose* konnten wir schon einige ausgesprochene Bronchiektasen demonstrieren, welche erst nach dem Bronchialeinbruch entstanden. Schon dort betonten wir, daß in der Pathogenesie der Bronchiektasen auch die Einbrüche der verkästen Lymphknoten eine Rolle spielen. Die meisten Bronchiektasen entstehen aber im Kindesalter bei *nichttuberkulösen Prozessen*. Bei diesen Prozessen sind sowohl die Bronchien wie auch ihre Umgebung einer ständigen Infektion ausgesetzt (Bronchitis, Peribronchitis). Dies geschieht meist in Fällen, wo die Bronchien eine Zeitlang *verstopft sind* und das entzündliche Exsudat in den verstopften Bronchien *stockt*. Dies kommt besonders bei Fremdkörperaspirationen, beim Keuchhusten und bei einigen chronischen Lungeneiterungen vor. Es wurde schon erwähnt, daß auch eine länger bestehende Atelektase zur Bildung von zylindrischen Bronchiektasen führen kann, da in diesen Fällen der „polsterartige Druck" der lufthaltigen Alveolen aufhört, weil die luftleeren Alveolen bei Atelektasen zusammengefallen sind. Diese Bronchiektasen wurden von FINDLAY „kompensatorische Bronchiektasen" genannt. Werden die zusammengefallenen Lungenalveolen wieder mit Luft gefüllt, so verschwinden diese kompensatorischen Bronchiektasen meist vollkommen, sie sind also regressionsfähig. Ob aber diese rein mechanische Auffassung FINDLAYS zur Klärung der Bildung von Bronchiektasen in Fällen von Atelektase genügt, wissen wir vorläufig nicht, wir glauben aber, daß neben den mechanischen Verhältnissen auch die Stockung des infizierten Bronchusinhaltes eine Rolle spielt. Endgültig geklärt ist diese Frage aber noch nicht.

Bei einem vollentwickelten Krankheitsbilde ist es meist unmöglich, *die Ursache der Bronchiektasenbildung festzustellen*, aber nach den Erfahrungen, welche wir bei Bronchusperforationen und Fremdkörperaspirationen mit KASSAY machten, halten wir bei einem jeden Fall von Bronchiektasie die bronchoskopische Untersuchung sowohl aus diagnostischen wie auch aus therapeutischen Gründen für indiziert. Nicht selten gelang es uns, die Ursache der Bronchiektasenbildung mittels der Bronchoskopie in einem seit langer Zeit in dem Bronchus liegenden Fremdkörper zu entlarven. Auf die bekannten klinischen Symptome der Bronchiektasen wollen wir hier nicht näher eingehen und erwähnen es nur, daß der Auswurf, welchen die Kinder hiebei entleeren, auch im Kindesalter so fötid sein kann, daß dieselben „asozial" werden, da sie nicht einmal die Schule besuchen können.

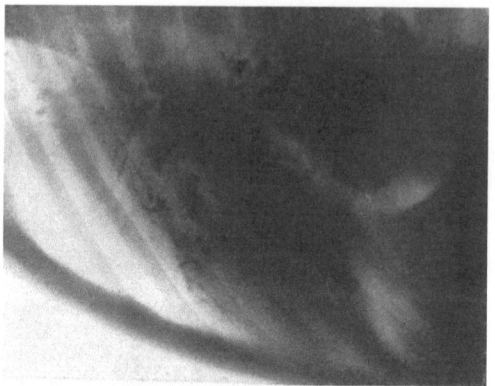
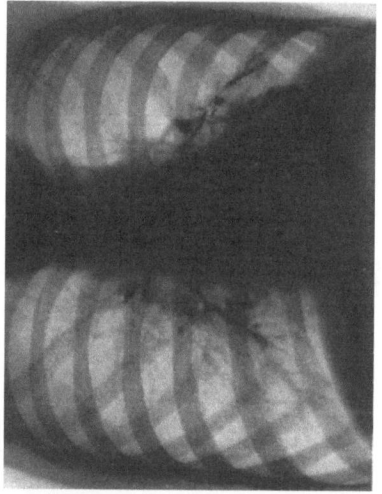
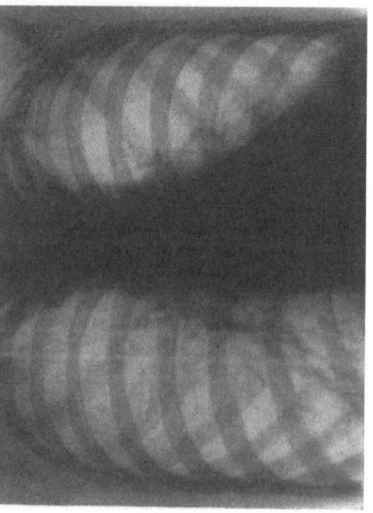

Fall Nr. 100. Zylindrische Bronchiektasen, welche durch Bronchographie nachgewiesen wurden. Das Sagittalbild zeigt die linksseitige Fixation des Mediastinums (*a*), dabei ist der linke phrenikokostale Winkel mit einem Schatten von wabenartiger Struktur ausgefüllt. Die Bronchographie ergibt links neben der Wirbelsäule zylindrische Bronchiektasen (*b*). Das Frontalbild (*c*) zeigt, daß die zylindrischen Bronchiektasen sich in das linke hintere-basale Segment lokalisierten.

Auch die Bronchiektasen zeigen eine ausgesprochene Segmentlokalisation. Die Röntgenbilder sind meist dadurch charakterisiert, daß sie im scharfen Kontraste mit den starken und wechselnden Rasselgeräuschen stehen. Entstehen die Bronchiektasen in einem vollkommen zyrrhotischen Lungengewebe, so wird meist nur eine geschrumpfte Lungenhälfte, mit homogenem Schatten bedeckt, gefunden. Die Bronchiektasen können aber auch in weniger verändertem Lungengewebe vorkommen. In diesen Fällen werden entweder verschiedene *Hohlräume* oder *rohrförmige Aufhellungen* beobachtet. Die Hohlräume werden durch *sackförmige*, die rohrförmigen Aufhellungen durch *zylindrische* Bronchiektasen verursacht.

Nach der Entdeckung von SICARD und FORESTIER wurde zum exakten Nachweis der Bronchiektasen *die Bronchographie* mit Hilfe von *Jodöllösungen* eingeführt. Da das bronchographische Verfahren schon allgemein bekannt ist, geben wir hier nur zwei Fälle aus unserem Material, wo die Bronchiektasen durch Bronchographie festgestellt wurden.

Fall Nr. 100. B. L., 10 Jahre alter tuberkulinnegativer Knabe. Der Knabe hustete seit einigen Jahren, Auswurf entleerte er aber nicht. Es konnte über dem hinteren Teile des linken Unterlappens eine Dämpfung mit klingenden Rasselgeräuschen beobachtet werden. Das Röntgenbild zeigte eine linksseitige Fixation des Mediastinums, dabei war der linke phrenikokostale Winkel mit einem Schatten von wabenartiger Struktur ausgefüllt. Die Bronchographie ergab, daß es sich um zylindrische Bronchiektasen des linken hinteren basalen Segmentes handelte. Die Ursache blieb unbekannt.

Fall Nr. 101. Sch. M., 10 Jahre alter tuberkulinnegativer Knabe. Derselbe wurde mit ausgesprochenen klinischen Zeichen der Bronchiektasie auf die Abteilung aufgenommen. Die Anamnese ergab, daß der Knabe schon seit 5 bis 6 Jahren

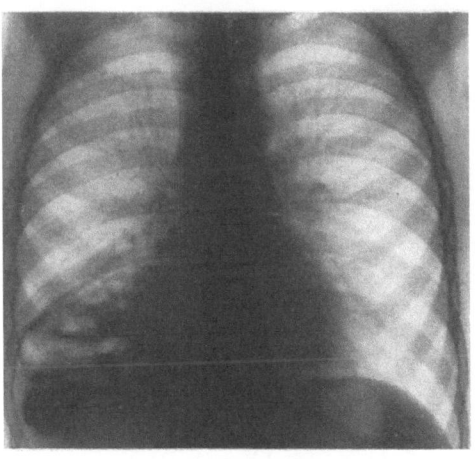 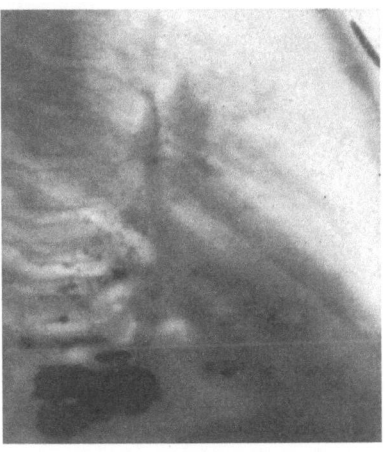

a   b

Fall Nr. 101. Sackförmige Bronchiektasen, durch Bronchographie nachgewiesen. Auf dem Sagittalbilde (a) sehen wir rechts neben dem Herzrande, besonders aber in dem rechten phrenikokostalen Winkel die mit Jodöl gefüllten sackförmigen Bronchiektasen. Das Frontalbild (b) zeigt, daß die sackförmigen Bronchieaktasen fast den ganzen rechten Unterlappen ausfüllen. Durch Lobektomie bestätigt.

stark hustete, einen sehr fötiden Auswurf entleerte, so daß er nicht einmal die Schule besuchen konnte. Das Kind wurde schon in vielen Instituten mit verschiedenen Methoden behandelt, eine endgültige Besserung wurde aber nicht erreicht. Die Trommelschlägelfinger waren sehr ausgeprägt. Die Auskultationsergebnisse über dem rechten Unterlappen waren charakteristisch. Auch bei uns entleerte der Knabe einen sehr fötiden Auswurf. Die Bronchographie ergab starke sackförmige Bronchiektasen sowohl im rechten hinteren wie auch im rechten vorderen basalen Segmente, so daß auf Wunsch der Eltern eine Lobektomie des rechten Unterlappens durch A. WINTERNITZ mit vollem Erfolg ausgeführt wurde.

Die Einführung des *Schichtverfahrens brachte in der Diagnostik der Bronchiektasen eine große Änderung mit sich, da dasselbe zur Diagnose der Bronchiektasen meistens allein genügt und die Bronchographie unnötig macht.* Diese Änderung ist praktisch sehr wichtig, da die Einführung des Jodöls bei kleinen Kindern meist große Schwierigkeiten verursacht, bei Säuglingen ist sie sogar unausführbar. Die Ausführung der Schichtbilder verursacht dagegen gar keine Schwierigkeiten, so daß auch von Neugeborenen brauchbare Schichtbilder gewonnen werden können. Auch für ältere Kinder bedeutet das Schichtverfahren eine große Erleichterung, da die Bronchographie nicht zu den bequemsten Methoden gehört, weswegen man sich zu derselben nur schwer entschließt und nur sehr selten wiederholt. Dagegen kann das Schichtverfahren ohne Bedenken wiederholt werden, wenn man genug Filme hat.

Fall Nr. 102. B. A., 14 Jahre altes tuberkulinnegatives Mädchen. Das Mädchen wurde mit der Klage zu uns gebracht, daß es seit einigen Jahren ständig hustet und sehr schwer zunimmt. Dabei war es immer sehr fleißig und lebhaft, hatte

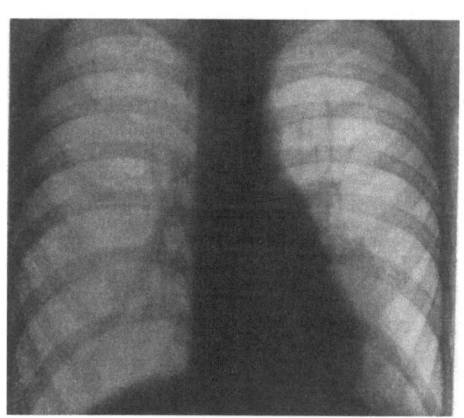 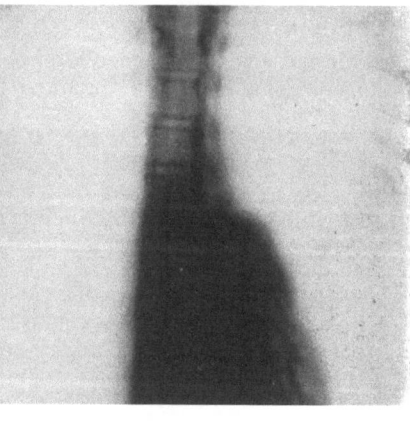

a   *b*

Fall Nr. 102. Zylindrische Bronchiektasen, durch Tomographie nachgewiesen.
Auf dem Sagittalbilde (a) sehen wir die linksseitige Fixation des Mediastinums und einen unbedeutenden, kleinen Schatten neben dem linken Herzrande. Am Schichtbild (b) sind hinter dem Herzschatten typische Bronchiektasen erkennbar.

guten Appetit und besuchte regelmäßig die Schule. Die klinische Untersuchung ergab im hinteren Teile des linken Unterlappens eine Dämpfung, dabei hie und da einige Rasselgeräusche. Die Tuberkulinproben (0,01 bis 1,0 mg A. T.) fielen negativ aus. Das Röntgenbild zeigte eine linksseitige Fixation des Mediastinums und einen unbedeutenden kleinen Schatten neben dem Herzrande. Das Schichtbild zeigte, daß im hinteren basalen Segmente des linken Unterlappens, ebenso wie im Falle Nr. 100, zylindrische Bronchiektasen bestanden.

Fall Nr. 103. H. J., 9 Monate altes tuberkulinnegatives Mädchen. Das Mädchen wurde wegen hohen Fiebers und starker Dyspnoe mit der Diagnose „Pneumonie in der linken Lungenhälfte" zu uns geschickt. Bei dem ganz verfallenen Mädchen, welches tatsächlich starken Lufthunger zeigte und ganz zyanotisch war, bekamen wir über der ganzen linken Lunge eine starke Dämpfung mit verschiedenblasigen Rasselgeräuschen, wobei auch Krepitation hörbar war. Der Schatten war nicht homogen, es konnten hie und da unregelmäßige Aufhellungen beobachtet werden. Das Herz und die Mediastinalorgane waren stark nach links gezogen, was für einen älteren schrumpfenden Prozeß sprach. Die Wirbelsäule stand „entblößt" da. Die Tuberkulinproben (0,01 bis 1,0 mg A. T.) fielen negativ aus. Da wir

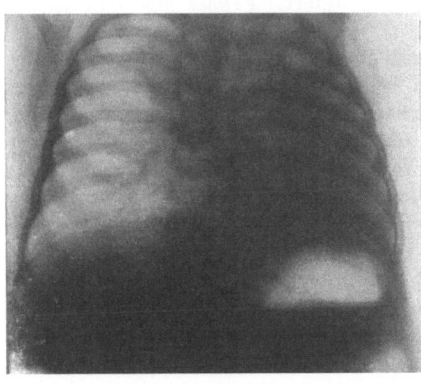 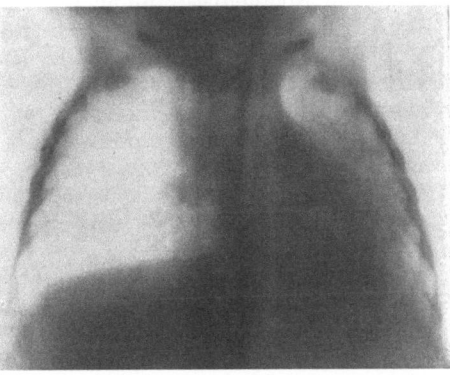

a   *b*

Fall Nr. 103. Durch Tomographie nachgewiesene angeborene Zystenlunge bei einem 9 Monate alten Säugling.
Das Sagittalbild (a) zeigt die ganze linke Lunge verschattet. Der Schatten ist nicht homogen, es können hie und da unregelmäßige Aufhellungen beobachtet werden. Das Herz und die Mediastinalorgane sind nach links gezogen, was für einen älteren schrumpfenden Prozeß spricht. Am Schichtbild (b) sehen wir, daß die ganze linke Lunge mit kleinen Luftzysten ausgefüllt ist. Durch Sektion bestätigt.

aus den einfachen „Übersichtsbildern" die wahre Natur der Röntgenveränderungen nicht entdecken konnten, ließen wir Schichtaufnahmen machen, welche zeigten, daß die ganze linke Lungenhälfte mit verschieden großen zystischen Hohlräumen ausgefüllt war. Erst jetzt konnten wir die Diagnose „angeborene Zystenlunge" stellen. Die nach 5 Tagen vorgenommene Sektion bestätigte unsere Diagnose: die ganze linke Lunge war mit verschieden großen angeborenen Lungenzysten ausgefüllt. Einige kleinere Zysten konnten sogar auch in der rechten Lungenhälfte beobachtet werden.

Auch in diesem Falle konnte die Diagnose *allein mit Hilfe des Schichtverfahrens* gestellt werden. Die Bronchographie wäre bei diesem kleinen Mädchen unmöglich gewesen. Auch dieser Fall beweist, wie brauchbare Schichtbilder von Säuglingen gewonnen werden können.

Intrathorakale Geschwülste kommen im Kindesalter *verhältnismäßig selten vor*. Am häufigsten ist im Säuglingsalter, besonders aber in den ersten 3 Lebensmonaten, noch die *Thymusvergrößerung*. Dieselbe verursacht aber meist keine klinischen Symptome und der vergrößerte Thymus bildet sich auch bald zurück. Wenn der Thymus bei älteren Säuglingen oder Kindern vergrößert gefunden wird, so sprechen wir von einem „*Thymus persistens*", welcher aber, wenigstens bei uns in Ungarn, *eine große Seltenheit ist*.

Der Thymus liegt im Mediastinum, deswegen geht seine Vergrößerung mit einer Veränderung des Mittelschattens einher. Bei Neugeborenen und ganz jungen Säuglingen zeigt die Thymusvergrößerung meist eine doppelseitige Verbreitung des Mittelschattens. Der vergrößerte Thymus kann aber noch verschiedene andere Veränderungen des Mittelschattens verursachen, welche nicht immer leicht erklärbar sind. In zweifelhaften Fällen ist das *Frontalbild* sehr wichtig. Da der Thymus in dem vorderen Mediastinalraum liegt, so zeigt die Thymusvergrößerung am Frontalbilde einen spindelförmigen oder halbkugeligen Schatten, welcher zwischen dem Sternum und der Trachea liegt. Man soll aber mit der Diagnose „Thymusvergrößerung", besonders nach den ersten 3 Lebensmonaten, *sehr vorsichtig sein*, besonders wenn der angeblich vergrößerte Thymus sich nach den ersten 3 Lebensmonaten nicht spontan zurückbildet, oder wenn er auf die Röntgenbestrahlung nicht prompt reagiert. *Früher hat man zu oft eine Thymusvergrößerung diagnostiziert.*

Auch die pathogenetische Rolle des vergrößerten Thymus wird heute ganz anders beurteilt als früher. Die neuesten bronchoskopischen Untersuchungen zeigen, daß die Atmungsschwierigkeiten, welche auf einen Druck des vergrößerten Thymus auf die Trachea zurückgeführt wurden, nicht durch Thymusdruck verursacht sind, *so daß die ganze Frage der Rolle des Thymus als eines mechanischen Hindernisses einer Revision unterzogen werden muß*, wobei wir es nicht vergessen dürfen, daß sich *ein Teil des Thymus* auch durch eine gutartige Geschwulst vergrößern kann.

Fall Nr. 104. B. É., 8 Monate altes tuberkulinnegatives Mädchen. Dasselbe entwickelte sich seit seiner Geburt vollkommen normal und war immer gesund. Im Alter von 8 Monaten wurde es nach einer Erkältung röntgenologisch untersucht. Dabei zeigte es sich, daß der Mittelschatten beiderseits, besonders aber rechts, verbreitet war und der rechte Mittelschatten eine starke Ausbuchtung

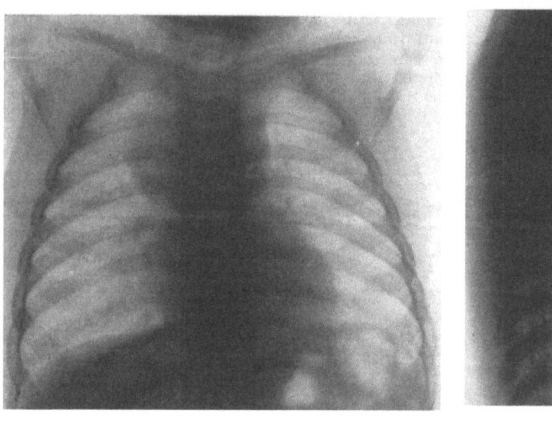 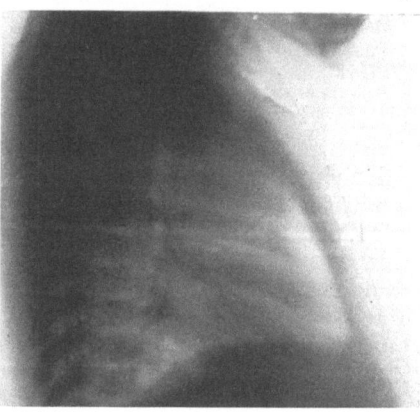

a   *b*

Fall Nr. 104. Thymusvergrößerung bei einem 8 Monate alten Säugling.
Das Sagittalbild (*a*) zeigt, daß der Mittelschatten nach beiden Seiten, besonders aber nach rechts verbreitert ist, der rechte Mittelschatten besitzt außerdem eine starke Ausbuchtung. Am Frontalbild (*b*) sehen wir vor der Trachea einen halbkugeligen, retrosternalen, homogenen Schatten, welcher der vergrößerten Thymus entspricht. Auf Röntgenbestrahlung prompte Heilung.

besaß. Das Frontalbild zeigte eine ausgesprochene halbkugelförmige Ausbuchtung, welche vor der Trachea lag. Da die Tuberkulinproben (0,01 bis 1,0 mg A. T.) negativ ausfielen, faßten wir den Räntgenschatten als einen vergrößerten Thymus auf und ließen eine leichte Röntgenbestrahlung ausführen, worauf der fragliche Schatten in 2 Wochen verschwand.

Wie leicht ein Röntgenbild irreführen kann, zeigt folgender Fall:

Fall Nr. 105. S. M., 2 Monate alter tuberkulinnegativer Knabe. Derselbe wurde mit hohem Fieber, Dyspnoe und starkem Husten auf unsere Abteilung aufgenommen. Die klinische Untersuchung ergab beiderseits paravertebral verschiedene Rasselgeräusche und Krepitation, so daß wir an eine doppelseitige paravertebrale Pneumonie dachten. Die Tuberkulinproben fielen negativ aus. Das Blutbild ergab 24000 weiße Blutzellen mit starker Linksverschiebung, dies konnte mit einer Pneumonie erklärt werden. Die Röntgenuntersuchung zeigte, daß nicht nur der obere Mittelschatten beiderseits, sondern auch der ganze Herzschatten auffallend verbreitet war. Der Schatten in der Herzgegend entsprach aber nicht dem gewöhnlichen Herzschatten, dabei war die Trachea auffällig nach rechts verschoben. Die Herzdämpfung war sehr groß, die Herztöne konnten aber ziemlich gut gehört werden. Wir konnten keine sichere Diagnose stellen, dachten aber an eine angeborene Geschwulst und betrachteten die paravertebrale Pneumonie als eine sekundäre Erscheinung. Die nach einigen Tagen vorgenommene Sektion zeigte aber, daß es sich um einen alten, dickwandigen, *mediastinalen Absceß* handelte, welcher im vorderen Mediastinum lag und 5 cm Eiter enthielt, in welchem Pneumokokken nachweisbar waren.

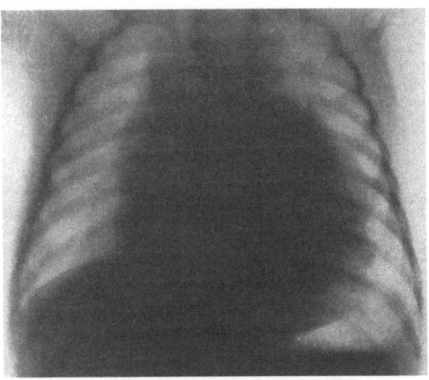

Fall Nr. 105. Mediastinalabsceß bei einem 2 Monate alten Säugling.
Die Röntgenaufnahme zeigt, daß der Mittelschatten beiderseits verbreitert ist, auch die Gegend des Herzschattens scheint verbreitert zu sein. Der Schatten entspricht nicht dem Herzschatten, das Herz scheint in dem großen Schatten verborgen zu sein. Die Trachea ist nach rechts disloziert. Die Sektion wies nach, daß es sich um einen Mediastinalabsceß im vorderen Mediastinum handelte.

Solche mediastinale Abscesse kommen im Säuglingsalter manchmal vor, in zweifelhaften Fällen soll man also auch an diese Möglichkeit denken.

Die *Geschwülste* lokalisieren sich im Kindesalter meist *im Mediastinum*, es kommen aber auch *Lungentumoren* vor. Die primären Lungen- oder Mediastinaltumoren sind entweder gut- oder bösartig. Gutartige primäre Tumoren sind die *Teratome* und die *Dermoidzysten*, welch letztere meist in dem vorderen Mediastinum liegen und verschiedene Vergrößerungen des Mittelschattens verursachen. Enthalten die Dermoidzysten *Zähne* oder *knöcherne Elemente*, so ist die Röntgendiagnose entscheidend, sonst kann man aus dem Röntgenbilde allein sehr schwer eine Diagnose stellen, höchstens kann die Gutartigkeit oder die Bösartigkeit der Tumoren mit einiger Wahrscheinlichkeit festgestellt werden, indem die gutartigen Geschwülste ein viel langsameres Wachstum zeigen als die bösartigen. Als primäre gutartige Tumoren kommen, neben den oben erwähnten, noch *Chondrome*, *Lipome*, *Fibrome* und *Osteome* vor. Das *Hygroma zysticum* kann sich auch in der Lunge lokalisieren, es ist aber meist mit ähnlichen Veränderungen des Halses vergesellschaftet. Hier sollen noch die *Echinokokkenzysten* erwähnt werden.

Unter den *bösartigen Erkrankungen* kommt im Kindesalter am häufigsten die *Lymphogranulomatose* vor. Bei der *mediastinalen Form* der Lymphogranulomatose ist die tumorartige Vergrößerung der mediastinalen Lymphknoten die einzig nachweisbare pathologische Erscheinung. Diese Lymphknotenveränderungen sind meist sehr ausgeprägt und lassen darüber keinen Zweifel, daß es sich um tumoröse Lymphknotenveränderungen handelt. Die exakte Diagnose kann aber nur *aus der histologischen Untersuchung* des exzindierten Lymphknotenstückes gestellt werden, da sowohl die *leukämischen* Lymphknotenveränderungen wie auch das *Lymphosarkom* ähnliche Lymphknotenveränderungen verursachen.

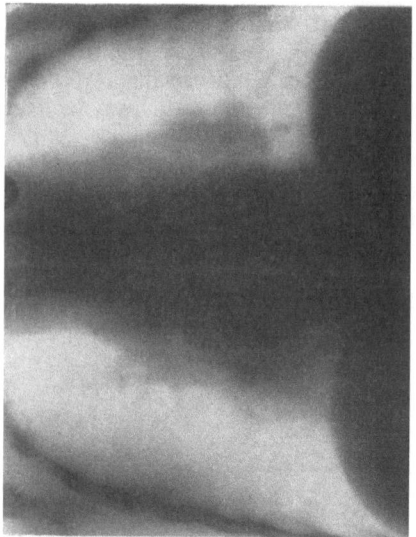
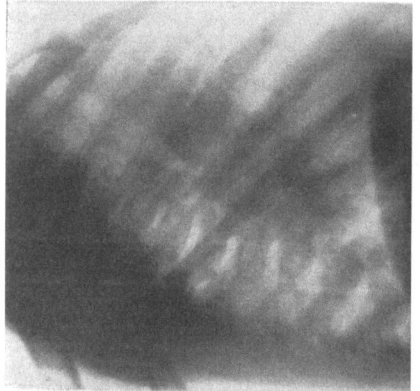
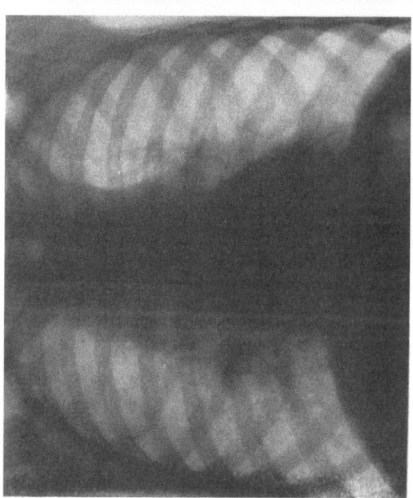

Fall Nr. 106. Lymphogranulomatose.

Auf dem Sagittalbilde (a) ist der Mittelschatten beiderseits stark verbreitert. Die Verbreiterung reicht bis zum Zwerchfell hinab. Das Frontalbild (b) zeigt, daß das tumoröse Schattenband vor der Trachea und vor dem Br. intermedius liegt. Auch die bösartigen Lymphknotenveränderungen lokalisieren sich meist im vorderen Mediastinum. Das Schichtbild (c) in der Hilusschichte zeigt, wie groß die Lymphknotenveränderungen sind. Auch die Kompression der Hauptbronchien kann aus dem Schichtbilde festgestellt werden. Durch histologische Untersuchung bestätigt.

Fall Nr. 106. K. E., 8 Jahre alter tuberkulinnegativer Knabe. Der Knabe wurde schon in kachektischem Zustande, mit starken Blutungen aufgenommen. Die Leber und die Milz waren etwas vergrößert, sonst konnten keine pathologischen Veränderungen nachgewiesen werden. Die Röntgenuntersuchung zeigte aber, daß der Mittelschatten beiderseits stark verbreitert war. Diese Verbreiterung reichte rechts fast bis zum Zwerchfell hinab. Aus dem Frontalbilde ist es ersichtlich, daß sich das tumoröse Schattenband vor der Trachea und vor dem Bronchus intermedius lokalisierte. Auch die bösartigen Lymphknotenveränderungen lagen meist im vorderen Mediastinum. Das Schichtbild zeigte sehr klar, wie groß die Lymphknotenveränderungen waren und wie stark die Trachea und die Hauptbronchien zusammengedrückt waren. Die histologische Untersuchung eines vergrößerten, rechtsseitigen, supraklavikulären Lymphknotens stellte fest, daß es sich um eine Lymphogranulomatose handelte.

Unter *Sarkoidose* oder BESNIER-BOECK*scher Krankheit* verstehen wir eine gutartige, chronische, granulomatöse Entzündung, welche mit charakteristischen Veränderungen des Skeletts, der Haut, Schleimhäuten, Lymphknoten, Milz und Augen einhergeht. Auch *Lungenveränderungen* kommen vor, welche teils aus tumorartigen Vergrößerungen der endothorakalen Lymphknoten, teils aus miliaren Knotenaussaaten bestehen. Die Ursache der Sarkoidose ist noch nicht geklärt. Nach einigen Autoren ist sie eine „nicht nekrotisierende Form der Tuberkulose", andere Autoren glauben, daß sie eine spezielle „Gewebsreaktion auf Tuberkelbacillen" bedeutet. Es gibt auch Autoren, welche die Krankheit auf einen unbekannten Virus zurückführen wollen. Die Tuberkulinproben sind meist negativ. Das Allgemeinbefinden der Kinder ist gut und schließlich geht die Krankheit in Heilung über.

Die stärksten Lymphknotenveränderungen sehen wir beim *Lymphosarkom*. Es ist bekannt, wie prompt diese Lymphknotenveränderungen eine Zeitlang auf Röntgenbestrahlung reagieren. Leider ist die Wirkung der Röntgenstrahlen nur vorübergehend und das tragische Ende läßt sich nicht abwenden.

Fall Nr. 107. Sch. F., 13 Jahre alter tuberkulinnegativer Knabe. Derselbe wurde wegen Atmungsschwierigkeiten zu uns gebracht. Die Röntgenuntersuchung zeigte eine beiderseitige, mächtige Vergrößerung der mediastinalen Lymphknoten. Die histologische Untersuchung eines supraklavikulären Lymphknotens ergab, daß es sich um Lymphosarkom handelte. Die Röntgenbehandlung war anfangs sehr erfolgreich. Der Knabe nahm an Gewicht bedeutend zu und die Lymphknotenveränderungen gingen stark zurück. Nach 1 Jahr kam aber ein Rezidiv, welches unaufhaltbar zum Tode führte.

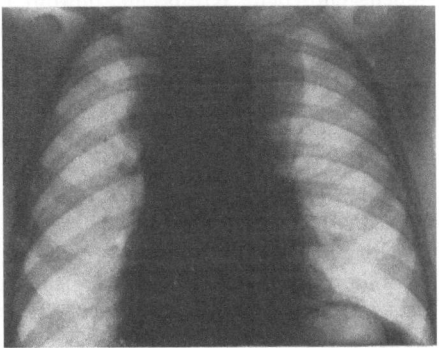

Fall Nr. 107. Lymphosarkom. Mächtige, beiderseitige Vergrößerung der mediastinalen Lymphknoten, welche auf die Röntgenbestrahlung anfangs gut reagierten. Durch histologische Untersuchung bestätigt.

Neben den primären Lungengeschwülsten kommen auch *Tumormetastasen* in den Lungen der Kinder vor. Die meisten Lungenmetastasen entstehen in den Lungen der Kinder bei *angeborenen Nierentumoren* und *Knochensarkomen*. Die Nierentumoren kommen meist in den ersten 5 Lebensjahren vor, sie sind leider keine Raritäten, da 20% aller Geschwülste im Kindesalter Nierentumoren sind. Diese Nierentumoren sind meist epitheliale Mischgeschwülste, welche zwar nicht infiltrierend wachsen, aber bösartig sind und zu hämatogenen Lungenmetastasen neigen. Die große Neigung der Knochensarkome zu Metastasenbildung in den Lungen ist allgemein bekannt.

Die hämatogenen Tumormetastasen können in den Lungen *solitäre* oder *multiple Metastasen* hervorrufen, welche sich meist in den unteren Lungenpartien lokalisieren und in beiden Lungen auftreten. Sie zeigen manchmal scharf umschriebene, kompakte, runde Schattengebilde, welche manchmal mit Primärherden verwechselt werden können. Bei zahlreichen Lungenmetastasen kommen verschieden große Tumoren vor. Es ist interessant, daß diese Lungenmetastasen im Kindesalter fast nie eine Atelektase oder Ventilstenose verursachen, sie bleiben klinisch meist stumm. Pleuritis serosa kommt aber öfters vor. Die wahre Natur dieser Lungenmetastasen kann natürlich meist nur dann entdeckt werden, wenn die primäre Geschwulst bekannt ist.

Lungenveränderungen kommen auch bei einigen *Retikulo-Endotheliosen* vor, so bei der Schüller-Christianschen, bei der Letterer-Siweschen und bei der Niemann-Pickschen Krankheit. In diesen Fällen entstehen meist interstitielle Granulationen, in welche sich verschiedene Lipoide ablagern können.

Diese interstitiellen Granulationen erzeugen meist an *interstitielle Pneumonien* erinnernde Röntgenveränderungen (Basales Dreieck).

Jene Lungenveränderungen, welche von verschiedenen *Pilzen* verursacht sind, erwecken in der neuesten Zeit steigendes Interesse. Früher war beinahe nur die Aktinomykose bekannt.

Die *Aktinomykose* verursacht tatsächlich Lungenveränderungen, welche auf den Röntgenbildern zuerst als intensive, homogene Schattenbildungen erscheinen. In diesem Stadium der Krankheit kann die Aktinomykose nur durch die Sputumuntersuchung diagnostiziert werden. Die Aktinomykose greift aber auch auf die *Pleura* über und verursacht dadurch entweder Empyem oder eine plastische Pleuritis. Später greift der Prozeß auch auf die *Brustwand* über und bricht nach außen durch, wodurch an der Brustwand zahlreiche *Fisteln* entstehen. Die Diagnose ist durch Probeexzision des infiltrierten oder geschwürigen Gewebes zu sichern.

Bisher hielt man die Aktinomykose im allgemeinen für eine seltene und lebensgefährliche Krankheit, obwohl LORD schon im Jahre 1911 nachwies, daß Aktinomyces auch im Munde und im Rachen gesunder Individuen nachweisbar sind. Neuerlich stellte KAY fest, daß beinahe in 50% chronischer, nicht tuberkulöser Lungenprozesse (Bronchiektasen, chronische Lungenabscesse) Aktinomyces gefunden werden können, welche *die eigentliche Ursache dieser chronischen Eiterungen sind.* Diese chronischen Lungenabscesse sind meist *Mischinfektionen,* denn es finden sich neben Aktionomyces auch Fusiformisbacillen, Spirochäten, Strepto- und Staphylokokken. Diese gemischte Flora spricht sehr dafür, daß es sich hier um *Aspirationen* handelt.

Die neueren Untersuchungen stellten aber fest, daß auch *andere Pilze* Lungenveränderungen verursachen können, welche sich teils in einfachen *Bronchitiden,* teils in schweren, *interstitiellen Pneumonien* mit *Höhlenbildungen* äußern und oft eine *ernste Prognose haben.* Die weiteren Untersuchungen zeigten außerdem, daß es auch *gutartige Mykosen* gibt, welche nach ihrer Heilung in den endothorakalen Lymphknoten und auch in den Lungen *Verkalkungen hinterlassen.* Neben der schon erwähnten Aktinomykose kommen besonders folgende Lungenmykosen vor:

Blastomykose, welche zu Bronchopneumonien oder Lungenabscessen führt.

Streptotrichose, welche ebenfalls zu Lungenentzündungen führen kann, wie es die Fälle von PANCOAST und PENDERGRASS beweisen.

Die *Torulose* wird durch *Torula hystolytica* verursacht und führt zu peribronchitischen Veränderungen.

Die *Aspergillose* ist die Krankheit der „*Vogelfreunde*", die besonders bei Individuen entsteht, welche sich viel mit *Tauben* und *Kanarienvögeln* beschäftigen. Sie verursacht meist Bronchitiden, es entstehen aber auch interstitielle Pneumonien, Lungenabscesse und Bronchiektasen.

Die *Sporotrichose* verursacht meist Haut- und Lymphknotenveränderungen, manchmal werden aber auch die Lungen angegriffen. Die Krankheit kommt meist bei *Gärtnern* und *Landwirten* vor.

Zwei Mykosen sind für das Kindesalter besonders wichtig, die *Coccidioidomykose* und die *Hystoplasmose,* da beide Mykosen bei ihrer Heilung *mit Verkalkungen einhergehen, so daß sie verkalkten Primärkomplexen vollkommen ähnliche Röntgenbilder geben.*

Früher glaubte man, daß die *Coccidioidomykose,* welche Haut-, Schleimhaut- und Lungenveränderungen verursacht, eine sehr gefährliche und bei Lungenveränderungen meist tödliche Mykose bedeutet. GASS, GAULD, HARRISON, STEWART und WILLIAMS stellten aber im Jahre 1938 fest, daß es in einigen Gegenden der U. S. A. viele Personen mit verkalkten Primärkomplexen gibt, bei welchen die Tuberkulinproben meist negativ ausfallen, dagegen die Intrakutanproben mit *Coccidioidinextrakten* positiv sind. Daraus wurde geschlossen, daß es auch *benigne Formen* der Coccidioidomykose gibt, welche ohne besondere klinische Erscheinungen in Heilung übergehen und nach der Heilung in der Lunge und in den endothorakalen Lymphknoten Verkalkungen hinterlassen.

Später wurde festgestellt, daß es einige Gegenden der *U. S. A.* sowie *Argentiniens* und *Uruguays* gibt, wo die Coccidioidomykose *endemisch ist*. Diese Gegenden sind in der U. S. A. einige *südwestlichen Staaten*, wie *Texas, Arizona, Kalifornien* usw., in Argentinien die *Chaco-Gegend*. Wenn fremde Personen in diese infizierten Gegenden gelangen, bekommen sie das ,,*Thalfieber*" und erkranken unter den Zeichen einer Influenza. Auch *Erythema nodosum* kann bei diesen erkrankten Personen auftreten, welches auch von *Coccidioides immitis* verursacht wird. Bei den leichteren Formen entstehen nur Bronchitiden und interstitielle Lungenveränderungen, bei den schwereren Formen, welche glücklicherweise seltener vorkommen, entstehen schwere interstitielle Lungenveränderungen mit Höhlenbildungen. Diese schweren Fälle enden meistens tödlich.

Die Infektion soll durch *Inhalation der Pilzsporen* in jenen Gegenden entstehen, wo die *Erde* und die *Pflanzen* mit diesen Pilzsporen infiziert sind. Die erkrankten Personen reagieren auf *intrakutane Coccidioidinextrakte* stark positiv (bis 1 : 10000) und die einmal erworbene positive Probe bleibt jahrelang positiv.

Die *Laboratoriuminfektionen* mit Coccidioides immitis sind *sehr gefährlich*, es wurden schon mehrere tödliche Laboratoriuminfektionen beschrieben. Nach SMITH und HAWELL sollen besonders die *Neger, die Mexikaner* und die *Philippiner* gegen Coccidioidoinfektionen empfänglich sein. Es ist leicht möglich, daß Coccidioidoinfektionen *auch in Europa* vorkommen. Bisher wurden am *Balkan* und in *Italien* einige Fälle festgestellt.

Im Jahre 1945 berichteten CHRISTIE und PETERSON, daß sie im Staate *Tennessee* bei älteren Kindern und Jugendlichen öfters endothorakale Verkalkungen feststellten und diese Personen auf Tuberkulinproben meistens negativ reagierten, die intrakutanen *Histoplasmininjektionen* hingegen in 87,4% der Fälle positiv ausfielen. CHRISTIE und PETERSON glauben, daß die *Histoplasmose* ebenfalls eine gutartige Mykose ist, welche zu einer leichten klinischen Erkrankung führt, nach deren Heilung in der Lunge Verkalkungen zurückbleiben. Die späteren Untersuchungen stellten weiterhin fest, daß es einige Gegenden der U. S. A. gibt, wo die Bevölkerung in 20 bis 50% auf intrakutane Histoplasmininjektionen positiv reagiert. Unter diesen Personen kommen oft Lungenverkalkungen vor. Untersucht man in diesen Gegenden die Personen, welche Lungenverkalkungen zeigen, so zeigt sich, daß sie auf Histoplasmin in 87,4%, auf Tuberkulin dagegen nur in 18,8% positiv reagieren, so daß es sehr wahrscheinlich ist, daß in diesen Gegenden die Lungenverkalkungen in ihrer Überzahl durch Histoplasmoinfektionen verursacht sind. Nach den bisherigen Untersuchungen sind die Histoplasmoinfektionen westlich vom Mississippi und nördlich vom Ohio am häufigsten. In den anderen Gegenden der U. S. A. fielen die intrakutanen Histoplasmininjektionen meist negativ aus, so waren sie z. B. bei den Kindern in New York, Buffalo, Rochester, Detroit, New Orleans und San Franzisko fast vollkommen negativ. In Europa wurden die Histoplasminproben in Irland und Holland ausprobiert, die Hautproben fielen aber in diesen Ländern vollkommen negativ aus.

Die durch *Histoplasma capsulatum* verursachten Infektionen verlaufen meist symptomlos, die stattgehabte Infektion ist in 50% der Fälle nur durch das Auftreten der Lungenverkalkungen oder aus dem Positivwerden der Histoplasminhautproben zu konstatieren. In anderen Fällen verursacht die Infektion klinische Symptome, welche aus mäßigen Temperaturerhöhungen Milz- und Leberschwellung, Anämie, Leukopenie, Vergrößerung der Lymphknoten, bei Lungenprozessen aus Husten, pleuralen Schmerzen und Auswurf bestehen. Bei einigen Personen entstehen im Munde, im Rachen oder an anderen Stellen des Gastrointestinaltraktes ulzeröse Prozesse.

Auch die Histoplasmoinfektionen können einen chronischen, sogar letalen Verlauf nehmen, es kommen sogar ,,fulminante'' Fälle vor, wo die Krankheit schnell zum Tode führt. Bei diesen fulminanten Fällen ist die Intrakutanprobe meist negativ.

Zum Schluß soll es noch erwähnt werden, daß es auch in Ungarn *zwei interessante Mykosen* gibt, welche als *Gewerbekrankheiten* ebenfalls sehr schwere, sogar tödliche chronische Lungenerkrankungen verursachen können.

F. Kováts berichtete im Jahre 1935, daß er bei den *Paprikaspaltern* in *Szeged*, meist bei jungen Mädchen und Frauen, chronische interstitielle Lungenveränderungen beobachten konnte, welche auch zur Lungenfibrose und Bronchiektasenbildung führten. Je länger die Arbeiterinnen sich mit Paprikaspalten beschäftigten, desto chronischere Formen konnten beobachtet werden. Die zur Obduktion gekommenen Fälle zeigten chronische Lungenfibrose, Bronchiektasen und verschiedene Höhlenbildungen, welche mit der Tuberkulose nichts zu tun hatten. Pilze konnten bei den Obduktionen nicht gefunden werden, daher glaubt Kováts, daß die Krankheit eigentlich eine *Toxomykose* ist: zuerst wird ein Reizstoff, *Capsaicin*, eingeatmet, welcher ein ständiges Husten verursacht. Bei der Bearbeitung des Paprikas werden Schimmelpilzsporen und Mycelien eingeatmet, welche dann die Schädigungen verursachen.

Vollkommen ähnliche Lungenveränderungen beobachtete D. Szüle bei *Tabakgärtnern*. Diese Arbeiter pflücken die Tabakblätter und ordnen sie nach dem Trocknen nach Größe und Qualität. An den in Bündeln gebundenen Blättern gedeihen auch *Schimmelpilze*, weswegen die Blätter zeitweise gelüftet und gereinigt werden, wodurch die Möglichkeit der Erkrankung gegeben ist.

Wir sehen also, *welch eine wichtige Rolle einige Mykosen in der Pathogenese verschiedener Lungenkrankheiten spielen können.* Diese Frage ist überhaupt noch nicht abgeschlossen, wir glauben sogar, *daß auf diesem Gebiete noch weitere interessante Entdeckungen zu erwarten sind.* Soviel ist aber auch heute schon sicher, daß man *bei chronischen Lungenprozessen auch im Kindesalter an die Möglichkeit einer Pilzinfektion denken soll* und in diesen Fällen entweder aus dem Sputum oder aus der nüchternen Magenflüssigkeit nach Pilzsorten suchen muß, außerdem sollen auch intrakutane Hautproben ausgeführt werden und bei Probeexzisionen oder bei der Sektion muß auch nach den verschiedenen Pilzsorten gefahndet werden.

Hiemit schließen wir die Aufzählung jener Lungenkrankheiten, welche mit Lungentuberkulose verwechselt werden können. Aus den vorgeführten Krankheiten ist es schon ersichtlich, wie mannigfache Möglichkeiten eines diagnostischen Irrtums unterlaufen können. Diesen zu vermeiden, müssen *alle Kriterien der Diagnostik sorgfältig eingehalten werden und man darf sich solange nicht beruhigen, bis die Diagnose mit den exaktesten Untersuchungsmethoden nicht unterstützt ist.*

XXV. Die Prophylaxe der Tuberkulose im Kindesalter.

Die Aufgabe der Prophylaxe besteht im Kindesalter:

1. aus der Verhinderung der tuberkulösen Ansteckung (Expositionsprophylaxe),
2. aus der Verhinderung der tuberkulösen Erkrankung (Dispositionsprophylaxe).

Die Verhinderung der tuberkulösen Ansteckung besteht natürlich darin, *daß die Kinder mit Tuberkelbacillen überhaupt nicht infiziert werden.* Dies ist unsere erste und wichtigste Aufgabe, denn wo keine tuberkulöse Infektion stattfindet, dort kann auch keine tuberkulöse Erkrankung entstehen. Am Beginn dieses Jahrhunderts erschien die Verhinderung der tuberkulösen Ansteckung der Kinder noch eine Utopie, da sowohl die damaligen Sektionsergebnisse wie auch die öfters zitierten Tuberkulinreihenuntersuchungen von HAMBURGER und MONTI zeigten, daß in Europa fast alle Kinder bis zum Erreichen der Pubertät mit Tuberkelbacillen infiziert waren. Sowohl bei der Besprechung der Ergebnisse der neueren Sektionen als auch der neuen Tuberkulinreihenuntersuchungen wurde es hingegen schon erwähnt, daß die tuberkulöse Durchseuchung der Kinder in den letzteren Dekaden in den zivilisierten Ländern stark abgenommen hat, so daß heute die Mehrzahl — 50 bis 70% — der Kinder in diesen Ländern das Kindesalter ohne tuberkulöse Infektion hinter sich läßt. Die tuberkulöse Infektion wird also im Kindesalter immer seltener, sie wird in das Erwachsenenalter verschoben, was soviel bedeutet, daß die primäre tuberkulöse Infektion immer mehr erst im Erwachsenenalter erfolgt. Ob dies ein Vorteil oder ein Nachteil ist, wissen wir noch nicht ganz genau, da die primäre tuberkulöse Infektion des Erwachsenenalters noch nicht genügend erforscht ist. Die eine Tatsache steht aber fest, daß die Tuberkuloseinfektion im Kindesalter immer seltener wird, was für uns Kinderärzte das Wichtigste ist. Wie sich die Dinge im Erwachsenenalter entwickeln werden, können wir noch nicht mit Bestimmtheit voraussagen, soviel läßt sich aber schon feststellen, daß auch die Adoleszenten von der tuberkulösen Infektion immer mehr verschont werden, was auch die Tuberkulinuntersuchungen der Universitätshörer und Rekruten in den verschiedenen Ländern zeigen, so daß die primäre tuberkulöse Infektion immer mehr gegen die älteren Jahrgänge verschoben wird. *Damit taucht die Frage auf, ob ein jeder Erwachsene bis zu seinem Tode überhaupt mit Tuberkelbacillen in Berührung kommen muß?* Wir glauben diese Frage nach den Ergebnissen der letzteren Dekaden ruhig *verneinen* zu können und es überhaupt nicht als Utopie zu betrachten, daß jemand auch im Greisenalter ohne stattgehabte tuberkulöse Infektion sterben kann. Wir glauben sogar, daß es in den zivilisierten Ländern auch schon heute mehrere alte Leute gibt, welche bisher mit Tuberkelbacillen nicht infiziert wurden und daß sich die Zahl solcher nichtinfizierter älterer Personen ständig vermehren wird. Die Tuberkulose wird also mit der Zeit mehr keine „Volkskrankheit" sein. Diese Ansicht unterstützt in gewissem Grade auch die Mortalitätsstatistik der U. S. A. Während unter den Todesursachen die Tuberkulose in der U. S. A. im Jahre 1900 mit 20,19$^0/_{00}$ den ersten Platz einnahm, fiel sie im Jahre 1940 mit 4,59$^0/_{00}$ auf den siebenten Platz. Bei unseren prophylaktischen Maßnahmen können wir es also als richtunggebend annehmen, *daß es vollkommen unnötig ist, daß ein Kind und sogar ein Erwachsener mit Tuberkelbacillen infiziert werde.*

Schon bei Besprechung der Frage, wie die Kinder sich mit Tuberkelbacillen infizieren, erwähnten wir es, daß die Hauptinfektionsquelle der „offene" Phthisiker ist. Dort wurde auch die Rolle der bovinen Infektionen besprochen und dabei betont, daß dieselbe bei der Verbreitung der Tuberkulose in den meisten Ländern eine untergeordnete Rolle spielt. Da in demselben Kapitel auch die prophylaktischen Maßnahmen gegen die bovine Infektion besprochen wurden, erübrigt es sich, diese hier von neuem zu besprechen.

Wenn wir die Tuberkulosemortalitätsstatistik in *Ungarn, nach Lebensjahren geordnet*, überblicken (Tab. 5), zeigt es sich klar, daß im Kindesalter die größte Tuberkulosemortalität die Säuglinge zeigen, danach kommen die Kleinkinder. Jetzt fällt die Mortalität steil ab und erreicht ihren Tiefpunkt in den 6. bis 10. Lebensjahren, um in den Pubertätsjahren wieder stark emporzusteigen und ihren höchsten Punkt für das ganze Leben im 24. Lebensjahre zu erreichen.

Hier befassen wir uns nur mit der Tuberkulose des Kindesalters, deshalb beschränken wir uns auf die Prophylaxe dieses Alters. Wie es allgemein bekannt ist und wie es auch die beigefügte Mortalitätskurve erhärtet, *ist die tuberkulöse Infektion bei Säuglingen und Kleinkindern die gefährlichste, deswegen soll die tuberkulöse Infektion dieser Jahrgänge womöglich vermieden werden. Wie werden die Säuglinge und Kleinkinder infiziert?* Da

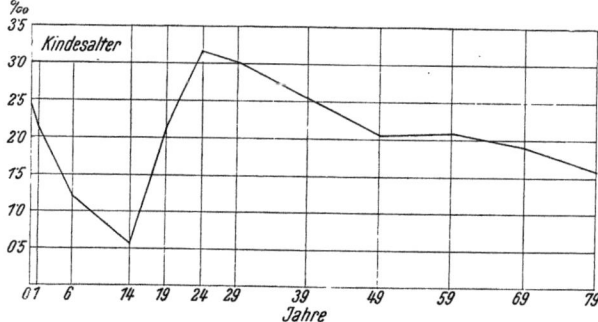

Tab. 5. Die Tuberkulosesterblichkeit in Ungarn, nach Lebensjahren geordnet, im Jahre 1932. Nach den Angaben von T. SZÉL.

sowohl die Säuglinge wie auch die Kleinkinder das Haus oder die Wohnung selten verlassen, erfolgt die Infektion meist zu Hause (*intradomiziläre Infektion*). Die Infektionsquelle muß also zu Hause gesucht werden. Als Infektionsquellen kommen in erster Linie die *Eltern* in Betracht. Am schwierigsten gestaltet sich die Situation, *wenn die Mutter selbst die Infektionsquelle ist*. Um die maternelle Infektion rechtzeitig zu vermeiden, sollten eigentlich die Lungen aller Mütter vor dem Gebärakt röntgenologisch untersucht werden. Eine kurze Durchleuchtung würde der Frucht sicher nicht schaden, wenn heute Beckenaufnahmen mit der Frucht ohne Nachteil gemacht werden können. Die Lungendurchleuchtungen sollen aber womöglich kurz vor der Geburt vorgenommen werden, da sich die tuberkulösen Prozesse oft erst in den letzten Monaten der Schwangerschaft verschlimmern. Wird bei der Mutter eine Lungentuberkulose festgestellt, so muß das Kind *nach der Geburt von der Mutter sofort getrennt werden*. Diese abgesonderten Neugeborenen sollen dann entweder bei gesunden Familienmitgliedern oder in Säuglingsheimen bzw. Säuglingsabteilungen untergebracht werden. Hierbei spielen auch die sozialen Verhältnisse eine große Rolle. Bei gutsituierten Familien ist die Absonderung der Neugeborenen keine große Aufgabe, sie können bei gesunden Familienmitgliedern sehr gut untergebracht werden. *Die Ergebnisse der häuslichen Absonderung sind bei uns in Ungarn die besten, sie sind viel besser als die Ergebnisse in den Säuglingsabteilungen oder Säuglingsheimen, da bei letzteren die vielen nosokomialen Infektionen sehr nachteilig wirken*. Wir lassen die Neugeborenen nur dann in Säuglingsheimen unterbringen (Säuglingsabteilungen in den Kinderspitälern kommen nur für eine kürzere Zeit in Betracht), wenn die häusliche Absonderung unmöglich ist. In Ungarn können die Kinder der ärmeren Volksklassen laut dem Gesetzartikel 1942/XII auch in *Findelanstalten* untergebracht werden. Die Neugeborenen tuberkulöser Mütter können sogar *mit amtlicher*

Gewalt von der Mutter entfernt und in der nächsten Findelanstalt untergebracht werden. In Frankreich sorgt bekanntlich seit 1903 das „*Oeuvre Grancher*" für die Trennung und Versorgung der Säuglinge tuberkulöser Mütter.

Eine weitere Frage ist: *Wann können die entfernten Kinder in das mütterliche Haus zurückkehren?* Diese Frage muß ganz individuell beurteilt werden. Sehr viel hängt von den Umweltfaktoren ab. Ist die Familie wohlhabend und intelligent, so daß sie den Schaden, den die tuberkulöse Infektion für einen jungen Säugling bedeutet, gut versteht, so können die Kinder lange getrennt bleiben. In vielen Fällen spielt die soziale Lage und das Verhalten der Mutter eine große Rolle. Die Mütter sind oft schwer erziehbar, sie wollen ihr Kind nur „einen Moment" sehen und sind meist unzufrieden, wenn sie es nur durch ein Glasfenster sehen. In solchen Fällen muß der Arzt die Mutter immer wieder darüber aufklären, daß sie für ihr Kind vorläufig eine lebensgefährliche Infektionsquelle bedeutet.

Je später das Kind infiziert wird, desto kleiner sind die Gefahren einer tödlichen Infektion. Deshalb sollen die Kinder, wenn die Mutter noch immer infektionsfähig ist, *womöglich bis zur Vollendung ihres 3. bis 4. Lebensjahres getrennt bleiben*. Bei erfolgreicher Kollapstherapie der Mutter kann die Absonderung der Kinder natürlich abgekürzt werden, man muß aber die Mütter auch weiterhin sorgfältig beobachten, damit bei einem eventuellen Aufflammen des Lungenprozesses die Kinder sofort entfernt werden können.

Viel leichter gestaltet sich die Verhütung der Infektion, wenn der *Vater* die Infektionsquelle ist. Hier spielen sowohl die sozialen wie auch die kulturellen Komponenten ebenfalls eine wichtige Rolle. Es gibt Väter, welche so vernünftig sind, daß sie ihre Kinder *nicht einmal in ihre Nähe lassen, um sie nicht zu infizieren*. Diese Väter lieben ihre Kinder keineswegs weniger als jene, welche den Ärzten große Szenen machen, wenn sie die Kinder von ihrem tuberkulösen Vater entfernen wollen. *Den größten Erfolg können in der Aufklärung der Eltern die Tuberkulosefachärzte erreichen.* Sie müssen die erkrankten Erwachsenen darüber aufklären, daß sie für die kleinen Kinder lebensgefährliche Infektionsquellen sind. Dies geschieht aber im praktischen Leben, wenigstens nach unseren Erfahrungen in Ungarn, *nicht genügend energisch*. Die Tuberkulosefachärzte wollen nämlich in erster Linie die erschrockenen Erwachsenen beruhigen und sprechen meist von „unbedeutenden", „gutartigen" Infektionen, dabei vergessen sie aber gewöhnlich die Erwachsenen darauf aufmerksam zu machen, daß sie trotz ihrer „leichten Infektion" für ihre Kinder sehr gefährlich sind. Außerdem werden den Erwachsenen die prophylaktischen Maßnahmen nur flüchtig und kurz erklärt, so daß dieselben meistens nicht einmal zuhören, was ihnen der Arzt trocken und pflichtgemäß klarlegt. Wir glauben, daß die prophylaktischen Maßnahmen gegen die tuberkulöse Infektion der Kinder viel energischer durchführbar wären, *wenn in der Tuberkulosefürsorge die Kinderärzte mehr hineinzureden hätten*. Es ist dies eine alte Klage der Kinderärzte. Wir glauben, daß es unter ihnen wenige gibt, welche Tuberkulosefürsorgestellen, wo auch Erwachsene behandelt werden, allein führen wollten. Soviel dürften die Kinderärzte aber erwarten, daß in solchen Fürsorgestellen, wo mehrere Ärzte angestellt sind, darunter auch ein Kinderarzt sei, der sowohl mit der Tuberkulose der Kinder wie auch mit der Tuberkulose der Erwachsenen vertraut ist. Wird bei einem Erwachsenen, welcher Kinder hat, eine Tuberkulose festgestellt, so ist der Kinderarzt gleich zur Stelle, um die Fürsorge der Kinder zu übernehmen. Warum diese Zusammenarbeit so selten ist, erscheint uns als ein Rätsel.

Neben den Eltern können natürlich auch *andere Familienmitglieder*, welche mit der Familie zusammenwohnen, eine Infektionsquelle bedeuten, so z. B.

ältere Geschwister, Großeltern, Tanten usw. Neben den Familienmitgliedern kommen weiterhin *alle Personen, welche mit der Familie zusammenleben, als intradomiziläre Infektionsquellen in Betracht*, so z. B. Dienstmädchen, Köchinnen, andere Angestellte, Aftermieter usw. Nach den Erfahrungen der Fürsorgestellen der Stadt Budapest spielen bei den intradomiziliären Infektionen im Mittelstande die Dienstmädchen, bei den ärmeren Volksklassen die Aftermieter die Hauptrolle.

Wird eine intradomiziläre Infektionsquelle festgestellt, so muß sie aus der Wohnung sofort entfernt werden oder müssen die Kinder das Haus auf solange Zeit verlassen, als die Infektionsquelle sich noch dort befindet. Bei Personen, welche nicht zur Familie gehören, gelingt die Entfernung meist ohne Anstand, bei Familienmitgliedern ist dies nicht immer so einfach, da dieselben oft keine separate Wohnung haben. Man muß aber womöglich alles daransetzen, um dieselben von den Kindern entsprechend zu isolieren. Es kann, wenn der betreffende Erwachsene vernünftig ist und weiß, welch eine Gefahr er für die Kinder bedeutet, eine vollständige Isolierung *auch zu Hause* erfolgreich durchgeführt werden. In dieser Hinsicht sind Männer meist viel verläßlicher als Frauen.

Neben den ständigen Mitgliedern eines Haushaltes spielen auch *vorübergehende Besucher*, wenn sie offene Phthisiker sind, eine wichtige Rolle, da sie die jungen Kinder ebenfalls lebensgefährlich infizieren können.

Sehr oft sind es *Leichtsinn*, unbegründete *Sentimentalität* usw., welche die Infektion verursachen. Eigentümlicherweise sind auch Ärzte in ihren Familien sehr oft außerordentlich leichtsinnig. Bei sehr vielen Ärztefamilien in Ungarn gelang es uns, die Ursache der tuberkulösen Infektion der Ärztekinder festzustellen, wobei es sich herausstellte, daß in den meisten Familien der Leichtsinn der Ärzte für die Infektion verantwortlich war. Die Infektionsquellen waren hier meist Assistentinnen, Dienstmädchen, Kindergärtnerinnen, Chauffeure, kranke Besucher usw., welche leicht entdeckt und aus dem Hause entfernt werden könnten.

Daß auch falsche Sentimentalität eine große Rolle spielen kann, zeigt das folgende Beispiel: ein 5 Jahre alter Knabe wurde an unserer Abteilung wegen Epituberkulose behandelt. Der Prozeß dauerte monatelang, bis die Lösung eintrat. Die Infektionsquelle war eine Tante, welche, trotzdem sie unter Pneumothoraxbehandlung stand, die Familie öfters besuchte. Wir konnten diese Tante von der Familie nur sehr schwer fernhalten und als der Knabe einen Bruder bekam, wurde dieselbe Tante als Taufmutter gewählt, die dann den Neugeborenen während der Taufe halten sollte, da sie die Kinder „so liebte".

Bei älteren Kindern, welche schon den Kindergarten oder die Schule besuchen, kommen natürlich auch andere, „*extradomiziläre*", Infektionen in Betracht. Die große Rolle der Hausinfektion besteht aber auch bei älteren Kindern. Bei der Miliartuberkulose und bei der Meningitis tbk. wurde es erwähnt, daß die an diesen Krankheitsformen leidenden Kinder meistens die Opfer einer intradomiziliären Infektion waren.

Alle Personen, welche sich mit Kindern beschäftigen, können Infektionsquellen sein. Deswegen kann in Ungarn laut dem Gesetzartikel 1940/VI „*ein jeder Erwachsene, der sich berufsmäßig mit Kindern beschäftigt, nur dann angestellt werden, wenn er seine Tuberkulosefreiheit amtlich nachweist*". In diese Kategorie gehören die Kindergärtnerinnen, Lehrer, Hebammen, das Personal des Säuglings- und Kinderschutzes sowie das Personal der Kinderspitäler (Ärzte, Pflegerinnen, stillende Mütter usw.).

Zur Aufgabe der Tuberkulosefürsorge gehört es bekanntlich auch beim

Feststellen der tuberkulösen Lungenerkrankung eines Erwachsenen alle Mitglieder dessen Familie, besonders die Kinder, einer Untersuchung zu unterziehen, um festzustellen, welche Kinder infiziert sind und welche nicht. Die infizierten Kinder müssen weiter beobachtet und behandelt werden, die nicht infizierten müssen von der Infektionsquelle womöglich ferngehalten werden. Bei der Entdeckung der Infektionsquelle können aber der Fürsorge *auch die Kinderärzte eine große Hilfe leisten*, wenn sie die Fürsorge über alle jene frischen tuberkulösen Kinderfälle verständigen, welche sie beobachten, wodurch die Fürsorge gleich weiß, wo sie die Infektionsquelle zu suchen hat. An unserer Abteilung ist es seit 15 Jahren gebräuchlich, bei der Aufnahme eines Falles von frischer primärer Tuberkuloseinfektion, die der Wohnung des Kindes entsprechende Tuberkulosefürsorgestelle sofort brieflich mit den nötigen Angaben zu verständigen. Gleichzeitig bitten wir, die Infektionsquelle aufzusuchen und uns über den Erfolg zu verständigen. Durch diese Meldungen können erstens solche Infektionsquellen entdeckt werden, welche sonst meist nur viel später zur ärztlichen Behandlung kommen würden, zweitens können solche frisch erkrankte Erwachsene in Behandlung genommen werden, bei welchen noch eine erfolgreiche Behandlung möglich ist. Dieses einfache Verfahren hat sich als sehr erfolgreich erwiesen, was auch aus dem folgenden Beispiel ersichtlich ist: Im Jahre 1938 wurde ein Säugling mit hohem Fieber auf unsere Abteilung aufgenommen, das sich als ein Initialfieber bei einer frischen tuberkulösen Primärinfektion erwies. Von der Mutter erfuhren wir, daß der Vater des Kindes als Portier in einem großen Lungensanatorium in der Nähe von Budapest angestellt war. Die Direktion des Lungensanatoriums wurde natürlich sofort verständigt und die Untersuchung des Vaters ergab eine frische Kaverne mit positivem Sputumbefund. Der Direktor des Sanatoriums teilte uns brieflich mit, daß diese Entdeckung den Ärzten des Sanatoriums eine große Überraschung war, da sie den Portier täglich sahen, er war stets sehr fleißig und lebhaft und niemand hätte daran gedacht, daß er eine große, frische Kaverne mit sich trug.

In den Kindergärten und Schulen werden die Kinder entweder von den tuberkulösen *Kindergärtnerinnen* oder *Lehrern* oder von den tuberkulösen *Schulgenossen* infiziert. Die Rolle des tuberkulösen Lehrpersonals ist sehr wichtig, *deswegen muß dasselbe periodisch auf Tuberkulose untersucht werden*. Die Schulgenossen spielen in der Verbreitung der Tuberkulose vor der Pubertät eine geringe Rolle, da Kinder mit Primärkavernen die Schule sehr selten besuchen. In den Pubertätsjahren spielen dagegen die Schulgenossen, welche an Lungentuberkulose vom Erwachsenentypus erkranken, schon eine sehr gefährliche Rolle. Nicht selten kommt es vor, daß Kinder mit „Frühkavernen" noch die Schule besuchen. Solche Kinder können sehr leicht *Masseninfektionen* verursachen, wie es z. B. die schon erwähnte Schulendemie WALLGRENS beweist.

Nach dem Gesetzartikel 1940/VI sollen in Ungarn alle Kinder vor ihrer Aufnahme in Kindergärten oder Säuglingsheimen auf Tuberkulose untersucht werden, weiterhin müssen bei allen Kindern Serienuntersuchungen in ihren 6., 10. und 15. Lebensjahren vorgenommen werden.

Die Serienuntersuchungen der Schulkinder mußten sich deswegen nur auf die 6, 10 und 15 Jahre alten Kinder beschränken, weil in den spärlich bewohnten Gegenden Ungarns auch diese Serienuntersuchungen sehr schwer durchführbar sind. In den Städten dagegen, wo es schon Fürsorgestellen und Schulärzte gibt, ist die Durchführung dieser Serienuntersuchungen natürlich viel einfacher, deswegen werden nach den Gemeindeverordnungen in den Städten Ungarns alle Schulkinder entweder jährlich oder halbjährlich (wie z. B. in Budapest) untersucht. Diese Serienuntersuchungen sind auf der ganzen zivilisierten Welt schon lange eingeführt. *Es fragt sich nur, ob diese Serienuntersuchungen genügen oder nicht?*

WALLGREN betont mit Recht, daß neben den Serienuntersuchungen auch eine *„individuelle Tuberkuloseprophylaxe"* der Schulkinder nötig wäre. Diese individuelle Prophylaxe besteht nach WALLGREN darin, daß ein jedes Kind, welches länger als 48 Stunden lang von der Schule ausblieb, nach seiner Rückkehr dem Schularzt vorgestellt wird, der in seinem Register nachsieht, ob das Kind tuberkulinpositiv oder tuberkulinnegativ ist. War das Kind tuberkulinnegativ, so führt der Schularzt eine neue Tuberkulinprobe aus, um festzustellen, ob die Erkrankung des Kindes eine primäre tuberkulöse Infektion war oder nicht. Die Ausführung der Tuberkulinproben bedeutet für die Schulärzte keine große Mehrarbeit und doch können durch dieses einfache Verfahren die ganz frischen primären Tuberkuloseinfektionen rechtzeitig entdeckt und behandelt werden. Wir glauben, daß dieser Vorschlag WALLGRENS sehr gut und leicht ausführbar ist. Wir möchten sogar weitergehen und die „individuelle Prophylaxe" *auch auf die tuberkulinpositiven Kinder der Pubertätsjahre ausdehnen*. Kommt nämlich ein Kind nach mehrtägigem Ausbleiben in die Schule zurück, so wird bei tuberkulinnegativen Kindern eine neue Tuberkulinprobe nach dem Vorschlage WALLGRENS ausgeführt. War aber das rückkehrende Kind schon früher tuberkulinpositiv, *so soll es röntgenologisch untersucht werden, um festzustellen, ob nicht ein neuer tuberkulöser Herd nachweisbar ist, welcher den Ausgangspunkt einer Phthise bilden kann*. Wir glauben, daß die Röntgenuntersuchung dieser Kinder keine größere Belastung bedeutet und so werden vielleicht viele frische „infraklavikuläre" Herde rechtzeitig entdeckt und in Behandlung genommen werden. Die täglichen Erfahrungen zeigen nämlich, daß die jährlichen oder auch halbjährlichen Serienuntersuchungen *nicht genügen, um die ganz frischen Fälle festzustellen. Die Phthise wartet leider nicht auf die Serienuntersuchungen*. Wir glauben, daß durch diese individuelle Prophylaxe viel mehr frische Fälle erfaßt werden können als sonst. Dann wird es vielleicht nicht mehr vorkommen, wie es uns passierte, daß ein 13 Jahre altes Mädchen uns von der Turnstunde zugeschickt wurde, weil es von der Ringschaukel fiel und Blut spuckte und die Röntgenuntersuchung bei dem Mädchen eine apikokaudale Phthise mit zwei Kavernen feststellte.

Eine sehr strenge Aufsicht verlangen *Internate*, wo Kinder untergebracht sind. Hier leben die Kinder mit ihren Kameraden Tag und Nacht zusammen, so daß hier eine Infektionsquelle noch mehr Schaden verursachen kann, als in der Schule. Die Internatinfektionen sind beinahe so schwer wie die Hausinfektionen. Zu einem gut geführten Internat gehört ein *gut bezahlter Kinderarzt*, der den Insassen des Internates täglich genügend Zeit widmen kann. Wenn irgendwo, so ist in einem Internat die „individuelle Prophylaxe" angezigt, welcher aber nicht nur die Kinder, sondern auch die Erwachsenen, welche dort angestellt sind, unterworfen werden müssen. Nach unseren Erfahrungen läßt die ärztliche Überwachung der meisten Internate noch viel zu wünschen übrig.

Wir glauben weiterhin, daß jene verschiedenen „*Erholungsheime*", wo Erwachsene mit Kindern aufgenommen werden, auch nicht genügend kontrolliert sind. Wer kontrolliert z. B. in diesen Erholungsheimen, ob ein Erwachsener sich nicht eben wegen seiner Lungentuberkulose erholen will? Wir kennen vornehme Erholungsheime des In- und Auslandes, wo sich Erwachsene wegen ihrer Lungentuberkulose längere Zeit aufhielten, wo sich aber gleichzeitig mehrere tuberkulinnegative Kinder mit ihren Müttern befanden. Wir erlebten sogar manch tragische Infektion, welche in diesen „vornehmen" Erholungsheimen stattfand. Deswegen reden wir alle Eltern vom Besuche solcher Erholungsheime oder Pensionen ab, wo nicht kontrollierte Erwachsene mit Kindern untergebracht sind.

Vor Beendigung des Besprechens der Expositonsprophylaxe müssen wir noch einmal deren Wichtigkeit bei *Säuglingen und Kleinkindern* betonen. Die Mortalitätskurve zeigt deutlich, daß die tuberkulöse Infektion im Säuglings- und Kleinkindesalter die gefährlichste ist, trotzdem werden merkwürdigerweise fast alle prophylaktischen Maßnahmen auf das Schulalter konzentriert: die Schulkinder werden jährlich oder halbjährlich systematisch untersucht, dabei stehen ihnen noch die Schulärzte zur Verfügung, welche auch eine individuelle Prophylaxe ausführen können, dagegen sind Säuglinge und Kleinkinder viel weniger geschützt. Wir glauben, daß die Säuglinge und Kleinkinder deswegen so wenig geschützt sind, weil sie nicht so leicht in der Hand gehalten werden können als die Schulkinder. Durch den Lernzwang müssen alle Kinder von 6 bis 14 Jahren die Schule besuchen, während dieser Zeit sind sie also durch die Schule erreichbar. Wie sollen aber die Säuglinge und Kleinkinder in der Hand gehalten werden? Die *Mutterberatungsstellen* leisten zwar sehr viel, ein großer Teil der Säuglinge und Kleinkinder wird aber dort überhaupt nicht vorgestellt, weil dazu kein Zwang besteht, da die Beratungen sich auf freiwillige Anmeldungen beschränken. Dieser Tatsache kann vorläufig nicht abgeholfen werden, da durch zwangsläufige Vorstellung aller Säuglinge oder Kleinkinder mehr Schaden entstehen würde als Nutzen, da das Zusammendrängen der Säuglinge und Kleinkinder in den engen Warteräumen der Beratungsstellen den Ausgangspunkt verschiedener Epidemien bilden könnte. Auch heute werden die Beratungsstellen von vielen Müttern eben deswegen nicht besucht, weil sie sich fürchten, daß ihre Kinder sich dort infizieren könnten. Wir bekennen offen, daß diese Furcht der Mütter, besonders in den Wintermonaten, vollkommen begründet ist.

An den Säuglingen oder Kleinkindern, welche freiwillig vorgestellt werden, können die Tuberkulinproben schon systematisch ausgeführt werden. In Budapest werden sie halbjährlich ausgeführt. Wenn ein Kind hier als tuberkulinpositiv gefunden wird, genügt nicht die Untersuchung des Kindes allein, *sondern es müssen die entsprechenden Tuberkulosefürsorgestellen verständigt werden*, um die Infektionsquelle aufzusuchen und die entsprechenden Maßnahmen zu ergreifen. Die Organisationen des Säuglings- und Kleinkinderschutzes müssen also mit der Tuberkulosefürsorge in enger Zusammenarbeit stehen.

Alle prophylaktischen Bestrebungen einzelner Organisationen stehen und fallen mit der Zusammenarbeit der erwachsenen Familienmitglieder. Solange die Bevölkerung nicht entsprechend aufgeklärt ist, so lange bekommen diese Organisationen zu Hause keine entsprechende Hilfe. Ohne diese Hilfe aber sind unsere prophylaktischen Bemühungen meist ergebnislos.

Heute besteht darüber kein Zweifel mehr, daß *ein tuberkulinpositives Kind erneuten Tuberkuloseinfektionen gegenüber ganz anders beurteilt werden muß als ein tuberkulinnegatives. Es ist sicher, daß ein tuberkulinpositives Kind gegen erneute Tuberkuloseinfektionen besser geschützt ist als ein tuberkulinnegatives. Wie stark aber dieser Schutz ist, wissen wir nicht.* Wir wissen z. B. nicht, ob die Tuberkulinpositivität nur gegen 50 oder auch gegen 200 Tuberkelbacillen schützt. Die humanen Infektionen sind nicht dosierbar wie die experimentellen Infektionen der Versuchstiere, dabei spielt auch die *Widerstandsfähigkeit* des tuberkulinpositiven Kindes eine große Rolle. Diese Widerstandsfähigkeit ist aber sehr *labil*. Nach körperlichen Anstrengungen, Hunger, nach verschiedenen Krankheiten kann sie so weit sinken, daß sie den Organismus z. B. auch gegen 50 Tuberkelbacillen nicht mehr zu schützen vermag.

Wenn ein Kind eine primäre Tuberkuloseinfektion überstanden hat, ist es einer neuen Infektion mit Tuberkelbacillen *auch noch weiterhin ausgesetzt*. Erfolgt diese Infektion noch bevor das Kind nach der primären Tuberkuloseinfektion seine vollkommen spezifische Resistenz erreichte, so sprechen wir nach LANGER von einer *„Superinfektion"*, erfolgt diese Infektion erst nach der Heilung der Primärinfektion, so sprechen wir über *„Reinfektion"*. Der Ausdruck Superinfektion wird aber heute sehr verschiedenartig gebraucht. KAYSER-PETERSEN faßte z. B. im Jahre 1935 in seinem Referat die Superinfektion als „die Neuaufnahme der Tuberkelbacillen nach erfolgter Erstaufnahme" auf. Heute wird das Wort Superinfektion meist in diesem Sinne gebraucht. Die Rolle der Superinfektion ist auch heute noch nicht genügend geklärt, sie kann angeblich manchmal günstig, manchmal dagegen schädigend wirken. Solange diese Frage nicht genügend geklärt ist, muß die Aufgabe der Prophylaxe darin bestehen, *auch tuberkulinpositive Kinder gegen erneute Tuberkuloseinfektionen zu schützen, so daß die früher angegebenen Maßnahmen der Expositionsprophylaxe auch für tuberkulinpositive Kinder gültig sind.*

Die zweite Aufgabe der Prophylaxe besteht darin, die Kinder in einem solchen Zustande zu erhalten, wobei sowohl die erste, wie auch die erneute Infektion *unter den günstigsten Verhältnissen verläuft. Dies ist die Aufgabe der Dispositionsprophylaxe.*

Die *Dispositionsprophylaxe ist also keine spezifische Prophylaxe*, sie umfaßt alle allgemein hygienischen Maßnahmen, deren Ziel es ist, die Kondition des Kindes in dem besten Zustande zu erhalten. Gute Wohnung, gute Ernährung, gute Kleidung, „Luft—Licht—Sonne", wie es HAMBURGER so gerne betont, vernünftiges Lernen, dabei entsprechendes Spiel und Sport sind jene Forderungen, welche zur Besserung der Kondition führen. Diese Forderungen sind aber so allgemein bekannt, daß alle etwas zivilisierten Eltern dieselben ihren Kindern gegenüber ohnehin erfüllen. Je allgemeiner der Wohlstand und die Kultur ist, desto weniger bleibt von diesen Forderungen zu wünschen übrig. Wenn wir noch die Prophylaxe gegen *Rachitis*, gegen die verschiedenen *Infektionskrankheiten* und gegen die Erkältungskrankheiten erwähnen, so sind dies solch *allgemeine Forderungen, welche auch zum Schutze eines jeden gesunden Kindes gehören.*

Zum Schluß soll noch die *spezifische Prophylaxe der Tuberkulose* besprochen werden. Der Zweck der spezifischen Prophylaxe besteht darin, die Kinder mit unschädlich gemachten Tuberkelbacillen so zu impfen, daß sie durch diese Impfung solch eine spezifische Resistenz erhalten, wie sie dies nach einer leichten natürlichen Infektion erreichen würden. Das Zeichen der eingetretenen spezifischen Resistenz ist das *Positivwerden der Tuberkulinproben*. Von den Impfstoffen wird also erwartet, daß sie *unschädlich und wirksam sind*. PETROFF und LANGER versuchten, aus *abgetöteten Tuberkelbacillen* eine Vakzine herzustellen. Diese Vakzine war tatsächlich unschädlich, sie war aber auch unwirksam. Andere Autoren (SELTER, WEBB, WILLIAMS) versuchten, aus wenigen *lebenden* und *virulenten* Tuberkelbacillen eine Vakzine herzustellen. Diese Vakzine war wieder gefährlich. CALMETTE und GUERIN versuchten bovine Tuberkelbacillen durch 13jährige Züchtung und durch 230 Überimpfungen in einen Zustand zu versetzen, *wo die Bacillen zwar lebten,* für den menschlichen Organismus aber *nicht mehr gefährlich waren* und dabei demselben doch *eine gewisse Resistenz gaben*, indem die *Tuberkulinproben* nach der Impfung *positiv wurden*. Diese Bacillenstämme wurden *B.-C.-G.-Stämme* (Bacillus CALMETTE-GUERIN) genannt.

CALMETTE versuchte im Jahre 1920 seine Stämme den *Neugeborenen peroral* einzuführen. Er glaubte nämlich, daß die Menschen sich nach der Auffassung BEHRINGS schon als Säuglinge mit bovinen Tuberkelbacillen peroral infizieren. Die verschluckten Bacillen sollten nach CALMETTE nicht in den regionären Lymphknoten des Digestionstraktes haften bleiben, sie sollten von dort in alle Teile des Körpers gelangen, so auch in die Lungen, wo sie sich zu humanen Tuberkelbacillen umwandeln und so die bekannten Lungenveränderungen, unter anderem auch den Primärkomplex hervorrufen sollten. Diese Auffassung CALMETTES stand aber mit den Ergebnissen der pathologisch-anatomischen Untersuchungen (wie es auch später die Lübecker Erfahrungen klar zeigten!), weiterhin mit den tierexperimentellen und klinischen Erfahrungen *in völligem Gegensatz*. Da die mit B. C. G. gefütterten Neugeborenen meist keine positive Tuberkulinreaktion gaben, wollte CALMETTE im Beginn auch die entscheidende Beweiskraft der Tuberkulinproben für das Auftreten der spezifischen Resistenz nicht anerkennen, da aber alle anderen Autoren das Positivwerden der Tuberkulinproben als unerläßliche Forderung für den Beweis der eingetretenen spezifischen Resistenz betonten, mußte auch CALMETTE seine Auffassung ändern. Inzwischen versuchten einige Autoren, wie WEIL-HALLE, TURPIN, HEIMBECK usw. die B.-C.-G.-Stämme *subkutan*, andere Autoren hingegen, wie WALLGREN, PARK usw. *interkutan* einzuverleiben. Es zeigte sich, daß sowohl die subkutanen wie auch die intrakutanen Impfungen unschädlich waren, dabei entwickelte sich eine gewisse spezifische Resistenz, *indem die Tuberkulinproben positiv wurden* und ihre Positivität jahrelang beibehielten.

Tierexperimente zeigten eindeutig, daß durch die B.-C.-G.-Vakzination bei den Versuchstieren *eine gewisse spezifische Resistenz erreicht werden kann*. Versuche an Kindern wurden unseres Wissens nach nur in der Kinderklinik HAMBURGER in Wien durch TÜRK ausgeführt. TÜRK impfte 2 geistig vollkommen debile Kinder mit B.-C.-G.-Stämmen, worauf sie tuberkulinpositiv wurden. Danach rieb TÜRK in die Haut eines tuberkulinnegativen Idioten virulente Tuberkelbacillen ein, wonach in der Haut des Idioten ein regelmäßiger Primärkomplex entstand. Abschließend rieb TÜRK auch in die Haut der mit B.-C.-G.-vakzinierten Kinder dieselbe Menge virulenter Tuberkelbacillen ein. Bei diesen beiden Kindern entstanden aber keine tuberkulösen Veränderungen. *Diese beiden Kinder wurden also von der erneuten Tuberkuloseinfektion durch die B.-C.-G.-Vakzination geschützt*.

Da die Unschädlichkeit der B.-C.-G.-Stämme durch mehrere hunderttausend Impfungen erwiesen wurde, wandte man die Impfungen in immer steigendem Umfange an, aber interessanterweise, *nicht in allen Ländern gleichmäßig*. Obwohl die ganze Idee und auch die Herstellung der Vakzine aus *Frankreich* stammte, wurden die ausgedehntesten Untersuchungen mit den B.-C.-G.-Stämmen in den skandinavischen Ländern (*Dänemark, Schweden, Norwegen*) ausgeführt. Andere Länder, besonders *Deutschland* und auch *Österreich*, standen den B.-C.-G.-Impfungen sehr skeptisch gegenüber. Auch die *U. S. A.* betrachtete die Ergebnisse der B.-C.-G.-Impfungen sehr kritisch und bis in die letzte Zeit sind in der U. S. A. tatsächlich keine ausgedehnteren B.-C.-G.-Impfungen vorgenommen worden.

In der Frage der B.-C.-G.-Impfungen wurde bisher *keine Einigung* erzielt, obwohl, seitdem CALMETTE seine Vakzine zur Prophylaxe der Tuberkulose empfahl, schon mehr als 25 Jahre vergangen sind. Wir glauben den heutigen Stand der B.-C.-G.-Frage am besten dadurch zu veranschaulichen, daß wir *jene Besprechungen wiedergeben*, welche unter der Veranstaltung der *National Tuberculosis Association der U. S. A.* im Juni 1947 in San Franzisko stattfanden und wozu auch die Repräsentanten anderer Länder eingeladen waren. Dort teilte HOLM von seiten der skandinavischen Länder mit, daß die B.-C.-G.-Vakzination in diesen Ländern, wo sie seit mehr als 15 Jahren verwendet wird, sehr beliebt sei. In Dänemark kann man heute keine Kontrollgruppe mehr aufstellen, da sich in Dänemark ein jeder mit B. C. G. vakzinieren lassen will. Während des zweiten Weltkrieges war die B.-C.-G.-Vakzination für die tuberkulinnegativen schwedischen Soldaten obligatorisch. In Norwegen ist nach HOLM ein Gesetz in Vorbereitung, nach welchem die B.-C.-G.-Vakzination für jeden, der die Schule tuberkulinnegativ verläßt, gesetzlich vorgeschrieben wird. Wie beliebt die B.-C.-G.-Vakzination in den skandinavischen Ländern ist, beweist die Tatsache, daß in Dänemark allein im Jahre 1946 mehr als 100000 Personen vakziniert wurden.

Nach dem Berichte HOLMS werden in Dänemark *nur die Neugeborenen von ihren tuberkulösen Müttern entfernt*. Die entfernten Neugeborenen kommen in ein Kinderkrankenhaus, wo sie schon an ihrem 2. Lebenstage B.-C.-G.-Vakzine erhalten und verbleiben im Spital so lange, bis die Tuberkulinproben positiv ausfallen. Dies ist meist in 6 Wochen der Fall. In anderen tuberkulösen Familien wird nur eine *häusliche Absonderung* vorgenommen. Wenn eine neue Infektionsquelle entdeckt wird, ruft man die ganze Familie ein und tuberkulinisiert. Die Infektionsquelle wird in einem Spital oder in einem Sanatorium untergebracht, wo sie so lange verbleibt, bis zu Hause die vakzinierten tuberkulinnegativen Familienmitglieder nicht tuberkulinpositiv geworden sind. In Dänemark fürchtet man sich nicht von der Impfung in der „präallergischen Periode" und es wird nicht für gefährlich gehalten, wenn geimpfte Personen gleich nach der Impfung mit Tuberkulose infiziert werden.

Nach HOLM wird die B.-C.-G.-Vakzination besonders bei jungen Erwachsenen angewendet. *Kleine Kinder und Schulkinder werden nicht geimpft, ausgenommen sie leben in einer tuberkulösen Familie oder sie sind der tuberkulösen Infektion besonders ausgesetzt.* Die Zahl der Tuberkulosefälle im Kindesalter ist in Dänemark, nach HOLM, so klein, daß mehrere tausend Kinder geimpft werden müßten, wenn man ein Kind gegen die Tuberkulose schützen wollte. Außerdem ist die Prognose der Tuberkulose im Kindesalter, nach HOLM, viel günstiger als im Adoleszentenalter. Die Ansicht der skandinavischen Länder faßte HOLM darin zusammen, daß *die B.-C.-G.-Vakzination im Kampfe gegen die Tuberkulose eine ausgezeichnete Waffe ist, sie muß aber mit allen anderen Methoden gemeinsam verwendet werden, welche sich im Kampfe gegen die Tuberkulose schon bewährt haben.*

Die Redner aus der U. S. A. waren für die B.-C.-G.-Vakzination schon bei weitem nicht so begeistert wie HOLM. So teilte HILLEBOE, ein Mitglied des staatlichen Gesundheitsamtes, mit, daß die Gesundheitsbehörden der U. S. A. von verschiedenen Ländern aufgefordert wurden, ihren Standpunkt in der Frage der B.-C.-G.-Vakzination bekanntzugeben. Endlich wurden sie sogar von der World Health Organisation der U. N. O. zur Stellungnahme aufgefordert, so daß die Gesundheitsbehörden der U. S. A. einsahen, daß eine weitere Verzögerung in der Stellungnahme fälschlicherweise als eine Mißbilligung betrachtet würde. Die ganze Frage der B.-C.-G.-Vakzination wurde deshalb in einer *amtlichen Konferenz im September 1946 durchbesprochen*, wo auch führende Fachleute aus Dänemark und China anwesend waren. Auf der Konferenz wurde festgelegt, *daß es noch weiterer Untersuchungen bedarf, um die Wirkung der B.-C.-G.-Vakzination zu bestimmen, und daß auch Versuche mit abgetöteten Tuberkelbacillen vorzunehmen sind.* Die Notwendigkeit der Einführung neuer Versuche wurde damit begründet, *daß einige wichtige Fragen der B.-C.-G.-Vakzination noch unbeantwortet erscheinen, und zwar die folgenden:*

1. Wie stark die Immunität ist, welche durch die Vakzination erreicht werden kann?

2. Wie lange die durch die Vakzination erreichte Immunität dauert?

3. Was die langfristigen Resultate der B.-C.-G.-Impfungen sind?

Die ersten „amtlichen" Versuche begannen im April 1947 im Staate Georgia.

MYERS betonte, daß, wenn die jetzt eingeführten großzügigen und exakten Untersuchungen die Fachleute der U. S. A. davon überzeugen sollten, daß die B.-C.-G.-Vakzination ebenso wirkungsvoll sei wie die Vakzination gegen Blattern, er der erste sein würde, der die allgemeine, sogar zwangsmäßige Verwendung der B.-C.-G.-Vakzination empfehlen wird, solange aber diese Wirkung der B.-C.-G.-Vakzination nicht exakt erwiesen ist, will MYERS die Vakzination *weder verwenden, noch empfehlen*, und zwar aus folgenden Gründen:

1. Unsere Kenntnisse über die Tuberkuloseimmunität sind noch *sehr unzulänglich*, wir wissen noch immer nicht wie viel oder wie wenig Immunität bei einer tuberkulösen Infektion entsteht. Ebensowenig wissen wir, *was die Erfolge einer künstlichen Immunisation sind.*

2. Die Ergebnisse der bisherigen *Tierexperimente* sind *nicht beweisend*, denn es entwickelte sich sowohl bei den vakzinierten als auch bei den nicht vakzinierten Versuchstieren nach der künstlichen Tuberkuloseinfektion ein tuberkulöser Prozeß, nur mit dem Unterschied, daß er bei den vakzinierten Tieren einen langsameren Verlauf zeigte. Übrigens wurden alle Versuchstiere zu früh getötet. Die Ergebnisse der *tierärztlichen Untersuchungen* in der U. S. A. ergaben, daß die B.-C.-G.-Vakzination zum Schutz der Rinder gegen tuberkulöse Infektion *ungeeignet ist.*

3. Seit der Entdeckung der B.-C.-G.-Vakzination ist schon *ein viertel Jahrhundert* vergangen, es wurden 7 Millionen Menschen geimpft und die Wirkung der Vakzination *ist noch immer strittig*. Wäre die Wirkung der Vakzination mit B.-C.-G.-Stämmen in die Augen springend, so wäre ihre Verwendung keine Streitfrage mehr. Übrigens zeigten jene Gegenden der U. S. A., wo die Impfung überhaupt nicht verwendet wurde, einen stärkeren Rückgang der Tuberkulosemortalität als jene Länder, wo sie schon allgemein verwendet wird.

4. Aus den Berichten, welche sich mit der *Kontrolle* der Wirkung der B.-C.-G.-Vakzination beschäftigen, ist ersichtlich, daß diese Kontrolle *nicht immer ganz exakt war*. So wurden z. B. sowohl bei den geimpften, wie auch bei den Kontrollkindern zu wenig Sektionen vorgenommen.

5. Bei der Diagnose der Tuberkulose leisten uns die *Tuberkulinproben* die größte Hilfe. Auch bei der Kontrolle unserer prophylaktischen Bemühungen sind uns dieselben unentbehrlich. Bei der verbreiteten Verwendung der B.-C.-G.-Vakzination *verlören wir unsere größte diagnostische Hilfe*, die Tuberkulindiagnostik.

6. Wenn die Ärzte das Wort „Vakzination" oder „Immunität" gebrauchen, denkt das Publikum an eine *totale Verhütung*, wie es bei den Blattern der Fall ist. *Von solch einer totalen Verhütung kann aber bei der B.-C.-G.-Vakzination keine Rede sein.*

Zum Schluß der Diskussionen behauptete der Vorsitzende SWEANY, daß die B.-C.-G.-Vakzination scheinbar ein brauchbares Mittel im Kampfe gegen die tuberkulöse Infektion sei. Es stehe außer Zweifel, daß die Vakzination *gegen die tuberkulöse Neuinfektion eine gewisse Immunität gibt*, so daß es ratsam erscheint, Personen, welche einer tuberkulösen Infektion ausgesetzt sind, zu impfen. Die B.-C.-G.-Vakzination soll daher *besonders in jenen kriegsgeschädigten Ländern angewendet werden, wo die hygienischen Maßnahmen zusammengebrochen sind.* Aber auch hier soll die B.-C.-G.-Vakzination nur als eine *dringende Maßnahme betrachtet werden* und soll unter entsprechender Kontrolle stehen. Man soll weiterhin daran denken, daß nicht nur das Publikum, sondern auch die Ärzte, durch die Vakzination mit B.-C.-G.-Stämmen sich in einem falschen Sicherheitsgefühl wiegen können, wodurch altbewährte prophylaktische Maßnahmen vernachlässigt werden. Da das Verfahren *billig* ist, wird es auch von den *Gesund-*

heitsbehörden gerne empfohlen, welche die billigeren Maßnahmen bevorzugen, wenn dieselben auch nicht so erfolgreich sind. In Ländern, wo die Tuberkulosemortalität schon stark gesunken ist, erscheint die Verwendung der B.-C.-G.-Vakzination als *unnötig*, da die Einwohner nur dort künstlich tuberkulinpositiv gemacht werden sollen, wo dies absolut nötig ist. *Der große diagnostische Wert der Tuberkulinproben soll womöglich erhalten bleiben.*

Wir geben hier alle Meinungen der Debatte wieder, um zu zeigen, *wie stark heute noch die Auffassungen in der B.-C.-G.-Frage auseinandergehen.*

WALLGREN, der große Kenner der B.-C.-G.-Frage, betont in seinem Buche, man möge nicht glauben, daß die B.-C.-G.-Vakzine *gegen Meningitis tbk., gegen Miliartuberkulose oder auch gegen Phthise unbedingt schützt. Wogegen schützt denn dann die B.-C.-G.-Vakzine?* fragt man unwillkürlich. Schützt sie nur gegen milde Infektionen mit wenigen Tuberkelbacillen? Auf diese Frage können wir keine eindeutige Antwort geben. Dann können wir aber auch auf die zweite Frage keine bestimmte Antwort geben: *ob der durch die Vakzination erreichte Schutz von so großem Wert ist, daß er das Verlieren der Tuberkulindiagnostik aufwiegt?*

Überblicken wir die Liste der Autoren, welche sich so begeistert für die Verwendung der B.-C.-G.-Vakzination einsetzen, so sehen wir, daß es meist *Bakteriologen, Serologen* (wie z. B. CALMETTE, GUERIN, HOLM) sind oder es sind *Gesundheitsbeamte*, höchstens solche *Tuberkulosefachärzte*, welche sich meist mit *Erwachsenen* beschäftigen. Die *Kinderärzte* dagegen, welche sich mit allen Krankheiten der Kinder beschäftigen müssen, wissen sehr gut, *was das Verlieren der Tuberkulindiagnostik für sie bedeuten würde, deswegen nehmen sie eine mehr abwartende Stellung ein.* Auch wir sind der Meinung, daß, solange der Wert der B.-C.-G.-Vakzination nicht allgemein anerkannt ist und wir nicht vollständig überzeugt sind, daß die Vakzination für die Kinder vorteilhafter ist als das Verlieren der Tuberkulindiagnostik, wir ihretwegen *der sehr wichtigen Hilfe der Tuberkulindiagnostik nicht entsagen können.*

XXVI. Die Behandlung der Tuberkulose im Kindesalter.

In diesem Kapitel befassen wir uns mit der nichtspezifischen und mit der spezifischen Behandlung der Lungentuberkulose vom kindlichen Typus, also mit der Behandlung der primären Lungeninfektion. Die Behandlung der anderen Formen der Tuberkulose wurde schon in den entsprechenden Kapiteln besprochen.

Die *nichtspezifische Allgemeinbehandlung* der Lungentuberkulose vom kindlichen Typus besteht in der möglichsten *Ruhigstellung* der Lunge, was am besten durch *Bettruhe* und *Liegekuren* erreicht werden kann. Das Ziel der Bettruhe und der Liegekuren besteht darin, daß die Kinder sich möglichst wenig bewegen, um ihre Lunge von der *angestrengten Atmung* zu schonen. Je kleiner die Körperbewegungen sind, desto wirksamer ist die Ruhigstellung der Lunge, welche am besten durch Bettruhe erreicht werden kann. Während der akuten Phase der tuberkulösen Erstinfektion ist also *die Bettruhe die zweckmäßigste.* Die Kinder sollen solange im Bett liegen, *bis die Zeichen der allgemeinen Infektionswirkung nachweisbar sind.* Diese Zeichen sind: *Temperaturerhöhung* und *Erhöhung der S. R.*

Bei der Beurteilung der Frage, *wie lange die Kinder im Bett gehalten werden sollen*, muß man es vor Augen halten, daß die meisten hämatogenen Streuungen in den ersten 3 Monaten nach der Manifestation der tuberkulösen Ansteckung erfolgen, deswegen sind diese ersten 3 Monate die gefährlichsten. Aus diesem Grunde ist es einleuchtend, die Kinder, besonders wenn die Zeichen der allgemeinen Wirkung noch bestehen, *in den ersten 3 Monaten im Bett zu halten.* Sind die ersten 3 Monate vorüber, so muß die Behandlung des Kindes *individuell* geleitet werden. Je jünger das Kind ist, je stärker die Infektion war, um so länger muß die Bettruhe dauern.

Die *Fenster* werden aber schon während der Bettruhe stufenweise für immer längere Zeit geöffnet, damit die Kinder *so lange als möglich frische Luft bekommen.* Man soll aber das Öffnen der Fenster nicht übertreiben. In der kalten Jahreszeit sollen die Fenster nur so lange offen bleiben, bis die Zimmertemperatur nicht zu stark herabsinkt. Man muß daran denken, daß es Perioden gibt, wo man mit dem Heizmaterial sehr sparen muß, deswegen hängt das Fensteröffnen gewissermaßen mit der wirtschaftlichen Lage der Eltern zusammen. *Die Hauptsache ist die Bettruhe und nicht das Fensteröffnen,* welch letzteres nur ein gutes ,,Adjuvans" ist. Man soll daher nicht glauben, wenn man im kalten Winter die Fenster für die Nacht zumacht, die Kinder sich danach schlechter erholen werden. Auch bedeutet die Bettruhe nicht soviel, daß die Kinder *bewegungslos* in ihrem Bette liegen müssen, dies tun die Kinder auch so nicht, da sie sich bewegen wollen. Trotzdem ist die Bettruhe die beste Methode, die Bewegungslust der Kinder einzuschränken.

Sind die Zeichen der allgemeinen Wirkung der Infektion vorüber, so beginnen die *Liegekuren* an der frischen Luft. Zu Liegekuren sind staubfreie, pflanzenreiche *Gärten* am geeignetsten. Sind solche nicht da, so müssen wir auch mit kleineren *Höfen, Terrassen* oder *Balkonen* zufrieden sein. Wir halten es für sehr wichtig, daß der Arzt in die Wohnung des kranken Kindes persönlich hinausgehe, um das ,,Mikroklima" zu studieren und um den geeignetsten Platz für die Liegekuren selbst auszusuchen. Bei dem persönlichen Besuch des Arztes können gleichzeitig alle praktischen Einzelheiten besprochen werden, was auch sehr wichtig ist.

Wir schreiben nach der Bettruhe eine ,,*Tagesordnung*", wie in einer Anstalt, vor. Die Eltern sind sehr froh, daß sie genau wissen, was sie mit ihrem Kinde in einer jeden Stunde tun sollen und sie halten diese Vorschriften auch pünktlich ein.

Die Liegekuren beginnen während der kalten Jahreszeit nur *stufenweise* an der freien Luft. Der Aufenthalt an der freien Luft kann täglich mit einer halben Stunde verlängert werden, und endlich gelangt man zu folgender Tagesordnung:

9 Uhr. Aufstehen, Waschen, Frühstück.

10 bis 12 Uhr. Liegekur. Während der Liegekur können die Kinder sitzen, lesen, zeichnen, die Mädchen handarbeiten. Inzwischen bekommen sie ihr Zehnerbrot.

12 bis 14 Uhr. Mittagessen. Spielen beim Tisch.

14 bis 17 Uhr. Liegekur. Die Kinder schlafen während dieser zweiten Liegekur meist für 1 bis 2 Stunden ein, danach können sie lesen oder sitzend spielen.

17 bis 19 Uhr. Nachmittagskaffee, danach kleine Spaziergänge, spielen, womöglich im Freien.

19 bis 20 Uhr. Abendessen. Waschen.

21 Uhr. Beginn der Bettruhe.

Mit dieser Tagesordnung wird den Kindern sowohl *genügende Ruhe* wie auch *genügende Bewegung* gesichert. Parallel mit der Besserung des Krankheitszustandes werden die Liegekuren reduziert. Am längsten werden dieselben *nach dem Mittagessen* beibehalten. Sie können auch später fortgesetzt werden, wenn die Kinder schon die Schule besuchen.

Im Winter, wenn es draußen sehr kalt ist, können die Liegekuren im Freien natürlich abgekürzt werden. Wenn die Kinder jedoch gut bekleidet und bedeckt sind, vertragen sie die Kälte recht gut und fühlen sich sogar draußen auf der kalten, frischen Luft sehr wohl. Früher wurden die Kinder in vielen Instituten, so z. B. in der bekannten „*Dachstation*" der Wiener Kinderklinik, welche damals unter der Leitung Pirquets stand, sowie auch auf der Terrasse unserer Kinderklinik in Pécs, unter der Leitung P. Heims, selbst in den Wintermonaten Tag und Nacht draußen gehalten. Die Kinder fühlten sich dabei ganz wohl und Erkältungen kamen bei ihnen seltener vor als bei den anderen Kindern der Klinik. Heute halten wir dieses Verfahren für übertrieben. Die Kinder unserer Abteilung schlafen in den Wintermonaten in ihren Zimmern, halten die Liegekuren so ein, wie es oben geschildert wurde und die Ergebnisse sind durchaus nicht schlechter als früher. Sinkt die Außentemperatur unter — 5° C, so werden die Liegekuren entsprechend *abgekürzt* und die entsprechende Zeit der Liegekur wird im Zimmer bei oft geöffneten Fenstern verbracht. Regen, kleine Nebel sind keine Kontraindikationen der Liegekuren, natürlich vorausgesetzt, daß die Kinder auf einer gedeckten Terrasse liegen können. Bei uns werden die Kinder auf die Liegeterrassen nur dann nicht hinausgelegt, wenn draußen ein *sehr starker Wind, starker Nebel oder Gewitter herrscht.*

In der häuslichen Pflege kommt es sehr oft vor, daß die Kinder im Freien *zu stark angekleidet* sind, so daß sie selbst im Winter während der Liegekur *schwitzen*, wodurch sie sich sehr leicht erkälten können. Aus diesem Grunde machen wir die Eltern aufmerksam, eine halbe Stunde nach dem Beginn der Liegekur die Genickgegend der Kinder zu betasten. Ist sie naß, so bedeutet dies soviel, daß die Kinder zu stark angekleidet sind.

Bei Schulkindern ist es immer eine wichtige Frage, *wann sie die Schule wieder besuchen sollen*. Früher sah man in dieser Hinsicht große Übertreibungen. Wir sahen Kinder, welche wegen einer unbedeutenden „Hilusvergrößerung" jahrelang von der Schule ferngehalten wurden. Bei der Beurteilung des Schulbesuches muß man bedenken, daß die primäre Lungentuberkulose im Schulalter *die gutartigste ist* und Schulkinder von ihrer primären Lungeninfektion meist sehr schnell und vollkommen genesen. Deshalb lassen wir alle Kinder, bei welchen die Allgemeinerscheinungen der primären Infektion schon abgeklungen sind und bei welchen die Röntgenveränderungen nur aus geringen Lymphknotenveränderungen bestehen, *4 bis 6 Monate nach Manifestation der primären Ansteckung in die Schule zurück.* In den Wintermonaten schieben wir den Schulbesuch bis Ende März hinaus, da bis dahin in der Schule sehr viele Erkältungskrankheiten herrschen, welche als interkurrente Infektionen sehr nachteilig wirken können.

Viel schwerer als bei Schulkindern ist das Einhalten der Liegekuren bei kleinen Kindern, weil die ersteren sich während der Liegekur beschäftigen können, dagegen langweilen sich die kleineren Kinder sehr, so daß sich entweder die Mutter oder andere Familienmitglieder aufopfern müssen, um den Kindern Märchen zu erzählen oder mit ihnen zu spielen usw., damit sie die Liegekur einhalten.

Sowohl die Bettruhe wie auch die Liegekuren sollen womöglich *im Elternhause ausgeführt werden*. Die eventuelle Infektionsquelle muß natürlich entweder entfernt oder vollkommen isoliert werden. Sind die Verhältnisse für Liegekuren zu Hause nicht vollkommen entsprechend, so müssen dieselben bei anderen *Familienmitgliedern* (in erster Linie bei den Großeltern) abgehalten werden. Ist auch dies nicht möglich, so kommt eine *Anstaltsbehandlung* in Frage, darüber aber später. Was können wir von der Bettruhe und von den Liegekuren erwarten? *Sind sie zur Heilung der primären Lungentuberkulose unbedingt notwendig?*

Es ist eine altbekannte Tatsache, daß die primäre Lungentuberkulose auch spontan, ohne jede Behandlung, ausheilen kann. Dies beweisen die häufigen verkalkten Primärkomplexe, welche Zeichen einer größeren Destruktion sind, da die mit kleineren Destruktionen einhergehenden Primärkomplexe spurlos ausheilen. Wenn wir die Eltern von Kindern, welche solche verkalkte Primärkomplexe zeigen, ausfragen, hören wir, daß die Kinder in dem akuten Stadium ihrer Primärinfektion meist gar keine entsprechende Behandlung bekamen und doch heilte ihre primäre Lungeninfektion spontan tadellos aus. Es gibt sogar Stimmen (LEWINE, 1944), welche eine Allgemeinbehandlung, besonders die Bettruhe, als unnötig erachten. Wir glauben nicht, daß diese Auffassung richtig wäre. Von den früheren Übertreibungen der Allgemeinbehandlung sind wir zwar abgekommen, *glauben aber nicht, daß die oben geschilderte Behandlung in Fällen, wo die primäre Erstansteckung mit Allgemeinsymptomen einhergeht, unnötig wäre.* In solchen Fällen, wo die primäre Infektion nur aus dem Positivwerden der Tuberkulinproben festgestellt werden kann, ist eine Allgemeinbehandlung unnötig. In jenen Fällen dagegen, welche schon allgemeine Krankheitssymptome verursachen, ist eine Ruhebehandlung vollkommen indiziert.

Es gibt zwar einige Formen der tuberkulösen Ansteckung, deren Auftreten auch durch die Allgemeinbehandlung nicht verhindert werden kann, so kann z. B. die Pleuritis exsudativa trotz der besten Allgemeinbehandlung auftreten, es können auch Knochenmetastasen, sogar Meningitis tbk. oder Miliartuberkulose entstehen, auch gegen das spätere Auftreten der Phthise kann die nichtspezifische Allgemeinbehandlung keinen sicheren Schutz gewähren, wir haben aber doch den Eindruck, *daß diese Komplikationen bei behandelten Kindern viel seltener sind als bei unbehandelten.* HAWES verfolgte das Schicksal von 704 Kindern, welche an primärer Lungentuberkulose erkrankten und behandelt wurden und stellte fest, daß von diesen behandelten 704 Kindern später nur 1 Kind an Tuberkulose starb und Phthise sich nur in 3 Fällen entwickelte. Er beobachtete weiterhin das Schicksal von 704 Kindern, welche nicht behandelt wurden, und stellte fest, daß sich bei dieser Gruppe später 10 Tuberkulosetodesfälle und 40 Phthisefälle ereigneten.

Es ist allgemein bekannt, daß die an Miliartuberkulose oder an Meningitis tbk. erkrankten Kinder während der Manifestation ihrer primären tuberkulösen Ansteckung meist gar keine Allgemeinbehandlung bekamen, so daß wir die Ruhebehandlung unter den oben angegebenen Kautelen nach dem heutigen Stande unserer Kenntnisse für *unbedingt notwendig halten.*

Auch heute ist es noch eine sowohl in Laien- wie auch in ärztlichen Kreisen weitverbreitete Anschauung, daß die Feststellung einer tuberkulösen Infektion gleichzeitig eine sofortige ,,klimatische Behandlung" in einem womöglich hochliegenden Kurorte bedeutet. Wir glauben, daß viele Leute davon überzeugt sind, je höher das Kind gebracht werde, desto größer auch seine Heilungsaussichten sind. Diese Leute sind sicher enttäuscht, daß bisher weder auf den Spitzen des Himalaja noch in der Stratosphäre eine entsprechende Lungenheilanstalt eingerichtet wurde.

Es ist natürlich nicht gleichgültig, *wo die Ruhebehandlung der Kinder durchgeführt wird. Die klimatischen Faktoren* spielen natürlich, wie auch bei allen anderen Erscheinungen des Lebens, so auch in der Behandlung der Tuberkulose, *eine wichtige Rolle.*

Es wird ein ,,*Makroklima*" und ein ,,*Mikroklima*" unterschieden. Unter Makroklima verstehen wir die klimatischen Verhältnisse einer ganzen Gegend, unter Mikroklima dagegen die klimatischen Verhältnisse der nächsten Umgebung. So ist z. B. das Makroklima in Budapest und auch auf der ganzen ungarischen Ebene im Sommer sehr heiß, im Winter dagegen sehr kalt. Trotzdem kann man das Mikroklima so auswählen, daß die schlechten Eigenschaften des Makroklimas gemildert werden. So können z. B. die Kinder auf der Ebene an heißen Sommertagen in solchen Gärten untergebracht werden, wo große Bäume genügend Schatten geben, im Winter findet man nach Süden gerichtete Terrassen, wo die Kinder soviel Sonne bekommen, wie nur das Makroklima erlaubt. *Das Makroklima ist eine geographische Bedingtheit, woran man nichts ändern kann, das Mikroklima hängt aber auch von dem menschlichen Eingriff ab.* In Ländern, wo die makroklimatischen Verhältnisse ziemlich ungünstig sind, wie z. B. in Ungarn, muß man durch Schaffung eines entsprechenden Mikroklimas für eine Verbesserung der Verhältnisse sorgen.

Im allgemeinen unterscheidet man ein *„Höhenklima"*, welches Höhenlagen über 1000 m, also Hochgebirgsgegenden, ein *„Mittelgebirgsklima"*, welches Höhenlagen zwischen 400 bis 1000 m umfaßt, und ein *„Meeresklima"*, worunter die klimatischen Verhältnisse am Meeresufer verstanden werden.

Ungarn hat nach dem ersten Weltkriege *alle seine Hochgebirgsgegenden verloren* (die *Hohe Tatra*, die *Karpathen*, die hohen Gebirge in *Siebenbürgen* usw.), so daß bei uns jetzt von einem „Höhenklima" keine Rede sein kann. Ebenso wurde Ungarn von dem *Adriatischen Meere* abgeschlossen, so daß es bei uns auch kein „Meeresklima" gibt. Die klimatischen Verhältnisse sind bei uns in Ungarn solche, daß der größte Teil des Landes eine *Ebene* ist und es nur einige waldreiche Hügel gibt, wo von einem „Mittelgebirgsklima" gesprochen werden kann. Glücklicherweise sind diese Hügel von Budapest nicht weit entfernt, so daß sie leicht erreicht werden können (*Dobogókő, Mátra, Bükk*). Auch westlich der Donau gibt es einige waldreiche Gegenden (*Bakony, Sopron, Kőszeg*), welche ein Mittelgebirgsklima besitzen.

Die charakteristischen Eigenschaften des Höhenklimas sind nach GLANZMANN die folgenden:

1. *Verminderter atmosphärischer Luftdruck*, abhängig von der Höhe über dem Meeresspiegel.
2. *Verminderter Gehalt an Sauerstoff*, herabgesetzte Sauerstoffspannung.
3. *Erhöhte Verdunstung, Trockenheit der Luft.*
4. *Niedrige Lufttemperatur* mit Schwankungen bei Tag und Nacht, im Schatten und an der Sonne.
5. *Geringe Luftströmung.* Windstille bei günstiger geographischer Lage, Vorlagerung von Gebirgsketten.
6. *Reinheit der Luft*, besonders bei schneebedecktem Boden.
7. *Intensive Sonnenbestrahlung.* Vermehrte Wärmestrahlung, starke Lichtstrahlung, große Ultraviolettstrahlung, Reflexion kurzwelliger Lichtstrahlen durch den Schnee.
8. *Stark positive Ladung* (Ionisation).
9. *Seltene Niederschläge* (wenig Dunstpartikel, Aerosolen).

Die physiologischen Wirkungen des Höhenklimas bestehen nach GLANZMANN darin, daß der verminderte atmosphärische Luftdruck und insbesondere der Sauerstoffmangel im Organismus Anpassungserscheinungen auslösen. Sie bilden einen Reiz zu vertiefter Atmung und zu vermehrter Bildung von Hämoglobin und roten Blutkörperchen. Die vertiefte Atmung begünstigt die Entwicklung des Atmungsapparates. Es wird durch die Lungen mehr Kohlensäure und infolge Trockenheit der Luft mehr Wasser abgegeben. Die abnorme Schweißbildung verschwindet deshalb ebenfalls sehr rasch. Ferner wird die Sekretion der Nase, der Trachea und der Bronchien durch die Trockenheit der Luft eingeschränkt.

Die niedrige Lufttemperatur wird besonders im Sommer für angenehm empfunden, weil dadurch die Abkühlung des Körpers gefördert wird, anderseits ist es im Winter im Hochgebirge angenehm warm.

Die geringe Luftströmung bei günstiger geographischer Lage verhütet Erkältungen.

Die Reinheit der Luft, besonders bei schneebedecktem Boden, schaltet die schädliche Wirkung der sogenannten „Mikroallergene" aus, was besonders bei Atmungserkrankungen, wie z. B. dem Asthma bronchiale, sehr wichtig ist.

Die Gesamthelligkeit der natürlichen Beleuchtung ist im Gebirge gesteigert, dazu kommt, daß gerade an der an sich lichtärmsten Zeit die Bewölkung geringer und die Dauer des Sonnenscheins verlängert ist. So ist z. B. die Gesamthelligkeit in Davos im Winter sechsmal größer als an der Nordsee, im Sommer nur zweimal größer. Bei Schnee werden zirka 60 bis 90% der Strahlen reflektiert, von den Wiesen nur 6%. Die gerade für den wachsenden Organismus so wirksamen ultravioletten Strahlen sind im Winter im Hochgebirge dreimal stärker als in der Tiefebene.

Die Ionisation der Luft im Hochgebirge beträgt etwa das Dreifache der Ebene, welche zum Teil aus radioaktiven Substanzen der Erdoberfläche, zum Teil aus kosmischen Strahlen, anscheinend aus der Stratosphäre, stammen. Infolge der Ionisation ist die elektrische Leitfähigkeit der Luft gesteigert. Der Mensch kann sich also im Hochgebirge nicht nur von seiner Wärmestauung besser befreien, sondern auch seine elektrischen Spannungen besser entladen.

Die Kinder haben im allgemeinen von Winterkuren im Hochgebirge weit mehr Gewinn als wenn sie dort die gleiche Zeitdauer im Sommer verbringen. Während wir zu dieser Jahreszeit oft sehr wenig Sonne, viel Nebel, sehr ungünstige atmosphärische Verhältnisse haben, hat dagegen das Hochgebirge im Winter infolge seiner intensiveren und längeren Sonnenscheindauer, der starken Lichtreflexion durch die große Schneedecke, die etwa von *Mitte November bis in den April hinein* andauert, den Charakter eines Strahlungsklimas.

GLANZMANN stellt weiterhin fest, daß, nach der Erfahrung der Schweizer Ärzte, Kinder, sogar Säuglinge, aus der Tiefebene *unvermittelt* in das Hochgebirge gebracht werden können. Zwischenstationen sind unnötig.

Die *Indikationen für das Höhenklima sind nach* GLANZMANN *die folgenden:* Frische, primäre, tuberkulöse Infektionen mit normalem Röntgenbild, aber erhöhter S. R., Tuberkulose der endothorakalen Lymphknoten, benigne Tuberkulose der Halslymphknoten, Tuberkulose der Knochen und Gelenke, des Peritoneums, der Pleura und der Haut, Urogenitaltuberkulose, Darm- und Mittelohrtuberkulose.

Die *Kontraindikationen* faßt GLANZMANN folgendermaßen zusammen: „Zeigen die tuberkulösen Kinder irgendeinen frischen, fieberhaften Schub, z. B. Epituberkulose, so sind Verschickungen jeder Art kontraindiziert. Es soll zuerst zu Hause oder im Spital bei Bettruhe und vorsichtiger Freiluftkur, unter Vermeidung intensiverer Sonnen- oder Quarzlampenbestrahlung, abgewartet werden, bis der Organismus mit seinem Infekt sich einigermaßen ins Gleichgewicht gestellt hat, erst dann kommt eventuell eine Verschickung ins Hochgebirge in Frage." Damit sind auch wir vollkommen einverstanden.

Zu den Kontraindikationen zählt GLANZMANN weiterhin die käsigen Pneumonien und die apiko-kaudale Lungentuberkulose vom Erwachsenentypus der älteren Schulkinder. Alle irgendwie exsudativen Formen der Tuberkulose gehören ebenfalls nicht ins Hochgebirge. Diese letzteren Formen der Tuberkulose heilen — nach GLANZMANN — da „unten" oft mit weit besserem Erfolg aus, als im Hochgebirge. Diese Kinder sollen nach Beruhigung des Prozesses in ein „Schonklima" verschickt werden.

Wir zitieren die Auffassung GLANZMANNs in der Frage des Hochgebirgsklimas deshalb so ausführlich, weil wir ihn, den erfahrenen Schweizer Kinderarzt, für den Kompetentesten halten, um die Indikationen und Kontraindikationen des Hochgebirgsklimas zu beurteilen.

Mit dem *Meeresklima* wollen wir uns nicht befassen, da es keine besondere Indikation für die Lungentuberkulose bedeutet, es ist bei Lungentuberkulose vielmehr kontraindiziert.

Hier soll noch erwähnt werden, daß das Höhenklima und das Meeresklima als *„Reizklimas"* betrachtet werden, dagegen gilt das Mittelgebirgsklima als *„Schonklima"*.

Als Ungarn nach dem ersten Weltkriege alle Hochgebirgsgegenden verlor und die wirtschaftlichen und politischen Verhältnisse es unmöglich machten, unsere tuberkulösen Kinder in ausländische Hochgebirgsgegenden zu schicken, blieb uns keine andere Möglichkeit, als unsere Kinder hier in Ungarn, also in einem ausgesprochenen Tieflande zu behandeln. Trotz dieser Zwangslage sank die Tuberkulosesterblichkeit bei uns in Ungarn im Erwachsenen- wie auch im Kindesalter ständig. Diese Tatsache lehrte uns, *daß tuberkulöse Lungenerkrankungen auch im Tieflande ausheilen können.* Zu dieser Überzeugung gelangten übrigens alle Fachleute der Welt. *Das Hochgebirgsklima ist also keine absolute Vorbedingung, sondern bei entsprechendem Gebrauch nur ein stark unterstützender Faktor der Heilung.*

Es muß aber noch einmal betont werden, daß das Hochgebirgsklima als ein „Reizklima" wirkt, *deswegen dürfen frische akute Fälle auf keinem Fall in das Hochgebirge geschickt werden.* Unseres Erachtens nach ist eine jede Verschickung in das Hochgebirge *vor Ablauf der ersten drei Monate* nach Manifestation der primären tuberkulösen Ansteckung *absolut kontraindiziert.* Diese Behauptung bezieht sich, wie es übrigens schon von GLANZMANN ausdrücklich betont wurde, *auch auf Exacerbationen, welche während des Verlaufes der primären Lungentuberkulose* (Epituberkulose, Miliartuberkulose usw.) *entstehen.*

Die allgemeine Auffassung verknüpft die Klimatotherapie meistens mit der *Heliotherapie (Sonnenbehandlung).* Die Ursache dieser Verknüpfung ist wahrscheinlich darin zu suchen, daß die Begründer der Heliotherapie, BERNHARD und ROLLIER in den Jahren 1911/12, ebenfalls in der Schweiz in Hochgebirgsgegenden arbeiteten. BERNHARD arbeitete in dem 1800 m hohen St. Moritz, ROLLIER in dem 1500 m hohen Leysin. Die Sonnenbehandlung verbreitete sich aber bald auch im Tieflande und wird heute auf der ganzen zivilisierten Welt angewendet.

Die günstige Wirkung der Sonnenstrahlen auf den ganzen Organismus ist allgemein bekannt. Besonders wichtig sind die Sonnenstrahlen aber *für den wachsenden Organismus,* schon wegen ihrem Reichtum an Ultraviolettstrahlen. Heute streben sowohl die Eltern wie auch die Gesundheitsbehörden danach, daß die Kinder mehr „Sonne" bekommen. Es wird schon amtlich dafür gesorgt, daß sowohl die Wohnungen wie auch die Kindergärten, Schulen, Kinderspielplätze usw. mehr Sonnenstrahlen bekommen.

Es gibt tatsächlich keinen angenehmeren Anblick, als einen sonnengebräunten, gesunden Säugling oder ein Kind. Aber auch für die gesunden Säuglinge und Kinder ist die Sonnenbestrahlung nicht vollkommen indifferent, da die *Überdosierung* derselben auch für gesunde Säuglinge oder Kinder schädlich sein kann. *Wie steht es nun mit der Sonnenbehandlung der Tuberkulose, besonders mit der Sonnenbehandlung der primären Lungentuberkulose?*

Als die Heliotherapie in die Mode kam, behaupteten einige begeisterte Anhänger, daß ihr eine „*spezifische Wirkung*" zukommt. Diese „spezifische Wirkung" ist aber bisher durch keinen einzigen exakten Versuch erwiesen.

Die Begründer der Heliotherapie, sowohl Bernhard wie Rollier, waren Orthopäden bzw. Chirurgen. Auch die späteren Anhänger waren meistens Chirurgen oder Orthopäden (de Quervain, Wittek, Bier, Kisch usw.), welche sich meist mit den verschiedenen Formen der *Knochentuberkulose* beschäftigten. Bald aber wurde die Heliotherapie auch bei der Behandlung der *Lungentuberkulose*, sowohl im Erwachsenen- wie auch im Kindesalter angewendet. Es wurden überall nach Süden blickende Terrassen oder Liegehallen gebaut, wo die Kranken die Sonnenbehandlung genießen konnten.

Als wir als junge Ärzte die bekannten Höhenkurorte der Schweiz und Österreichs besuchten, konnten wir es selbst sehen, wie die Kranken auch im Hochsommer auf den Liegeterrassen lagen. Als wir aber danach unsere Lungensanatorien in Ungarn im heißen Sommer besuchten, fiel es uns auf, daß deren Terrassen fast vollkommen *leer waren*, und als wir nach der Ursache fragten, teilten uns die Kollegen aufrichtig mit, daß die Liegeterrassen deswegen so leer waren, weil die Kranken sich einfach weigerten sich auf den heißen Terrassen oder Liegehallen aufzuhalten, weil sie damit schon schlechte Erfahrungen gemacht hatten. Es wurde uns mitgeteilt, daß viele Kranke Kopfschmerzen, Temperaturerhöhungen, einige sogar Hämoptoe bekamen, so daß die Kranken sich vor den Liegekuren an der Sonne während der heißen Jahreszeit beinahe fürchteten.

J. Ambrus, der bekannte ungarische Kinderarzt, der jahrelang an einer schweren Lungentuberkulose litt, und derselben endlich auch erlag, machte die Erfahrung, daß er nach stärkeren Sonnenbehandlungen fast regelmäßig eine Hämoptoe bekam.

Zwischen der Sonnenbehandlung im Hochgebirge und im Tieflande besteht also ein sehr großer Unterschied! Während die ständig kühle Lufttemperatur, auch an der Sonne, es im Hochgebirge ermöglicht, die Sonnenbehandlung fast das ganze Jahr hindurch fortzusetzen, ist dagegen eine Sonnenbehandlung der Lungentuberkulose z. B. bei uns in Ungarn während der heißen Sommermonate *streng kontraindiziert*. Bei uns erreicht die Lufttemperatur an der Sonne in den heißen Sommermonaten sehr leicht 40 bis 50° C. Von seinen persönlichen Erfahrungen ausgehend, schlug der oben erwähnte J. Ambrus vor, bei uns in Ungarn in einem jeden Institut, wo Lungenkranke behandelt werden, *zwei Terrassen zu bauen, eine südliche und eine nördliche*. Im Winter sollen die Kranken auf der südlichen, im Sommer auf der nördlichen Terrasse liegen.

Wir lassen unsere tuberkulösen Kinder nur an solchen Tagen an die Sonne, wenn die Lufttemperatur an der Sonne *nicht mehr als 25 bis 30° C beträgt*, sonst müssen die Kinder im Schatten, unter Bäumen liegen. Unter den Bäumen gibt es nämlich fast immer einen kleineren Luftstrom, welcher erfrischend wirkt.

Die Kinder dürfen aber der Sonnenbehandlung auch in kalten Jahreszeiten nur *stufenweise* ausgesetzt werden. *Die frischen Prozesse gehören überhaupt nicht an die Sonne, so daß bei uns die Sonnenkuren auch in den Wintermonaten erst drei Monate nach Manifestation der primären Ansteckung beginnen. Frische Exacerbationen dürfen einer Sonnenbehandlung ebenfalls nicht ausgesetzt werden.*

Es ist sehr fraglich, ob die Sonnenbehandlung für die Behandlung der primären Lungentuberkulose überhaupt nötig ist oder nicht. Wir glauben, daß sie *nicht nötig ist*. Dafür sprechen auch die therapeutischen Versuche Burghardts aus Davos. Burghardt ließ einen Teil seiner tuberkulösen Kinder nur im Schatten liegen und fand, daß die Heilerfolge bei diesen Kindern ebenso gut waren wie bei Kindern, welche eine Sonnenbehandlung erhielten. Als die Heliotherapie noch die größte Anerkennung genoß, erhob CZERNY seine warnende Stimme gegen die Enthusiasten der Sonnentherapie und betonte, daß man sich von der „Schminke", welche die Sonnenbehandlung gibt, nicht irreführen lassen soll und schrieb die Erfolge der Heliotherapie der gleichzeitigen Freiluftbehandlung zu. *Die Zeit hat CZERNY vollkommen gerechtfertigt.*

Unseres Erachtens nach, soll die ganze Frage der Heliotherapie der Tuberkulose *einer Revision unterzogen werden*. Während die Sonnenbehandlung bei Lungentuberkulose teils verlassen wurde, teils nur sehr vorsichtig verwendet wird, erfreut sich dieselbe bei der Knochentuberkulose noch immer einer allgemeinen Anerkennung. Wir können es nicht entscheiden, ob mit Recht oder nicht. Es ist aber sehr merkwürdig, daß, während die tuberkulösen Lungenprozesse auf Sonnenbehandlung so empfindlich sind, die tuberkulösen Knochenprozesse überhaupt nicht empfindlich sein sollen. Davon sind wir indes überzeugt, daß Kranke, welche wegen ihrer Knochentuberkulose einer Sonnenbehandlung ausgesetzt werden und welche gleichzeitig an Lungenprozessen leiden, durch die Sonnenbehandlung mehr Schaden erleiden als Nutzen. Wir behandeln Kinder, welche mit Knochentuberkulose an unserer Abteilung liegen und bei welchen die Lungen nicht angegriffen sind, mit der Sonne ebenso vorsichtig wie Kinder, welche bloß Lungenprozesse haben. Wir glauben nämlich, daß auch in der Behandlung der Knochentuberkulose die Ruhebehandlung, kombiniert mit Freiluftbehandlung, die Hauptrolle spielt und die Sonnenbehandlung nur als „adjuvant" wirkt.

Die *Quarzlampenbestrahlung* wurde früher für die Behandlung aller tuberkulösen Prozesse, so auch für die Behandlung der tuberkulösen Lungenprozesse, begeistert empfohlen. Heute wird die Quarzlampe *bei frischen aktiven Lungenprozessen sowie bei Exacerbationen überhaupt nicht angewendet, sie wird heute nur als eine Hilfsmethode zur Besserung der Kondition tuberkulöser Kinder in inaktiven Fällen gebraucht.* Auch in diesen Fällen ist bei der Dosierung Vorsicht geboten. Wir verwenden die Quarzlampenbestrahlung auch bei beruhigten tuberkulösen Prozessen *sehr selten* und auch dann geben wir bloß die Hälfte der üblichen Dosen. Den D-Vitaminbedarf des wachsenden Organismus decken wir entweder mit *D-Vitaminpräparaten* oder mit *Lebertran*.

Die *Röntgenbestrahlung kommt bei keiner Form der Lungentuberkulose in Betracht*. Die lokale Anwendung der Röntgenstrahlen bei den verschiedenen Formen der extrapulmonalen Tuberkulose wurde in den entsprechenden Kapiteln besprochen.

Mit der *Ernährung* der Kinder bei der primären Lungentuberkulose brauchen wir uns auch nicht lange zu befassen, da die primäre Lungentuberkulose *keine spezielle Diät verlangt*. Die Kinder sollen so ernährt werden *wie gesunde Kinder von Eltern mit durchschnittlicher Intelligenz und in durchschnittlicher wirtschaftlicher Lage. Die Kinder sollen also eine gemischte, etwas fettreiche Kost bekommen.*

Mästung ist unnötig. Während des Initialfiebers und auch in den ersten Wochen nach der Manifestation der primären Ansteckung sind die Kinder meist appetitlos, später kehrt ihr Appetit zurück und da die Kinder sich während der Liegekuren wenig bewegen, nehmen sie während der Liegekuren meist beträchtlich zu. Später, wenn die Kinder ihre Bewegungsfreiheit wieder erlangen, hört die starke Gewichtszunahme auf. So ist es ersichtlich, daß eine Mästung vollkommen unnötig ist, da die Kinder während ihrer Erholung ohnehin zunehmen. In Laienkreisen ist der Begriff einer tuberkulösen Erkrankung so stark mit dem einer Mästungskur verknüpft, daß man die Eltern von einer Mästungskur eher abreden, als dieselbe anzuraten braucht. Auch das Forcieren des *Milchtrinkens* ist überflüssig. Es genügt, wenn die Kinder zum Frühstück und am Nachmittag

Milchkaffee bekommen. Was den *Vitaminreichtum* der Nahrung anbelangt, erübrigt es sich, dies zu betonen, da heute der Vitaminreichtum einer Nahrung so volkstümlich geworden ist, daß alle Eltern großes Gewicht darauf legen, ihren Kindern vitaminreichere Nahrung zu bieten.

Wissenschaftlich ist es zwar nicht vollkommen begründet, im praktischen Leben ist es aber fast unvorstellbar, daß Kinder, welche an den verschiedenen Formen der Tuberkulose leiden, in den Wintermonaten keine *D-Vitaminpräparate* oder keinen *Lebertran* bekommen sollten. Auch unsere Kinder bekamen vor dem zweiten Weltkrieg ständig Lebertran. Während desselben waren die Kinder sehr froh, keinen Lebertran zu bekommen. Der Lebertran mußte durch verschiedene D-Vitaminpräparate ersetzt werden. Die Heilerfolge waren natürlich dieselben wie bei der Lebertranverabreichung. Nach dem zweiten Weltkriege erschienen die ausländischen Hilfsaktionen, welche sofort erstklassigen Lebertran mitbrachten. Wir begrüßten diese Gaben mit großer Freude, nicht nur weil dadurch unsere Kinder wieder ein A- und D-vitaminreiches Medikament bekämen, sondern auch wegen des großen Kaloriengehaltes des Lebertrans, was anfangs nach dem Kriege noch sehr wichtig war. Der Krieg ist nun vorbei und unsere Kinder bekommen in den Wintermonaten wieder Lebertran.

Als *nicht spezifische Arzneimittel* kommen bei der Behandlung der primären Lungentuberkulose höchstens verschiedene „*Kräftigungsmittel*" in Betracht, so verschiedene *Arsen-* und *Eisenpräparate*, welche in sehr verschiedenen Formen und Kombinationen zur Verfügung stehen. Wenn die primäre Lungenaffektion gutartig ist, sind diese Präparate unnötig, da die Kinder sich auch ohne dieselben erholen können, bei den schwereren primären Lungenerkrankungen helfen sie dagegen sehr wenig, so daß ihre Verordnung von sekundärer Bedeutung ist.

Was die *spezifische Behandlung* der primären Lungentuberkulose anbelangt, wurde es schon in dem historischen Teil erwähnt, daß ROBERT KOCH das *Alttuberkulin* im Jahre 1891 eigentlich für therapeutische Zwecke herstellte. Das Tuberkulin wurde lange Zeit hindurch tatsächlich zu therapeutischen Zwecken verwendet, trotzdem die Ergebnisse gleich nach seiner Anwendung zeigten, *daß die Tuberkulinbehandlung für die Therapie der Tuberkulose vollkommen ungeeignet ist.*

Abgesehen von einigen, für eine kürzere Zeit als wirksam erscheinenden Heilmitteln, wie z. B. den verschiedenen *Goldpräparaten*, besonders dem „*Sanocrisin*", wurde es klar, daß von einer spezifischen Therapie der Tuberkulose keine Rede sein kann. Diese Auffassung dauerte bis 1938, als RICH und FOLLIS bemerkten, daß einige *Sulfanomidderivate* in Tierversuchen gegen die tuberkulösen Prozesse der Versuchstiere einen therapeutischen Effekt zu zeigen schienen. Die weitere Forschung stellte fest, daß unter den Sulfanomidderivaten die *Diaminodiphenylsulfone*, wie *Promin*, *Diason* und *Promizol* sich als die wirksamsten erwiesen. Diese Diaminodiphenylsulfone wurden auch in der Behandlung der menschlichen Tuberkulose verwendet. Es zeigte sich aber, daß diese Präparate in den Tierexperimenten viel wirksamer waren als in der Behandlung der menschlichen Tuberkulose. Weiterhin erwies es sich, daß sie für den Menschen *viel toxischer waren* als für die Versuchstiere. Die Frage der Behandlung mit den verschiedenen Sulfanomidpräparaten ist zwar noch nicht abgeschlossen, sie werden aber heute meistens nur mit Streptomycin zusammen als „*Synergisten*" verwendet, wobei das Hauptgewicht natürlich auf das Streptomycin gelegt wird.

Im Januar 1944 berichteten SCHATZ, BUGIE und WAKSMAN, daß sie ein „*Antibioticum*" herstellten, welches sie „*Streptomycin*" nannten. Das Streptomycin ist das Stoffwechselprodukt des Pilzes Streptomyces griseus, der zur Gruppe der Aktinomyceten gehört. WAKSMAN und seine Mitarbeiter stellten fest, daß das Streptomycin bereits in geringer Konzentration gegen gewisse gramnegative und auch gegen gewisse grampositive Bakterien wirksam ist. Als streptomycinempfindlich wurden folgende gramnegative Bacillen gefunden: Coli, Typhusbacillen, Enteritiserreger, Bruzellen, Pneumobacillen sowie Pasteurellen. Unter den grampositiven Bakterien erwiesen sich die Diphtheriebacillen sowie manche Staphylokokkenstämme als sehr empfindlich. Gleichzeitig stellten die oben genannten Autoren aber fest, daß das Streptomycin bei in vitro Versuchen auch gegenüber dem Wachstum von *Tuberkelbacillen* eine beträchtliche Hemmwirkung entfaltet. Bald darauf erwiesen FELDMAN und HINSHAW in Rochester an der Mayo-Klinik mit exakten Meerschweinchenversuchen, daß das Streptomycin *in der Behandlung der artefiziellen Tuberkulose der Meerschweinchen* sich als sehr wirksam erwies. Nach den Ergebnissen der Tierexperimente wurde die Streptomycinbehandlung auch *in die Therapie der menschlichen Tuberkulose* eingeführt. Diese therapeutischen Versuche begannen noch im Herbste 1944 an der Mayo-Klinik. HINSHAW und seine Mitarbeiter berichteten aber erst im Jahre 1946 über 100 mit Streptomycin behandelte Fälle. Diese Berichte erweckten auf der ganzen Welt außerordentliches Aufsehen. Für uns Kinderärzte waren die Berichte der Mayo-Klinik deswegen so aufsehenerregend, weil HINSHAW und seine Mitarbeiter berichteten, daß das Streptomycin sich *in Fällen von Meningitis tbk. und Miliartuberkulose als recht wirksam erwies*. Wer jahrelang eine Kinderabteilung geführt hat, weiß es am besten, was diese Berichte für uns Kinderärzte bedeuteten, da bisher die Diagnose der Meningitis tbk. oder der Miliartuberkulose gleichzeitig ein Todesurteil bedeutete.

HINSHAW und seine Mitarbeiter erwähnten weiterhin, daß sie die gute Wirkung des Streptomycins auch bei anderen Formen der menschlichen Tuberkulose feststellen konnten, so bei *frischen Lungenprozessen*, bei *tuberkulösen Geschwüren* des *Hypopharynx*, des *Larynx*, der *Trachea* und der *Bronchien*. Die tuberkulösen *Fisteln* schlossen sich schnell, die geschwürigen *Blasenprozesse* wurden günstig beeinflußt usw. Schon HINSHAW und seine Mitarbeiter machten aber darauf aufmerksam, daß bei langdauernder Streptomycinbehandlung, besonders wenn hohe Dosen verwendet werden, *Vergiftungserscheinungen* auftreten können.

Nach den Berichten der Mayo-Klinik wurde das Streptomycin plötzlich so volkstümlich, daß alle Ärzte der Welt ihre tuberkulösen Patienten mit Streptomycin behandeln wollten, wodurch natürlich ein *Streptomycinmangel* entstand. Der Streptomycinbedarf ist auch heute noch nicht gedeckt, so daß darin auch heute noch ein Mangel besteht, welcher sowohl auf die Therapie wie auch auf die Forschung hemmend wirkt.

Unseres Wissens nach wird das Streptomycin auch heute noch nur in den U. S. A. hergestellt. Es ist zwar sicher, daß sich dort fast alle größeren Arzneimittelfabriken mit der Herstellung des Streptomycins beschäftigen (Abbot Laboratories, Ely Lilly & Co., Merk & Co., Parke Davis & Co., Chas. Pfitzer & Co., E. R. Squibb & Sons), trotzdem können sie den Bedarf noch nicht decken. Über das Maß des Streptomycinbedarfes können wir aus dem Berichte der Firma Merk & Co. eine Vorstellung bekommen: während die Firma im Jahre 1945 monatlich nur 3000 g Streptomycin herstellte, stellte sie im Jahre 1947, also zwei Jahre später, monatlich schon 500000 g Streptomycin her und will ihre Herstellungskapazität noch weiter erhöhen.

Was die *Indikationen* und *Kontraindikationen* der Streptomycinbehandlung anbelangt, ist diese Frage natürlich noch nicht abgeschlossen. Wir glauben aber, daß es vor der Besprechung der einzelnen Indikationsgebiete das Zweckmäßigste ist, zuerst den *ersten Jahresbericht des „Streptomycinkomitees" der U. S. A.* wiederzugeben, an dessen Verfassung alle Fachleute der U. S. A. teilnahmen und welcher im November 1947 erschien. Nach diesem Jahresbericht ist die Streptomycinbehandlung bei folgenden Formen der menschlichen Tuberkulose indiziert:

1. *Meningitis tbk.* Hier ist eine sofortige parenterale und intrathekale Behandlung angezeigt. Je schneller die Diagnose gestellt wird, je früher die Behandlung beginnt, um so besser sind die Ergebnisse der Behandlung.

2. *Akute Miliartuberkulose.*

3. *Laryngitis tuberkulosa, tuberkulöse Geschwüre der nasopharyngealen Schleimhaut.* Hier ist sowohl eine lokale wie auch eine allgemeine Behandlung indiziert.

4. *Disseminierte Lungentuberkulose, kaseöse Pneumonien.*

5. *Tuberkulöse Geschwüre* der *Trachea* und der *Bronchien*, welche teils intramuskulär, teils lokal behandelt werden sollen.

6. *Enteritis tuberkulosa.*

7. *Tuberkulöse Hautfisteln.*

8. Noch ungeklärt ist die Wirkung in Fällen von Tuberkulose des *Urogenitalapparates*, von *Knochen- und Gelenktuberkulose*, von Tuberkulose der *Haut*, der *Halslymphknoten* ohne Hautfistel, von Tuberkulose des *Auges*.

9. Die *toxische Wirkung* des Streptomycins besteht nach langdauernden hohen Dosen in einer Störung des Vestibulärapparates, in Taubheit, in Nierenstörungen. Manchmal entstehen verschiedene Hauteruptionen oder es tritt eine Dermatitis exfoliativa auf.

Der *zweite Bericht des Streptomycinkomitees* erschien im November 1948. Während in dem ersten Bericht die Ergebnisse der Streptomycinbehandlung von 500 Kranken berücksichtigt wurden, erhöhte sich die Zahl der mit Streptomycin behandelten Fälle bis zum Erscheinen des zweiten Berichtes auf 2780. (Das Alter der behandelten Fälle ist nicht angegeben, es handelt sich aber fast ausschließlich um Erwachsene.) Auch die Beobachtungszeit ist zwischen dem Erscheinen der zwei Berichte viel länger geworden, so daß das Komitee glaubt, daß die im ersten Berichte als „vorläufig" geltende Behauptungen jetzt in vielen Fällen schon mit *endgültigen* Feststellungen ersetzt werden können.

Es wurden in 48 verschiedenen Spitälern der USA 943 Fälle von *Lungentuberkulose* mit Streptomycin behandelt. Die neueren Ergebnisse verstärkten die frühere Annahme, nach welcher das Streptomycin *auf viele Formen der Lungentuberkulose günstig wirkt.* Die bedeutendste Besserung trat in frischen, exsudativen Fällen ein. Die klinische Besserung begann schon in den ersten zwei Wochen der Behandlung, das Fieber fiel in 60% der Fälle auf die Norm herunter, die Röntgenveränderungen zeigten aber erst nach 30 bis 60 Tagen eine Besserung, welche aber in 71 bis 75% der Fälle festgestellt werden konnte. Die Tuberkelbacillen verschwanden aus dem Sputum in 21 bis 32% der Fälle.

Es stellte sich heraus, daß eine 60tägige Behandlung ebenso wirksam ist als eine 120tägige, 1,0 gr Streptomycin war ebenso wirksam wie 2,0 gr pro die, es scheint sogar sehr wahrscheinlich, daß eine tägliche Dose von 0,5 gr Streptomycin ebenso wirksam ist wie die größeren Dosen. Da aber die Lungenveränderungen auf die Streptomycinbehandlung meist nicht vollkommen verschwinden und sich später oft rezidivieren, so darf die Streptomycinbehandlung *nie als eine definitive Behandlungsart angesehen werden.* Die mit *Bettruhe* kombinierte Streptomycinbehandlung drehte die progressiven, exsudativen Lungenprozesse oft in die günstige Richtung. Noch besser waren die Ergebnisse der mit *Kollapstherapie* kombinierten Streptomycinbehandlung. Die beste Zeit zur Einführung der Kollapstherapie scheint in den ersten Wochen der Streptomycinbehandlung zu sein. Die Streptomycinbehandlung ermöglichte in 20% der Fälle die spätere Einführung der Kollapstherapie.

Das Komitee stimmte in der Auffassung überein, *daß es nicht ratsam ist, minimale tuberkulöse Prozesse, solange die Frage der Streptomycinresistenz endgültig nicht gelöst ist, mit Streptomycin zu behandeln,* aus dem einfachen Grunde, daß man „seine letzte Kugel nicht auf ein Stinktier schießen soll, wenn auch ein Tiger in der Nähe ist".

Endlich wurde festgestellt, daß man von der Streptomycinbehandlung nicht erwarten kann, daß sie das Röntgenbild *alter fibröser,* oder *käsiger Prozesse* günstig beeinflussen soll. Ihre Wirkung auf *Kavernen* ist ebenfalls nur flüchtig oder unbedeutend.

Tuberkulose des Kehlkopfes, der Trachea und der Bronchien. Es wurden 166 Fälle mit Kehlkopftuberkulose und 112 Fälle mit Tbc. der Trachea und Bronchien behandelt. Die „Aerosoltherapie" wurde eingestellt, da sie sich als unwirksam erwies. Alle Fälle wurden mit intramuskulären Streptomycingaben behandelt. Die Tatsache, daß in 80 bis 90 % der behandelten Fälle eine entscheidende Besserung eintrat, berechtigte die im ersten Bericht geäußerte optimistische Auffassung. Die Behandlung dauerte meistens 120 Tage lang, es wurde täglich 1,0 oder 0,5 gr Streptomycin gegeben. Die täglichen Dosen wurden nur auf zwei Dosen verteilt intramuskulär gegeben. Eine vollkommene Heilung konnte erst nach einer 8 wöchentlichen Behandlung beobachtet werden, die klinische Besserung trat aber meist viel früher ein. Es kamen aber nach 1 bis 3 Monaten in 8 bis 13 % der Fälle *Rezidiven* vor, welche aber auf die erneute Streptomycinbehandlung ebenfalls günstig reagierten.

Kalte Abscesse und tuberkulöse Hautfisteln wurden bei 368 Patienten mit Streptomycin behandelt. Vor der Streptomycinbehandlung bestanden die oben genannten tuberkulösen Veränderungen durchschnittlich schon seit 45 Wochen. Das Streptomycin wurde nur intramuskulär verabreicht, und zwar in täglichen Dosen von 1,0 und 0,5 gr. Es trat in 78 % der Fälle nach 8 wöchentlicher Behandlung eine Heilung ein. Die kalten Abscesse reagierten auf die Behandlung besser als die Fisteln, da die kalten Abscesse in 86 %, die Fisteln nur in 57 % ausheilten. Neben der Streptomycinbehandlung müssen aber alle altbewährten chirurgischen Eingriffe verwendet werden. Rezidiven kamen nur in 2 % vor, so daß die auffallend gute Wirkung des Streptomycins in diesen Formen der Tuberkulose auch durch diese neuen Beobachtungen vollkommen bestätigt wurde.

Miliartuberkulose und Menigitis tuberculosa. Von den ersten Patienten, welche zwischen März 1946 und Mai 1947 behandelt wurden, blieben zur Zeit des letzteren Datums nur 49 am Leben, im Oktober 1947 nur 40 und im April 1948 nur 24. Von den überlebenden 24 Patienten blieben 12 von jenen 22 Patienten zurück, welche damals gegen Miliartbk. behandelt wurden, von 43 Patienten, welche damals gegen Meningitis tbk. behandelt wurden, blieben nur 9 am Leben und von jenen 35 Patienten, welche gegen Miliartbk. plus Meningitis tbk. behandelt wurden, blieben nur 3 am Leben. Diese letzte Krankheitsform hat also die schlechteste Prognose. Von den 24 überlebenden Patienten waren 15 im großen und ganzen normal. *Die Ursache des Spättodes war bei Miliartbk. in 14 von 16 Fällen das Auftreten einer Meningitis tbk., in Fällen von Meningitis tbk. dagegen eine spätere Rezidive.* Die *Behandlungsform* wurde verschiedenartig modifiziert: es wurde neben Streptomycin auch *Promin* intravenös gegeben, die intralumbale Dose wurde auf 0,05 gr reduziert und wurde nur wöchentlich dreimal gegeben. In Fällen, wo Miliartbk. mit Meningitis tbk. zusammen auftrat, wurde die tägliche intramuskuläre Dose auf 4,0 gr erhöht, welche zwei Wochen lang fortgesetzt wurde, danach wurde die tägliche Dose auf 3,0 gr reduziert. *Diese Modifikationsversuche zeigten aber keine Besserung.* Endlich kam das Streptomycinkomitee zu der Schlußfolgerung, daß die sofortige klinische Besserung sowie das Verschwinden der miliaren Herde aus dem Röntgenbild die Streptomycinbehandlung bei der Miliartbk. und Meningits tbk. *auch weiterhin obligatorisch machen;* obwohl die Ergebnisse den Erwartungen nicht entsprachen, so sind sie doch bedeutend besser als vor der Streptomycinära. Es wurde weiterhin festgestellt, daß die *wirksamste Behandlungsmethode*, was sowohl Behandlungsdauer, Form der Applikation sowie Größe der Dosen usw. anbelangt, *noch immer nicht festgestellt werden konnte*. Das Komitee hatte das Gefühl, daß zu den bisherigen Behandlungsmethoden noch etwas *Neues* hinzugefügt werden muß, was dies aber sein soll, dazu fehlten die Ideen.

Die Tuberkulose der Knochen und Gelenke. Seit dem ersten Bericht entstand in den Ergebnissen eine bedeutende Besserung. Während in dem ersten Bericht nur über die Ergebnisse von der Behandlung von 20 Kranken berichtet wurde, konnten im zweiten Bericht die abgeschlossenen Ergebnisse der Behandlung von 192 Kranken berücksichtigt werden. In 91% der Fälle trat klinisch eine Besserung ein, welche in 53% sehr ausgesprochen war. Die Röntgenveränderungen zeigten aber nur in 23% eine Besserung. Die Behandlung bestand aus täglichen Dosen von 1,0 bis 2,0 gr Streptomycin, welche 120 Tage lang fortgesetzt wurde. Täglich 1,0 gr Streptomycin erwies sich ebenso wirksam wie täglich 2,0 gr. Die Streptomycinbehandlung wirkt auch hier nur als ein starker „*Adjuvant*", dabei müssen aber alle altbewährten chirurgischen und orthopädischen Eingriffe verwendet werden.

Die tuberkulösen Erkrankungen der Harn- und Geschlechtsorgane reagierten auf die Streptomycinbehandlung ebenfalls günstiger, als darüber in dem ersten Bericht berichtet wurde. Es wurden 112 Kranken gegen die obengenannten tuberkulösen Krankheitsformen behandelt. Die Behandlung bestand meistens 120 Tage lang und es wurde täglich 1,0 bis 2,0 gr Streptomycin intramuskulär verabreicht. Eine klinische und cystoskopische Besserung trat in 80% der Fälle ein, die Tuberkelbacillen verschwanden in 83% der Fälle aus dem Urin, es entwickelte sich aber in 14 bis 19% später eine Rezidive. Neben der Streptomycinbehandlung müssen natürlich alle urologischen Behandlungsmethoden fortgesetzt werden.

Tuberkulöse Veränderungen des Digestionstraktes: es wurden 70 Patienten behandelt, darunter waren in 38 Fällen *tuberkulöse Geschwüre der Zunge, der bukkalen Schleimhaut* oder *des Rachens* vorhanden, in 32 Fällen bestand eine *tuberkulöse Enteritis*. Das Streptomycin wurde in täglichen Dosen von 1,0 bis 2,0 gr 60 bis 120 Tage lang intramuskulär verabreicht. Die Wirkung auf tuberkulöse Enteritis konnte beinahe als „*dramatisch*" bezeichnet werden. Die abdominalen Schmerzen, der Durchfall hörten schon nach einigen Wochen auf und die Kranken nahmen in den ersten 5 Monaten durchschnittlich 13 kg zu. Die Streptomycinbehandlung ist also in Fällen von Tbk. des Digestionstraktes so günstig, daß die tuberkulösen Erkrankungen des Digestionstraktes zum ersten Indikationsgebiete der Streptomycinbehandlung gehören. Die Schleimhautgeschwüre des Digestionstraktes geben ein zweites Beispiel (wozu das erste Beispiel die tuberkulösen Geschwüre des Kehlkopfes, der Trachea und der Bronchien lieferten) davon, wie prompt die Schleimhäute, im Gegensatz zu dem Parenchym, auf die Streptomycinbehandlung reagieren.

Lymphadenitis tuberkulosa. Es wurden 36 Fälle 120 Tage lang mit einer Tagesdosis von 1,0 bis 2,0 gr intramuskulär behandelt, dabei erwies sich täglich 1,0 gr ebenso wirksam als die doppelte Dose. Die vergrößerten Lymphknoten verschwanden in 12 Fällen, verkleinerten sich in 18 Fällen, unbeeinflußt blieben sie in 5 Fällen. Die Zahl der behandelten Fälle ist zwar noch immer ziemlich klein, doch scheinen die tuberkulösen Lymphknoten auf die Streptomycinbehandlung gut zu reagieren.

Peritonitis tuberkulosa. Es wurden 27 Fälle 120 Tage lang mit täglichen intramuskulären Dosen von 1,0 bis 2,0 gr behandelt. In 19 Fällen waren die Erfolge ausgezeichnet. Bei jenen Patienten, welche an mehrfachen tuberkulösen Veränderungen litten, beeinflußte die Streptomycinbehandlung die Peritonitis tbk. am günstigsten. Die Zahl der bisher beobachteten Fälle ist auch hier noch nicht beträchtlich, doch scheint die Peritonitis tbk. in allen ihren Formen (exsudative, adhäsive, kaseöse) auf die Streptomycinbehandlung sehr gut zu reagieren.

Tuberkulöses Empyem. Aus der Behandlung von 35 Fällen konnte nur soviel festgestellt werden, daß 22 Fälle auf die Streptomycinbehandlung überhaupt nicht reagierten.

Tuberkulöse Mittelohrentzündung. Es wurden nur 13 Fälle behandelt, die Angaben der Behandlung waren nicht immer klar, soviel konnte aber festgestellt werden, daß der Ohrenlauf in 11 Fällen aufhörte und das Trommelfell in 6 Fällen eine vollkommene Schließung zeigte. Aus diesen wenigen Fällen scheint die Streptomycinbehandlung auch die Otitis media tuberkulosa günstig zu beeinflussen. Die bisher verwendeten Dosen waren 1,0 bis 2,0 gr, welche nur intramuskulär verabreicht wurden.

Perikarditis tbk., tuberkulöse Veränderungen der Haut und der Augen. Aus den wenigen Fällen konnte kein klares Urteil gebildet werden.

Thoraxchirurgie. Die Streptomycinbehandlung erwies sich bei der *Thorakoplastik* als überflüssig, bei *Pneumektomie* oder bei *Lobektomie* dagegen als sehr nützlich, da nach den zwei letzteren chirurgischen Eingriffen eine Streuung der Tuberkelbacillen nur in 2,2 % der Fälle auftrat. *Toxicität.* Es wurde schon mehrfach betont, daß bei der täglichen Verabreichung 1,0 gr Streptomycin sich ebenso wirksam erwies als täglich 2,0 gr, es ist sogar sehr wahrscheinlich, daß auch eine Tagesdosis von 0,5 gr genügt. Je kleiner die tägliche Dosis ist, desto seltener kommen die toxischen Erscheinungen vor (diese toxischen Erscheinungen sind in dem ersten Bericht des Komitees beschrieben), so daß *durch die Verminderung der Tagesdose die Toxicitätsfrage gewissermaßen als gelöst betrachtet werden kann.*

Resistenz gegen Streptomycin. Die erste Schwierigkeit der Streptomycinbehandlung bestand in der Toxicität des Medikamentes, welche aber nach der Reduktion der täglichen Dosen, wie es schon erwähnt wurde, gewissermaßen gelöst wurde. Die zweite Schwierigkeit besteht darin, *daß die Tuberkelbacillen nach längerer Streptomycinbehandlung gegen das Streptomycin resistent werden.* Diese Resistenz kann in den *Züchtungsversuchen* exakt nachgewiesen werden. Das Komitee berücksichtigte die Ergebnisse von 2100 Züchtungsversuchen. Am Beginn der Streptomycinbehandlung erwiesen sich die Tuberkelbacillen in 97 % der Fälle als streptomycinempfindlich, je länger dagegen die Streptomycinbehandlung dauerte, desto resistenter sind die gezüchteten Stämme geworden und nach 120tägiger Behandlung waren die Kulturen schon in 70 % streptomycinresistent. Die einmal erworbene Resistenz scheint eine *anhaltende* zu sein, was praktisch sehr wichtig ist.

Sehr wichtig ist die Frage, ob in jenen Fällen, wo die gezüchteten Tuberkelbacillen sich als streptomycinresistent erweisen, eine weitere Streptomycinbehandlung nutzlos ist oder nicht. Nach den Meerschweinchenversuchen scheint eine weitere Behandlung in diesen Fällen nutzlos zu sein, da die mit streptomycinresistenten Stämmen infizierten Meerschweinchen auf die Streptomyzinbehandlung überhaupt nicht reagierten, sie starben sogar früher als die

Kontrolltiere. *Bei der Tuberkulose der Menschen ist diese Frage noch unbeantwortet.* Die Tatsache aber, daß die Besserung in den ersten zwei Monaten der Behandlung die ausgeprägteste ist, spricht eher dafür, daß die Entwicklung der Resistenz auch in der Behandlung der menschlichen Tbk. eine Rolle spielt.

Wenn wir daher annehmen, daß eine resistente Kultur einen resistenten Menschen bedeutet, dann sind auch die Konsequenzen dieser Tatsache offensichtlich: alle neuen Tuberkulosefälle, welche durch die Infektion von einem streptomycinresistenten Menschen entstehen, sind für die Streptomycinbehandlung ab ovo ungeeignet. *Die Hauptaufgabe der weiteren Forschung muß darin bestehen, wie das Entstehen der Streptomycinresistenz verhindert werden kann.* Mit der Verminderung der Tagesdosen gelingt dies nicht. Wenn die Streptomycinresistenz das Ergebnis der Mutation der früher streptomycinsensitiven Bacillen ist, dann kann die Verkürzung der Behandlungszeit viel helfen, wenn aber die Resistenz dadurch entsteht, daß einige wenige, ab ovo resistente Bacillen die Behandlung überleben, sich sogar während der Behandlung noch vermehren, dann hilft die Verkürzung der Behandlungszeit gar nicht. In diesen Fällen muß das Streptomycin — wenn möglich — mit einem anderen, ebenso wirksamen Medikament ausgetauscht werden, gegen welches die Tuberkelbacillen noch nicht resistent sind. Aus diesem Grunde ließ das Komitee Experimente einführen, teils mit einer kürzeren Behandlungszeit (30 bis 48 Tage), teils wird das Streptomycin mit *Promin, Promizol* und *Pas* kombiniert gegeben.

Wir haben den zweiten Bericht des Streptomycinkomitees deswegen fast wörtlich zurückgegeben, weil wir glauben, daß zu diesem Bericht das bisher größte und am sorgfältigsten überprüfte Material gesammelt wurde und jedes einzelne Wort von einem indifferenten Komitee sehr erwogen ausgesprochen wurde. Dieser Bericht spiegelt den heutigen Stand der Streptomycinfrage am exaktesten zurück, so daß wir dazu nur soviel hinzuzufügen brauchen, *daß das Streptomycin auch während der Schwangerschaft verabreicht werden kann.* Es sind bisher (Dez. 1949) 46 Säuglinge auf die Welt gekommen, deren Mütter während der Schwangerschaft mit Streptomycin behandelt wurden (0,5 bis 1,0 gr täglich 30 bis 60 Tage lang), und die Säuglinge zeigten bisher keine Schädigung.

Neben der Streptomycinbehandlung spielt heute im zunehmenden Maße auf der ganzen Welt auch die Behandlung mit *Para-Aminosalicylsäure* (*Pas*) bei verschiedenen Formen der Tuberkulose eine große Rolle. Die bakteriestatische Wirkung der Pas wurde im Jahre 1943 von J. LEHMANN entdeckt, der der Leiter des Zentrallaboratoriums des Sahlgrens-Spitals in Göteborg (Schweden) ist. Die Entdeckung stützte sich auf die Versuche F. BERNHEIMS, der im Jahre 1941 feststellte, daß gewisse Säuren, so auch die Salicylsäure, auf die Respiration der Tuberkelbacillen stimulierend wirken. LEHMANN versuchte in das Molekül der Salicylsäure die Aminogruppe in Para-Position einzuführen, um damit eine gegenseitige Wirkung zu erreichen, d. h. die stimulierende Wirkung der Salicylsäure in eine hemmende umzuändern, mit dem Gedanken, daß dadurch auch das Wachstum der Tuberkelbacillen gehemmt wird. Die ersten klinischen Versuche begannen im März 1944. Die Pas wird *peroral* gegeben und wird fast ausschließlich im Dünndarm resorbiert. Sie erreicht ihre höchste Konzentration im Blute 2 Stunden nach der peroralen Applikation, sie wird aber in 5 bis 6 Stunden mit dem Urin ausgeschieden, so daß die Pas-Gaben 3 bis 5 stündlich wiederholt werden müssen, um die nötige Blutkonzentration aufrechtzuerhalten. Die Pas ist aber auch für *lokale Behandlung* verwendbar, und zwar in einer 5 bis 10%igen Lösung.

Was die *Toxicität* der Pas anbelangt, so sind die ausgeprägtesten Symptome *das Erbrechen* und der *Durchfall*, deswegen soll die Pas entweder während oder gleich nach der Nahrungsaufnahme verabreicht werden. Am besten werden jene *Tabletten* oder *Dragees* ertragen, welche sich *nur im Dünndarm lösen*, deswegen dürfen diese Tabletten oder Dragees im Munde nicht zerkaut werden. Die *perorale Tagesdose* ist ziemlich hoch: 10 bis 12 gr, welche auf 4 Dosen verteilt gegeben wird. Die *Behandlungsdauer* ist lang, sie dauert 3 bis 15 Monate, da die Röntgenbilder durchschnittlich erst nach 3 bis 6 Monate anhaltender Behandlung eine Besserung zeigen. In Schweden wird die Pas ständig verabreicht, in anderen Ländern werden in die Pas-Behandlung verschieden lange pasfreie Intervalle eingeschaltet. Die *Resistenz* soll bei der Pas-Behandlung keine größere Rolle spielen, sie soll sich nur in einem Bruchteil der Fälle entwickeln und auch dann erst nach 3 bis 5 Monate langer Behandlung. Es wurden Fälle 1 bis 2 Jahre lang mit Pas behandelt, ohne daß das Entstehen einer Resistenz festgestellt werden konnte. Was das *Indikationsgebiet* der Pas-Behandlung anbelangt, können wir aus dem zusammenfassenden Referat von LEHMANN folgendes entnehmen:

Was die *Lungentuberkulose* anbelangt: zur Pas-Behandlung eignen sich jene Formen, welche auch auf die Streptomycinbehandlung gut reagieren, also meist die frischen, exsudativen Lungenprozesse. Wenn man die zwei Behandlungsformen miteinander vergleicht, so soll nach LEHMANN das Fieber bei der Pas-Behandlung früher abfallen, die Verminderung der S. R. soll früher erfolgen als bei der Streptomycinbehandlung, dagegen soll das Streptomycin die Röntgenveränderungen besser beeinflussen. Die Wirkung der Pas-Behandlung soll aber nach LEHMANN anhaltender sein als die Wirkung des Streptomycins.

Die Pas scheint auch die *Tuberkulose des Kehlkopfes, der Trachea und der Bronchien* günstig zu beeinflussen, überhaupt die *Tbk. aller Schleimhäute*. Auch die *intestinale Tuberkulose* scheint auf die Pas-Behandlung günstig zu reagieren. Am schnellsten reagieren die Durchfälle, welche nach 2 bis 4 Wochen meistens aufhören.

Auf die *Meningitis tbk.* schein die Pas wirkungslos zu sein, deswegen soll nach LEHMANN in Fällen von Meningitis tbk. *die Pas nie allein, sondern nur mit Streptomycin kombiniert gegeben werden*. Was die *Miliartbk.* anbelangt, so wurden zwar 4 Fälle durch alleinige Pas-Behandlung geheilt, trotzdem empfiehlt LEHMANN nur *die kombinierte Pas-Streptomycinbehandlung*.

In Fällen von *Nieren-* und *Blasentbk.* scheint die Pas-Behandlung die Blasentbk. günstig zu beeinflussen, die bisherigen Ergebnisse sind aber noch nicht eindeutig.

Hauttbk.: 3 Lupusfälle heilten durch lokale Pas-Behandlung in 6 Monaten aus.

Tuberkulöses Empyem. Die lokale und perorale Pas-Behandlung scheint die tuberkulösen Empyeme günstig zu beeinflussen.

Nach LEHMANN soll *die mit Streptomycin kombinierte Pas-Behandlung zu besseren Resultaten führen als die Behandlung mit beiden Mitteln allein*. Die besondere Bedeutung der kombinierten Therapie soll darin bestehen, daß eine Resistenz gegen beide Medikamente sich erst viel später und viel schwächer entwickelt, wodurch die Behandlung viel länger fortgesetzt werden kann.

Das dritte Chemotherapeutikum ist das von DOMAGK, dem bekannten Entdecker der Sulfonamidtherapie, im Jahre 1946 hergestellte synthetisierte *Thiosemi-carbacid-Derivat*, welches in Deutschland *Tb. I./698,* in den USA „Tibione" genannt wird und welches auch von tuberkulostatischer Wirkung ist. (Herstellfirma Farbwerke „BAYER", Leverkusen). Das Wachstum der Tuberkelbacillen wird noch bei einer Konzentration von 1 : 50000 bis 1 : 100000 gehemmt. Das Mittel ist unlöslich im Wasser, in organischen Lösungsmitteln nur sehr schwer löslich und hat einen sehr bitteren Geschmack. Verabreicht wird es als *Dragees* zu 0,025 gr oder *intramuskulär* als 20 %ige ölige Suspension, *lokal* als Pulver.

Früher hat man größere Dosen verwendet, welche aber sehr toxisch wirkten, heute beginnt man mit einer Tagesdose von 0,01 bis 0,025 gr und steigt langsam bis 0,1 bis 0,25 gr pro die hinauf. Die Kur dauert mehrere Monate lang. An *Nebenerscheinungen* wurden Leukocytose, Anaemie, Absinken des Blutzuckerspiegels, Exantheme und Konjunktivitiden beobachtet, die aber alle nach Absetzen des Mittels verschwinden sollen. Länger anhaltendes Erbrechen zwingt zur Unterbrechung der Behandlung, da sonst Bewußtseinsstörungen auftreten können. Was die *klinische Brauchbarkeit* des Tb. I. anbelangt, die Beobachtungen sind noch so kurz, daß von einem klaren Urteil noch nicht gesprochen werden kann. Am aussichtsreichsten scheint die Verabreichung des Tb. I. bei *Hauttuberkulose*, vor allem bei *Lupus vulgaris*. Günstig soll das Mittel auch bei frischen *exsudativen Formen der Lungentbk.* wirken sowie bei der *Tbk. der Schleimhäute*. Keine Erfolge konnten dagegen bisher bei der Behandlung *der Meningitis tbk.* und *der Miliartbk.* beobachtet werden.

Diese waren die bisherigen Ergebnisse der Chemotherapie der Tuberkulose. Seit der Entdeckung dieser Mittel ist so wenig Zeit verlaufen, besonders was die Behandlung einer so chronischen und abwechslungsreichen Krankheit wie die Tuberkulose anbelangt, *daß von endgültigen Feststellungen noch keine Rede sein kann*, schon deswegen nicht, weil die Forschung in den letzteren Jahren zu solchen neuen Entdeckungen führte, welche immer neue Probleme aufwarfen, so daß in der Chemotherapie der Tuberkulose *heute noch alles im ,,flüssigen Zustande" ist*, und für einige Jahre scheint das Hauptthema auf dem Gebiete der Tuberkuloseforschung glücklicherweise der therapeutische Teil zu sein.

Unter den bisher entdeckten und erprobten chemotherapeutischen Mitteln *spielt unbedingt das Streptomycin die größte Rolle, es ist nicht nur seit der längsten Zeit und am gründlichsten ausprobiert, es scheint aber bisher auch das wirksamste zu sein*. Die Nachteile der Streptomycinbehandlung bestehen erstens darin, daß das Streptomycin auch heute noch schwer verschaffbar ist, dabei ist es sehr teuer. Diese wirtschaftlichen Fragen spielen im alltäglichen Leben eine sehr bedeutende Rolle. Der zweite Nachteil der Streptomycinbehandlung besteht in der Entwicklung der Streptomycinresistenz, worüber auch von uns schon viel geschrieben wurde. Solange aber, bis die Frage der Streptomycinresistenz nicht endgültig gelöst ist, soll das Streptomycin eigentlich nur dort verwendet werden, wo man von der Behandlung solch eine günstige Wirkung erwarten kann, daß die Wiederholung der Streptomycinbehandlung nicht mehr in Frage kommen muß. *Das Streptomycin scheint heute die letzte und schwerste Waffe in der Chemotherapie der Tuberkulose zu sein*. Vor der Streptomycinbehandlung scheint also die Verwendung anderer chemotherapeutischen Mittel empfehlenswert, sie können auch nach der Streptomycinbehandlung verwendet werden (*alternative Behandlung*). Wenn aber die tuberkulösen Veränderungen so schwer sind, daß man gleich mit den besten Waffen gegen die Progression kämpfen muß, dann scheint die *simultane, kombinierte Therapie die Methode der Wahl zu sein*.

Vorläufig scheint also in der Chemotherapie der Tuberkulose die Kombinationsbehandlung die besten Aussichten zu haben und es ist klar erkennbar, daß alle Forscher dieser Richtung folgen. So sehen wir in dem zweiten Bericht des Streptomycinkomitees, daß Behandlungsversuche mit der Kombination von Streptomycin, Promin, Promizol und Pas eingeführt worden sind. LEHMANN erwähnt in seinem Referat, daß nach den Ergebnissen der schwedischen Autoren (WESTERGREN, CARSTENSEN, KRISTENSSEN usw.) die mit Pas kombinierte Streptomycinbehandlung zu besseren Resultaten führte als die Behandlung mit einem von diesen allein. Die Pas scheint eine synergistische und additive Wirkung zu haben, wenn sie mit Streptomycin kombiniert gegeben wird. Die Tierversuche von

YOUMANS sowie von MOESCHLIN und SCHREINER bestätigten diese klinische Beobachtung. Die Tierversuche zeigten weiterhin, daß durch diese kombinierte Behandlung die Resistenzbildung der Tuberkelbacillen verschoben wird, auch die Zahl der resistenten Stämme durch die kombinierte Behandlung kleiner zu sein scheint als sonst. (DUNNER, BROWN, WALLACE sowie KARLSEN, BELAUDE, PFUETZE und FELDMANN).

Bei der kombinierten Pas-Streptomycin-Behandlung erfolgt die *Dosierung* bei Erwachsenen heute etwa folgendermaßen: das Streptomycin wird täglich einmal in einer Dose von 0,25—0,5 gr intramuskulär gegeben, die Pas wird in einer Tagesdose von 6—8 gr in 3 Dosen verteilt peroral verabreicht. Diese Behandlung kann 3 Monate lang ruhig fortgesetzt werden.

Was nun die *Chemotherapie der Tuberkulose im Kindesalter anbelangt*, hierüber sind die Erfahrungen noch kleiner als im Erwachsenenalter, die bisher besprochenen Ergebnisse, welche zwar meistens an Erwachsenen gewonnen wurden, beziehen sich aber auch auf die Kinder, so daß nur wenige Punkte übrigbleiben, welche noch besprochen werden müssen.

Uns interessieren natürlich erstens *die Ergebnisse der chemotherapeutischen Behandlung der Miliartbk. und Meningitis tbk.* Wir können aber — leider — zu dem zweiten Berichte des Streptomycinkomitees auch von kinderärztlicher Seite nichts hinzufügen und wir müssen abwarten, was die weitere Forschung zur Verbesserung der bisherigen Ergebnisse bringen wird.

Die Tatsache, daß die *kalten Abscesse, die Hautfisteln*, sowie auch die *Tbk. der Knochen* und *Gelenke* auf die Chemotherapie günstig reagieren, ist für uns Kinderärzte sehr wichtig, da diese Krankheitsformen meist im Kindesalter vorkommen. Es ist für uns weiterhin sehr wichtig, daß die *tuberkulösen Schleimhautveränderungen* sowohl des *Respirations-* wie auch des *Digestionstraktes* auf die Chemotherapie so günstig reagieren und auch die oft so gefährliche *Peritonitis tbk.* in allen ihren Formen durch die Chemotherapie günstig beeinflußt werden kann. Die Tatsache, daß auch die *tuberkulösen Lymphknoten*, sogar die *tuberkulöse Mittelohrentzündung* auf die Chemotherapie günstig reagieren, erhöht nur den Wert dieser Behandlungsart. *Wir sehen also, daß heutzutage fast alle Formen der Tbk im Kindesalter durch die Chemotherapie günstig beeinflußt werden können, so daß die Einführung der Chemotherapie bei den obengenannten Formen der Tbk. auch im Kindesalter unbedingt empfehlenswert ist.*

Mit der Verwendung der Chemotherapie muß man aber auch im Kindesalter vorsichtig sein, nicht wegen der Toxizität, da diese Frage durch die Herabsetzung der Tagesdosen schon gewissermaßen als gelöst betrachtet werden kann, übrigens scheinen die Kinder das Streptomycin besser zu ertragen als die Erwachsenen, die Vorsichtigkeit ist besonders wegen der *Streptomycin*resistenz am Platze. Bei Kindern weiß man nie, ob man später noch auf die Chemotherapie, besonders auf die Streptomycinbehandlung, angewiesen sein wird, deswegen soll die Verwendung des Streptomycins immer sorgfältig erwogen werden, wenn es nur möglich ist.

Es wurde schon öfters erwähnt, wie gering die Erfolge der chemotherapeutischen Behandlung der Miliartbk. und Meningitis tbk. sind. Man kommt unwillkürlich zu dem Gedanken, ob die Entwicklung dieser zwei gefährlichen Krankheitsformen durch entsprechende *Frühbehandlung* nicht verhindert werden könnte. Wir wissen schon, daß diese zwei Krankheitsformen meist 1 bis 3 Monate nach der klinischen Manifestation der primären tuberkulösen Ansteckung entstehen, so daß man unwillkürlich versuchen will, die Tuberkulose gleich nach ihrer ersten klinischen Manifestation chemotherapeutisch zu behandeln, um die spätere Entwicklung dieser gefährlichen Krankheitsformen zu verhindern. Wenn wir aber eine „Frühbehandlung" mit Streptomycin einleiten, dann geben wir unsere stärkste Waffe aus der Hand, ohne zu wissen, ob wir auf diese Waffe später nicht noch angewiesen werden. Deswegen wird die Verwendung des Streptomycins für solch eine Frühbehandlung fast einstimmig abgelehnt.

Dagegen besteht gegen die Verabreichung der Pas oder des Tb. I für eine Frühbehandlung kein besonderes Bedenken, so daß wir nach der Feststellung einer stärkeren frischen Primärinfektion *sofort entweder eine Pas- oder Tb. I.-Behandlung einführen, besonders dann, wenn es sich um Säuglinge oder Kleinkinder handelt.* Unsere bisherigen Ergebnisse sind natürlich noch so klein, daß wir noch kein klares Bild vor uns haben, wir haben aber doch das Gefühl, daß wir jetzt schon nicht mehr so untätig und beinahe apathisch das spätere Schicksal der frisch infizierten tuberkulösen Kinder abwarten, wie es früher meistens der Fall war, sondern wir versuchen die Entwicklung der furchtbarsten Krankheitsformen der frischen tuberkulösen Primärinfektion so zu verhindern, daß wir damit die Möglichkeit einer eventuellen späteren spezifischen Behandlung noch nicht verspielt haben.

Was die *Dosierung* der chemotherapeutischen Mittel im Kindesalter anbelangt, so ist schon klar ersichtlich, daß jetzt noch auf keinen Fall feste Regeln aufgestellt werden können. Wenn wir die für Erwachsenen neuerdings empfohlenen Streptomycindosen überblicken, so sehen wir sofort, daß diese Dosen bisher für die Kinder vorgeschrieben waren. Heute soll also für die Kinder eine Tagesdose von 0,2 bis 0,5 gr Streptomycin genügen. Es hängt aber sehr viel davon ab, ob es sich um eine lebensrettende (Meningitis tbk., Miliartbk.) oder um eine langdauernde, schwere Schädigung reparierende Behandlung (Spondylitis tbk.) oder um die Behandlung einer leicht beeinflußbaren tuberkulösen Erkrankung (Enteritis tbk.) handelt, die Tagesdose soll nämlich nach diesem Gesichtspunkte entsprechend variiert werden.

Für die *perorale Pas-Behandlung* ist eine Tagesdose von 2 bis 8 gr empfehlenswert, wenn die Kinder es nur ertragen. Zur *kombinierten Behandlung* genügt eine tägliche Streptomycinmenge von 0,1 bis 0,5 gr, welche täglich einmal gegeben werden kann, und eine Pasmenge von 2 bis 5 gr, welche auf zwei Dosen verteilt verabreicht werden kann.

Für die *perorale Tb. I.-Behandlung* wird für Erwachsene eine Tagesdose von 2 mg pro kg Körpergewicht empfehlen. Diese Dosierung scheint auch für die Kinder richtunggebend zu sein. Man beginnt aber mit der Hälfte der Tagesdose, welche meist eine Woche lang fortgesetzt wird und wenn keine toxischen Erscheinungen auftreten, so wird die Tagesdose allmählich erhöht. Für die Kombinationsbehandlung wird meistens 1 mg. Tb. I. pro Kg. Körpergewicht verabreicht.

Was die *Kollapstherapie* in Fällen von primärer Lungentuberkulose anbelangt, wird sie nach fast einstimmiger Auffassung aller Fachleute *bei primärer Lungentuberkulose nicht verwendet.* Die primären Lungenveränderungen sind meist klein und bilden sich spontan zurück, so daß eine Pneumothoraxbehandlung unnötig ist. Durch Pneumothoraxbehandlung können wir den Weg der Tuberkelbacillen, welche von dem Primärherd durch die Lymphwege in die endothorakalen Lymphknoten und von dort in die Blutbahn führen, ohnehin nicht versperren. Bei der Epituberkulose ist eine Kollapstherapie ebenfalls vollkommen unnötig. Man drückt damit nur die gesunden Lungenteile zusammen, dagegen bleiben die ohnehin zusammengefallenen atelektatischen Lungenteile unbeeinflußt. Die Epituberkulose zeigt übrigens eine sehr große spontane Heilungstendenz. Bei *Pri-*

märphthise und bei *Lungenblutungen aus primären Lungenprozessen ist eine Kollapstherapie hingegen indiziert*. Diese Prozesse kommen meist im Säuglingsalter vor. Die Ergebnisse der Pneumothoraxbehandlung sind aber in diesen Fällen so schlecht, daß wir uns nur sehr selten und sehr ungerne zu einer Pneumothoraxbehandlung entschließen. Vielleicht werden sich mit Hilfe der Streptomycinbehandlung auch die Ergebnisse der Kollapstherapie im Säuglingsalter bessern.

Die Wichtigkeit der Kollapstherapie bei der *Lungentuberkulose von Erwachsenentypus* wurde in dem entsprechenden Kapitel besprochen, wo ebenfalls die Wichtigkeit anderer chirurgischer Eingriffe, besonders der *Thorakokaustik*, besprochen wurden.

Sowohl die diagnostische, wie auch die therapeutische Wichtigkeit der *Bronchoskopie* wurde in einem Kapitel, welches ausschließlich der Bronchoskopie gewidmet ist, besprochen.

Zum Schluß soll noch die *Anstaltsbehandlung tuberkulöser Kinder besprochen werden*. Es entwickelten sich in der Behandlung der kindlichen Tuberkulose mit der Zeit eigentlich zwei Anstalttypen: der erste Typus ist eigentlich eine *Durchgangsstation*, wohin die Kinder zur Diagnosestellung und zur kürzeren Behandlung aufgenommen werden. Diesem Zwecke entsprechen alle Kinderabteilungen der Krankenhäuser und die Kinderkliniken, da diese Institute sich ohnehin täglich mit den obenerwähnten Aufgaben befassen müssen. Wie oft tuberkulöse Kinder in den gewöhnlichen Kinderabteilungen vorkommen, beweisen unsere Erfahrungen in dem Weißen-Kreuz-Kinderspital. Dieses Spital bestand aus drei gewöhnlichen Kinderabteilungen, auf welche die Kinder meist von den Inspektionsärzten aufgenommen wurden, welche die Kinder auf diejenige Abteilung verwiesen, wo eben Platz war. Wir führten die III. Kinderabteilung, verfügten also über kein ausgewähltes Material, trotzdem bildeten 13,8% unseres Krankenmaterials die tuberkulös erkrankten Kinder.

Später entstanden über den Kinderabteilungen die „*Dachstationen*". Unseres Wissens nach wurde die erste Dachstation in Wien von Pirquet eingerichtet. Das Wesen dieser Dachstation bestand darin, daß die tuberkulösen Kinder, separat gesammelt, auf dem Dache der Kinderabteilungen eine Freiluftkur bekommen konnten. Die Dachstationen bewährten sich sehr gut, so daß sie bald sehr volkstümlich wurden. Durch die Dachstation konnte auch viel Platz erspart werden, so daß in den Sommermonaten, als die Kinder Tag und Nacht draußen liegen konnten, auch die Bettenzahl der Kinderabteilungen erheblich erhöht werden konnte. Später wurden *den Kinderabteilungen separate Tuberkuloseabteilungen angegliedert*. Duken war der erste, der neben der Kinderklinik in Jena ein „*Therapeuticum*" einrichtete. Er wählte deswegen den Namen „Therapeuticum", weil er die Eltern nicht erschrecken wollte. Alle fraglichen Fälle von Kindertuberkulose wurden aus Jena und seiner Umgebung in das Therapeuticum geschickt, so daß diese Abteilung bald das Zentralorgan der Kindertuberkulose in Thüringen wurde, da sowohl die Diagnosestellung wie auch die kurze Beobachtung und Behandlung, sowie die weitere Verschickung der tuberkulösen Kinder von hier erfolgte. Den Gedankengang Dukens folgend entstanden bald in Freiburg und in Dortmund ähnliche, den gewöhnlichen Kinderabteilungen angegliederte Kindertuberkuloseabteilungen. Auch die Kindertuberkuloseabteilung des St.-Johannes-Spitals in Budapest entstand nach diesem Prinzip, indem einer schon lange bestehenden Kinderabteilung eine neue Kindertuberkuloseabteilung unter der Führung desselben Arztes angegliedert wurde. Die praktischen Erfahrungen zeigten, daß diese angegliederten Kindertuberkuloseabteilungen sehr nützlich waren, und zwar aus folgenden Gründen:

1. Da die Kindertuberkuloseabteilung einer Kinderabteilung angegliedert ist, arbeitet sie wirtschaftlich am billigsten.

2. Wenn die Untersuchungen nachweisen, daß die eingewiesenen Kinder mit Tuberkulose nichts zu tun haben, können sie sofort auf die normale Kinderabteilung verlegt werden. Wenn dagegen auf der normalen Kinderabteilung eine tuberkulöse Erkrankung festgestellt wurde, können die tuberkulösen Kinder sofort auf die Tuberkuloseabteilung verlegt werden, trotzdem bleiben sie unter der Behandlung derselben Personen.

3. Die tuberkulösen Kinder sind von den nicht tuberkulösen vollkommen isoliert.

4. Die akut verlaufenden Tuberkulosefälle gehören in diese Abteilungen, wo sie auch behandelt werden können (Meningitis tbk. Miliartbk. Pleuritis tbk. usw.).

5. Auch der Beginn der Kollapstherapie, sowie einige kleinere chirurgische Eingriffe und die Bronchoskopie können auf dieser Abteilung ausgeführt werden.

6. Durch ruhige und exakte Beobachtung kann entschieden werden, welche Kinder eine weitere Behandlung benötigen und welche nach Hause gelassen werden können. Da diese Tuberkuloseabteilungen ihr Krankenmaterial schnell wechseln können, vermögen sie die Tuberkuloseheilstätten erheblich zu entlasten.

7. Durch entsprechenden Kontakt mit den lokalen Fürsorgestellen kann das weitere Schicksal der Kinder teils weiter beobachtet, teils auch weitergeleitet werden.

8. Für die Ausbildung der Kinderärzte und Tuberkulosefachärzte leisten diese Abteilungen mit ihrem reichen und stark wechselnden Material sehr viel, so daß sie auch als Lehr- und Forschungsanstalten dienen können.

Zu dem zweiten Typus der Kindertuberkuloseanstalten gehören die *Heilstätten*, wohin solche Kinder gehören, welche eine längere Behandlung benötigen. In den Heilstätten spielen natürlich die *klimatischen Faktoren* schon eine sehr wichtige Rolle. Bei den Heilstätten sind zwei Gesichtspunkte vor Augen zu halten:

1. Da die Kinder in den Heilstätten monatelang bleiben, ist ein entsprechender *Schulunterricht* mit entsprechendem Lehrpersonal unbedingt notwendig.

2. Die *alleinstehenden* Heilstätten mit kleiner Bettenzahl arbeiten *weder wirtschaftlich*, noch von dem Standpunkte der *ärztlichen Versorgung* befriedigend.

Dem ersten Punkt muß sehr wenig zugefügt werden. Es ist eine bekannte Tatsache, daß Kinder im schulpflichtigen Alter *nur durch planmäßigen Schulunterricht psychisch entsprechend beschäftigt werden können*, dabei verlieren die Kinder durch die Heilstättenbehandlung auch nicht viel Zeit, da sie auch ihre Prüfungen ablegen können.

Was den zweiten Punkt anbelangt, ist es eine altbekannte Tatsache, daß *je größer ein Betrieb ist, er um so billiger arbeiten kann*, deswegen arbeitet ein alleinstehender Betrieb, besonders wenn die Bettenzahl klein ist, immer sehr teuer. Auch die ärztliche Versorgung ist in den kleinen Betrieben ungünstig, da ein kleinerer Betrieb nicht so viel verschiedene Fachärzte anstellen kann, wie ein Großbetrieb. Heute, nach der Differenzierung der ärztlichen Wissenschaft genügt es nicht mehr, daß in einer alleinstehenden Heilstätte, besonders, wenn sie auf einer Bergspitze isoliert steht, nur einige Kinderärzte angestellt werden. Was machen diese Kinderärzte z. B. wenn chirurgische, orthopädische, otolaryngologische, augenärztliche usw. Eingriffe nötig sind! Solche Eingriffe kommen in einer Kinderabteilung immer vor. Wir glauben, daß *die Zeit der alleinstehenden Kinderheilstätten vorüber ist*, auch diese Heilstätten müssen größeren Betrieben angegliedert werden. Da auch die Tuberkuloseheilstätten für Kinder nur in den, klimatisch am besten entsprechenden Gegenden aufgestellt werden können, so kommen meist jene Lungenheilstätten (sie können auch „Lungensanatorien" genannt werden) in Betracht, welche für Erwachsene schon eingerichtet sind. An diese Heilstätten können dann die Kinderheilstätten angegliedert werden. Dabei können die Kinderheilstätten ihre Selbständigkeit vollkommen behalten und die Kinder können von den Erwachsenen vollkommen getrennt bleiben, nicht nur was die Gebäude, sondern auch was den Garten anbelangt, wie es z. B. auf der *Stolzalpe* in Österreich sehr glücklich gelöst wurde. Wirtschaftlich gehören die beiden Institute hingegen zusammen und so können sie auch mehrere Fachärzte anstellen.

Eine andere Lösung ist es, wenn in dem Hochgebirge ganze *Siedlungen* entstehen, wo alle Fachärzte Beschäftigung finden können. In dieser Hinsicht sind die weltbekannten Schweizer Höhenkurorte Musterbeispiele (*Davos, Leysin* usw.). In diesen Siedlungen sind auch die kleineren Institute ärztlich gut versorgt, da in den Siedlungen alle Fachärzte zugegen sind.

Endlich soll noch die Frage besprochen werden, *welche tuberkulöse Kinder eine Anstaltsbehandlung benötigen und welche nicht?*

Nach der heutigen Auffassung fast aller Fachleute ist die *primäre Lungentuberkulose so gutartig und zeigt eine so große spontane Heilungstendenz, daß eine komplikationslose primäre Lungentuberkulose keine Anstaltsbehandlung benötigt* (DUKEN, VIETHEN, HAMBURGER, WALLGREN, MYERS, STEWART usw.). Die einfache Tuberkulose der *endothorakalen* Lymphknoten benötigt ebenfalls keine Anstaltsbehandlung. Auch die kleineren *Segmentepituberkulosen* können ruhig zu Hause behandelt werden. Die *Lappenepituberkulosen*, die *Bronchialeinbrüche*, besonders die Einbrüche in die *Hauptbronchien* müssen dagegen schon eine Zeitlang unter stärkerer ärztlicher Beobachtung stehen, sie benötigen also eine Zeitlang eine Anstaltspflege. Eine einfache *Pleuritis serosa tuberkulosa* kann ruhig zu Hause behandelt werden. Die *Miliartuberkulose* und die *Meningitis tbk.* gehören schon wegen der Chemotherapie in Anstaltspflege, sie wurden aber auch vor der Chematherapie fast immer in Anstalten gepflegt. Was die verschiedenen *extrapulmonalen Prozesse* anbelangt, gehören sie so lange in Anstaltspflege, solange sie irgendwelche ärztliche Eingriffe benötigen, oder wenn sie so schwer sind, daß eine häusliche Pflege fast unmöglich ist (ulzeröse Form der Peritonitis tbk. usw.). Die *Lungentuberkulose von Erwachsenentypus* verlangt schon öfters eine Anstaltsbehandlung (Diagnosestellung, Einführung der Kollapstherapie, Ausführung verschiedener chirurgischer Eingriffe, Pflege der schweren Fälle usw.). Da diese Kinder meist offentuberkulös sind, *müssen sie von den anderen Kindern, auch in der Kindertuberkuloseabteilung getrennt gehalten werden.*

Aber auch die ärztlichen Indikationen werden teils von der *Bettenzahl*, teils von der *sozialen Lage der Kinder* beeinflußt. Je kleiner die Bettenzahl ist, desto strenger müssen auch die Indikationen einer Anstaltsbehandlung sein, da man dafür sorgen muß, daß die geringe Bettenzahl durch solche Kinder belegt werde, welche die Anstaltspflege am meisten benötigen. Die wirtschaftliche Lage der Eltern spielt bei der Anstaltsbehandlung der Kinder eine immer größere Rolle. Ist die Wohnung, wo die tuberkulösen Kinder leben müssen, klein, dunkel und überfüllt, sind die Eltern so arm, daß sie ihren Kindern auch keinen normalen Lebensstandard sichern können, so kommt eine soziale Indikation der Anstaltspflege in Betracht. Diese sozialen Indikationen entsprechen sehr oft nicht den ärztlichen Indikationen, man findet aber oft keinen anderen Ausweg, als eine Anstaltsbehandlung. Je ärmer die Einwohner eines Staates sind, je kleiner die Bettenzahl ist, eine desto größere und nachteiligere Rolle spielen die sozialen Indikationen bei der Belegung der Betten. *Damit wird aber nicht gesagt, daß die*

Ergebnisse der häuslichen Pflege schlecht wären. Sie sind es auch nicht. Werden die Kinder entsprechend kontrolliert, werden die Eltern zur Pflege der Kinder gründlich erzogen, dann sind die Ergebnisse der häuslichen Pflege sehr gute. Auch die ständige Senkung der Tuberkulosemortalität der Kinder spricht dafür, daß die Anstaltspflege keine „Conditio sine qua non" ist.

Dies waren die therapeutischen Maßnahmen, welche bei der Behandlung der kindlichen Tuberkulose in Frage kommen. Wir sehen, daß auch bei der Behandlung der kindlichen Tuberkulose in der letzteren Zeit große Fortschritte erreicht wurden. *Die ständig abnehmende tuberkulöse Durchseuchung der Kinder, die ständig sinkende Tuberkulosemortalität derselben sprechen dafür, daß die Tuberkulose von unseren Kindern in der Zukunft immer weniger Opfer verlangen wird.*

Literaturverzeichnis.

Zuerst werden jene Bücher oder Monographien aufgezählt, welche als Quellenarbeiten dienten. Danach folgen die einzelnen Arbeiten. Von den einzelnen Arbeiten werden nur die wichtigeren aufgezählt, welche in den Quellenarbeiten noch nicht erwähnt sind.

Quellenarbeiten:

Arbeiten aus dem Reichsgesundheitsamte. Bd. 69: Die Säuglingstuberkulose in Lübeck. Springer, Berlin, 1935.
ARMAND-DELILLE P. F. und CH. LESTOQUOY: La tuberculose pulmonaire et les maladies de l'appareil respiratoire de l'enfant et de l'adolescent. Legrand, Paris, 1933.
ASSMANN H.: Klinische Röntgendiagnostik der inneren Erkrankungen, 5. Aufl. Vogel, Leipzig, 1929.
BAMBERGER PH. — A. WISTKOTT: Lehrbuch der Kinderheilkunde. 2. Aufl. Springer, Berlin, 1942.
Britisch Authors: Text-Book of X-Ray Diagnosis, 5. Aufl. H. K. Lewis and Comp., London, 1945.
BRÜGGER H.: Erscheinungformen der tuberkulösen Ersterkrankung der Lunge im späteren Schul- und Jugendlichenalter. Tuberkulosebibliothek Nr. 66. 1938.
BUDAY K.: A tuberkulosis kórbonctana. Magyar Orvosi Könyvkiadó Társulat, Budapest, 1938.
Bulletin de la société Française de la Dermatologie et de la Syphilographie. Réunion Dermatologique de Strassbourg. 1938. Masson frères, Paris, 1938.
CAFFEY J.: Pediatric X-Ray Diagnosis. The Year Book Publishers, Chicago, 1946.
CORNING H. K.: Lehrbuch der topographischen Anatomie, 18. und 19. Aufl. Bergmann, München, 1939.
CZARNECKI R.: Röntgenatlas frühtuberkulöser Veränderungen im Hilus bei systematischen Standardqueraufnahmen. Thieme, Leipzig, 1939.
DUKEN J.: Die Besonderheiten der röntgenologischen Thoraxdiagnostik im Kindesalter. Fischer, Jena, 1924.
DUKEN J. und H. BEITZKE: Die ambulante Diagnostik der Kindertuberkulose. Lehmann, München, 1926.
ENGEL ST. und CL. PIRQUET: Handbuch der Kindertuberkulose. Thieme, Leipzig, 1930.
ENGEL ST. und L. SCHALL: Handbuch der Röntgendiagnostik und Therapie im Kindesalter. Thieme, Leipzig, 1933.
GLANZMANN E.: Einführung in die Kinderheilkunde, 2. Aufl. Springer, Wien, 1946.
GREINEDER K.: Das Schichtbild der Lunge. Thieme, Leipzig, 1941.
HAMBURGER F. und K. DIETL: Die Tuberkulose des Kindesalters, 3. Aufl. Deuticke, Wien, 1932.
HENKE-LUBARSCH: Handbuch der speziellen pathologischen Anatomie. Springer, Berlin, 1928.
HOLT jr., L. E., und R. MCINTOSH: Diseases of Infancy and Childhood. Appleton, New York, 1940.
KASSAY D.: A hörgők csőtükrözése. Egyetemi Nyomda, Budapest, 1947.
KLARE K.: Die offene Lungentuberkulose bei Kindern und Jugendlichen. Thieme, Leipzig, 1938.
KLARE K. und H. KNÜSLI: Röntgenatlas der Lungentuberkulose des Kindesalters. Kabitsch, Leipzig, 1929.
KOVÁTS F.: A tüdőgümőkór kór és gyógytana. Magyar Orvosi Könyvkiadó Társulat, Budapest, 1941.

Myers J. A.: Tuberculosis in Children and Youth. Ch. C. Thomas, Springfield, Ill., 1938.
Nobecourt- Babonneix: Traité de médecine des enfants. Masson frères, Paris, 1934.
Pfaundler M.: Handbuch der Kinderheilkunde, Ergänzungsband. Springer, Berlin, 1942.
Ranke K. E.: Ausgewählte Schriften der Tuberkulosepathologie. Springer, Berlin, 1928.
Rich A. R.: The Pathogenesis of Tuberculosis, Second Printing. Ch. C. Thomas, Springfield, Ill., 1946.
Saupe E.: Das Thoraxröntgenbild im frühen Kindesalter. Lehmann, München, 1925.
—, Das Thoraxröntgenbild des normalen Säuglings. Lehmann, München, 1929.
Schinz-Baensch-Friedl: Lehrbuch der Röntgendiagnostik, 4. Aufl. Thieme, Leipzig, 1939.
Simon G.: Die offene Tuberkulose des Schulalters. Tuberkulosebibliothek Nr. 31. 1928.
—, Diagnostik und Klinik der Lungentuberkulose im Kindesalter. Enke, Stuttgart, 1940.
Simon G. und Fr. Redeker: Praktisches Lehrbuch der Kinderheilkunde, 2. Aufl. Kabitsch, Leipzig, 1930.
Simon O.: Differentialdiagnostik der Lungenerkrankungen im Röntgenbilde unter besonderer Berücksichtigung der Queraufnahmen. Thieme, Leipzig, 1939.
Wallgren A.: Tuberculosis in Children. Nelson, New York, 1939.
X-ième conférence de l'union internationale contre la tuberculose, 5. bis 11. September 1937. Assistencia nacional dos tuberculosos, Lisbonne.

Einzelne Arbeiten:

Annual Report of the Committee on Therapy and the Subcommittee on Streptomycin. Journ. Amer. Med. Assoc. 135: 645. 1947, und 138: 587. 1948.
Bloch H.: Streptomycin. Schweiz. med. Woch. 47: 109. 1947.
Christie A., I. C. Peterson: Benign histoplasmosis and pulmonary calcification. Amer. Journ. of Dis. of Children. 72: 460. 1946.
De Forest Smith A. und I-Sen Ju H.: Streptomycin combined with surgery in the treatment of bone and joint tuberculosis. Journ. of Amer. Med. Assoc. 142: 1. 1950.
Dunner E., W. B. Brown und Wallace J.: The effect of streptomycin with para-aminosalicylic acid on the emergence of resistant strains of tubercle bacilli, Dis. of the Chest 16: 661. 1949.
Düggeli O.: Beitrag zur Lungenatelektase unter besonderer Berücksichtigung der Atelektase als Begleiterscheinung des tuberkulösen Primärkomplexes. Beitr. zur Klin. der Tbk. 97: 457. 1942.
Fanconi G.: Der heutige Stand der Meningitistherapie im Kindesalter. Schweiz. med. Woch. 78: 121. 1948.
Feldman W. H. und F. H. Helmholz: Infectivity of the primary complex of tuberculosis in childhood. Amer. Journ. of Dis. of Children. 70: 201. 1945.
Feldman W. H. und H. C. Hinshaw: Effects of Streptomycin on experimental tuberculosis in guineapigs. A preliminary report. Proc. Staff. Meet. Mayo Clin. 19: 593. 1944.
Feldman W. H., Hinshaw H. C. und F. C. Mann: Streptomycin in experimental tuberculosis. Amer. Rev. Tbc. 52: 269, 1945.
Feldman W. H. und Mitarbeiter: Tbc accurence of tubercle bacilli resistant to para-aminosalicylic acid (Pas). Dis. of the Chest 16: 667. 1949.
Fisher M. W.: Streptomycin resistent tubercle bacilli. Proc. Soc. Exper. Biol. and Med. 63: 131, 1946.
Görgényi-Göttche O.: Über Keuchhusten. Kinderärztliche Praxis. 12: 175. 1941.
—, Welche Röntgenveränderungen findet man in den Lungen von Kindern bei Meningitis tbc.? Gleichzeitig ein Beitrag zur Bedeutung der Frontalbilder. Beitr. zur Klin. der Tbk. 98: 600, 1942.
—, Epituberculosis. Ann. Pädiatr. 173: 356. 1949.
Görgényi-Göttche O. und D. Kassay: Die Bedeutung der Bronchusperforation in der Tuberkulose der endothorakalen Lymphknoten. Ann. Pädiatr. 168: 245. 1947.
— —, Importance of bronchial rupture in tuberculosis of endothoracic lymphnodes. Amer. Journ. of Dis. of Children. 74: 166. 1947.
Grass R. S., E. F. Harrison, R. R. Puffer und H. C. Stewart: Pulmonary calcification and tuberculin sensitivity among children in Williamson County, Tennessee. Amer. Rev. Tbc. 47: 379. 1943.

Hinshaw H. C. und W. H. Feldman: Streptomycin in treatment of clinical tuberculosis. A preliminary report. Proc. Staff. Meet. Mayo Clin. 20: 313. 1945.

Hinshaw H. C., W. H. Feldman und K. Pfuetze: Streptomycin in treatment of clinical tuberculosis. Amer. Rev. Tbc. 54: 191. 1946 und Journ. Amer. Med. Assoc. 132: 778. 1946.

Jones E. M., T. N. Rafferty und H. S. Willis: Primary tuberculosis complicated by bronchial tuberculosis with atelectasis (epituberculosis). Amer. Rev. Tbc. 46: 392. 1942.

Jones E. M., W. M. Peck und H. S. Willis: Bronchiectasis following primary tuberculosis. Amer. Journ. of Dis. of. Children. 72: 296. 1946.

Kolmer I. A.: The chemotherapy of pulmonary tuberculosis. Amer. Rev. Tbc. 57: 25. 1948.

Lehmann J.: The treatment of tuberculosis in Sweden with Para-Aminosalicylic Acid (Pas). Dis. of the Chest. 16: 684. 1949.

Levine M. J.: Primary tuberculosis, effect of unrestricted activity on prognosis. Amer. Journ. of Dis. of Children. 68: 385. 1944.

Lincoln E. M., T. W. Kirmse und E. De Vito: Treatment of tuberculous Meningitis of children with Streptomycin and Promizol. Journ. of Amer. Med. Assoc. 136: 93. 1948.

McLeod Riggins H., und R. P. Gearhart: Antibiotic and chemotherapy of tuberculosis. Amer. Rev. Tbc. 57: 80. 1948.

Mordasini E.: 18 Monate Streptomycin in einer Tuberkuloseheilstätte. Schweiz. Med. Woch. 78: 605. 1948.

Moeschlin S. und W. Schreiner: Vergleich der Kombinationstherapie von Streptomycin mit Sulfon- oder p-Aminosalicylsäure (Pas) bei der experimentellen Tuberkulose. Schw. med. Woch. 79: 118. 1949.

Müller R. W.: Über die flüchtigen eosinophilen Lungeninfiltrate. Beitr. zur Klin. Tbk. 97: 457. 1942.

Narval M. A.: Tuberculin reaction in children with a Ghon complex. Amer. Journ. of Dis. of Children. 70: 1. 1945.

Pray H.: Obstructive emphysema due to tuberculous mediastinal lymph glands. J. Pediatr. 25: 253. 1944.

Schwarz J.: Tuberculous Meningitis. Amer. Rev. of Tbc. 57: 63. 1948.

Seminar on B. C. G. Presented before the Medical Section at the 43-rd annual meeting of the National Tuberculosis Association. San Francisco. California. June 19. 1947. Amer. Rev. Tbc. 57: 95. 1948.

Smith H. R.: Bovine tuberculosis in the United States. Its conquest and effect on public health. Amer. Rev. Tbc. 50: 520. 1944.

Swatschek F.: Das Kippaufnahmeverfahren, eine einfache Methode der röntgenologischen Untersuchung der Thoraxorgane. Fortschr. auf dem Geb. der Röntgenstrahlen. 65: 151. 1942.

Veterans Administration the Army and the Navy: The effects of streptomycin on tuberculosis in man. Journ. of Amer. Med. Assoc. 135: 635. 1947.

Viethen A.: Jahresberichte über die Tuberkulose. Monatsschr. für Kinderheilk. 67: 85. 1936; 71: 394. 1937; 76: 245. 1938; 80: 221. 1939; 84: 378. 1940; 90: 125. 1942.

— Über Häufigkeit, Verlauf und Behandlung der primären Tuberkulose des älteren Schulkindes und Jugendlichen. Zeitschr. für Kinderh. 62: 80. 1940.

Wallgren A.: Primary tuberculous infections in joung adult life and in childhood. Amer. Journ. of Dis. of Children. 61: 577. 1941.

— Tuberculous lymphomata of the neck. Nord. Med. 24: 2203. 1944.

— Evaluation of the effectiveness of therapeutic measures against primary tuberculosis. Amer. Journ. of Dis. of Children. 70: 263. 1945.

Youmans G. P. und E. H. Williston: Streptomycin resistent tubercle bacilli. Proc. Soc. Exper. Biol. and Med. 63: 131. 1946.

Namen- und Sachverzeichnis.

Abmagerung bei Tbk. 80.
Abnahme der tuberkulösen Durchseuchung 36.
Adhäsionsileus 248.
Agglutinationsproben 39.
Aktinomykose 292.
Aktivitätsproben 39.
ALBRECHT 3, 34.
Allergia 19.
Allergometrie 39.
Allgemeinbehandlung 306.
AMBRUS J. 223, 313.
Amnialflüssigkeit 17.
Anaphylaktische Gruppe 20.
Anatomische Lage der Halslymphknoten 236.
Anstaltsbehandlung 326.
ANDERS 259.
Angeborene Tbk. 16.
Angulus venosus 208.
Argyrophile Fasern 63.
ARMAND-DELILLE 4, 10; 11, 48.
ARNSBERGER 170.
ARONSON 32.
ARONSON und SAYLER 31.
ASCHER 34.
ASCHOFF 54, 56, 63, 125, 203, 259.
Aspergillose 292.
ASSMANN 3, 101.
ASSMANNscher Herd 105, 260.
ASSMANNsche Vorwölbung 133.
Asthmaartige Anfälle bei Bronchialeinbruch 166.
Asthma bronchiale 277.
Atelektase bei Tbk. 72, 177.
Aufflammen des Primärprozesses 66, 117, 168.
Augenärztliche Untersuchung bei Miliartbk. 211.

Bacillenausscheidung 12.
BACKMEISTER 58.
BAMBERGER 25.
BANG 15.
BANGsches System 15.
BARETY 166.

BARNAND 31.
BARTELS 97, 237.
BARTHÉLEMY 232.
Basales Dreieck nach GÖRGENYI-GÖTTCHE 273.
BAUER 29, 75.
BAUM 39.
B. C. G. (Bacillus CALMETTE-GUERIN) 302.
Behandlung der Tbk. im Kindesalter 306.
BEHRING 2, 243, 302.
BEITZKE 14, 16, 54, 63, 66, 70, 96, 112, 165, 219, 259.
BELAUDE 324.
BENDA 211.
BERNHARD 312.
BERNHEIM 321.
BESNIER-BOEKsche Krankheit 290.
BESREDKA 39.
BESSAU 13.
Bestimmung der tuberkulösen Durchseuchung 35.
Bettruhe 306.
BIER 313.
Bifurkationsgegendverbreiterung 175.
Bipoläres Stadium 107.
BIRKHAUG 29.
Bitonaler Husten 165.
BLACKLOCK 14, 219.
BLANGEY 36.
Blastomykose 292.
Bleimarke 47.
BLUMENBERG 56, 61, 143.
Blutbild bei Tbk. 39.
BOQUET 32.
BORSOS L. 246.
BORA 15.
BOSSERT 10.
Bovine Infektion 13.
BRATT 37.
BRATUSCH-MARRAIN 10.
BRAUER 193.
BROCA 227.
Bronchialeinbruch, Folgen 68.
—, Häufigkeit 66.
— in die Blutgefäße 70.

Bronchialeinbruch in den Oesophagus 70.
—, Klinik und Röntgendiagnostik 150.
—, path. Anatomie 66.
Bronchiektasen 283.
Bronchiektasen bei Epituberkulose 75, 193.
Bronchographie 285.
Bronchoskopie 50.
Bronchostenosen bei der Tbk. der endoth. Lyk. 176.
BROWN 324.
BRUDZINSKYsches Phänomen 223.
BRÜGGER 38, 43, 111, 265.
BRÜNNING 210, 258.
BRÜNNINGS 51.
BÜCHNER 17.
BUDAY 60, 62, 219, 235, 241.
BUGIE 5, 315.
BURGHARDT 277, 313.
BURKE 73.
BURN und FINLEY 223.

CAFFEY 48, 95.
CALMETTE 13, 243, 302, 303, 306.
CALMETTE und GUERIN 302.
Caries sicca 229.
CARSTENSEN 324.
CHADWICK und LACKS 37.
CHAOUL 48, 101.
CHIARI 14.
Chloralhydrat bei Bronchoskopie 52.
CHRISTIE 31.
CHRISTIE und PETERSON 293.
Circumcisionen 15.
COBBET 8.
Coccidioidomycosis 31, 292.
Chorioidealtuberkel 211, 251.
Coeliakie 249.
COLLIS 87.
COMBY 89.
Concretio pericardii 207.
Coqueluchoide 166.
CORYLLOS 71.

COURTIN und DUKEN 250.
Coxitis tbk. 228.
CRABTREE 31.
CZERNY 3, 9, 80, 243, 256, 314.

Dachstation 308, 326.
DAHLSTROM 32.
DARÁNYI 39.
DARIER 232.
Darmbeintbk. 229.
Darmgeschwüre (tbk.) 244.
Davos 328.
DEBRÉ 16, 27, 76, 77.
D'ESPINEsches Zeichen 126.
DE LA CAMPsches Zeichen 126.
DELP 30.
DE QUERVAIN 313.
Dermotubin nach LÖWENSTEIN 21.
Desensibilisierung 28.
DE VELASCO 66.
DE VITO 225.
Diagnostische Tuberkulinsalbe MOROS 21.
Diason 315.
Dispositionsprophylaxe 302.
DOMAGK 324.
Ductus thoracicus 208.
Ductus venosus ARRANTII 17.
DÜGGELI 165.
DUKEN 9, 65, 119, 279, 280, 326, 328.
DUNNER 324.
Durchseuchung 33.
D-Vitamin bei Tbk. 315.
DWORSKI 202.

EBERT 66, 69.
ECKSTEIN 220.
Einbruch verkalkter Massen in die Bronchien 70.
Einteilung der Tuberkulose 52.
Eintrittspforten der Tuberkelbacillen 6.
EISLER 185, 186.
Ektebin 21.
ELIASBERG und NEULAND 3, 71.
EMMLER 100.
Endogene Reinfektion 259.
Endothorakale Lymphknoten, Anatomie 96.
— — Klinik und Röntgendiagnose 124.
— — Tuberkulose 124.
ENGEL 4, 17, 96, 136, 145, 220, 249, 276.
ENGEL und SCHALL 127, 136.
Epikutanproben 25.

Epituberkulose 5, 11, 71, 176.
— der apicalen Segmente 182.
— der axillaren Segmente 184.
— der basalen Segmente 190.
— der I-dorsalen Segmente 187.
— der Lingulae 139.
— der Lungenhälften und Lungenlappen 181.
— des Mittellappens 187.
— der pectoralen Segmente 186.
„Epituberkulotische Infiltration" 3.
EPSTEIN 77, 82.
ERDÉLYI M. 48, 100, 104.
ERDÖS L. 15, 36.
ERLACHER 30.
Ernährung tuberkulöser Kinder 314.
ERNBERG 87.
ERÖS G. 273.
Erste Ansteckung 6.
Erstickungstod nach Bronchusperforation 69.
Erythema nodosum 83.
— — tuberculosum 87.
— — —, Endemien 88.
ESCHERICH 2, 15, 23, 57, 185, 256.
Eutertbk. 16.
EVART 91, 95.
Exogene Reinfektion 259.
Expositionsprophylaxe 295.
Expositionszeit 47, 49.
Exspiratorisches Keuchen 167.
— Pfeifen 167.
Extradomiziläre Infektion 298.

Facialislähmung bei Mittelohrtbk. 238.
FAHRAEUS 3, 39.
„Fahrplan" der tuberkulosen Infektion 201.
FANCONI 13, 216, 225.
Fäzesuntersuchung 10.
FEER 15, 25.
FELDMAN 6, 216, 316, 324.
FINDLAY 193, 284.
FLEISCHNER 70, 71, 142, 143, 165, 177, 186.
Flüchtigen eosinophylen Lungeninfiltrate 276.
FLÜGGE 3, 7, 8.
FORNET 39.
Frühform des Sekundärstadiums 54.
Frühinfiltrat 3, 261.
Frühkaverne 262.

Fundamentalversuch (KOCH) 20, 55.
Fütterungstbk. 7, 13.

GANS 84.
GARDNER 202.
GASS 31, 293.
GAULD 293.
Gehärtete Lungenpräparate 57.
Gelegenheitsinfektion 222.
GENERSICH 42.
GERHARDT 66.
GHON 3, 7, 57, 59, 61, 66, 96, 119, 220, 230, 244.
GHON und KUDLICH 7.
GHON und POTOTSCHNIGG 59.
GHON und ROMAN 59.
GHON und WINTERNITZ 61.
GLANZMANN 33, 310.
Goldpräparate 315.
Gonitis tbk. 228.
GÖRGÉNYI-GÖTTCHE 11, 30, 37, 43, 77, 88, 89, 96, 99, 117, 165, 176, 186, 194, 201, 203, 219, 251, 254, 267, 273.
GORTER und LIGNAC 71.
GÖTTCHE Sattel 46.
GRAHAM 31.
GREINEDER 44, 101, 175.
GRENZER 210, 258.
GRIFFITH 14.
GRIMM und SHORT 31, 32.
GROER 39.
GROH 11, 203.
GROSSMANN 5.
GRÜNER 29.
GUERIN 306.
GUGI 14.
GYÜRE 22.

HAARLINIEN 142.
HAINISSsches Phänomen 223.
Haltung nach SENÉCHALÉ 48.
Hämatogene Tbk. 208.
HAMBURGER 3, 8, 9, 14, 16, 24, 28, 33, 34, 54, 63, 67, 76, 200, 211, 221, 231, 253, 256, 295, 302, 303, 328.
HAMBURGER und DITTRICH 37.
HARRISON 31, 293.
HARMS 63, 112.
HASLINGER 51.
Hauttuberkulose 230.
HAWES 309.
HEBRA 233.
HEIM P. 249, 308.
HEIMBECK 37, 303.
Heliotherapie 312.

Hennel 71.
Herdreaktion 18, 86.
Hesse 61.
Hilleboe 304.
Hilusgegend (Anatomie) 91.
Hilusschicht 49.
„Hilustuberkulose" 97.
Hinshaw 6, 216, 316.
Hiro 25.
Hirschsprungsche Krankheit 248.
Histologisches Bild bei Erythema nodosum 84.
Histoplasmosis 31, 292.
Höffken und Weber 37.
Höhenklima 310.
Holm 26, 303, 306.
Holt 15.
Holt und McIntosh 220.
Holzknecht 3, 126.
Holzknecht-Jakobsonsches Phänomen 168.
Horan 32.
Hoyle und Vaisey 215.
Hübschmann 54, 63, 66, 75, 209, 211, 219, 258, 259.
Hustentröpfchen 8.
Hypoglottisches Ödem 52.

Ileozökaltuberkulose 245.
Imre 251.
Individuelle Tuberkuloseprophylaxe 300.
Indurationsfeld 75,, 180, 203.
Infectio minima 9.
Infektionsquellen bei Tbk. 296.
Infiltrate 4.
Infiltrierungen 4, 71.
Infizierte Wohnung 16.
Inhalationstuberkulose 7.
Initialexanthem 83, 231.
Initialfieber 78.
Inkubationszeit der primären tuberkulösen Infektion 76.
Interkurrente Infektionen 66.
Intradomiziläre Infektion 222, 296.
Intrakutanprobe von Mendel-Mantoux 23.
Intrathorakale Geschwülste 287.
Intrauterine Tbk. 16.
Ivanoff 252.

Jackson 51, 95, 167.
Jackson und Huber 96, 184.
Jakobäus 71, 143, 186, 265.
Jensensche Pufferlösung 23.
Jochbeintuberkulose 229.

Johansson 226.
Jones E. M. 75, 193.
Jundell 165.

Kachexie 29.
Kahler 51.
Kallós 19.
Kálló A. 58, 67, 68.
Kaminschatten 133.
Karlson 324.
Kassay 51, 66, 67, 117, 284.
Kasseler These 2.
Kaufmann 259.
Kay 292.
Kayser-Petersen 210, 258, 302.
Kehlkopfabstrich 10.
Keller 32.
Keller W. 25.
Keratitis fascicularis 252.
Kerato-Conjunctivitis phlyctaenulosa 251.
Kernigsches Phänomen 223.
Keuchhusten 273.
Kilian 50.
Kippaufnahmeverfahren 43.
Kirmse 225.
Kisch 313.
Klare 65, 119, 260, 264.
Kleinschmidt 3, 5, 71, 79, 80, 82, 89, 221, 240, 243, 247, 248, 253, 279.
Klimatische Behandlung 302.
Klimmer 15.
Klopstock 39.
Klinik der ersten Ansteckung 77.
Koch H. 78, 82.
Koch J. 243.
Koch R. 1, 7, 13, 18, 20, 53, 315.
Kochscher Fundamentalversuch 20.
Köhler A. 2.
Kollapstherapie 264, 325.
Kölliker 2.
Kombinationsbehandlung der Tbk. 323.
Kompensatorisches Emphysem 178.
Komplementproben 39.
Kontaktinfektion 7, 15.
Kontraindikationen der Bronchoskopie 53.
Kopits 227, 228.
Korel 71.
Köster 37.
Kotfisteln bei Peritonitistuberkulosa 248.
Kräftigungsmittel bei Tbk. 315.
Kováts F. 294.

Kramár 279.
Kramer und Grass 95.
Kreuzhohlstellung 145.
Kristenssen 324.
Kudlich 7.
Kundratitz 83.
Kutanprobe von Pirquet 22.

Landau 89.
Landorf 30, 81, 200.
Landouzy 213.
Landouzy, Loederich und Richet 85.
Lange Br. 8, 9, 14, 22, 77, 242.
Lange L. 5, 242.
Langer 221, 302.
Laryngitis bei Bronchoskopie 52.
Larynxödem bei Bronchoskopie 52.
Laub 51.
Lauche 279.
Leber 252.
Lebertran bei Tbk. 315.
Lehmann 321.
Lelong 208.
Lenk 133.
Leon B. 208.
Letterer-Siwesche Krankheit 291.
Lewin 11.
Lewine 309.
Leysin 328.
Lichen skrophulosorum 233.
Liebermeister 210, 243.
Liegekuren 306.
Ligner 11, 28, 77.
Lincoln 225.
Linzenmeier 40.
Ljung 32.
Lloyd 32, 71.
Loeb 69.
Löffler 276.
Lokalanästhesie bei Bronchoskopie 52.
Lord 292.
Löschke 66, 211, 259.
Löwenstein 22.
Lübecker Erfahrungen 62.
Lübeckes Massenunglück 5, 242.
Lues congenita (Lungenveränderungen) 277.
Luftröhre (Anatomie) 90.
Lungenabszeß 279.
Lungenblutung bei Primärphthise 65.
Lungengeschwülste 289.
Lungenpunktion 71.
Lungensegmente 91.
Lungentbk. vom Erwachsenentypus im Kindesalter 257.

Lungenzyste (angeboren) 282.
Lupus vulgaris 234.
Lymphknoten, endothorakalen (Anatomie) 96.
— Funktion 97.
Lymphknotenkavernen 66.
Lymphogranulomatose, abdominale Form 249.
Lymphosarcom 291.

Maculae corneae 252.
MADSEN 18, 23, 26, 36.
Magenspülung 4, 10.
Makroklima 309.
MALMBERG 165.
MALMROSS und HEDWALL 37, 260.
MARFANsches Gesetz 240.
Markige Schwellung der endoth. Lymphknoten 127.
Masern bei Tbk. 66.
Masernlunge 276.
Massive Infektion 8.
Mästung bei Tbk. 314.
MÁTÉFY 39.
McGREGOR und GREEN 218.
Mediastinalabszeß 289.
Mediastinalwandern bei Bronchostenose 168.
MENDEL-MANTOUX-Probe 23.
Meningitis basilaris tbk. 217.
— —, Behandlung 225.
— —, chronica 224, 225.
— —, Liquorbefund 224.
— —, path. Anatomie 217.
Metallischer Klang des Hustens 166.
MEUNIER 10.
MICHEL 252.
MIDRED und NARVAL 31.
Mikroklima 309.
Miliartuberkulose 210.
—, Behandlung 216.
MILLER 90.
Mittelgebirgsklima 310.
Mittelohrtbk. 238.
MOESCHLIN und SCHREINER 324.
MONTI 34, 295.
MORITZ 83.
MORO E. 3, 18, 87, 256.
MORRISON 279.
MOST 97.
MUCH 243.
Mundtröpfchen 8.
MÜLLER R. W. 177, 199, 276.
MISSENMEIER 15.
MUTSCHLER 22.
MYERS 56, 305, 328.
Myxödem 29.

Nachtschwitzen bei kindlicher Tbk. 80.
NÄGELI 34, 36.
Narkose bei Bronchoskopie 52.
Nervus phrenicus 199.
NIEMANN-PICKsche Krankheit 291.
Nierentbk. 250.
Nierentumoren 291.
NOBECOURT 264.
NÜSSEL 243.

OEKONOMIDES 66, 165.
Oeuvre GRANCHER 297.
Offentuberkulöse Kinder 11.
Okkulte Tbk. 138.
OPIE 31, 259.
OPITZ 11, 30.
OPPENHEIM 73.
OSTERTAG 15.

PACKARD 71.
PAGEL 75, 235.
Para-aminosalicylsäure (Pas) 321.
PARK 303.
PARROT 1, 59.
PARROTsches Gesetz 1, 59.
PATERSON 202.
Pathologische Anatomie der ersten Ansteckung 57.
PEISER 63, 112.
PERETTI 37.
Periarteritis et peribronchitis fibrosa 64, 111.
Pericarditis tbk. 207.
Perifokale Entzündung 60, 73.
Perkutanprobe nach MORO 21.
Perkutantuberkulin nach HAMBURGER 21.
Perioden der Tuberkulose nach ASCHOFF 54.
Periomphalitis 248.
Peritonitis tbk. 247.
PETERSON 31.
PETROFF 202, 302.
PFAUNDLER M. 3.
PFUETZE 324.
Phagocytose der Tuberkelbacillen 59.
Phylaxia 18.
PHILIPSON 11.
PIATSCHEK 30.
PICKRELL 29.
PINNER 202.
PIRQUET CL. 2, 3, 12, 19, 29, 35, 53, 308, 326.
PITCHER 29.
Placenta (Tuberkulose) 16.

Planigraph (SIEMENS) 48.
Pleuritis circumscripta 64, 141, 200.
— costalis 141.
— diaphragmatica 142.
— exsudativa 200.
— interlobaris 142.
— mediastinalis 144.
— sicca 200.
PLUNKETT 38.
Pneumonie, alba VIRCHOWS 277.
—, ambulante 268.
—, einherdige 268.
— im Kindesalter 266.
—, mehrherdige 267.
—, miliare 268.
— der Neugeborenen 267.
Pneumothorax (spontan) 277.
Pneumatocele 280.
POHLscher Lappen 92, 187.
PONFICK 211.
POSPISCHILL 274.
POULSEN 11.
P. P. D. („Purified protein derivate") 18.
Präallergische Periode 27, 76.
PRAUSNITZ-KÜSTNERsche Probe 20.
PREISICH 29.
PRICE und PARK 14.
PRIESEL 63, 112.
Primärherd, Größe 61.
—, Heilung 63.
—, klinische und röntgenologische Erscheinungen 104.
—, Vorkommen 61.
„Primärinfiltrierung" 71.
Primärkaverne 65, 119.
Primärkomplex 54, 59.
—, Heilung 111.
—, multiples Auftreten 244.
Primärphthise 9, 65, 119, 120.
Probepunktion bei Pleuritis tuberkulosa 206.
Promin 315.
Promizol 315.
Prophylaxe der Tbk. im Kindesalter 295.
Pseudokaverne 281.
Pseudoleberzyrrhose 207.
Pseudophlyktaene 253.
Pubertät 260.
Pubertätsphthise 56, 125.
PUHL 61, 63.
PUHR 219.
Pyopneumothorax 65, 206.

Quarzlampenbestrahlung bei Tbk. 314.

RACH 192, 185, 209.
RANKE K. E. 3, 53, 59, 75, 193.
REDEKER 3, 8, 16, 33, 38, 61, 71, 77, 82, 107, 180, 185, 193, 219, 226, 249, 251, 259, 268.
REDEKERscher Herd 260.
„Reife Rasse" 259.
„Reinfektion" 302.
„Reinfektionsherd" 106.
Reizhusten bei Bronchialeinbruch 165.
Reizklima 312.
Resistenz gegen Tbk. 20.
— — —, angeborene 58.
— — —, erworbene 58.
Retikulo-Endotheliosen 291.
Retrograde Aspiration 69.
RICH A. 5, 9, 16, 19, 26, 28, 37, 56, 57, 73, 77, 176, 202, 211, 217.
RICH und FOLLIS 315.
RICH und MCCORDOCK 217.
RIEHM 252.
RIETSCHEL 256.
RILLIET und BARTHEZ 66.
RIVALTA-Probe 206, 247.
ROLLIER 312.
ROMINGER 222.
RÖNTGEN W. K. 2, 53, 211, 251.
Röntgendiagnostik 41.
Röntgendurchleuchtung 42.
Röntgenuntersuchung in frontaler Richtung 43.
RÖSSLE R. 5, 57, 71, 176, 180, 259, 261.
RÖTTH A. 253.
RUBINSTEIN 71, 143, 185.

SACHS 39.
Sanocrisin 315.
Sarkoidose (BESNIER-BOECK) 290.
Sarkomen 291.
SAUERBRUCH 48, 99, 283.
Schambeintbk. 229.
SCHATZ 5, 315.
SCHEEL 38.
SCHICK B. 3, 83, 167.
Schichtverfahren (Tomographie) 5, 44.
—, technische Einzelheiten 48.
SCHLOSSMANN 243.
Schmetterlingfigur 136, 276.
SCHMINKE 60, 259.
Schmutz und Schmierinfektion 15.
Schneeballknirschen 248.
SCHÖNFELD 143, 144, 186.
Schonklima 312.
Schornsteinschatten 133.

SCHRÖDER 37.
SCHÜLLER-CHRISTIANsche Krankheit 291.
SCHUMANN 39.
SCHÜRMANN 5, 63, 112, 236, 239, 242.
Schwangerschaft 29.
SCHWENK 63, 210, 256.
SCOBIE 66.
Segmenteinteilung 92.
SEIBERT 18.
Seitliche Verbindungen der Lymphknoten 61.
Sektionsskizzen 58.
„Sekundärinfiltrierung" 71.
SELTER 302.
SENECHALÉ 48, 99.
Senkungsabszeß 228.
Senkungsgeschwindigkeit der roten Blutkörperchen (S. R.) 3, 39.
Sensibilisierung 22.
SEWALL 32.
SICARD und FORESTIER 285.
SIEGEL 16.
SIMON 4, 22, 25, 30, 33, 37, 65, 71, 77, 82, 117, 119, 180, 185, 193, 219, 226, 249, 251, 259, 261, 265, 268, 276.
SIMONsche Spitzenherde 209, 258.
SIXT 37.
Skrophuloderma 233.
Skrophulose 251.
SLUKAscher Dreieckschatten 185.
SMITH 202.
SMITH TH. 2.
SMITH und HAWELL 293.
SOBOTTA 236.
„Spätfälle" bei Erythema nodosum tuberculosum 88.
Spätform des Sekundärstadiums 54.
SPENCE 71.
Spezifische Behandlung der Tbk. 315.
Spezifische Prophylaxe der Tbk. 302.
Spina ventosa 227.
SPIVEK 170.
Spondylitis tbc. 228.
Sporotrichose 292.
Stadieneinteilung RANKES 53.
STAHL 14.
Staubinfektion 8.
STEIGER-KAZAL 234.
STEWART 202, 328.
Stichprobe 24.
STIERLINsches Röntgensymptom 246.
Stille Durchseuchung 78.

STOLOFF 71, 143.
Stolzalpe 328.
Streptomycin 5, 315.
Streptotrichose 292.
Stützbänkchen (WIMBERGER) 45.
Subkutanprobe nach HAMBURGER 24.
„Superinfektion" 302.
SWATSCHEK 43, 260.
SWEANY 56, 305.
SZENDEY F. 14.
SZODORAY 85, 86.
SZTEFKO 71.
SZÜLE D. 14, 294.

Tabes mesaraica 246.
TANNENBERG und PINNER 76.
Tbc. colliquativa cutis 233.
Tbc. follicularis 233.
Tbc. luposa 234.
Tbc. miliaris cutis 231.
Tbc. papulonocrotica 232.
Tbk. der Abdominalorgane 242.
— des Bauchfells 247.
— des Beckens 229.
— des Dünndarmes 244.
— der Ellbogengelenke 229.
— vom Erwachsenentypus 56.
— der Fußwurzelknochen 228.
— der Genitalorgane 251.
— vom Kindlichentypus 56.
— der Knochen und Gelenke 226.
— der Leber 250.
— der Lymphknoten 234.
— des Magens 244.
— der Milz 250.
— der Nieren 250.
— der Rippen 229.
— der Schädelknochen 229.
— der Speiseröhre 244.
— der Schultergelenke 229.
Technische Einzelheiten der Röntgenuntersuchung 47.
TERPLAN 62.
Thiosemicarbazon (Tb. I) 322.
Thorakoskopische Untersuchungen bei Pl. tbk. 202.
Thorax im Säuglingsalter 102.
Thymus persistens 287.
Tomograph 5.
Tomographie 44.

Torpide Reaktion 22.
Torulose 292.
Trachealsymptom 173.
Tracheotomie 52.
Traumafälle bei Miliartbk. 210.
Tröpfcheninfektion 3.
Truncus lymphaticus dexter 208.
Tuberculid 232.
Tuberkulin alt (A. T.) 17.
Tuberkulin, diagnostisches (MORO) 18.
Tuberkulin, Entdeckung 1.
Tuberkulin, gereinigtes (P. P. D.) 18.
Tuberkulin, neu 17
Tuberkulinproben 2.
Tuberkulin, standardisiertes 18.
Tuberkulose: Abnahme 35.
— Durchseuchung 34.
Tumoröse Form der endothorakalen Lymphknoten 127.
TURBAN und GERHARD 53.
TÜRK 303.
TURPIN 303.
TWINNING 91, 146, 147.
Typhobacillose 213.

Überempfindlichkeit 58.
— von Tuberkulintypus 19.

Überempfindlichkeit, Verminderung 29.
Überempfindlichkeitsreaktion 19.
UCHLINGER 36.
UFFENHEIMER 83, 231.
,,Unreife Rasse" 56, 259.
Unterhaltungsdistanz 7.

Vagus (Verlauf im Thorax) 97.
VÁSÁRHELYI 14.
Ventilstenose 74, 168.
Verbreitung der tbk. Infektion 33.
Verflüssigung 65.
Verkäsung 60.
Verschiebungen der tuberkulösen Primärinfektion 37.
VIETHEN 33, 65, 83, 119, 328.
VIRCHOW 2, 96, 227.
VOLLMER 25.
VONTOBEL 37.

WAGEMANN 252.
WAKSMAN 5, 216, 315.
WALLACE 324.
WALLGREN A. 4, 8, 9, 11, 14, 21, 25, 37, 38, 40, 63, 65, 67, 71, 75, 77, 79, 82, 87, 117, 119, 143, 168, 177, 193, 201, 203, 211, 215, 259, 299, 300, 328.

WASSERMANN 39.
WEBB 302.
WEIGERT 66, 185, 201, 211.
WEIL 66.
WEIL-HALLE 303.
WELLS und SMITH 31.
WESTERGREN 40, 324.
WESTERMARK 71.
WIDERHOFER 166, 174.
WIDOWITZ 54.
WIESE 10, 30, 253.
WILD und LOERTSCHER 276.
WILLI 32.
WILLIAMS 293, 302.
WIMBERGER 45.
WINTERNITZ A. 286.
WINTERSTEIN 252.
WISTKOTT 25, 279.
WITTEK 313.
WOOD 253.

YOUMANS 324.

Zahl der Tuberkelbazillen 9.
ZARFL 59.
ZIEGLER 170.
ZIESCHE 9.
Zwerchfellähmung 70, 199.
Zwerchfellstand bei Pneumonien 267.
Zystenlunge 283.
Zystische Hohlräume 279.

SPRINGER-VERLAG IN WIEN

Einführung in die Kinderheilkunde. In 195 Vorlesungen für Studierende und Ärzte. Von Prof. Dr. E. Glanzmann, Bern. Dritte, verbesserte und vermehrte Auflage. Mit 287 Textabbildungen. XIII, 986 Seiten. Lex.-8°. 1949.

In Leinen geb. S 180·—, DM 48·—, $ 14·40, sfr. 63·—

Diagnostik der Kinderkrankheiten mit besonderer Berücksichtigung des Säuglings. Eine Wegleitung für praktische Ärzte und Studierende. Von Prof. Dr. E. Feer, Zürich. Sechste, verbesserte und ergänzte Auflage. Mit 285 zum Teil farbigen Abbildungen. X, 461 Seiten. Lex.-8°. 1951.

In Leinen geb. S 165·—, DM 37·80, $ 9·—, sfr. 39·—

Säuglingsernährung. Von Prof. Dr. A. Reuss, Wien. Dritte, neubearbeitete und vermehrte Auflage. Mit 15 Textabbildungen. VII, 133 Seiten. 1950.

S 24·—, DM 7·50, $ 1·80, sfr. 7·80

Streptomycin und die Behandlung haematogener Tuberkuloseformen. Von Dr. O. Ruziczka, Wien. Mit 20 Textabbildungen. X, 179 Seiten. 1949.

S 64·—, DM 16·—, $ 4·80, sfr. 21·—

Die Klinik der Tuberkulose Erwachsener. Von Prof. Dr. A. Frisch, Wien. Mit einem Beitrag von Prof. Dr. R. Wiesner, Wien. Mit etwa 150 Textabbildungen. Etwa 400 Seiten. Lex.-8°. *Erscheint im Frühjahr 1951.*

Die Tuberkulose vom Standpunkt des Internisten. Von Prof. Doktor H. Kutschera-Aichbergen, Graz. Mit 43 Textabbildungen. XII, 308 Seiten. 1949.

S 69·—, DM 22·—, $ 5·70, sfr. 24·80
In Leinen geb. S 78·—, DM 24·—, $ 6·60, sfr. 28·70

Probleme der Darmtuberkulose. Von Dr. F. Böhm, Lungenheilstätte Überruh bei Isny (Allgäu). Mit 69 Textabbildungen. III, 132 Seiten. 1949.

S 64·—, DM 16·80, $ 4·—, sfr. 17·50

Die Entwicklung der Lungentuberkulose im Röntgenbild. Von Prof. Dr. E. Zdansky, Wien. Mit 70 Abbildungen im Text. V, 67 Seiten. Lex.-8°. 1949.

S 45·—, DM 12·—, $ 3·—, sfr. 12·80

Österreichische Zeitschrift für Kinderheilkunde und Kinderfürsorge. Herausgegeben von K. Dietl, Wien; K. Kundratitz, Wien; E. Lorenz, Graz; R. Priesel, Innsbruck; E. Rach, Wien; A. Reuss, Wien; A. Solé, Wien; H. Zischinsky, Wien. Schriftleitung: A. Reuss, Wien.

Über Erscheinungsweise, Bezugsmöglichkeiten, Preise, Inhalt der einzelnen Hefte usw. wird vom Verlag bereitwilligst Auskunft erteilt.

Zu beziehen durch jede Buchhandlung

SPRINGER-VERLAG IN WIEN

Lehrbuch der inneren Medizin. Von Prof. Dr. E. Lauda, Wien. In drei Bänden. Mit 177 zum Teil farbigen Abbildungen. 1946 Seiten. Jeder Band in Leinen gebunden. Format 16,5 × 25 cm.
Vorzugspreis für Abnehmer des Gesamtwerkes
S 360·—, DM 83·—, $ 19·80, sfr. 85·—

Band I: **Die Krankheiten des Herzens und der Gefäße. Die Krankheiten der Atmungsorgane.** Mit 98 Textabbildungen. XIV, 569 Seiten. Lex.-8⁰. 1949.
Preis bei Einzelbezug geb. S 120·—, DM 27·—, $ 6·40, sfr. 27·50

Band II: **Die Krankheiten der Verdauungsorgane. Die Blutkrankheiten.** Mit 47 teils farbigen Textabbildungen. X, 624 Seiten. Lex.-8⁰. 1949.
Preis bei Einzelbezug geb. S 130·—, DM 30·—, $ 7·—, sfr. 31·—

Band III: **Innere Sekretion, Stoffwechsel, Niere, Muskeln, Gelenke, Knochen, Infektionen, Intoxikationen.** Mit 32 Textabbildungen. XIV, 715 Seiten. Lex.-8⁰. 1951.
Preis bei Einzelbezug geb. S 145·—, DM 35·—, $ 8·40, sfr. 36·50

Jeder der drei Bände bildet für sich ein vollständiges Lehrbuch.

Klinik und Therapie der Herzkrankheiten und der Gefäßerkrankungen. Von D. Scherf, Prof., M.D., F.A.C.P., New York, und L. J. Boyd, Prof., M.D., F.A.C.P., New York. Fünfte wesentlich erweiterte und vollkommen neubearbeitete Auflage. Zugleich zweite Auflage der „Cardiovascular Diseases", übersetzt und bearbeitet von Dr. H. Kofler, Salzburg. Mit 56 Textabbildungen. Etwa 700 Seiten. 1951.
In Leinen geb. S 145·—, DM 36·—, $ 8·60, sfr. 37·—

Diagnostik durch Sehen und Tasten. Eine Semiotik der Inspektion und Palpation. Von Dr. H. Kahler, Wien. Mit 18 Textabbildungen. IX, 253 Seiten. 1949.
S 36·—, DM 9·—, $ 2·70, sfr. 11·70

Funktionelle Diagnostik innerer Erkrankungen. Von Priv.-Doz. Dr. A. Fischer, Budapest, und Priv.-Doz. Dr. C. Sellei, Budapest. Mit 26 Textabbildungen. VIII, 154 Seiten. 1950.
S 36·—, DM 11·50. $ 2·80, sfr. 12·—

Klinik und Therapie der vegetativen Funktionsstörungen. Von Dr. W. Birkmayer, Wien, und Doz. Dr. W. Winkler, Wien. Mit etwa 60 Textabbildungen. Etwa 240 Seiten. Lex.-8⁰.
Erscheint im Frühjahr 1951.

Die intravenöse Anwendung der Lokalanästhetika in der inneren Medizin. Von Dr. G. K. Kraucher, Wien. Mit 12 Textabbildungen. V, 116 Seiten. 1951.
S 36·—, DM 7·50, $ 1·80, sfr. 7·80

Die Sulfonamidtherapie. Anzeigen, Grenzen, Medikation. Von Dr. med. et jur. H. Dechant, Wien. IV, 126 Seiten. 1949.
S 24·—, DM 6·—, $ 1·95, sfr 8·50

Zu beziehen durch jede Buchhandlung

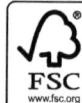

MIX
Papier aus verantwortungsvollen Quellen
Paper from responsible sources
FSC® C105338

If you have any concerns about our products,
you can contact us on
ProductSafety@springernature.com

In case Publisher is established outside the EU,
the EU authorized representative is:
**Springer Nature Customer Service Center GmbH
Europaplatz 3, 69115 Heidelberg, Germany**

Printed by Libri Plureos GmbH
in Hamburg, Germany